护理理论与实践分析

主编 董 蕾 等

HULI LILUN
YU SHIJIAN FENXI

河南大学出版社
HENAN UNIVERSITY PRESS

·郑州·

图书在版编目（CIP）数据

护理理论与实践分析 / 董蕾等主编 . —— 郑州 : 河南大学出版社 , 2023.3
ISBN 978–7–5649–5123–8

Ⅰ . ①护… Ⅱ . ①董… Ⅲ . ①护理学 Ⅳ . ① R47

中国国家版本馆 CIP 数据核字 (2023) 第 045881 号

责任编辑：张雪彩
责任校对：林方丽
封面设计：树青文化

出版发行：河南大学出版社
　　　　　地址：郑州市郑东新区商务外环中华大厦 2401 号
　　　　　邮编：450046
　　　　　电话：0371–86059750（高等教育与职业教育出版分社）
　　　　　　　　0371–86059701（营销部）
　　　　　网址：hupress.henu.edu.cn
印　　刷：广东虎彩云印刷有限公司
版　　次：2023 年 3 月第 1 版
印　　次：2023 年 3 月第 1 次印刷
开　　本：787 mm×1092 mm　1/16
印　　张：27.5
字　　数：649 千字
定　　价：128.00 元

▶ 编委会

主　编

董　蕾　郑州大学第一附属医院

赵　亚　河南省中医院（河南中医药大学第二附属医院）

梁　敏　新疆医科大学第一附属医院

蔺海芳　郑州人民医院

江　艳　新乡市中心医院　新乡医学院第四临床学院

副主编

杨海燕　中国人民解放军联勤保障部队第九八〇医院

谢晶晶　十堰市太和医院（湖北医药学院附属医院）

胡子丹　山西省中西医结合医院

马依拉·买买提　新疆医科大学第一附属医院

王若梅　新疆医科大学第三临床医学院（附属肿瘤医院）

赵丹丹　湖北医药学院附属襄阳市第一人民医院

主编简介

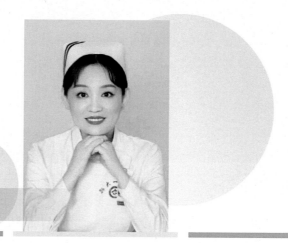

董 蕾

　　硕士毕业于郑州大学，现工作于郑州大学第一附属医院肿瘤科，五病区护士长，国家二级心理咨询师，郑州大学护理学院本科生导师。2009 年 9 月于挪威进修学习，2015 年撰写论文参加香港世界血管通路大会（WOCOVA）并作主会场大会发言，2021 年 11 月获中国人民解放军总医院（301 医院）专科授课比赛一等奖。现任国家卫生健康委员会能力建设和继续教育中心淋巴瘤专科建设项目专家组专家、中华护理学会静脉输液治疗专业委员会专家库成员、中国研究型医院学会护理专业委员会伤口与静脉治疗安全学组委员、中国临床肿瘤学会（CSCO）抗淋巴瘤联盟护理学组常务委员、中国医药教育协会血液病护理分会常务委员、中国抗癌协会康复会学术指导委员会护理组青年委员、河南省护理学会静脉输液专业委员会副主任委员、河南省护理学会静脉输液专业委员会外周静脉通道管理学组组长、河南省抗癌协会肿瘤心理康复专业委员会常务委员。参编共识 4 篇，获得中华护理杂志社科研课题立项 1 项，发表论文 10 余篇，SCI 收录论文 4 篇，参编著作 2 部，获得实用新型专利 5 项。

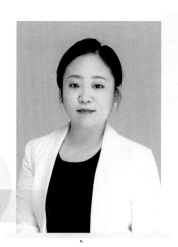

赵 亚

　　本科毕业于郑州大学，现工作于河南省中医院（河南中医药大学第二附属医院），主管护师。主要研究方向：免疫规划（预防接种相关工作、疫苗管理等）。参与院内人文护理学组等，具有相当丰富的理论与实践经验。发表论文4篇，参与课题1项。

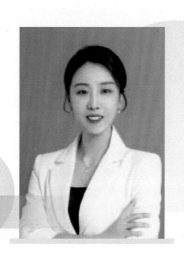

梁 敏

本科毕业于石河子大学，现工作于新疆医科大学第一附属医院心血管病中心重症监护室，主管护师。具有国家心血管专科护士、自治区重症专科护士、PICC 专业护士等资质。从事临床工作 10 年，擅长心血管专科各类疾病的护理及操作，包括心肌梗死，各类心律失常，急、慢性心力衰竭，心源性休克，心脏瓣膜病，围产期心肌病，爆发性心肌炎，以及 IABP、起搏器、PCI 术、ECMO 置入、亚低温治疗、TAVR 手术等术前、术后的护理。发表核心论文 1 篇，国家级论文 2 篇，自治区级论文 2 篇，获得实用新型专利 1 项。

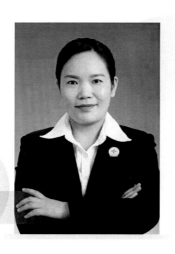

蔺海芳

本科毕业于陕西中医学院，现工作于郑州人民医院，主管护师。擅长急危重症、呼吸系统、心血管系统等常见疾病的护理。获得营养专科护士合格证书、健康管理师证。发表论文 5 篇，获得实用新型专利 1 项，参编著作 1 部。

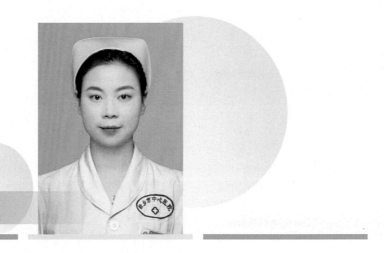

江 艳

　　毕业于郑州大学，现工作于新乡市中心医院 新乡医学院第四临床学院，主管护师。从事内科临床护理工作 17 余年，积累了丰富的临床护理工作经验，具备扎实的理论知识和娴熟的专业技能。2018 年参加河南省血液净化专业岗位培训并取得资质。长期承担临床实习、见习带教工作，发表论文多篇。

▶ 前　言

护理学作为一门独立学科在医学体系中的确立，是医学发展史的巨大进步。护理工作在我国医疗卫生事业的发展中发挥着重要作用，广大护理工作者在协助临床诊疗、救治生命、促进康复、减轻病痛及增进医患和谐等方面担任重要职责。为了培养更多高素质护理专业人员，延伸护理服务内涵，为患者提供高质量、高水平的护理，编者们结合在长期护理实践中行之有效的经验，顺势应时合力编写了本书。

本书兼顾科学性、指导性、可操作性，充分吸收近几年的护理新理论、新知识和新技术，对神经系统、呼吸系统、循环系统及消化系统常见疾病的护理知识进行了全面阐述，并对肿瘤、骨科疾病、传染性疾病的护理技术及预防接种方面的护理配合等进行了总结提炼。书中附有护理案例，实用新颖，可有效帮助临床护理人员提高思维判断能力，使护理工作条理更加清晰。

现代护理学的创始人南丁格尔曾说过："护理工作是精细艺术中的最精细者。"本书全体编者均以高度认真、负责的态度参与了编写工作，希望通过本书的出版，能与同行朋友们进行广泛交流，共同促进护理学科的发展。

编　者

目 录

01 系统疾病护理

02 肿瘤护理

03 其他疾病护理

04　护理案例

01 系统疾病护理

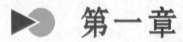

第一章
神经系统疾病的护理

第一节 颅脑损伤

颅脑损伤是暴力直接或间接作用于头部引起颅骨及脑组织的损伤，可分为开放性颅脑损伤和闭合性颅脑损伤。颅底骨折可出现脑脊液耳漏、鼻漏。脑干损伤时可出现意识障碍、去皮质强直，严重时发生脑疝危及生命。颅脑损伤的临床表现为意识障碍、头痛、恶心、呕吐、癫痫发作、肢体瘫痪、感觉障碍、失语及偏盲等。重度颅脑损伤以紧急抢救、纠正休克、清创、抗感染及手术为主要治疗方法。

一、分型

目前国际上通用的是 Glasgow coma scale，简称 GCS 方法，是 1974 年英国格拉斯哥市一些学者设计的一种脑外伤昏迷评分法，经改进后被推广，现成为国际上公认评判脑外伤严重程度的准绳，统一了对脑外伤严重程度的目标标准（表 1-1）。根据 GCS 对昏迷患者检查睁眼、言语和运动反应进行综合评分。正常总分为 15 分，病情越重，积分越低，最低 3 分。总分越低表明意识障碍越重，伤情越重。总分在 8 分以下表明已达昏迷阶段。

我国的颅脑损伤分型大致划分为：轻型、中型、重型（其中包括特重型）。轻型 13 ~ 15 分，意识障碍时间在 30 min 内；中型 9 ~ 12 分，意识模糊至浅昏迷状态，意识障碍时间在 12 h 以内；重型 5 ~ 8 分，意识呈昏迷状态，意识障碍时间大于 12 h；特重型 3 ~ 5 分，伤后持续深昏迷。

表 1-1 脑外伤严重程度目标标准

项目		记分
睁眼反应	正常睁眼	4
	呼唤睁眼	3

项目		记分
睁眼反应	刺痛时睁眼	2
	无反应	1
言语反应	回答正确	5
	回答错乱	4
	词句不清	3
	只能发音	2
	无反应	1
运动反应	按吩咐动作	6
	刺痛时能定位	5
	刺痛时躲避	4
	刺痛时肢体屈曲	3
	刺痛时肢体伸直	2
	无反应	1

（一）轻型（单纯脑震荡）

（1）原发意识障碍时间在 30 min 以内。

（2）只有轻度头痛、头晕等自觉症状。

（3）神经系统和脑脊液检查无明显改变。

（4）可无或有颅骨骨折。

（二）中型（轻度脑挫裂伤）

（1）原发意识障碍时间不超过 12 h。

（2）生命体征可有轻度改变。

（3）有轻度神经系统阳性体征，可有或无颅骨骨折。

（三）重型（广泛脑挫伤和颅内血肿）

（1）昏迷时间在 12 h 以上，意识障碍逐渐加重或有再昏迷的表现。

（2）生命体征有明显变化，即出现急性颅内压增高症状。

（3）有明显神经系统阳性体征。

（4）可有广泛颅骨骨折。

（四）特重型（有严重脑干损伤和脑干衰竭现象）

（1）伤后持续深昏迷。

（2）生命体征严重紊乱或呼吸已停止者。

（3）出现去皮质强直、双侧瞳孔散大等体征者。

二、重型颅脑损伤的护理

（一）卧位

依患者伤情取不同卧位。

（1）低颅压患者宜取平卧，如头高位时则头痛加重。

（2）颅内压增高时，宜取头高位，以利颈静脉回流，减轻颅内压。

（3）脑脊液漏时，取平卧位或头高位。

（4）重伤昏迷患者取平卧、侧卧与侧俯卧位，以利口腔与呼吸道分泌物向外引流，保持呼吸道通畅。

（5）休克时取平卧或头低卧位，时间不宜过长，避免增加颅内瘀血。

（二）营养的维持与补液

重型颅脑损伤的患者由于创伤修复、感染和高热等原因，机体消耗量增加，维持营养及水电解质平衡极为重要。

（1）伤后 2 ~ 3 d 内一般予以禁食，每日静脉输液量 1500 ~ 2000 mL，不宜过多或过快，以免加重脑水肿与肺水肿。

（2）应用脱水剂甘露醇时应快速输入。

（3）出血性休克的患者宜先输血。严重脑水肿患者先用脱水剂后酌情输液，补液须缓慢限制入液量，以免脑水肿加重。

（4）脑损损伤患者输浓缩人血清蛋白与血浆，既能增高血浆蛋白，也有利于减轻脑水肿。

（5）长期昏迷，营养与水分摄入不足，可输氨基酸、脂肪乳剂，间断小量输血。

（6）准确记录出入量。

（7）颅脑伤可致消化吸收功能减退，肠鸣音恢复后，可用鼻饲给予高蛋白、高热量、高维生素和易于消化的流质，常用混合奶（每 1000 mL 所含热量约 4.6 kJ）或要素饮食用输液泵维持。

（8）患者吞咽反射恢复后，即可试行喂食，开始少量饮水，确定吞咽功能正常后，可喂少量流质饮食，逐渐增加，使胃肠功能逐渐适应，防止发生消化不良或腹泻。

（三）呼吸系统护理

（1）保持呼吸道通畅，防止缺氧、窒息及预防肺部感染。

（2）氧疗：术后（或入监护室后）常规持续吸氧 3 ~ 7 d，中等浓度吸氧（氧流量 2 ~ 4 L/min）。

（3）观察呼吸音和呼吸频率、节律并准确描述记录。

（4）深昏迷或长期昏迷、舌后坠影响呼吸道通畅者，早期行气管切开术。

（5）做好切开后护理，监护室做好空气消毒隔离，保持一定温度和湿度（温度22 ~ 25℃，相对湿度约60%）。

（6）吸痰要及时，按无菌操作，吸痰要充分和有效，动作要轻，防止损伤支气管黏膜，一次性吸痰管可防止交叉感染。一人一盘，每吸一次戴无菌手套，气管内滴入稀释的糜蛋白酶＋生理盐水＋庆大霉素有利于黏稠痰液的排出。

（7）做好给氧，辅助呼吸：呼吸异常，可给氧或进行辅助呼吸。呼吸频率每分钟少于9次或超过30次，血气分析氧分压过低，二氧化碳分压过高，呼吸无力，以及呼吸不整等都是呼吸异常之征象。通过吸氧及浓度调整，使PaO_2维持在1.3 kPa以上，$PaCO_2$保持在3.3 ~ 4 kPa。代谢性酸中毒者静脉补充碳酸氢钠，代谢性碱中毒者可用静脉补生理盐水给予纠正。

（四）颅内伤情监护

重点是防治继发病理变化，在颅内血肿清除后脑水肿是颅脑损伤后最突出的继发变化，伤后48 ~ 72 h达到高峰，采用甘露醇或呋塞米＋清蛋白交替使用。

（1）意识的判断。①清醒：回答问题正确，判断力和定向力正确；②模糊：意识朦胧，可回答简单话但不一定确切，判断力和定向力差，伤员呈嗜睡状；③浅昏迷：意识丧失，对痛刺激尚有反应，角膜、吞咽反射和病理反射均尚存在；④深昏迷：对痛的刺激已无反应，生理反射和病理反射均消失，可出现去脑强直、尿潴留或充溢性失禁。如发现伤员由清醒转为嗜睡或躁动不安，或有进行性意识障碍加重时，可考虑有颅内压增高表现，可能有颅内血肿形成，要及时采取措施。应早行CT扫描确定是否颅内血肿。CT扫描对原发损伤的程度和继发性损伤的发生、发展均是最可靠的指标。避免过度刺激和连续护理操作，以免引起颅内压持续升高。

（2）严密观察瞳孔（大小、对称、对光反射）变化，病情变化往往在瞳孔细微变化中发现。如瞳孔对称性缩小并有颈项强直、头剧痛等脑膜刺激征，常为伤后出现的蛛网膜下隙出血，可作腰椎穿刺放出1 ~ 2 mL脑脊液证实。如双侧瞳孔针尖样缩小、光反应迟钝，伴有中枢性高热、深昏迷则多为脑桥损害。如瞳孔光反应消失、眼球固定，伴深昏迷和颈项强直，多为原发性脑干伤。伤后伤侧瞳孔先短暂缩小继之散大，伴对侧肢体运动障碍，则往往提示伤侧颅内血肿。如一侧瞳孔进行性散大，光反射逐渐消失，伴意识障碍加重、生命体征紊乱和对侧肢体瘫痪，是脑疝的典型改变。如瞳孔对称性扩大、对光反射消失则伤员已濒危。

（3）生命体征对颅内继发伤的反映，以呼吸变化最为敏感和多变。颅脑损伤对呼吸功能的影响主要有：①脑损伤直接导致中枢性呼吸障碍；②间接影响呼吸道，发生支气管黏膜下水肿出血、意识障碍者，呼吸道分泌物不能主动排出，咳嗽和吞咽功能降低，引起呼吸道梗阻性通气障碍；③可引起肺部充血、瘀血、水肿和神经源性肺水肿致换气障碍，伤后脑细胞脆弱，血氧供给不足将加重脑细胞损害。呼吸功能障碍是颅脑外伤最常见的死亡原因，加强呼吸功能的监护对脑保护是至关重要的。

（4）护理操作时避免引起颅内压变化，头部抬高30°，保持中位，避免前屈、过伸、侧转（均影响脑部静脉回流），避免胸腹腔压升高，如咳嗽、吸痰、抽搐（胸腹腔内压增高可致脑血流量增高）。

（5）掌握和准确执行脱水治疗。在抢救治疗颅脑外伤的病员中，常用的脱水剂有甘露醇，该药静脉快速注射后，血中浓度迅速增高，产生一时性血中高渗压，将组织间隙中水分吸入血管中，由于脱水剂在体内不易代谢，仍以原形经肾脏排泄而利尿能使组织脱水。颅脑外伤使用脱水剂后，可明显降低颅内压力，一般注射后10 min可产生利尿，2～3 h血中达到高峰，维持4～6 h。甘露醇脱水剂静脉滴注时要求15～30 min内滴完，必要时进行静脉推注，及时准确收集、记录尿量。

（五）消化系统护理

重型颅脑损伤对消化系统的影响，一般认为可能有两个方面。一是由于交感神经麻痹使胃肠血管扩张、瘀血，同时又由于迷走神经兴奋使胃酸分泌增加，损害胃黏膜屏障，导致黏膜缺血，局部糜烂。二是重型颅脑损伤均有不同程度缺氧，胃肠道黏膜也受累，缺氧水肿，影响胃肠道正常消化功能。对消化道功能监护主要是观察和防治胃肠道出血和腹泻，尤其是亚低温状态下，伤员胃肠道蠕动恢复慢。伤后几日内应放置胃管，待肠鸣音恢复后给予胃肠道营养。

重型颅脑损伤，特别是丘脑下部损伤的患者，可并发神经原性应激性胃肠道出血。出血之前患者多有呼吸异常、缺氧或并发肺炎、呃逆，随之出现咖啡色胃液及柏油样便，多次大量柏油便，可导致休克和衰竭。在处理上，要改善缺氧，稳定生命体征，记录出血情况，禁食，药物止血，如给予西咪替丁、酚磺乙胺、氨甲苯酸、云南白药等。必要时胃内注入少量肾上腺素稀释液，对止血有帮助。同时采取抗休克措施、输血或血浆，注意水电解质平衡，对于便秘3 d以上者可给缓泻剂、润肠剂或开塞露，必要时戴手套掏出干结大便块。

（六）五官护理

（1）注意保护角膜，由于外伤造成眼睑闭合不全，故要防止角膜干燥坏死。一般可戴眼罩，眼部涂眼药膏，必要时暂时缝合上下眼睑。

（2）脑脊液漏及耳漏，宜将鼻、耳血迹擦尽，禁用水冲洗，禁加纱条、棉球填塞。患者取半卧位或平卧位多能自愈。

（3）及时做好口腔护理，清除鼻咽与口腔内分泌物与血液。用3%过氧化氢或生理盐水或0.1%呋喃西林清洗口腔4次/天，长期应用多种抗生素者，可并发口腔霉菌，发现后宜用制霉菌素液每天清洗3～4次。

（七）皮肤护理

昏迷及长期卧床，尤其是衰竭患者易发生压力性损伤，预防要点如下。

（1）勤翻身，至少每 2 h 翻身 1 次，避免皮肤连续受压，采用气垫床、海绵垫床。

（2）保持皮肤清洁干燥，床单平整，大小便浸湿后随时更换。

（3）交接班时，要检查患者皮肤，如发现皮肤发红，只要避免再受压即可消退。

（4）昏迷患者如需应用热水袋，一定按常规温度 50℃，避免烫伤。

（八）泌尿系统护理

（1）留置导尿，每天冲洗膀胱 1 ~ 2 次，每周更换导尿管。

（2）注意会阴护理，防止泌尿系统感染，观察有无尿液含血，重型颅脑伤者每日记尿量。

（九）血糖监测

高血糖在脑损伤 24 h 后发生较为常见，它可进一步破坏脑细胞功能，因此对高血糖的监测防治也是必需的。监测方法：应每日采血查血糖，应用床边血糖监测仪和尿糖试纸监测血糖和尿糖 4 次 / 天，脑外伤术后预防性应用胰岛素 12 ~ 24 U 静脉滴注，每日 1 次。

护理要点是：①正确掌握血糖、尿糖测量方法；②掌握胰岛素静脉点滴的浓度，每 500 mL 液体中不超过 12 U，滴速 < 60 滴 /min。

（十）伤口观察与护理

（1）开放伤或开颅术后，观察敷料有无血性浸透情况，及时更换，头下垫无菌巾。

（2）注意是否有脑脊液漏。

（3）避免伤口患侧受压。

（十一）躁动护理

颅脑伤急性期因颅内出血，血肿形成，颅内压急剧增高，常引起躁动。此外，缺氧、休克兴奋期、尿潴留、膀胱过度膨胀、脑外伤恢复期也可有躁动。对患者躁动应适当将四肢加以约束，防止自伤，防止坠床，分析躁动原因，针对原因加以处理。

（十二）高热护理

颅脑损伤患者出现高热时，急性期体温可达 38 ~ 39℃，经过 5 ~ 7 d 逐渐下降。

（1）如体温持续不退或下降后又高热，要考虑伤口、颅内、肺部或泌尿系统并发感染。

（2）颅内出血，尤其脑室出血也常引起高热。

（3）因丘脑下部损伤发生的高热可以持续较长时间，体温可高达 41℃ 以上，部分患者因高热不退而死亡。

高热处理：①一般头部枕冰袋或冰帽，酌用冬眠药；②小儿及老年人应着重预防肺部并发症；③长期高热要注意补液；④冬眠低温是治疗重型颅脑伤、防治脑水肿的措施，也用于高热时；⑤目前采用亚低温，使患者体温降至 34℃ 左右，一般 3 ~ 5 d 可自然复温；⑥冰袋降温时要外加包布，避免发生局部冻伤；⑦在降温时，观察患者，需注意区别药物的作用与伤情变化引起的昏迷。

（十三）癫痫护理

颅骨凹陷骨折、急性脑水肿、蛛网膜下隙出血、颅内血肿、颅内压增高、高热等均可引起癫痫发作，应注意以下要点。

（1）防止误吸与窒息，有专人守护，将患者头转向一侧，上下牙之间加牙垫防舌咬伤。

（2）自动呼吸停止时，应即行辅助呼吸。

（3）癫痫大发作频繁，连续不止，称为癫痫持续状态，可造成脑缺氧而加重脑损伤，一旦发现应及时通知医师做有效的处理。

（4）详细记录癫痫发作的形式与频率及用药剂量。

（5）癫痫持续状态用药，常用安定、冬眠药、苯妥英钠。

（6）癫痫发作和发作后不安的患者，要倍加防范，避免坠床而发生意外。

（十四）亚低温治疗的护理

亚低温治疗重型颅脑伤是近几年临床开展的有效新方法。大量动物实验研究和临床应用结果都表明，亚低温对脑缺血和脑外伤具有肯定的治疗效果，但亚低温保护的确切机制尚不十分清楚，可能包括以下几个方面。

（1）降低脑组织氧耗量，减少脑组织乳酸堆积。

（2）保护血－脑屏障，减轻脑水肿。

（3）抑制内源性毒性产物对脑细胞的损害作用。

（4）减少钙离子内流，阻断钙对神经元的毒性作用。

（5）减少脑细胞结构蛋白破坏，促进脑细胞结构和功能修复。

（6）减轻弥漫性轴索损伤，弥漫性轴索损伤是导致颅脑伤死残的主要病理基础，尤其是脑干网状上行激活系统轴索损伤是导致长期昏迷的确切因素。

亚低温能显著地控制脑水肿，降低颅内压，减少脑组织细胞耗能，减轻神经毒性产物过度释放等。目前临床常用半导体冰毯制冷与药物降温相结合方法，使患者肛温一般维持在 30 ~ 34℃，持续 3 ~ 10 d。

亚低温治疗状态下护理要点如下。①生命体征监测。亚低温状态下会引起血压降低和心率缓慢，护理工作中应该严密观察伤员心率、心律、血压等，尤其应该重视儿童和老年患者及心脏病、高血压伤员，采用床边监护仪连续监测。②降温毯置于患者躯干部，背部和臀部皮肤温度较低，血循环减慢，容易发生压力性损伤，每一小时翻身一次，避免长时间压迫，血运减慢而发生压力性损伤。③防治肺部感染。亚低温状态下，伤员自身抵抗力降低，气管切开后较易发生肺部感染。加强翻身叩背、吸痰，呼吸道冲洗时将冲洗液吸净是关键护理措施。

（十五）精神与心理护理

不论伤情轻重，患者都可能对脑损伤存在一定的忧虑，担心今后的工作能否适应、生活是否受影响。护士对患者从机体的代偿功能和可逆性多做解释，给患者安慰和鼓励，以增强自信心。对饮食、看书、学习等不宜过分限制，早期锻炼有利康复。因器质性损伤引起失语、瘫痪者，宜早期进行训练与功能锻炼。

（十六）康复催醒治疗的护理

目前认为颅脑伤患者伤后持续昏迷 1 个月以上为长期昏迷。长期昏迷催醒治疗应包括：预防各种并发症，使用催醒药物，减少或停用苯妥英钠和巴比妥类药物，交通性脑积水外科治疗等。

高压氧是目前用于长期昏迷患者催醒的行之有效的方法之一，颅脑伤昏迷患者一旦伤情平稳，应该尽早接受高压氧治疗，疗程通常 30 d 左右。对于高热、高血压、心脏病和活动性出血的昏迷患者应该慎用此类治疗以防发生意外。

长期昏迷的正规康复治疗包括早期和后期康复治疗。早期康复治疗是指患者在伤后住院期间由医护人员所进行的康复治疗；后期康复治疗是指患者出院后转至康复中心，在康复体疗、心理等方面的医护人员指导下进行的康复训练和治疗。康复治疗的原则如下。

（1）从简单基本功能训练开始循序渐进。

（2）放大效应：例如收录机音量适当放大，选用大屏幕电视机，放大康复训练器材和生活用具，选择患者喜爱的音像带等。

（3）反馈效应：在整个训练康复过程中，医护人员要经常给患者鼓励、称赞和指导性批评。有条件时将患者整个康复治疗过程进行录像定期放给患者看，使其感到康复的过程中神经功能较前逐渐恢复，增强自信心。

（4）替代方法：若患者不能行走则教会患者如何使用各种辅助工具行走。

（5）重复训练，是在相当长的康复训练过程中，既要让患者反复训练以促进运动功能重建，又要不断改进训练方法和器材，才能不使患者产生厌倦情绪。迄今已经有大量随机双盲前瞻性临床观察结果表明，正规康复治疗对重型颅脑伤患者运动神经功能恢复较未接受正规康复治疗患者明显。早期（＜35 d）较晚期（＞35 d）开始正规康复治疗的患者神经功能恢复快一倍以上。对正规康复治疗伤后 7 d 内开始与 7 d 以上开始者进行评分，前者明显高于后者。一般情况下，早期康复治疗疗程 1～3 个月，重残颅脑伤患者需要 1～2 年。

目前临床治疗颅脑伤患者智能障碍的主要药物包括三大类：儿茶酚胺类、胆碱能类和智能增强剂。近年来发现神经节苷脂和促甲状腺释放激素对颅脑伤患者智能的恢复也有促进作用。

颅脑伤患者伤后智能障碍主要临床表现为：记忆力障碍、语言障碍和计数能力障碍。记忆力障碍主要包括：视觉记忆力障碍、听觉记忆力障碍、空间记忆力障碍和颞叶定向障碍。语言障碍主要包括：阅读理解障碍、失认症、失写症、语言理解障碍、发音和拼音障碍等。近年来采用智能训练和药物结合治疗颅脑伤患者智能障碍已受到人们重视。智能康复训练加药物治疗有助于颅脑伤患者的智能恢复。然而，智能康复训练应与体能康复训练同期进行。目前智能康复训练主要包括：仪器工具训练、反复操作程度训练及帮助记忆力的技巧训练等。

康复期伤病员需加强心理护理：对于轻型伤员应鼓励尽早自理生活，防止过度依赖医务人员。要鼓励他们树立战胜伤病的信心，清除"脑外伤后综合征"的顾虑。脑外伤后综合征是指脑外伤后患者所出现的临床精神神经症或主诉，主要包括头痛、眩晕、记忆力减退、软弱无力、四肢麻木、恶心、复视和听力障碍等。应该向伤员做适当解释，让伤员知道有些症状属于功能性的，可以恢复。对于遗留神经功能残疾伤员的今后生活工作问题、偏瘫失语的锻炼等问题，应该积极向伤员及家属提出合理建议和正确指导，帮助伤员恢复，鼓励伤员面对现实，树立争取完全康复的信心。

（赵丹丹）

第二节　脑出血

脑出血是指原发于脑实质内的出血，主要发生于高血压和动脉硬化的患者。脑出血多发生于 55 岁以上的老年人，多数患者有高血压史。常在情绪激动或活动用力时突然发病，出现头痛、呕吐、偏瘫及不同程度昏迷等。

一、护理问题

1. 疼痛

与颅内血肿压迫有关。

2. 生活自理能力缺陷

与长期卧床有关。

3. 脑组织灌注异常

与术后脑水肿有关。

4. 有皮肤完整性受损的危险

与昏迷、术后长期卧床有关。

5. 躯体移动障碍

与出血所致脑损伤有关。

6. 清理呼吸道无效

与长期卧床所致的机体抵抗力下降有关。

7. 有受伤的危险

与术后癫痫发作有关。

二、护理措施

（一）术前护理

（1）密切监测病情变化，包括意识、瞳孔、生命体征变化及肢体活动情况，定时监测呼吸、体温、脉搏、血压等，发现异常（瞳孔不等大、呼吸不规则、血压高、脉搏缓慢），及时报告医师立即抢救。

（2）绝对卧床休息，取头高位，15°～30°，头置冰袋可控制脑水肿，降低颅内压，利于静脉回流。吸氧可改善脑缺氧，减轻脑水肿。翻身时动作要轻，尽量减少搬动，加床档以防坠床。

（3）神志清楚的患者谢绝探视，以免情绪激动。

（4）脑出血昏迷的患者24～48 h内禁食，以防止呕吐物反流至气管造成窒息或吸入性肺炎，以后按医嘱进行鼻饲。

（5）加强排泄护理：若患者有尿潴留或不能自行排尿，应进行导尿，并留置尿管，定时更换尿袋，注意无菌操作，每日会阴冲洗1～2次，便秘时定期给予通便药或食用一些粗纤维的食物，嘱患者排便时勿用力过猛，以防再出血。

（6）遵医嘱静脉快速输注脱水药物，降低颅内压，适当使用降压药，使血压保持在正常水平，防止高血压引起再出血。

（7）预防并发症：①加强皮肤护理，每日擦澡1～2次，定时翻身，每2 h翻身1次，床铺干净平整，对骨隆突处的皮肤要经常检查和按摩，防止发生压力性损伤。②加强呼吸道管理，保持口腔清洁，口腔护理每日1～2次；患者有咳痰困难，要勤吸痰，保持呼吸道通畅；若患者呕吐，应使其头偏向一侧，以防发生误吸。③急性期应保持偏瘫肢体的生理功能位；恢复期应鼓励患者早期进行被动活动和按摩，每日2～3次，防止瘫痪肢体的挛缩畸形和关节的强直疼痛，以促进神经功能的恢复，对失语的患者应进行语言方面的锻炼。

（二）术后护理

1. 卧位

患者清醒后抬高床头15°～30°，以利于静脉回流，减轻脑水肿，降低颅内压。

2. 病情观察

严密监测生命体征，特别是意识及瞳孔的变化。术后24 h内易再次脑出血，如患者意识障碍继续加重，同时脉搏缓慢、血压升高，要考虑再次脑出血可能，应及时通知医师。

3. 应用脱水剂的注意事项

临床常用的脱水剂一般是 20% 甘露醇，滴注时注意速度，一般 20% 甘露醇 250 mL 应在 20 ~ 30 min 内输完，防止药液渗漏于血管外，以免造成皮下组织坏死；不可与其他药液混用；血压过低时禁止使用。

4. 血肿腔引流的护理

注意引流液量的变化，若引流量突然增多，应考虑再次脑出血。

5. 保持出入量平衡

术后注意补液速度不宜过快，根据出量补充入量，以免入量过多，加重脑水肿。

6. 功能锻炼

术后患者常出现偏瘫和失语，加强患者的肢体功能锻炼和语言训练。协助患者进行肢体的被动活动，进行肌肉按摩，防止肌肉萎缩。

（三）健康指导

1. 清醒患者

（1）应避免情绪激动，去除不安、恐惧、愤怒、忧虑等不利因素，保持心情舒畅。

（2）饮食清淡，多吃含水分、含纤维素多的食物；多食蔬菜、水果。忌烟、酒及辛辣、刺激性强的食物。

（3）定期测量血压，复查病情，及时治疗可能并存的动脉粥样硬化、高脂血症、冠心病等。

（4）康复活动：①应规律生活，避免劳累、熬夜、暴饮暴食等不利因素，保持心情舒畅，注意劳逸结合；②坚持适当锻炼。康复训练过程艰苦而漫长（一般为 1 ~ 3 年，长者需终生训练），需要信心、耐心、恒心，在康复医师指导下，循序渐进、持之以恒。

2. 昏迷患者

（1）昏迷患者注意保持皮肤清洁、干燥，每日床上擦浴，定时翻身，防止压力性损伤形成。

（2）每日坚持被动活动，保持肢体功能位置。

（3）防止气管切开患者出现呼吸道感染。

（4）不能经口进食者，应注意营养液的温度、保质期及每日的出入量是否平衡。

（5）保持大小便通畅。

（6）定期高压氧治疗。

（赵丹丹）

第二章

呼吸系统疾病的护理

第一节　呼吸衰竭

呼吸衰竭是指各种原因引起的肺通气和（或）换气功能严重障碍，在静息状态下也不能维持足够的气体交换，导致缺氧和（或）二氧化碳潴留，引起一系列病理生理改变和相应临床表现的综合征，主要表现为呼吸困难和发绀。动脉血气分析可作为诊断的重要依据，即在海平面、静息状态、呼吸空气的条件下，动脉血氧分压（PaO_2）低于 8.0 kPa（60 mmHg），伴或不伴二氧化碳分压（$PaCO_2$）超过 6.7 kPa（50 mmHg），并除外心内解剖分流和原发于心排血量降低等因素所致的低氧，即为呼吸衰竭。

按起病急缓，将呼吸衰竭分为急性呼吸衰竭和慢性呼吸衰竭，本节主要介绍慢性呼吸衰竭。根据血气的变化将呼吸衰竭分为Ⅰ型呼吸衰竭（低氧血症型，即 PaO_2 下降而 $PaCO_2$ 正常）和Ⅱ型呼吸衰竭（高碳酸血症型，即 PaO_2 下降伴有 $PaCO_2$ 升高）。

一、治疗要点

慢性呼吸衰竭治疗的基本原则是治疗原发病、保持气道通畅、纠正缺氧和改善通气，维持心、脑、肾等重要脏器的功能，预防和治疗并发症。

1. 保持呼吸道通畅

保持呼吸道通畅是呼吸衰竭最基本、最重要的治疗措施。主要措施：清除呼吸道的分泌物及异物；积极使用支气管扩张药物缓解支气管痉挛；对昏迷患者采取仰卧位，头后仰，托起下颌，并将口打开；必要时采用气管切开或气管插管等方法建立人工气道。

2. 合理氧疗

吸氧是治疗呼吸衰竭必需的措施。

3. 机械通气

根据患者病情选用无创机械通气或有创机械通气。临床上常用的呼吸机分压力控制型及容量控制型两大类，是一种用机械装置产生通气，以代替、控制或辅助自主呼吸，达到增加通气量、改善通气功能的目的。

4. 控制感染

慢性呼吸衰竭急性加重的常见诱因是呼吸道感染，因此应选用敏感有效的抗生素控制感染。

5. 呼吸兴奋药的应用

必要时给予呼吸兴奋药如都可喜等兴奋呼吸中枢，增加通气量。

6. 纠正酸碱平衡失调

以机械通气的方法能较为迅速地纠正呼吸性酸中毒，补充盐酸精氨酸和氯化钾可同时纠正潜在的碱中毒。

二、护理

（一）护理评估

1. 致病因素

引起呼吸衰竭的病因很多，凡参与肺通气和换气的任何一个环节的严重病变都可导致呼吸衰竭。

（1）呼吸系统疾病：常见于慢性阻塞性肺疾病（COPD）、重症哮喘、肺炎、严重肺结核、弥散性肺纤维化、肺水肿、严重气胸、大量胸腔积液、硅沉着病、胸廓畸形等。

（2）神经肌肉病变：如脑血管疾病、颅脑外伤、脑炎、镇静催眠药中毒、多发性神经炎、脊髓颈段或高位胸段损伤、重症肌无力等。

上述病因可引起肺泡通气量不足、氧弥散障碍、通气/血流比例失调，导致缺氧或合并二氧化碳潴留而发生呼吸衰竭。

2. 身体状况

呼吸衰竭除原发疾病症状、体征外，主要为缺氧、二氧化碳潴留所致的呼吸困难和多脏器功能障碍。

（1）呼吸困难：呼吸困难是最早、最突出的表现，主要为呼吸频率增快，病情严重时辅助呼吸肌活动增加，出现"三凹征"。若并发二氧化碳潴留，$PaCO_2$ 升高过快或显著升高时，患者可由呼吸过快转为浅慢呼吸或潮式呼吸。

（2）发绀：发绀是缺氧的典型表现，可见口唇、指甲和舌发绀。严重贫血患者由于红细胞和血红蛋白减少，还原型血红蛋白的含量减低可不出现发绀。

（3）精神神经症状：精神神经症状主要是缺氧和二氧化碳潴留的表现。早期轻度缺氧可表现为注意力分散，定向力减退；缺氧程度加重，出现烦躁不安、神志恍惚、嗜睡、昏迷。轻度二氧化碳潴留，表现为兴奋症状，即失眠、躁动、夜间失眠而白天嗜睡；重度二氧化碳潴留可抑制中枢神经系统导致肺性脑病，表现为神志淡漠、间歇抽搐、肌肉震颤、昏睡，甚至昏迷等二氧化碳麻醉现象。

（4）循环系统表现：二氧化碳潴留使外周体表静脉充盈、皮肤充血、温暖多汗、血压升高、心排血量增多而致脉搏洪大；多数患者有心率加快；因脑血管扩张产生搏动性头痛。

（5）其他：可表现为上消化道出血、谷丙转氨酶升高、蛋白尿、血尿、氮质血症等。

3. 心理 – 社会状况

患者常因躯体不适、气管插管或气管切开、各种监测及治疗仪器的使用等感到焦虑或恐惧。

4. 实验室及其他检查

（1）动脉血气分析：$PaO_2 < 8.0$ kPa（60 mmHg），伴或不伴 $PaCO_2 > 6.7$ kPa（50 mmHg）为最重要的指标，可作为呼吸衰竭的诊断依据。

（2）血 pH 及电解质测定：呼吸性酸中毒合并代谢性酸中毒时，血 pH 明显降低常伴有高钾血症。呼吸性酸中毒合并代谢性碱中毒时，常有低钾和低氯血症。

（3）影像学检查：胸部 X 线片、肺 CT 和放射性核素肺通气 / 灌注扫描等，可协助分析呼吸衰竭的原因。

（二）护理诊断

1. 气体交换受损

与通气不足、通气 / 血流失调和弥散障碍有关。

2. 清理呼吸道无效

与分泌物增加、意识障碍、人工气道、呼吸肌功能障碍有关。

3. 焦虑

与呼吸困难、气管插管、病情严重、失去个人控制及对预后的不确定有关。

4. 营养失调：低于机体需要量

与食欲缺乏、呼吸困难、人工气道及机体消耗增加有关。

5. 有受伤的危险

与意识障碍、气管插管及机械呼吸有关。

6. 潜在并发症

如感染、窒息等。

7. 缺乏知识

缺乏呼吸衰竭的防治知识。

（三）护理措施

1. 病情观察

重症患者需持续心电监护，密切观察患者的意识状态、呼吸频率、呼吸节律和深度、血压、心率和心律。观察排痰是否通畅，有无发绀、球结膜水肿、肺部异常呼吸音及啰音；监测动脉血气分析、电解质检查结果、机械通气情况等。若患者出现神志淡漠、烦躁、抽搐，提示有肺性脑病的发生，应及时通知医师进行处理。

2. 生活护理

（1）休息与体位：急性发作时，安排患者在重症监护病室，绝对卧床休息；协助和指导患者取半卧位或坐位，指导、教会病情稳定的患者缩唇呼吸。

（2）合理饮食：给予高热量、高蛋白、富含维生素、低糖类、易消化、少刺激性的食物；昏迷患者常规给予鼻饲或肠外营养。

3. 氧疗的护理

（1）氧疗的意义和原则：氧疗能提高动脉血氧分压，纠正缺氧，减轻组织损伤，恢复脏器功能。临床上根据患者病情和血气分析结果采取不同的给氧方法和给氧浓度。原则是在畅通气道的前提下，Ⅰ型呼吸衰竭的患者可短时间内间歇给予高浓度（>35%）或高流量（4~6 L/min）吸氧；Ⅱ型呼吸衰竭的患者应给予低浓度（<35%）、低流量（1~2 L/min）鼻导管持续吸氧，使 PaO_2 控制在 8.0 kPa（60 mmHg）或 SaO_2 在 90% 以上，以防因缺氧完全纠正，使外周化学感受器失去低氧血症的刺激而导致呼吸抑制，加重缺氧和 CO_2 潴留。

（2）吸氧方法：有鼻导管、鼻塞、面罩、气管内和呼吸机给氧。临床常用、简便的方法是鼻导管、鼻塞法吸氧，其优点为简单、方便，不影响患者进食、咳嗽。缺点为氧浓度不恒定，易受患者呼吸影响，高流量对局部黏膜有刺激，氧流量不能大于 7 L/min。吸氧过程中应注意保持吸入氧气的湿化，输送氧气的面罩、导管、气管应定期更换消毒，防止交叉感染。

（3）氧疗疗效的观察：若吸氧后呼吸困难缓解、发绀减轻、心率减慢、尿量增多、皮肤转暖、神志清醒，提示氧疗有效；若呼吸过缓或意识障碍加深，提示二氧化碳潴留加重。应根据动脉血气分析结果和患者的临床表现，及时调整吸氧流量或浓度。若发绀消失、神志清楚、精神好转、PaO_2 > 8.0 kPa（60 mmHg）、$PaCO_2$ < 6.7 kPa（50 mmHg），可间断吸氧几日后，停止氧疗。

4. 药物治疗的护理

用药过程中密切观察药物的疗效和不良反应。使用呼吸兴奋药必须保持呼吸道通畅，脑缺氧、脑水肿未纠正而出现频繁抽搐者慎用；静脉滴注时速度不宜过快，如出现恶心、呕吐、烦躁、面色潮红、皮肤瘙痒等现象，需要减慢滴速。对烦躁不安、夜间失眠患者，禁用对呼吸有抑制作用的药物，如吗啡等，慎用镇静药，以防止引起呼吸抑制。

5. 心理护理

呼吸衰竭的患者常对病情和预后有顾虑、心情忧郁、对治疗丧失信心，应多了解和关心患者的心理状况，特别是对建立人工气道和使用机械通气的患者，应经常巡视，让患者说出或写出引起或加剧焦虑的因素，针对性解决。

6. 健康指导

（1）疾病知识指导：向患者及家属讲解疾病的发病机制、发展和转归。告诉患者及家属慢性呼吸衰竭患者度过危重期后，关键是预防和及时处理呼吸道感染等诱因，以减少急性发作，尽可能延缓肺功能恶化的进程。

（2）生活指导：从饮食、呼吸功能锻炼、运动、避免呼吸道感染、家庭氧疗等方面进行指导。

（3）病情监测指导：指导患者及家属学会识别病情变化，如出现咳嗽加剧、痰液增多、色变黄、呼吸困难、神志改变等，应及早就医。

（蔺海芳）

第二节　支气管哮喘

支气管哮喘是一种慢性气管炎症性疾病，其支气管壁存在以肥大细胞、嗜酸细胞和 T 淋巴细胞为主的炎性细胞浸润，可经治疗缓解或自然缓解。本病多发于青少年，儿童多于成人，城市多于农村。近年的流行病学显示，哮喘的发病率或病死率均有所增加，我国哮喘发病率为 1%～2%。支气管哮喘的病因较为复杂，大多在遗传因素的基础上，受到体内外多种因素激发而发病，并反复发作。

一、临床表现

（一）症状和体征

典型的支气管哮喘，发作前多有鼻痒、打喷嚏、流涕、咳嗽、胸闷等先兆症状，进而出现呼气性的呼吸困难伴喘鸣，患者被迫呈端坐呼吸，咳嗽、咳痰。发作持续几十分钟至数小时后自行或经治疗缓解。此为速发性哮喘反应。迟发性哮喘反应时，患者气管呈持续高反应性状态，上述表现更为明显，较难控制。

少数患者可出现哮喘重度或危重度发作，表现为重度呼气性呼吸困难、焦虑、烦躁、端坐呼吸、大汗淋漓、嗜睡或意识模糊，经应用一般支气管扩张药物不能缓解。此类患者不及时救治，可危及生命。

（二）辅助检查

1. 血液检查

嗜酸性粒细胞、血清总免疫球蛋白 E（IgE）及特异性免疫球蛋白 E 均可增高。

2. 胸部 X 线检查

哮喘发作期由于肺脏充气过度，肺部透亮度增高，合并感染时可见肺纹理增多及炎症阴影。

3. 肺功能检查

哮喘发作期有关呼气流速的各项指标，如第一秒用力呼气容积（FEV_1）、最大呼气流速峰值（PEF）等均降低。

二、治疗要点

本病的防治原则是去除病因，控制发作和预防发作。控制发作应根据患者发作的轻重程度，抓住解痉、抗感染两个主要环节，迅速控制症状。

（一）解痉

哮喘轻、中度发作时，常用氨茶碱稀释后静脉滴注或加入液体中静脉滴注。根据病情吸入或口服 β_2- 受体激动剂。常用的 β_2- 受体激动剂气雾吸入剂有特布他林、喘乐宁、沙丁胺醇等。

哮喘重度发作时，应及早静脉给予足量氨茶碱及琥珀酸氢化可的松或甲基泼尼松龙琥珀酸钠，待病情得到控制后再逐渐减量，改为口服泼尼松龙，或根据病情吸入糖皮质激素，应注意不宜骤然停药，以免复发。

（二）抗感染

肺部感染的患者，应根据细菌培养及药敏结果选择应用有效抗生素。

（三）稳定内环境

及时纠正水、电解质及酸碱失衡。

（四）保证气管通畅

痰多而黏稠不易咳出或有严重缺氧及二氧化碳潴留者，应及时行气管插管吸出痰液，必要时行机械通气。

三、护理

（一）一般护理

（1）将患者安置在清洁、安静、空气新鲜、阳光充足的房间，避免接触过敏源，如花粉、皮毛、油烟等。操作时防止灰尘飞扬。喷洒灭蚊蝇剂或某些消毒剂时要转移患者。

（2）患者哮喘发作呼吸困难时应给予适宜的靠背架或过床桌，让患者伏桌而坐，以帮助呼吸，减少疲劳。

（3）给予营养丰富的易消化的饮食，多食蔬菜、水果，多饮水。同时注意保持大便通畅，减少因用力排便所致的疲劳。严禁食用与患者发病有关的食物，如鱼、虾、蟹等，并协助患者寻找过敏源。

（4）危重期患者应保持皮肤清洁干燥，定时翻身，防止压力性损伤发生。因大剂量使用糖皮质激素，应做好口腔护理，防止发生口腔炎。

（5）哮喘重度发作时，由于大汗淋漓、呼吸困难甚至有窒息感，所以患者极度紧张、烦躁、疲倦。要耐心安慰患者，及时满足患者需求，缓解紧张情绪。

（二）观察要点

1. 观察哮喘发作先兆

如患者主诉有鼻、咽、眼部发痒及咳嗽、流鼻涕等黏膜过敏症状时，应及时报告医师采取措施，减轻发作症状，尽快控制病情。

2. 观察药物不良反应

氨茶碱 0.25 g 加入 25% ~ 50% 葡萄糖注射液 20 mL 中静脉推注，时间至少 5 min，因浓度过高或推注过快可使心肌过度兴奋而产生心悸、惊厥、血压骤降等严重反应。使用时要现配现用，静脉滴注时，不宜和维生素 C、促皮质激素、去甲肾上腺素、四环素类等药物配伍。糖皮质激素类药物久用可引起钠潴留、血钾降低、消化道溃疡病、高血压、糖尿病、骨质疏松、停药反跳等，须加强观察。

3. 根据患者缺氧情况调整氧流量

一般为 3 ~ 5 L/min。保持气体充分湿化，氧气湿化瓶每日更换、消毒，防止医源性感染。

4. 观察痰液黏稠度

哮喘发作患者由于过度通气，出汗过多，因而身体丢失水分增多，致使痰液黏稠形成痰栓，阻塞小支气管，导致呼吸不畅，感染难以控制。应通过静脉补液和饮水补足水分和电解质。

5. 严密观察有无并发症

如自发性气胸、肺不张、脱水、酸碱失衡、电解质紊乱、呼吸衰竭、肺性脑病等并发症。监测动脉血气、生化指标，如发现异常需及时对症处理。

6. 注意呼吸频率、深浅幅度和节律

重度发作患者喘鸣音减弱乃至消失，呼吸变浅，神志改变，常提示病情危急，应及时处理。

（三）家庭护理

1. 增强体质，积极防治感染

平时注意增加营养，根据病情做适量体力活动，如散步、做简易操、打太极拳等，以提高机体免疫力。当感染发生时应及时就诊。

2. 注意防寒避暑

寒冷可引起支气管痉挛，分泌物增加，同时感冒易致支气管及肺部感染。因此，冬季应适当提高居室温度，秋季进行耐寒锻炼防治感冒，夏季避免大汗，防止痰液过稠不易咳出。

3. 尽量避免接触过敏源

患者应戒烟，尽量避免到人员众多、空气污浊的公共场所。保持居室空气清新，室内

可安装空气净化器。

4. 防止呼吸肌疲劳

坚持进行呼吸锻炼。

5. 稳定情绪

一旦哮喘发作，应控制情绪，保持镇静，及时吸入支气管扩张气雾剂。

6. 家庭氧疗

家庭氧疗又称缓解期氧疗，对于患者的病情控制、存活期的延长和生活质量的提高有着重要意义。家庭氧疗时应注意氧流量的调节，严禁烟火，防止火灾。

7. 缓解期处理

哮喘缓解期的防治非常重要，对于防止哮喘发作及恶化、维持正常肺功能、提高生活质量、保持正常活动量等均具有重要意义。哮喘缓解期患者，应坚持吸入糖皮质激素，可有效控制哮喘发作，吸入色甘酸钠和口服酮替酚亦有一定的预防哮喘发作的作用。

（蔺海芳）

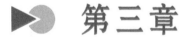# 第三章
循环系统疾病的护理

第一节　冠状动脉粥样硬化性心脏病

冠状动脉粥样硬化性心脏病简称冠心病，指冠状动脉粥样硬化使血管腔狭窄或阻塞，和（或）因冠状动脉功能性改变（痉挛）导致心肌缺血、缺氧或坏死而引起的心脏病，统称冠状动脉性心脏病，亦称缺血性心脏病。冠心病是严重危害人民健康的常见病。在我国，本病呈逐年上升趋势。发病年龄多在 40 岁以后，男性多于女性，脑力劳动者多见。

一、临床分型

（一）无症状性心肌缺血（隐匿型）

患者无症状，但静息、动态或负荷试验心电图有 ST 段压低，T 波低平或倒置等心肌缺血的客观证据，或心肌灌注不足的核素心肌显像表现。

（二）心绞痛

心绞痛有发作性胸骨后疼痛，为一过性心肌供血不足引起。

（三）心肌梗死

心肌梗死一般症状严重，由冠状动脉闭塞致心肌急性缺血性坏死所致。

（四）缺血性心肌病（心律失常和心力衰竭型）

缺血性心肌病表现为心脏增大、心力衰竭和心律失常，由长期心肌缺血导致心肌纤维化而引起，临床表现与扩张型心肌病类似。

（五）猝死

因原发性心脏骤停而猝然死亡，多为缺血心肌局部发生电生理紊乱，引起严重的室性心律失常所致。本节主要介绍"心绞痛"和"心肌梗死"两种类型。

二、心绞痛

心绞痛是由于冠状动脉供血不足，导致心肌急剧的、暂时的缺血、缺氧所产生的临床综合征。心绞痛可分为稳定型心绞痛和不稳定型心绞痛，本部分重点介绍稳定型心绞痛。

（一）病因及发病机制

1. 病因

心绞痛最基本的病因是冠状动脉粥样硬化引起血管腔狭窄和（或）痉挛，其次有重度主动脉瓣狭窄或关闭不全、肥厚型心肌病、先天性冠状动脉畸形、冠状动脉栓塞、严重贫血、休克、快速心律失常、心肌耗氧量增加等。常因体力劳动、情绪激动、饱餐、寒冷、阴雨天气、吸烟而诱发。

2. 发病机制

当冠状动脉的血液供应与需求之间发生矛盾时，冠状动脉血流量不能满足心肌代谢的需要，引起心肌急剧的、暂时的缺血、缺氧，即可发生心绞痛。

正常情况下，冠状循环血流量具有很大的储备力量，其血流量可随身体的生理情况有显著的变化，在剧烈体力活动、情绪激动等对氧的需求增加时，冠状动脉适当扩张，血流量增加（可增加 6 ~ 7 倍），达到供求平衡。当冠状动脉粥样硬化致冠状动脉狭窄或部分分支闭塞时，其扩张性减弱，血流量减少，当心肌的血供减少到尚能应付平时的需要，则休息时无症状。一旦心脏负荷突然增加，如劳累、激动、心力衰竭等使心脏负荷增加，心肌耗氧量增加时，对血液的需求增加，而冠状动脉的供血已经不能相应增加，即可引起心绞痛。

在缺血缺氧的情况下，心肌内积聚过多的代谢产物，如乳酸、磷酸、丙酮酸等酸性物质，或类似激肽的多肽类物质，刺激心脏内自主神经的传入纤维末梢，经 1 ~ 5 胸交感神经节和相应的脊髓段，传到大脑，可产生疼痛的感觉，即心绞痛。

（二）临床分型

1. 劳累性心绞痛

劳累性心绞痛发作常由于体力劳动或其他增加心肌需氧量的因素而诱发，休息或含服硝酸甘油后可迅速缓解。其原因主要是冠状动脉狭窄使血流不能按需求相应地增加，出现心肌氧的供需不平衡。

（1）稳定型心绞痛：最常见，指劳累性心绞痛发作的性质在 1 ~ 3 个月内并无改变，即每次发作的诱因、发作次数、程度、持续时间、部位、缓解方式等大致相同。

（2）初发型心绞痛：过去未发作过心绞痛或心肌梗死，初次发生劳累性心绞痛的时间不足一个月者，或既往有稳定型心绞痛已长期未发作，再次发生时间不足一个月者。

（3）恶化型心绞痛：原为稳定型心绞痛的患者，在 3 个月内疼痛发作的频率、程度、时限、诱因经常变动，进行性恶化，硝酸甘油不易缓解，可发展为心肌梗死或猝死，亦可逐渐恢复为稳定型心绞痛。

2. 自发性心绞痛

自发性心绞痛发作特点为疼痛发生与体力或脑力活动引起心肌需氧量增加无明显关系，常与冠状动脉血流储备量减少有关。疼痛程度较重，时限较长，不易为硝酸甘油所缓解。

（1）卧位型心绞痛：休息、睡眠时发作，常在半夜、偶在午睡时发生，硝酸甘油不易缓解。本型易发展为心肌梗死或猝死。

（2）变异型心绞痛：与卧位型心绞痛相似，常在夜间或清晨发作，但发作时心电图相关导联 ST 段抬高，与之对应的导联则 ST 段下移，主要为冠状动脉痉挛所致，患者迟早会发生心肌梗死。

（3）急性冠状动脉功能不全：亦称中间综合征，常在休息或睡眠时发生，时间可达 30 min 至 1 h 或以上，但无心肌梗死表现，常为心肌梗死的前奏。

（4）梗死后心绞痛：急性心肌梗死发生后一个月内再发的心绞痛。

3. 混合性心绞痛

其特点是患者既可在心肌需氧量增加时发生心绞痛，亦可在心肌需氧量无明显增加时发生心绞痛，为冠状动脉狭窄使冠状动脉血流储备量减少，而这一血流储备量的减少又不固定，经常波动性地发生进一步减少所致。

临床上常将除稳定型心绞痛之外的以上所有类型的心绞痛及冠状动脉成形术后心绞痛、冠状动脉旁路术后心绞痛等归入"不稳定型心绞痛"。此外，恶化型心绞痛及各型自发性心绞痛有可能进一步发展为心肌梗死，故又被称为"梗死前心绞痛"。

（三）临床表现

1. 症状

症状以发作性胸痛为主要临床表现。典型的疼痛特点如下。

（1）部位：位于胸骨体上段或中段之后，可波及心前区，有手掌大小范围，甚至横贯前胸，界限不很清楚。常放射至左肩、左臂内侧达无名指和小指，或达咽、颈、下颌部等。

（2）性质：典型的胸痛呈压迫性或紧缩性，发闷，也可有堵塞、烧灼感，但不尖锐，不像针刺或刀割样痛，偶伴濒死的恐惧感觉。发作时，患者常不自觉地停止原来的活动。

（3）诱因：体力劳动、情绪激动（如愤怒、焦虑、过度兴奋）、饱餐、寒冷、阴雨天气、吸烟、排便、心动过速、休克等。

（4）持续时间：疼痛出现后逐渐加重，呈阵发性，轻者 3 ~ 5 min，重者可达 10 ~ 15 min，很少超过 30 min。

（5）缓解方式：一般停止原有活动或含服硝酸甘油后 1 ~ 3 min 内缓解。

（6）发作频率：疼痛可数天、数周发作一次，亦可一日内多次发作。

2. 体征

一般无异常体征。心绞痛发作时可见面色苍白、皮肤发冷或出汗、血压升高、心率增快，有时闻及第四心音奔马律，可有暂时性心尖部收缩期杂音。

（四）护理

1. 护理目标

患者疼痛缓解，生活能自理；能叙述心绞痛的诱因，遵守保健措施。

2. 护理措施

（1）一般护理。①休息和活动：一般不需卧床休息，保持适当的体力劳动，以不引起心绞痛为度。但心绞痛发作时应立即休息，不稳定型心绞痛者，应卧床休息。缓解期应根据患者的具体情况制订合理的活动计划，以提高患者的活动耐力，最大活动量以不发生心绞痛症状为度。但应避免竞赛活动和屏气用力动作，并防止精神过度紧张和长时间工作。②饮食：原则为低盐、低脂、高维生素、易消化饮食。控制摄入总热量，热量控制在2000 kcal 左右，主食每日不超过 500 g，避免过饱，甜食少食，晚餐宜少；低脂饮食，限制动物脂肪、蛋黄及动物内脏的摄入，其标准是把食物中胆固醇的含量控制在 300 mg/d 以内（一个鸡蛋含胆固醇 200 ~ 300 mg）。少食动物脂肪，常食植物油（豆油、菜油、玉米油等），因为动物脂肪中含较多的饱和脂肪酸，食用过多会使血中胆固醇升高，而植物油含有较多的不饱和脂肪酸，可降低血中胆固醇，防止动脉硬化形成和发展；低盐饮食，通常以不超过 4 g/d 为宜，若有心功能不全，则应更少；限制含糖食物的摄入，少吃含糖高的糕点、糖果，少饮含糖的饮料，粗细搭配主食，防止热量过剩，体重增加；一日三餐要有规律，避免暴饮暴食，戒烟限酒。多吃新鲜蔬菜、水果以增加维生素的摄取及防止便秘的发生。③保持大便通畅：由于便秘时患者用力排便可增加心肌耗氧量，诱发心绞痛，因此，应指导患者养成按时排便的习惯，增加食物中纤维素的含量，多饮水，增加活动，以防发生便秘。

（2）病情观察：心绞痛发作时应观察胸痛的部位、性质、程度、持续时间，严密监测血压、心率、心律、脉搏、体温，描记疼痛发作时心电图，观察有无心律失常、急性心肌梗死等并发症的发生。

（3）用药护理。注意药物的疗效及不良反应。含服硝酸甘油片后 1 ~ 2 min 开始起作用，30 min 后作用消失。硝酸甘油可引起头痛、血压下降，偶伴晕厥。使用时注意：①随身携带硝酸甘油片，注意有效期，定期更换，以防药效降低。②对于规律性发作的劳累性心绞痛，可进行预防用药，在外出、就餐、排便等活动前含服硝酸甘油。③胸痛发作时每隔 5 min 含服硝酸甘油 0.5 mg，直至疼痛缓解。如果疼痛持续 15 ~ 30 min 或连续含服 3 片后仍未缓解，应警惕急性心肌梗死的发生。④胸痛发作含服硝酸甘油后最好平卧，必要时吸氧。⑤静脉滴注硝酸甘油时应监测患者心率、血压的变化，掌握好用药浓度和输液速度，患者及家属不可擅自调整滴速，防止低血压的发生。⑥青光眼、低血压时忌用。

（4）心理护理：心绞痛发作时患者常感到焦虑，而焦虑能增强交感神经兴奋性，增加心肌需氧量，加重心绞痛。因此患者心绞痛发作时应专人守护，安慰患者，增加患者的安全感，必要时可遵医嘱给予镇静剂。

（5）健康指导。①生活指导：合理安排休息与活动，保证充足的休息时间。出院后遵医嘱服药，不要擅自增减药量，自我检测药物的不良反应。外出时随身携带硝酸甘油以备急用。活动应循序渐进，以不引起症状为原则。避免重体力劳动、精神过度紧张的工作或过度劳累。②指导患者防止心绞痛再发作：避免诱发因素，告知患者及家属过劳、情绪激动、饱餐、剧烈运动、受寒冷潮湿刺激等都是心绞痛发作的诱因，应注意尽量避免；减少危险因素，如戒烟，减轻精神压力，选择低盐、低脂、低胆固醇、高纤维素饮食，维持理想的体重，控制高血压，调节血脂，治疗糖尿病等。

3. 护理评价

患者主诉疼痛减轻或消失，能自觉避免诱发因素，未发生并发症或发生后得到了及时控制；生活需要得到了及时满足。

三、心肌梗死

心肌梗死是指在冠状动脉病变的基础上，发生冠状动脉血供急剧减少或中断，使相应心肌严重而持久地急性缺血导致心肌坏死。临床表现为持续而剧烈的胸骨后疼痛、特征性心电图动态演变、白细胞计数和血清心肌坏死标志物增高，常可发生心律失常、心力衰竭或心源性休克，属冠心病的严重类型。

（一）病因及发病机制

本病基本病因是冠状动脉粥样硬化，造成管腔严重狭窄和心肌血液供应不足，而侧支循环尚未充分建立，在此基础上，若发生血供急剧减少或中断，使心肌严重而持久地缺血达 1 h 以上，即可发生心肌梗死。心肌梗死绝大多数是由于不稳定粥样斑块破溃，继而出血和管腔内血栓形成，使管腔闭塞。少数情况下粥样斑块内或其下发生出血或血管持续痉挛，也可使冠状动脉完全闭塞。

促使粥样斑块破裂出血及血栓形成的诱因有：休克、脱水、出血、外科手术或严重心律失常，使心排血量骤降，冠状动脉灌流量锐减；饱餐特别是进食多量脂肪后，血脂增高，血黏稠度增高；重体力活动、情绪过分激动、用力排便或血压剧升，致左心室负荷明显加重，儿茶酚胺分泌增多，心肌需氧量猛增，冠状动脉供血明显不足；晨起 6 时至 12 时交感神经活动增加，机体应激反应增强，冠状动脉张力增高。

心肌梗死可由频发心绞痛发展而来，也可原无症状，直接发生心肌梗死。心肌梗死后发生的严重心律失常、休克或心力衰竭，均可使冠状动脉灌流量进一步降低，心肌坏死范围进一步扩大，严重者可导致死亡。

（二）临床表现

1. 先兆症状

50% ~ 81.2%患者在发病前数日有乏力、胸部不适、活动时心悸、气急、烦躁、心绞痛等前驱症状。心绞痛以新发生或出现较以往更剧烈而频繁的疼痛为突出特征，疼痛持续时间较以往长，诱因不明显，硝酸甘油疗效差，心绞痛发作时伴恶心、呕吐、大汗、心动过缓、急性功能不全、严重心律失常或血压有较大波动等，心电图示 ST 段一时性明显抬高或压低，T 波倒置或增高。及时处理先兆症状，可使部分患者避免心肌梗死的发生。

2. 主要症状

其症状与心肌梗死面积的大小、部位及侧支循环情况密切相关。

（1）疼痛：为最早、最突出的症状。疼痛部位和性质与心绞痛相似，但多无明显的诱因。常发生于安静或睡眠时，疼痛程度更重，范围更广，常呈难以忍受的压榨、窒息或烧灼样，伴有大汗、烦躁不安、恐惧及濒死感。疼痛持续时间较长，可达数小时或数日，休息和含服硝酸甘油不能缓解。部分患者疼痛可向腹上区、颈部、下颌和背部放射而被误诊为其他疾病，少数患者无疼痛，一开始即表现为休克或急性心力衰竭。也有患者整个病程都无疼痛或其他症状，后来才发现发生过心肌梗死。

（2）全身症状：一般在疼痛发生后 24 ～ 48 h 出现。表现为发热、白细胞计数升高和红细胞沉降率增快等，由坏死组织吸收所引起。体温升高至 38℃左右，一般不超过 39℃，持续大约 1 周，伴有心动过速或过缓。

（3）胃肠道症状：剧烈疼痛时常伴恶心、呕吐和上腹胀痛，与坏死心肌刺激迷走神经和心排血量降低致组织灌注不足等有关；亦可出现肠胀气；重者可发生呃逆。

（4）心律失常：大部分患者都有心律失常。多发生在起病 1 ～ 2 日内，24 h 内最多见。室性心律失常最多，尤其是室性期前收缩，如出现频发（每分钟 5 次以上）室性期前收缩、成对或呈短阵室性心动过速、多源性室性期前收缩或 R-on-T 现象，常为心室颤动的先兆。前壁心肌梗死易发生室性心律失常，下壁心肌梗死易发生房室传导阻滞及窦性心动过缓。前壁心肌梗死如发生房室传导阻滞表明梗死范围广泛，预后较差。

（5）低血压和心源性休克：疼痛发作期间血压下降常见，但未必是休克，如疼痛缓解而收缩压下降仍＜ 80 mmHg，且患者表现烦躁不安、面色苍白、皮肤湿冷、脉细而快、大汗淋漓、尿量减少（＜ 20 mL/h）、神志迟钝，甚至昏厥者则为休克表现，多在起病后数小时至 1 周内发生，主要为心肌广泛坏死、心排血量急剧下降所致。

（6）心力衰竭：主要为急性左心衰竭，为梗死后心脏舒缩力显著减弱或不协调所致。可在起病最初几日内发生，或在疼痛、休克好转阶段出现。发生率 32% ～ 48%，表现为呼吸困难、咳嗽、发绀、烦躁等。重者可发生肺水肿，随后可有右心衰竭的表现。右心室心肌梗死者一开始即可出现右心衰竭表现，并伴血压下降。

3. 体征

（1）心脏体征：心脏浊音界可正常或轻至中度增大；心率多增快，也可减慢，心律不齐；心尖区第一心音减弱，可闻第三或第四心音奔马律。部分患者发病后 2 ～ 3 日出现心包摩擦音。亦有部分患者在心前区可闻及收缩期杂音或喀喇音，为二尖瓣乳头肌功能失调或断裂所致。

（2）血压和其他：除急性心肌梗死早期血压可增高外，几乎所有患者都有血压下降。起病前有高血压者，血压可降至正常；起病前无高血压者，血压可降至正常以下。当伴有心律失常、休克或心力衰竭时，可有相应的体征。

（三）并发症

1. 乳头肌功能失调或断裂

二尖瓣乳头肌因缺血、坏死等使收缩功能发生障碍，造成不同程度的二尖瓣脱垂及关闭不全，心尖区可出现粗糙的收缩期杂音或伴收缩中晚期喀喇音。轻者可以恢复，重者可严重损害左心功能致使发生急性肺水肿，在数天内死亡。

2. 心脏破裂

心脏破裂较少见，常在起病1周内出现。多为心室游离壁破裂，偶为心室间隔破裂造成穿孔。

3. 栓塞

栓塞的发生率为1%～6%，见于起病后1～2周。如为左心室附壁血栓脱落所致，则引起脑、肾、脾或四肢等动脉栓塞；如由下肢静脉血栓破碎脱落所致，则产生肺动脉栓塞。

4. 心室壁瘤

心室壁瘤主要见于左心室，发生率15%～20%。较大的室壁瘤体检时可见左侧心界扩大，超声心动图可见心室局部有反常运动，心电图ST段持续抬高。

5. 心肌梗死后综合征

心肌梗死后综合征发生率为10%。于心肌梗死后数周至数月内出现，可反复发生，表现为心包炎、胸膜炎或肺炎。有发热、胸痛、气急、咳嗽等症状，可能为机体对坏死组织的变态反应。

（四）护理

1. 护理目标

患者主诉疼痛减轻或消失；卧床期间生活需要得到满足，促进身心休息；患者的活动耐力逐渐增加；患者保持排便通畅，无便秘发生。心律失常被及时发现和控制，未发生心力衰竭和心源性休克。

2. 护理措施

治疗原则是尽早使心肌血液再灌注（到达医院后30 min内开始溶栓或90 min内开始介入治疗）以挽救濒死的心肌，防止梗死面积扩大或缩小心肌缺血范围，保护和维持心脏功能，及时处理严重心律失常、泵衰竭和各种并发症，防止猝死。

（1）一般护理。

1）休息与活动：急性期绝对卧床休息12 h，保持环境安静，减少探视，协助患者进食、洗漱及大小便。如无并发症，24 h床上肢体活动，第3日房内走动，第4～5日逐渐增加活动量，以不感到疲劳为限。有并发症者可适当延长卧床时间。

2）饮食指导：起病后 4～12 h 内给予流质饮食，随后用半流质，以减轻胃扩张，2～3 日后改为软食，宜进低盐、低脂、低胆固醇、易消化的食物，多吃蔬菜、水果，少量多餐，不宜过饱。禁烟、酒。避免浓茶、咖啡及过冷、过热、辛辣刺激性食物。超重者应控制总热量，有高血压、糖尿病者应进食低脂、低胆固醇及低糖饮食。有心功能不全者，适当限制钠盐。

3）保持大便通畅：急性心肌梗死患者由于卧床休息、进食少、使用吗啡等药物易引起便秘，而排便用力易诱发心力衰竭、肺梗死甚至心脏骤停。因此，应评估患者日常的排便习惯、排便次数及形态，指导患者养成每日定时排便的习惯，多吃蔬菜、水果等粗纤维食物，或服用蜂蜜水；适当腹部环形按摩，促进排便；也可每日常规给缓泻剂，必要时给予甘油灌肠，以防止便秘时用力排便导致病情加重。

（2）病情观察：进入冠心病监护病房（CCU），严密监测心电图、血压、呼吸、神志、出入量、末梢循环等情况 3～5 日，如有条件还可进行血流动力学监测。及时发现心律失常、休克、心力衰竭等并发症的早期症状。备好各种急救药品。

（3）疼痛护理：疼痛可使交感神经兴奋，心肌缺氧加重，促使梗死范围扩大，易发生休克和严重心律失常，因此应及早采取有效的止痛措施。遵医嘱给予吗啡或哌替啶止痛时注意呼吸功能的抑制，并密切观察血压、脉搏的变化。一般采用鼻导管或双腔氧气管法吸氧，根据血氧饱和度监测调整氧流量。静脉滴注或用微量泵注射硝酸甘油时，严格控制速度，并注意观察血压、心率变化。

（4）溶栓治疗的护理：溶栓前询问患者有无活动性出血、消化性溃疡、脑血管病、近期手术、外伤史等溶栓禁忌证，检查血小板、出凝血时间和血型，配血；迅速建立静脉通道，遵医嘱准确配制并输注溶栓药物；用药后询问胸痛有无缓解，监测心肌酶、心电图及出凝血时间，以判断溶栓效果；观察有无发热、皮疹等过敏现象，皮肤、黏膜及内脏有无出血，出血严重时，停止治疗并立即处理。

（5）心理护理：心肌梗死的发生不仅使患者产生焦虑、抑郁、恐惧等负性心理反应，还会对整个家庭造成严重的影响，往往导致整个家庭处于危机状态，使得家庭应对能力降低，不能发挥正常家庭功能。因此，护理人员应尽量陪伴在患者身边，加强患者的心理护理，如给患者介绍监护室的环境、治疗方法，解释不良情绪对疾病的负面影响等。指导患者保持乐观、平和的心情。告诉家属对患者要积极配合和支持，并创造一个良好的身心修养环境，生活中避免对其施加压力。及时了解患者家属的需要，并设法予以满足，如及时向家属通告患者的病情和治疗情况，解答家属的疑问等，以协助患者和家属提高应对危机的能力，维持患者和家庭的心理健康。

（6）康复护理：急性心肌梗死患者进行早期康复护理有利于疾病的预后和提高患者的生活质量。优点如下：①改善功能储备，增加运动耐量和肌力；②改善精神、心理状态，减轻症状，减少心绞痛的发生；③增强心肌血液灌注，减少心肌缺血；④延缓动脉粥样硬化的进展，甚至可使之逆转；⑤减少长期卧床所致的血流缓慢、静脉栓塞等并发症。

根据美国心脏康复学会的建议，急性心肌梗死患者的康复可分为以下三期。

1）住院期：又可分为监护室抢救期和普通病房期，一般为 1～2 周。主要护理措施为指导患者进行低强度的体力活动，实施健康教育，为患者及家属提供心理 - 社会支持及制订出院计划等。

2）恢复期：即出院后休养阶段，一般为 8～12 周。康复可在家庭、社区或医院中进行，存在低危因素的患者适合在家庭或社区，而存在中、高危因素的患者则适合在医院，其康复过程需要在医疗监护下，以防止发生意外。主要护理措施为鼓励患者逐步增加体力活动、继续接受健康教育，提供进一步的心理 - 社会支持等。

3）维持期：自发病后数月直到生命终止。主要护理措施为督促患者坚持进行冠心病的二级预防和适当的体育锻炼，以进一步恢复并保持体力与心功能，从而提高生活质量。

（7）健康指导。

1）运动指导：患者应根据自身条件，进行适当有规则的运动，适当运动可以提高患者的心理健康水平和生活质量、延长存活时间。运动的内容应视病情、年龄、性别、身体状况等选择一个或多个项目进行，根据运动中的反应，掌握运动强度，避免剧烈运动，防止疲劳。运动中以达到患者最大心率的 60%～65% 的低强度长期锻炼为安全有效。

2）生活指导：合理膳食，均衡营养，防止过饱。戒烟限酒，保持理想体重。根据天气变化适当增减衣服，防止感冒受凉。

3）避免危险因素：积极治疗梗死后心绞痛、高血压、糖尿病、高脂血症，控制危险因素；保持情绪稳定，避免精神紧张、激动；避免寒冷；保持大便通畅，防止排便用力。

4）用药指导：坚持按医嘱服药，注意药物不良反应，定期复查。

5）心肌梗死发作时自救：①立刻就地休息，保持靠坐姿势，心情放松，保持环境安静而温暖；②积极与急救站或医院联系，呼叫救护车或用担架将患者送往医院，切忌扶患者勉强步行；③如有条件，立刻吸入氧气；④舌下含服硝酸甘油、异山梨酯，可连续多次服用，亦可舌下含服速效救心丸、复方丹参滴丸等扩张冠状动脉的药物。

3. 护理评价

患者的疼痛缓解；卧床休息期间患者的生活需要得到满足；生命体征稳定，能进行循序渐进的运动；大便正常，并能说出预防便秘的方法；未发生心律失常、心力衰竭、心源性休克等并发症。

（梁　敏）

第二节　高血压急症

高血压急症是指短时间内（数小时或数天）血压明显升高，舒张压 > 16.0 kPa（120 mmHg）和（或）收缩压 > 24.0 kPa（180 mmHg），伴有重要器官组织，如心脏、脑、肾、眼底、大动脉的严重功能障碍或不可逆性损害。高血压急症可以发生在高血压患者，表现为高血压危象或高血压脑病；也可发生在其他许多疾病过程中，主要在心、脑血管病急性阶段，如脑出血、蛛网膜下隙出血、缺血性脑卒中、急性左侧心力衰竭伴肺水肿、不稳定型心绞痛、急性主动脉夹层和急、慢性肾衰竭等情况时。

单纯的血压升高并不构成高血压急症，血压的高低也不代表患者的危重程度；是否出现靶器官损害及哪个靶器官受累不仅是高血压急症诊断的关键，也直接决定治疗方案的选择。及时正确处理高血压急症，可在短时间内使病情缓解，预防进行性或不可逆性靶器官损害，降低死亡率。根据降压治疗的紧迫度，高血压急症可分为紧急和次急两类。前者需要采用静脉途径给药，在几分钟到 1 h 内迅速降低血压；后者需要在几小时到 24 h 内降低血压，可使用快速起效的口服降压药。

一、发病机制

长期高血压及伴随的危险因素引起小动脉中层平滑肌细胞增生和纤维化，中动脉、大动脉粥样硬化，管壁增厚和管腔狭窄，导致重要靶器官，如心、脑、肾缺血。在此基础上或在其他许多疾病过程中，因紧张、疲劳、情绪激动、突然停服降压药、嗜铬细胞瘤阵发性高血压发作等诱因，小动脉发生强烈痉挛，血压急剧上升，使重要靶器官缺血加重而产生严重功能障碍或不可逆性损害；或由于过高的血压突破了脑血流自动调节范围，脑组织血流灌注过多引起脑水肿、脑功能障碍。

妊娠时子宫胎盘血流灌注减少，使前列腺素在子宫合成减少，从而促使肾素分泌增加，通过血管紧张素系统使血压升高。

二、临床表现

1. 高血压脑病

高血压脑病常见于急性肾小球肾炎，亦可见于其他原因高血压，但在醛固酮增多症和嗜铬细胞瘤者少见。常表现为剧烈头痛、烦躁、恶心、呕吐、抽搐、昏迷、暂时局部神经体征。舒张压常 ≥ 18.7 kPa（130 mmHg），眼底几乎均能见到视网膜动脉强烈痉挛，脑脊液压力可高达 3.9 kPa（400 mmH$_2$O），蛋白增加。经有效的降压治疗，症状可迅速缓解，否则将导致不可逆脑损害。

2. 急进型或恶性高血压

此类多见于中青年，血压显著升高，舒张压持续 ≥ 18.7 kPa（130 mmHg），并有头痛，视力减退，眼底出血、渗出和视盘水肿；肾损害突出，持续蛋白尿、血尿与管型尿；若不积极降压治疗，预后很差，常死于肾衰竭、脑卒中、心力衰竭。病理上以肾小球纤维样坏死为特征。

3. 急性脑血管病

急性脑血管病包括脑出血、脑血栓形成和蛛网膜下隙出血。

4. 慢性肾疾病合并严重高血压

原发性高血压可以导致肾小球硬化，肾功能损害，在各种原发或继发性肾实质疾病中，包括各种肾小球肾炎、糖尿病肾病、红斑狼疮肾炎、梗阻性肾病等，出现肾性高血压者可达 80% ~ 90%，是继发性高血压的主要原因。随着肾功能损害加重，高血压的出现率、严重程度和难治程度也加重。

5. 急性左心力衰竭

高血压是急性心力衰竭最常见的原因之一。

6. 急性冠状动脉综合征（ACS）

血压升高引起内膜受损而诱发血栓形成致 ACS。

7. 主动脉夹层

主动脉内的血液经内膜撕裂口流入囊样变性的中层，形成血肿，随血流压力的驱动，逐渐在主动脉中层内扩展。临床特点为急性起病，突发剧烈胸背部疼痛、休克和血肿压迫相应的主动脉分支血管时出现的脏器缺血症状。多见于中老年患者，约 3/4 的患者有高血压。超高速 CT 和 MRI 能明确诊断，必要时主动脉造影。一旦诊断明确，立即进行解除疼痛、降低血压、减慢心率的治疗。

8. 子痫

先兆子痫是指以下三项中有两项者：血压 > 21.3/14.7 kPa（160/110 mmHg）；尿蛋白 ≥ 3 g/24 h；伴水肿、头痛、头晕、视物不清、恶心、呕吐等自觉症状。子痫指妊娠高血压综合征的孕产妇发生抽搐。辅助检查可见血液浓缩、血黏度升高、重者肌酐升高、凝血机制异常，眼底可见视网膜痉挛、水肿、出血。

9. 嗜铬细胞瘤

嗜铬细胞瘤可产生和释放大量去甲肾上腺素和肾上腺素，常见的肿瘤部位在肾上腺髓质，也可在其他具有嗜铬组织的部位，如主动脉分叉、胸腹部交感神经节等。临床表现为血压急剧升高，伴心动过速、头痛、苍白、大汗、麻木、手足发冷。发作持续数分钟至数小时。通过发作时尿儿茶酚胺代谢产物香草基杏仁酸（VMA）和血儿茶酚胺的测定可以确诊。

高血压次急症，也称为高血压紧迫状态，指血压急剧升高而尚无靶器官损害。允许在数小时内将血压降低，不一定需要静脉用药，包括急进型或恶性高血压无心、肾和眼底损害，先兆子痫，围术期高血压等。

三、诊断与评估

1. 诊断依据

（1）原发性高血压史。

（2）血压突然急剧升高。

（3）伴有心功能不全、高血压脑病、肾功能不全及视盘水肿、渗出、出血等靶器官严重损害。

2. 评估

发生高血压急症的患者基础条件不同，临床表现形式各异，要决定合适的治疗方案，有必要早期对患者进行评估，做出危险分层，针对患者的具体情况制订个体化的血压控制目标和用药方案。

在病情诊断及评估中，简洁但完整的病史收集有助于了解高血压的持续时间和严重性、并发症情况及药物使用情况；需要明确患者是否有心血管、肾、神经系统疾病病史，检查是否有靶器官损害的相关征象。进行必要辅助检查：血电解质、尿常规、ECG、检眼镜等。根据早期评估选择适当的急诊检查，如 X 线胸部平片、脑 CT 等。一旦发现患者有靶器官急性受损的迹象，就应该进行紧急治疗，绝不能一味等待检查结果。

四、治疗原则

1. 迅速降低血压

选择适宜有效的降压药物静脉滴注，在监测下将血压迅速降至安全水平，以预防进行性或不可逆性靶器官损害，避免使血压下降过快或过低，导致局部或全身灌注不足。

2. 降压目标

高血压急症降压治疗的第一个目标是在 30 ~ 60 min 将血压降到一个安全水平。由于患者基础血压水平各异，合并的靶器官损害不一，这一安全水平必须根据患者的具体情况决定。指南建议：①1 h 内使平均动脉血压迅速下降但不超过 25%。一般掌握在近期血压升高值的 2/3 左右。但注意对于临床的一些特殊情况，如主动脉夹层和急性脑血管病患者等，血压控制另有要求。②在达到第一个目标后，应放慢降压速度，加用口服降压药，逐步减慢静脉给药的速度，逐渐将血压降低到第二个目标。在以后的 2 ~ 6 h 将血压降至 21.3/13.3 ~ 14.7 kPa（160/100 ~ 110 mmHg），根据患者的具体病情适当调整。③如果这样的血压水平可耐受和临床情况稳定，在以后 24 ~ 48 h 逐步降低血压达到正常水平，即高血压急症血压控制的第三步。

五、常见高血压急症的急诊处理

（一）高血压脑病

高血压脑病临床处理的关键一方面要考虑将血压降低到目标范围内，另一方面要保证脑血流灌注，尽量减少颅内压的波动。脑动脉阻力在一定范围内直接随血压变化而变化，慢性高血压时，该设定点也相应升高，迅速、过度降低血压可能降低脑血流量，造成不利影响。因而降压治疗以静脉给药为主，1 h 内将收缩压降低 20%～25%，血压下降幅度不可超过 50%，舒张压一般不低于 14.7 kPa（110 mmHg）。在治疗时要同时兼顾减轻脑水肿、降颅压，避免使用降低脑血流量的药物。迅速降压过去首选硝普钠，起始量 20μg/min，视血压和病情可逐渐增至 200～300μg/min。但硝普钠可能引起颅内压增高，并影响脑血流灌注，以及可能产生蓄积中毒，在用药时需对患者进行密切监护。现多用尼卡地平、拉贝洛尔等。其中尼卡地平不仅能够安全平稳地控制血压，同时还能较好地保证脑部、心脏、肾等重要脏器的血供。尼卡地平急诊应用于高血压急症时，以静脉泵入为主，剂量为每分钟 0.5～6μg/kg，起始量每分钟 0.5μg/kg，达到目标血压后，根据血压调节点滴速度。拉贝洛尔 50 mg 缓慢静脉注射，以后每隔 15 min 重复注射，总剂量不超过 300 mg，或给初始量后以 0.5～2 mg/min 的速度静脉点滴。对合并有冠心病、心功能不全者可选用硝酸甘油。颅压明显升高者应加用甘露醇、利尿药。一般禁用单纯受体阻断药、可乐定和甲基多巴等。二氮嗪可反射性地使心率增快，并可增加心搏量和升高血糖，故有冠心病、心绞痛、糖尿病者慎用。

（二）急性脑血管病

高血压患者在出现急性脑血管病时，脑部血流的调节机制进一步紊乱，特别是急性缺血性脑卒中患者，几乎完全依靠平均动脉血压的增高来维持脑组织的血液灌注。因而在严重高血压合并急性脑血管病的治疗中，需首先把握的一个原则就是"无害原则"，避免血流灌注不足。急性卒中期间迅速降低血压的风险和好处并不清楚，因此，一般不主张对急性脑卒中患者采用积极的降压治疗，在病情尚未稳定或改善的情况下，宜将血压控制在中等水平［约 21.3/13.3 kPa（160/100 mmHg）］，血压下降不要超过 20%。治疗时避免使用减少脑血流灌注的药物，可选用尼卡地平、拉贝洛尔、卡托普利等。联合使用血管紧张素转换酶抑制药（ACEI）和噻嗪类利尿药有利于减少卒中发生率。

1. 脑梗死

许多脑梗死患者在发病早期，其血压均有不同程度的升高，且其升高的程度与脑梗死病灶大小及是否患有高血压有关。脑梗死早期的高血压处理取决于血压升高的程度及患者的整体情况和基础血压。如收缩压在 24.0～29.3 kPa（180～220 mmHg）或舒张压在 14.7～16.0 kPa（110～120 mmHg），一般不急于降压治疗，但应严密观察血压变化；如血压 > 29.3/16.0 kPa（220/120 mmHg），或伴有心肌缺血、心衰、肾功能不全及主动脉夹层等，或考虑溶栓治疗的患者，则应给予降压治疗。根据患者的具体情况选择合适的药物及合适剂量。如尼卡地平 5 mg/h 作为起始量静脉点滴，每 5 min 增加 2.5 mg/h 至满意效果，最大 15 mg/h。拉贝洛尔 50 mg 缓慢静脉注射，以后每隔 15 min 重复注射，总剂量不超过 300 mg，或给初始量后以 0.5～2 mg/min 的速度静脉点滴。效果不满意者可谨慎使用硝普钠。β-受体阻滞剂可使脑血流量降低，急性期不宜用。

2. 脑出血

脑出血时血压升高是颅内压增高情况下保持正常脑血流的脑血管自动调节机制，脑出血患者合并严重高血压的治疗方案目前仍有争论，降压可能影响脑血流量，导致低灌注或脑梗死，但持续高血压可使脑水肿恶化。一般认为，在保持呼吸道通畅，纠正缺氧，降低颅内压后，如血压 ≥ 26.7/14.7 kPa（200/110 mmHg），才考虑在严密血压监测下使用经静脉降压药物进行治疗，使血压维持在略高于发病前水平或 24.0/14.0 kPa（180/105 mmHg）左右；收缩压在 22.7 ~ 26.7 kPa（170 ~ 200 mmHg）或舒张压在 13.3 ~ 14.7 kPa（100 ~ 110 mmHg），暂不必使用降压药，先脱水降颅压，并严密观察血压情况，必要时再用降压药。降压药可选择 ACEI、利尿药、拉贝洛尔等。钙通道阻滞药能扩张脑血管、增加脑血流，但可能增高颅内压，应慎重使用。α-受体阻断药往往出现明显的降压作用及明显的直立性低血压，应避免使用。在调整血压的同时，防止继续出血、保护脑组织、防治并发症，需要时采取手术治疗。

（三）急性冠状动脉综合征

急性冠状动脉综合征包括不稳定型心绞痛和心肌梗死，其治疗目标在于降低血压、减少心肌耗氧量，但不可影响到冠状动脉灌注压，从而减少冠状动脉血流量。血压控制的目标是使收缩压下降 10% ~ 15%。治疗时首选硝酸酯类药物，如硝酸甘油，开始时以 5 ~ 10 μg/min 速率静脉滴注，逐渐增加剂量，每 5 ~ 10 min 增加 5 ~ 10 μg/min。早期联合使用其他降血压药物治疗，如 β-受体阻滞剂、ACEI、α₁-受体阻断药，必要时还可配合使用利尿药和钙通道阻滞药。另外，配合使用镇痛、镇静药等。特别是尼卡地平能增加冠状动脉血流、保护缺血心肌，静脉点滴能发挥降压和保护心脏的双重效果。拉贝洛尔能同时阻断 α₁ 和 β-受体，在降压的同时能减少心肌耗氧量，也可选用。心肌梗死后的患者可选用 ACEI、β-受体阻滞剂和醛固酮拮抗药。此外，原发病的治疗如溶栓、抗凝、血管再通等也非常重要，对 ST 段抬高的患者溶栓前应将血压控制在 20.0/12.0 kPa（150/90 mmHg）以下。

（四）急性左侧心力衰竭

急性左侧心力衰竭主要是由收缩期高血压和缺血性心脏病导致的。严重高血压伴急性左侧心力衰竭治疗的主要手段是通过静脉用药，迅速降低心脏的前后负荷。在应用血管扩张药迅速降低血压的同时，配合使用强效利尿药，尽快缓解患者的缺氧和高度呼吸困难。就心脏功能而言，应力求将血压降到正常水平。血压被控制的同时，心力衰竭亦常得到控制。血管扩张药可选用硝普钠、硝酸甘油、酚妥拉明等，广泛心肌缺血引起的急性左侧心力衰竭，首选硝酸甘油。在降压的同时以吗啡 3 ~ 5 mg 静脉缓注，必要时每隔 15 min 重复 1 次，共 2 ~ 3 次，老年患者酌减剂量或改为肌内注射；呋塞米 20 ~ 40 mg 静脉注射，2 min 内推完，4 h 后可重复 1 次；并予吸氧、氨茶碱等。洋地黄仅在心脏扩大或心房颤动伴快速心室率时应用。

（五）急性主动脉夹层

3/4 的主动脉夹层患者有高血压，血压增高是病情进展的重要诱因。治疗目标为通过扩张血管、减缓心动过速、抑制心脏收缩、降低血压及左心室射血速度、降低血流对动脉的剪切力，从而阻止夹层血肿的扩展。主动脉夹层在升主动脉及有并发症者尽快手术治疗；主动脉夹层病变局限在降主动脉者应积极内科治疗。患者应绝对卧床休息，严密监测生命体征和血管受累征象，给予有效止痛、迅速降压、镇静和吸氧，忌用抗凝或溶栓治疗。疼痛剧烈患者立即静脉使用较大剂量的吗啡或哌替啶。不论患者有无收缩期高血压，都应首先静脉应用 β-受体阻滞剂来减弱心肌收缩力，减慢心率，降低左心室射血速度。如普萘洛尔 0.5 mg 静脉注射，随后每 3 ~ 5 min 注射 1 ~ 2 mg，直至心率降至 60 ~ 70 次 /min。心率控制后，如血压仍然很高，应加用血管扩张药。降压的原则是在保证脏器足够灌注的前提下，迅速将血压降低并维持在尽可能低的水平。一般要求在 30 min 内将收缩压降至 13.3 kPa（100 mmHg）左右。如果患者不能耐受或有心、脑、肾缺血情况，也应尽量将血压维持在 16.0/10.7 kPa（120/80 mmHg）以下。治疗首选硝普钠或尼卡地平静脉点滴。其他常用药物有乌拉地尔、艾司洛尔、拉贝洛尔等。必要时加用血管紧张素 II 受体拮抗药、ACEI 或小剂量利尿药，但要注意 ACEI 类药物可引起刺激性咳嗽，可能加重病情。肼苯达嗪和二氮嗪因有反射性增快心率，增加心排血量作用，不宜应用。主动脉大分支阻塞患者，因降压后使缺血加重，不宜采用降压治疗。

（六）子痫和先兆子痫

妊娠急诊患者的处理需非常小心，因为要同时顾及母亲和胎儿的安全。在加强母儿监测的同时，治疗时需把握三项原则：镇静防抽搐、止抽搐；积极降压；终止妊娠。①镇静防抽搐、止抽搐：常用药物为硫酸镁，肌内注射或静脉给药，用药时监测患者血压、尿量、腱反射、呼吸，避免发生中毒反应。镇静药可选用冬眠 I 号或地西泮。②积极降压：当血压升高 > 22.7/14.7 kPa（170/110 mmHg）时，宜静脉给予降压药物，控制血压，以防脑卒中及子痫发生。究竟血压应降至多少合适，目前尚无一致意见。注意避免血压下降过快、幅度过大，影响胎儿血供。保证分娩前舒张压在 12.0 kPa（90 mmHg）以上，否则会增加胎儿死亡风险。紧急降压时可静脉滴注尼卡地平、拉贝洛尔或肼苯达嗪。尼卡地平是欧洲妊娠血压综合征治疗的首选药，它的胎盘转移率低，长时间使用对胎儿也无不良影响，能在有效降压的同时，延长妊娠，有利于改善胎儿结局，尤其适用于先兆子痫患者使用。另外，尼卡地平有针剂和口服两种剂型，适合孕产妇灵活应用。但应注意其可能抑制子宫收缩而影响分娩，在与硫酸镁合用时应小心产生协同作用。肼苯达嗪常用剂量为 40 mg 加于 5% 葡萄糖溶液 500 mL 静脉滴注，0.5 ~ 10 mg/h。血压稳定后改为口服药物维持。ACEI、血管紧张素 II 受体拮抗药可能对胎儿产生不利影响，禁用；利尿药可进一步减少血容量，加重胎儿缺氧，除非存在少尿情况，否则不宜使用利尿药；硝普钠可致胎儿氰化物中毒亦为禁忌。

③结合患者病情和产科情况，适时终止妊娠。

（七）特殊人群高血压急症的处理

1. 老年性高血压急症

老年人患高血压比例较高，容易出现靶器官损害，甚至是多个靶器官损害，高血压急症的发展速度较快，危险度更高。降压治疗可减少老年患者的心脑血管病及死亡率。但是老年高血压患者血压波动大，控制效果差。另外，老年患者多有危险因素和复杂的基础疾病，因而在遵循一般处理原则的同时，需格外注意以下几点：①降压不要太快，尤其是对于体质较弱者。②脏器的低灌注对老年患者的危害更大，建议血压控制目标为收缩压降至20.0 kPa（150 mmHg），如能耐受可进一步降低。舒张压若 < 9.3 kPa（70 mmHg）可能产生不利影响。③大多数患者的药物初始剂量宜降低，注意药物不良反应。④常需要一种或更多药物控制血压。由于尼卡地平具有脏器保护功能的优势，对于老年人高血压急症，建议优先使用。⑤注意原有的和药物治疗后出现的直立性低血压。

2. 肾功能不全患者

治疗原则为在强效控制血压的同时，避免对肾功能的进一步损害，通常需要联合用药，根据患者的具体情况选择合适的降压药物。血压一般以降至20.0 ~ 21.3/12.0 ~ 13.3 kPa（150 ~ 160/90 ~ 100 mmHg）为宜，第一小时使平均动脉压下降10%，第二小时下降10% ~ 15%，在12 h内使平均动脉压下降约25%。选用增加或不减少肾血流量的降压药，首选 ACEI 和血管紧张素Ⅱ受体拮抗药，常与钙通道阻滞药、小剂量利尿药、β - 受体阻滞剂联合应用；避免使用有肾毒性的药物；经肾排泄或代谢的降压药，剂量应控制在常规用量的 1/3 ~ 1/2。病情稳定后建议长期联合使用降压药，将血压控制在 < 17.3/10.7 kPa（130/80 mmHg）。

六、常用于高血压急症的药物评价

高血压急症的降压治疗除了选择起效迅速、作用持续时间短、停药后作用消失较快、不良反应小的静脉用药外，为增强降压作用、减少不良反应、保护重要脏器血流，以及出于特殊人群的需要，常需联合使用口服降压药，并且在血压控制后逐步减少静脉用药，转而用口服降压药物长期维持治疗。选择药物时应充分权衡血压与组织灌注、心脏负荷、血管损害、出凝血等的关系，合理控制降压的幅度与速度，考虑各种降压药物的作用和不良反应。

临床上用于降低血压的药物主要分为钙通道阻滞药、ACEI、血管紧张素Ⅱ受体拮抗药、α - 受体阻断药、β - 受体阻滞剂、利尿药及其他降压药 7 类，其中，常用于高血压急症的静脉注射药物为：硝普钠、尼卡地平、乌拉地尔、二氮嗪、肼苯达嗪、拉贝洛尔、艾司洛尔、酚妥拉明等。其他药物则根据患者的具体情况酌情配合使用，如紧急处理时可选用硝酸甘油、卡托普利等舌下含服；ACEI、血管紧张素Ⅱ受体拮抗药对肾功能不全的患者有很好的肾保护作用；α-受体阻断药可用于前列腺增生的患者；在预防卒中和改善左心室肥厚方面，血管紧张素Ⅱ受体拮抗药均优于β-受体阻滞剂；心衰时需采用利尿药联合使用 ACEI、β-受体阻滞剂、血管紧张素Ⅱ受体拮抗药等药物。

部分常用药物比较如下。

1. 硝普钠

硝普钠能直接扩张动脉和静脉，降压作用迅速，停药后效果持续时间短，可用于各种高血压急症。但是由于快速降低血压的同时也带来一系列不良反应，从而使硝普钠在临床的应用具有一定的局限性。如其控制血压呈剂量依赖性，同时还可以降低脑血流量，增加颅内压；对心肌供血的影响可引起冠状动脉缺血，增加急性心肌梗死早期的死亡率。静脉滴注时需密切观察血压，以免过度降压，造成器官组织血流灌注不足。长期或大剂量应用时可导致血中氰化物蓄积中毒，引起急性精神病和甲状腺功能低下等。小儿、冠状动脉或脑血管供血不足、肝肾或甲状腺功能不全者禁用；代偿性高血压、动静脉并联、主动脉狭窄和孕妇禁用。高血压急症伴急性冠状动脉综合征、高血压脑病、急性脑血管病或严重肾功能不全者使用时应谨慎。

2. 尼卡地平

尼卡地平为二氢吡啶类钙通道阻滞药，是世界上第一个取得抗高血压适应证的钙通道阻滞药。尼卡地平主要扩张动脉，降低心脏后负荷，对椎动脉、冠状动脉、肾动脉和末梢小动脉的选择性远高于心肌，在降低血压的同时，能改善脑、心脏、肾的血流量，并对缺血心肌具有保护作用。另外，它还具有利尿作用，也不影响肺部的气体交换。基于以上机制，尼卡地平在治疗高血压急症时具有以下特点：降压作用起效迅速、效果显著、血压控制过程平稳、血压波动性小；能有效保护靶器官；不易引起血压的过度降低，用量调节简单、方便；不良反应少且症状轻微，停药后不易出现反跳，长期用药也不会产生耐药性，安全性很好。与硝普钠相比降压效果上近似，而其安全性及对靶器官的保护作用明显优于硝普钠，因而尼卡地平不仅是治疗高血压的一线药物，也是急诊科在处理大多数高血压急症时的理想选择。

3. 乌拉地尔

乌拉地尔为选择性 α₁-受体阻断药，具有外周和中枢双重降压作用，起效快，效果显著，不影响心率，无反跳现象，对嗜铬细胞瘤引起的高血压危象有特效。暂不提倡与 ACEI 类药物合用；主动脉峡部狭窄、哺乳期妇女禁用；妊娠妇女仅在绝对必要的情况下方可使用；老年患者需慎用，初始剂量宜小，在脏器供血维持方面欠佳。

4. 拉贝洛尔

拉贝洛尔对 α₁ 和 β-受体均有阻断作用，能减慢心率，减少心排血量，减小外周血管阻力。其降压作用温和，效果持续时间较长，特别适用于妊娠高血压。充血性心力衰竭、房室传导阻滞、心率过缓或心源性休克、肺气肿、支气管哮喘、脑出血禁用；肝、肾功能不全，甲状腺功能低下等慎用。

5. 艾司洛尔

艾司洛尔是选择性 β_1- 受体阻断药，起效快，作用时间短。能减慢心率，减少心排血量，降低血压，特别是收缩压。支气管哮喘、严重慢性阻塞性肺病、窦性心动过缓、二至三度房室传导阻滞、难治性心功能不全、心源性休克及对本品过敏者禁用。

七、急救护理

（一）保持安静

绝对卧床休息，半卧位。减少患者搬动，教会患者缓慢改变体位。避免一切不良刺激和不必要的活动。消除紧张恐惧心理、稳定情绪，必要时按医嘱使用镇静药。

（二）保持呼吸道通畅

吸氧 4 ~ 5 L/min，如呼吸道分泌物较多，患者呼吸功能较差，应用吸引器吸出。呕吐时头偏向一侧，防止误吸导致窒息。

（三）建立有效静脉通路

立即建立静脉通路，迅速按医嘱使用降压药及时降低血压。降低血管阻力，解除血管的痉挛状态。一般首选硝普钠，应避光静脉注射，以微量泵控制注入速度，缓慢降压。4 ~ 6 h 更换 1 次，持续静脉注射一般不超过 72 h，以免发生硫氰酸盐中毒，严重肝、肾疾病患者应慎用。

（四）密切监测病情变化

严密观察血压变化，尤其在更换药物或改变给药速度时，降压不宜过快或过低，应在短时间内把血压降至安全范围，并不要将血压降至完全正常水平，以免造成脑供血不足和肾血流量下降，如出现出汗、不安、头痛、心悸、胸骨后疼痛等血管过度扩张现象，应立即停止用药。也可选用硝酸甘油、硝苯地平舌下含服；制止抽搐用地西泮肌内注射或静脉滴注；降低颅内压、减轻脑水肿用呋塞米或甘露醇快速静脉滴注。

严密观察脉搏、呼吸、心率、血压、神志、瞳孔、尿量变化，如发现异常，随时与医师联系。准确记录 24 h 出入量。

（五）提供保护性护理

患者意识不清时应加床栏以防止坠床；发生抽搐时用牙垫置于上、下磨牙间防止唇舌咬伤；避免屏气用力呼气或用力排便；保持周围安静，减少噪音的刺激。

（六）饮食护理

合理饮食，给予低盐、低脂、低胆固醇、清淡饮食，少量多餐，避免过饱及刺激性食物。适当控制能量，多食含维生素和蛋白质食物，增加蔬菜、水果、高膳食纤维食物的摄入，限烟酒，达到减轻心脏负荷、防止水钠潴留、预防便秘、降低血压的效果。

（七）心理护理

长期的抑郁或情绪激动、急剧而强烈的精神创伤可使交感－肾上腺素活性增强，血压升高，因此，保持良好的心理状态非常重要。可通过了解患者性格特征及有关社会心理因素进行心理疏导，说明本病需长期甚至终身治疗，取得患者的充分理解和配合，教会患者训练自我控制能力，消除紧张恐惧心理、安定情绪，保持最佳的心理状态。

（八）康复护理

指导并鼓励患者坚持非药物治疗，如给予低盐、低脂、低胆固醇和富含维生素食物，少量多餐，适当控制总热量；减肥，控制体重；合理安排休息和活动，保证充足的睡眠，参加适当的体育锻炼和劳动，避免重体力劳动、精神过度紧张和情绪激动等诱发因素。帮助患者建立长期治疗的思想准备，按时遵医嘱服药。定期门诊随访，教会患者及家属测量血压，病情变化时随时就医。

（梁　敏）

第三节　主动脉夹层动脉瘤

主动脉夹层动脉瘤（DAA）又叫主动脉夹层血肿（简称主动脉夹层），是主动脉内膜撕裂、血液进入动脉壁中层所形成的血肿或血流旁路，男性发病是女性的 2 ~ 3 倍。DAA如未得到及时有效的治疗死亡率极高，有 58% 死亡于 24 h 以内，仅 30% ~ 35% 的患者可过渡为慢性。

一、病因与发病机制

任何破坏中层弹性或肌肉成分完整性的疾病都可使主动脉易患夹层分离。中层胶原及弹性硬蛋白变性所致的中层退行性变是首要的易患因素。囊性中层退行病变是多种遗传性结缔组织缺陷（马凡和 Ehlers Danlos 综合征）的内在特点。年龄增长和高血压可能是中层退行病变的两个重要因素。主动脉夹层的好发年龄为 60 ~ 70 岁，男性为女性发病率的 2倍。某些先天性心血管畸形，如主动脉瓣单瓣畸形和主动脉缩窄也易并发主动脉夹层。另外，动脉内导管术及主动脉球囊反搏等诊疗操作也可能引起主动脉夹层。

主动脉夹层开始于主动脉内膜撕裂，血液穿透病变中层，将中层平面一分为二，主动脉壁即出现夹层。由于管腔压力不断推动，分离过程沿主动脉壁推进，典型的为顺行推进，即被主动脉血流向前的力推动，有时也可见从内膜撕裂处逆向推进。主动脉壁分离层之间被血液充盈的空间成为一个假腔，剪切力可能导致内膜进一步撕裂，为假腔内的血流提供出口或额外的进口。假腔可由于血液充盈而扩张，引起内膜突入真腔内，使血管腔狭窄变形。

二、分类

绝大多数主动脉夹层起源于升主动脉和（或）降主动脉。主动脉夹层有三种主要的分类方法，对累及的主动脉的部位及范围进行定义（表 3-1，图 3-1）。考虑预后及治疗的不同，所有这三种分类方法都是基于主动脉夹层是否累及升主动脉而定。一般而言，夹层分离累及升主动脉有外科手术指征，而对那些未累及升主动脉的夹层分离可考虑药物保留治疗。

表 3-1　常用的主动脉夹层分类方法

分类	起源和累及的主动脉范围
DeBakey 分类法	
Ⅰ 型	起源于升主动脉，扩展至主动脉弓或其远端
Ⅱ 型	起源并局限于升主动脉
Ⅲ 型	起源于降主动脉沿主动脉向远端扩展
Stanford 分类法	
A 型	所有累及升主动脉的夹层分离
B 型	所有不累及升主动脉的夹层分离
解剖描述分类法	
近端	包括 DeBakey Ⅰ 型和 Ⅱ 型，Stanford 法 A 型
远端	包括 DeBakey Ⅲ 型，Stanford 法 B 型

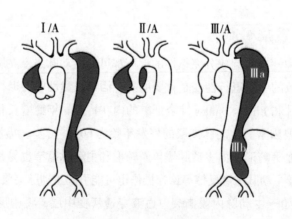

图 3-1　主动脉夹层分类

Ⅰ /A：DeBakey Ⅰ 型 /Stanford A 型；Ⅱ /A：DeBakey Ⅱ 型 /Stanford A 型；
Ⅲ /B：DeBakey Ⅲ 型 /Stanford B 型

三、诊断

（一）临床表现特点

1. 症状

急性主动脉夹层最常见的症状是剧烈疼痛，而慢性夹层分离多数可能并无疼痛。典型的疼痛突然发生，开始时即为剧痛。患者主诉疼痛呈撕裂、撕扯或刀刺样。当夹层分离沿主动脉伸展时，疼痛可沿着夹层分离的走向逐步向其他部位转移。疼痛部位对判断主动脉夹层的部位有帮助，因为局部的症状通常反映累及的主动脉。如胸痛只在前胸部，或最痛之处在前胸部，提示夹层绝大多数累及升主动脉。如胸痛只在肩胛之间，或最痛之处在肩胛之间，则绝大部分累及降主动脉。颈、喉、颌、面部的疼痛强烈提示夹层累及升主动脉。另外，疼痛在背部的任何部位，或腹部和下肢，强烈提示累及降主动脉。

其他一些不常见情况包括充血性心力衰竭、晕厥、脑血管意外、缺血性周围神经病变、截瘫、猝死等。急性充血性心力衰竭几乎均由近端主动脉夹层所致的严重主动脉瓣反流引起。无神经定位体征的晕厥占主动脉夹层的 4%～5%，一般需紧急外科手术。

2. 体征

在一些患者中，单纯的体检结果就足以提示诊断，而在另外一些情况下，即使存在广泛的主动脉夹层，相应的体征也不明显。远端主动脉夹层患者 80%～90% 以上存在高血压，但在近端主动脉夹层患者中高血压较少见。近端主动脉夹层患者与远端主动脉夹层患者相比更易发生低血压。低血压通常是由于心脏压塞、胸腔或腹腔内动脉破裂所致。与主动脉夹层相关的最典型体征如脉搏短缺、主动脉反流杂音、神经系统表现更多见于近端夹层分离。急性胸痛伴脉搏短缺（减弱或阙如）强烈提示主动脉夹层。近端主动脉夹层分离中的 50% 有脉搏短缺，而远端主动脉夹层中只占 15%。

主动脉瓣反流是近端主动脉夹层的重要并发症，一些患者可听到主动脉瓣反流杂音。与近端主动脉夹层相关的主动脉瓣膜反流杂音常呈乐音样，胸骨右缘比胸骨左缘听诊更清晰。根据反流的严重程度不同，可能存在其他主动脉瓣关闭不全的周围血管征象，如水冲脉和脉压增宽。

许多疾病的表现可酷似主动脉夹层，包括急性心肌梗死或严重心肌缺血，非主动脉夹层引起的急性主动脉反流，非夹层分离引起的胸主动脉瘤、腹主动脉瘤、心包炎、肌肉骨骼痛或纵隔肿瘤。

（二）实验室和其他辅助检查特点

临床上，一旦诊断上已怀疑主动脉夹层，必须迅速并准确地确定诊断。目前可用的诊断方法包括主动脉造影、造影增强 CT 扫描、磁共振成像（MRI）、经胸或经食管的心脏超声。

1. 胸片

最常见的异常是主动脉影变宽，占患者的 80%～90%，局限性的膨出往往出现于病变起源部位。一些患者可出现上纵隔影变宽。如见主动脉内膜钙化影，则可估测主动脉壁的厚度，正常为 2 ~ 3 mm，如主动脉壁厚度增加到 10 mm 以上，高度提示主动脉夹层（图3–2）。虽然绝大多数患者有一种或多种胸片的异常表现，但相当部分患者胸片改变不明显。因此，正常的 X 线胸片绝不能排除主动脉夹层。

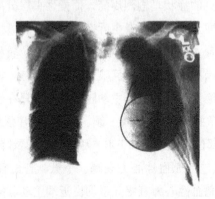

图 3–2　主动脉夹层，胸片可见主动脉内膜

钙化影与主动脉影外侧缘相距 10 mm 以上

2. 主动脉造影

逆行主动脉造影是主动脉夹层的最可靠诊断技术，如考虑行手术治疗或血管内支架治疗，术前须行主动脉造影。血管造影诊断主动脉夹层的直接征象包括主动脉双腔或分离内膜片，提示夹层分离的间接征象包括主动脉腔变形、主动脉壁变厚、分支血管异常，以及主动脉瓣反流。主动脉造影的主要优点在于能明确主动脉夹层和累及的分支血管范围，也能显示主动脉夹层的一些主要并发症，如假腔内血栓和主动脉瓣反流。

3. 计算机体层摄影（CT）

增强 CT 扫描时，如发现内膜片分割或以对比剂密度差来区分的两个明显的主动脉腔即可诊断主动脉夹层。与主动脉造影不同，CT 扫描的优点在于它是无创的，但需要使用静脉内对比剂。CT 还有助于识别假腔内的血栓，发现心包积液。但 CT 扫描不能可靠地发现有无主动脉瓣反流和分支血管病变。

4. 磁共振成像（MRI）

MRI 特别适用于诊断主动脉夹层，能显示主动脉夹层的真假腔、内膜的撕裂位置、剥离的内膜片和可能存在的血栓等。MRI 是无创性检查，也不需使用静脉内对比剂从而避免了离子辐射。虽然 MRI 以其高度的准确性成为目前无创性诊断主动脉夹层的主要标准，但它存在一些缺点，如对已植入起搏器、血管夹、人工金属心脏瓣膜和人工关节患者禁忌。MRI 也仅提供有限的分支血管图像，不能可靠地识别主动脉瓣反流的存在。另外，由于显影所需时间较长，急性主动脉夹层患者行 MRI 有风险。

5. 超声心动图（UCG）

UCG 对诊断升主动脉夹层具有重要意义，且易识别并发症（如心包积血、主动脉瓣关闭不全和胸腔积血等）。在 M 型超声中可见主动脉根部扩大，夹层分离处主动脉壁由正常的单条回声带变成两条分离的回声带。在二维超声中可见主动内分离的内膜片呈内膜摆动征，主动脉夹层形成主动脉真假双腔征。有时可见心包或胸腔积液。多普勒超声不仅能检出主动脉夹层管壁双重回声之间的异常血流，而且对主动脉夹层的分型、破口定位及主动脉瓣反流的定量分析都具有重要的诊断价值。经食管超声心动图（TEE）克服了经胸廓 UCG 的一些局限性。它可以采用更高频率的超声检查，从而提供更好的解剖细节。

几种影像方法都各有其特定的优缺点。在选择时，必须考虑各种检查的准确性、安全性和可行性（表 3-2）。

表 3-2 几种影像学方法诊断主动脉夹层的性能

诊断性能	ANGIO	CT	MRI	TEE
敏感性	++	++	+++	+++
特异性	+++	+++	+++	++ / +++
内膜撕裂部位	++	+	+++	+
有无血栓	+++	++	+++	+
有无主动脉关闭不全	+++	−	+	+++
心包积液	−	++	+++	+++
分支血管累积	+++	+	++	+
冠状动脉累及	++	−	−	++

注：+++ 极好，++ 好，+ 一般，− 无法检测。ANGIO：主动脉造影；CT：计算机体层摄影；MRI：磁共振成像；TEE：经食管超声心动图

四、治疗

治疗主动脉夹层的主要目的在于阻止夹层分离的进展。那些致命的并发症并不是内膜撕裂本身，而是随之而来的主动脉夹层的并发症，如分离主动脉破裂、急性主动脉瓣关闭不全、急性心脏压塞等。如果不进行及时、适当的治疗，主动脉夹层有很高的死亡率。

1. 紧急内科处理

所有高度怀疑有急性主动脉夹层的患者必须予以监护。首要的治疗目的在于解除疼痛并将收缩压降至 13.3 ～ 14.7 kPa（100 ～ 110 mmHg）［平均动脉压为 8.0 ～ 9.3 kPa（60 ～ 70 mmHg）］。无论是否存在疼痛和高血压，均应使用 β - 受体阻滞剂。对可能要进行手术的患者要避免使用长效降压药物，以免使术中血压控制变得复杂。疼痛本身可以加重高血压和心动过速，可静脉注射吗啡以缓解疼痛。

硝普钠对紧急降低动脉血压十分有效。开始滴速 20 μg/min，然后根据血压反应调整滴速，最高可达 800 μg/min。当单独使用时，硝普钠可能升高 dp/dt，这一作用可能潜在地促进夹层分离的扩展。因此，同时使用足够剂量的 β - 受体阻滞剂十分必要。

为了迅速降低 dp/dt，应静脉内剂量递增地使用 β-受体阻滞剂，直至出现满意的 β-受体阻滞效应（心率 60～70 次/min）。超短效 β-受体阻滞剂艾司洛尔对动脉血压不稳定准备行手术治疗的患者十分有用，因为如果需要可随时停用。当存在使用 β-受体阻滞剂的禁忌证时，如窦缓、二度或三度房室传导阻滞、充血性心力衰竭、气管痉挛，应当考虑使用其他降低动脉压和 dp/dt 的药物，如钙通道阻滞剂。

当分离的内膜片损害一侧或双侧肾动脉时，可引起肾素大量释放，导致顽固性高血压。在这种情况下可静脉内注射血管紧张素转化酶（ACE）抑制剂。

如果患者血压正常而非高血压，可单独使用 β-受体阻滞剂降低 dp/dt，如果存在禁忌证，可选择使用非二氢吡啶类钙阻滞剂，如地尔硫草或维拉帕米。

如果可疑主动脉夹层的患者表现为严重低血压，提示可能存在心脏压塞或主动脉破裂，应快速扩容。如果迫切需要升压药治疗顽固性低血压，可使用去甲肾上腺素。

治疗后一旦患者情况稳定，应立即进行诊断检查。如果病情不稳定，优先使用 TEE，因为它能在急诊室或重症监护病房床边操作而不需停止监护和治疗。如果一个高度可疑夹层分离的患者病情变得极不稳定，很可能发生了主动脉破裂或心脏压塞，患者应立即送往手术室而不是进行影像学诊断。在这种情况下可使用术中 TEE 确定诊断，同时指导手术修补。

2. 心脏压塞的处理

急性近端主动脉夹层经常伴有心脏压塞，这是患者死亡的最常见原因之一。心脏压塞往往是主动脉夹层患者低血压的常见原因。在这种情况下，在等待外科手术修补时通常应进行心包穿刺以稳定病情。

3. 外科手术治疗

主动脉夹层的手术指征见表 3-3。应该尽可能在患者就诊之初决定是否手术，因为这将帮助选择何种诊断检查方法。手术目的包括切除最严重的主动脉病变节段，切除内膜撕裂部分，通过缝合夹层分离动脉的近端和远端以闭塞假腔的入口。下列因素增加患者的手术风险：高龄、伴随其他严重疾病（特别是肺气肿）、动脉瘤破裂、心脏压塞、休克、心肌梗死、脑血管意外等。

表 3-3 主动脉夹层外科手术和药物治疗的指征

手术指征	药物治疗指征
1. 急性近端夹层分离	1. 无并发症的远端夹层分离
2. 急性远端夹层分离伴下列情况之一	2. 稳定的孤立的主动脉弓夹层分离
· 重要脏器进行性损害	3. 稳定的慢性夹层分离
· 主动脉破裂或接近破裂	
· 主动脉瓣反流	
· 夹层逆行进展至升主动脉	
· 马方综合征并发夹层分离	

4. 血管内支架技术

使用血管内介入技术可治疗主动脉夹层的高危患者。如夹层分离累及肾动脉或内脏动脉时手术死亡率超过 50%，血管内支架置入可降低死亡率。带膜支架植入血管隔绝术主要适用于 Stanford B 型夹层。

五、急救护理

（一）护理目标

（1）密切注意病情变化，维持生命体征稳定性。

（2）协助患者迅速进入诊疗程序，适应监护室环境，挽救患者生命。

（3）做好各项基础护理，增加患者舒适感。

（4）加强心理护理，增强患者战胜疾病的信心。

（5）加强术后监护，提高患者生存质量。

（6）帮助患者及家庭了解疾病，掌握自护知识。

（二）护理措施

1. 密切注意病情变化

严密监测患者呼吸、血压、脉搏的变化及颈静脉充盈度、末梢循环情况，持续心电图监护，观察患者心电图、心率、心律的变化。严格记录出入量，备好抢救药品、物品等，做好心肺复苏等应急准备。

（1）休克的观察和护理：注意休克的特殊性。在急性发病期约有 1/3 的患者出现面色苍白、出汗、四肢皮肤湿冷、脉搏快而弱和呼吸急促等休克现象。休克早期患者血压反而升高，这种情况下有效地降压、止痛是治疗休克的关键。

（2）血肿压迫症状的观察：夹层动脉瘤可向近段扩展，影响主动脉瓣的功能和冠状动脉血流，导致急性左心衰竭、急性心肌缺血甚至急性心肌梗死。因此要经常听诊心脏杂音，严密监测心电图，观察有无 P 波和 ST 段改变，以及早发现冠状动脉供血不足和缺血征象。

（3）神经系统的观察：夹层动脉瘤向远段扩展，影响主动脉弓的三大分支。任何一支发生狭窄，均可引起脑部或上肢供血不足，出现偏瘫甚至昏迷。注意观察患者意识、肢体活动情况。

（4）泌尿系统和胃肠道的观察：夹层动脉瘤向远段发展，可延及腹主动脉下端，累及肠系膜上动脉或肾动脉，引起器官供血不足和缺血症状。每 1 ~ 2 h 观察 1 次尿量、尿色、性状，准确记录 24 h 出入量；并观察有无便秘、便血、呕血、腹痛。

（5）下肢及脏器功能观察：部分主动脉夹层动脉瘤患者因夹层隔膜阻塞主动脉分支开口，往往会引起肢体及重要器官急性缺血，必须密切观察肢体的皮温、皮色、动脉搏动情况，有无腹痛、腹胀情况，密切观察患者的肌酐、尿素氮及尿量变化。

（6）周围血管搏动观察：本病发病后数小时常出现周围动脉阻塞现象，经常检查四肢动脉（桡、股、足背动脉）和颈动脉搏动情况，观察搏动是否有消失现象或双侧足背动脉是否对称。

2. 协助患者迅速进入诊疗程序，适应监护室环境，挽救患者生命

（1）确诊为夹层动脉瘤的患者即入急诊监护室，绝对卧床休息，镇痛，吸氧，进行心电监护及血压监测，迅速建立静脉通道，确保静脉降压药物的使用。

（2）疼痛的护理：剧烈的疼痛为 DAA 发病时最明显的症状。注意疼痛的性质、部位、时间及程度。DAA 疼痛的高峰时间一般较急性心肌梗死早，并为持续性、撕裂样尖锐疼痛或跳痛，有窒息甚至伴濒死感。动脉夹层撕裂部位不同，疼痛的部位及放射方向各异。疼痛一般是沿着血管夹层分离的走向放射至头颈、胸腹、背部等而引起。疼痛缓解是夹层血肿停止扩展和治疗显效的重要指标，如果疼痛减轻后又再出现，提示夹层动脉瘤继续扩展；疼痛突然加重则提示血肿有破裂趋势；血肿溃入血管腔，疼痛可骤然减轻。因此，疼痛性质及部位的改变都是病情变化的重要标志。护士一旦发现立即测量生命体征，同时报告医师处理。本病引起的疼痛用一般镇痛药效果较差，可遵医嘱给予吗啡 5 ~ 10 mg、哌替啶 50 ~ 100 mg，肌内注射，同时嘱患者疼痛处忌拍打、按压、热敷。使用吗啡等镇痛药物，注意观察呼吸、血压，呕吐时防止窒息、误吸。

（3）严密监测血压，避免其过高或过低。迅速建立静脉液路，同时每 5 ~ 10 min 测量血压，血压明显升高可增加主动脉管壁压力，易导致血管瘤破裂。护士遵医嘱及时、准确地给予静脉降压药物，根据血压调整给药量。病情平稳后继续遵医嘱给予硝普钠等药物，每 30 ~ 60 min 测量 1 次血压。同时积极予以镇痛治疗，提供舒适的环境，保证患者能够得到充分的休息和稳定的心理状态，从而减少诱发血压升高的因素。另外，夹层动脉瘤影响主动脉弓的三大分支，导致上肢供血不足，可出现受累侧上肢脉搏减弱，血压降低。因此测量血压应该双侧对比，避免提供错误信息。

（4）安全护送患者。病情稳定时，应及时遵医嘱送患者做必要的检查（CT、MRI）以进一步确诊，或及时送患者入 CCU 继续治疗，而主动脉夹层患者在运送途中常因路上车床推动引起的振动而发生病情突变，因此在运送患者前，应做好充分的准备。

3. 加强基础护理

（1）患者应绝对卧床休息，避免情绪激动，以免交感神经兴奋，导致心率加快、血压升高，加重血肿形成。床上用餐、大小便。避免体位突然改变，避免引起腹压升高的因素如震动性咳嗽、屏气等。

（2）饮食以粗纤维、低脂、易消化、营养丰富的流质、半质饮食或软食为主，少量多餐，每餐不宜过饱。

（3）保持大便通畅，预防便秘。主动脉夹层动脉瘤患者发病急性期常常是绝对卧床休息，大部分患者由于活动减少或不习惯床上大小便而引起便秘。便秘时，由于用力排便使腹压增加导致血压增高易引起夹层动脉血肿的破裂，所以在急性期，常采用如下的护理措施：指导患者养成按时排便的习惯；调节饮食，每天补充足够的水分，多食新鲜的水果、

蔬菜及粗纤维食物；按摩、热敷耻区，促进肠蠕动。常规给予缓泻剂，如酚酞等口服，以保证每天排便 1 次。

（4）病室整洁、安静通风，保持合适温湿度，限制探视。

4. 心理护理

剧烈疼痛感受及该病起病突然、进展迅速、病情凶险，特殊的住院监护环境，绝对卧床的限制，使患者紧张、无助，易产生恐惧、焦虑心理。护理人员要避免只忙于抢救而忽略患者的感受。对于意识清楚的患者，用和蔼的语言安慰、体贴患者，消除患者的紧张、恐惧情绪，增强患者的信任和安全感，使其树立战胜疾病的信心。可将 Orem 护理系统理论中的支持教育、部分补偿性护理，用于主动脉夹层动脉瘤患者的护理，给患者提供情感支持，以启发患者乐观期待，淡化对预后的忧虑。同时，给予患者信息支持，使他们获得疾病治疗及护理知识，从被动接受治疗、护理转为主动参与治疗、护理，帮助他们形成新的生活方式，为回归家庭、社会及提高生存质量打下良好的基础。

5. 加强术后监护，提高患者生存质量

（1）术后出血的观察：因为转机时间长，凝血功能破坏，吻合口张力过大，主动脉压力过高而发生手术创面及人造血管吻合口渗血或裂开，如不及时处理可导致休克、缺血性肾功能衰竭、心律失常等。术后应派专人护理，持续心电、血压监测，常规使用止血药，随时观察引流液的量、颜色、性质，定时挤压胸管，保持引流管在位通畅。如引流液超过 100 mL/h，连续 2 h 或短期内引流出大量鲜红色血液，要警惕活动性出血的可能并及时向医师报告病情的变化。值班护士必须严格记录出入量，保持出入量平衡，特别是尿量的观察。

（2）循环系统的观察与护理：术中失血、心肌创伤都会导致术后患者血容量不足、心肌收缩无力、血管扩张改变，植入的人造血管渗血及大量利尿剂的使用均使血容量更加不足，因此要尽快补充血容量，以提高心室充盈度，增加心排量。值班护士必须严格记录出入量，保持出入量平衡，特别是尿量的观察。动脉瘤患者术后大部分表现为高动力状态，心率快，血压高，术后尽早使用血管扩张剂减轻血管阻力，首选药物硝普钠，使动脉平均压维持正常较低水平，以防止高血压所致的吻合口出血或破裂。同时适量应用正性肌力药物如多巴胺或毛花苷 C（西地兰）强心，用药期间严密观察血压。

（3）神经系统的观察：手术经股动脉插管逆行转机，阻断主动脉时间较长，术后吻合口及移植血管内血栓形成易导致脑组织缺血，也可因血供恢复后引起脑组织缺血、再灌注损伤等引起神志异常和肢体功能障碍，出现昏迷、抽搐、偏瘫等，因此，护理方面要特别注意患者术后神志是否清醒，瞳孔大小、双侧是否对称，对光反射及有无病理反射；肢体的感觉、运动功能有无障碍。

（4）呼吸道的护理：术后常规应用呼吸机辅助呼吸，由于术后早期需充分镇静，故辅助时间应适当延长。每 30 min 听肺部呼吸音 1 次，如有痰鸣音，及时吸痰。定时监测血气，根据血气结果，调整呼吸机参数。严禁使用呼气末正压（PEEP），以减少胸腔内压力，使吻合口承受最小压力。拔除气管插管后，给予面罩吸氧，鼓励咳嗽、排痰，无肺部并发症。咳嗽时不宜过于剧烈，以免增加吻合口张力。

（5）消化系统的观察：夹层动脉瘤或腹部主动脉手术可累及腹腔动脉、肠系膜动脉，引起消化道出血、坏死。临床表现为便血、肠梗阻、腹痛等症状。故应注意有无发热、恶心、食欲下降、黄疸等症状。还应注意胃液的颜色、量和性状，听诊肠鸣音，监测腹围的变化。

（6）预防感染：术后遵医嘱进行抗菌治疗，预防感染，伤口敷料遵循外科换药原则，严格无菌操作，监测体温变化，如有异常及时向医师汇报。病情稳定后，尽早拔除体内各种管道，减少异物感染机会。另一方面，给予患者高热量、高蛋白饮食，以促进吻合口愈合。

6. 介入手术后的护理

（1）术后患者返回 CCU，严密监测生命体征的变化，特别是血压、心率、血氧饱和度、尿量等。

（2）术后护理同时应注意切口护理，由于术中应用抗凝剂，术后应严密观察切口出血、渗血情况，动脉穿刺口加压包扎止血，用 1 kg 沙袋放在右侧股动脉处压迫止血 8 h。观察伤口有无血肿或瘀斑及感染。若发现敷料浸润，要及时更换敷料。术后 3 周内避免剧烈活动，以利于血管内、外膜的生长。

（3）肢体血供的观察及护理。术中在支架释放后有可能将左锁骨下动脉封堵，导致左上肢缺血。带膜支架也可能封堵脊椎动脉，影响脊髓供血导致截瘫。因此，应密切注意监测患者上下肢的血压、动脉搏动（桡动脉、足背动脉）、皮肤颜色及温度，同时注意患者的肢体感觉、运动及排便情况。

（三）健康教育

1. 宣传、教育

在疾病的不同阶段根据患者的文化程度做好有关知识的宣传和教育，讲解急性期绝对卧床休息的意义和必要性，让患者知晓需控制血压骤升，警惕瘤体破裂，若出现突发胸、背、腰、腹剧烈疼痛应及时报告，以便医务人员立即采取有效降压止痛措施。

2. 活动和休息

本病急性期应严格卧床休息。提供舒适安静的环境以利于患者休息，指导患者平卧位休息，预防体位改变的血压变化对动脉瘤的不利压力，不可活动过度，最重要的是防止跌倒。由于跌倒可致动脉瘤破裂，所以降低环境中跌倒的潜在危险因素很重要。恢复期患者生命体征稳定后可逐步开展床上、床边活动，并嘱避免剧烈咳嗽、活动过度和情绪波动等。

3. 用药

嘱患者严格按医嘱用药，按时服药，不要随意增减药物剂量及种类。行主动脉瓣置换术者需终身服用华法林。服药过程中，需定期抽血监测凝血酶，以指导用药剂量。

4. 观察病情

教育患者自己观察病情变化，如有背痛、胸痛、肢体活动障碍时，及时报告医护人员。密切观察血压变化，保持血压的稳定状态，并指导患者掌握自测血压的方法。另外需密切观察有无出血倾向，如牙龈出血、血尿、皮肤瘀斑等，如有不适随时就诊。

5. 饮食

由于夹层动脉瘤的患者多与动脉硬化有关，因此饮食治疗是必要的。嘱患者采用低盐、低脂、低胆固醇饮食，不宜过饱，并戒烟、酒，多食新鲜水果、蔬菜及富含粗纤维的食物，以保持大便通畅。

6. 预防感冒

及时增减衣服，冬春季节尽量避免到人群集中的场所。

7. 心理护理

不管患者是否接受外科手术治疗，都会害怕和恐惧夹层动脉瘤的破裂及可能死亡的后果。护士评估患者对其潜在危险性的理解程度，鼓励患者改变高危行为，密切配合医护人员，避免动脉瘤的破裂。评估患者的焦虑程度，向患者解释治疗原则，因焦虑可导致血流动力学改变，必要时可遵医嘱使用镇静剂。指导患者学会自我调整心理状态，调控不良情绪。

8. 出院指导

指导患者出院后仍以休息为主，活动量要循序渐进。

9. 复查

出院后 1 个月内来院复查 1 ~ 2 次，出现情况随时来院复查。

（梁　敏）

第四节　心源性休克

心源性休克是指由于严重的心脏泵功能衰竭或心功能不全导致心排血量减少，各重要器官和周围组织灌注不足而发生的一系列代谢和功能障碍综合征。

一、临床表现

多数心源性休克患者，在出现休克之前有相应心脏病史和原发病的各种表现，如急性肌梗死患者可表现严重心肌缺血症状，心电图可能提示急性冠状动脉供血不足，尤其是广泛前壁心肌梗死；急性心肌炎者则可有相应感染史，并有发热、心悸、气短及全身症状，心电图可有严重心律失常；心脏手术后所致的心源性休克，多发生于手术 1 周内。

心源性休克目前国内外比较一致的诊断标准如下。

（1）收缩压低于 12 kPa（90 mmHg）或原有基础血压降低 4 kPa（30 mmHg），非原发性高血压患者一般收缩压小于 10.7 kPa（80 mmHg）。

（2）循环血量减少：①尿量减少，常少于 20 mL/h；②神志障碍、意识模糊、嗜睡、昏迷等；③周围血管收缩，伴四肢厥冷、冷汗、皮肤湿凉、脉搏细弱快速、颜面苍白或发绀等末梢循环衰竭表现。

（3）纠正引起低血压和低心排血量的心外因素（低血容量、心律失常、低氧血症、酸中毒等）后，休克依然存在。

二、诊断

（1）有急性心肌梗死、急性心肌炎、原发或继发性心肌病、严重的恶性心律失常、具有心肌毒性的药物中毒、急性心脏压塞及心脏手术等病史。

（2）早期患者烦躁不安、面色苍白，诉口干、出汗，但神志尚清；后逐渐表情淡漠、意识模糊、神志不清直至昏迷。

（3）体检心率逐渐增快，常 > 120 次 /min。收缩压 < 10.64 kPa（80 mmHg），脉压 < 2.67 kPa（20 mmHg），严重时血压测不出。脉搏细弱，四肢厥冷，肢端发绀，皮肤出现花斑样改变。心音低纯，严重者呈单音律。尿量 < 17 mL/h，甚至无尿。休克晚期出现广泛性皮肤、黏膜及内脏出血，即弥散性血管内凝血，以及多器官衰竭。

（4）血流动力学监测提示心脏指数降低、左室舒张末压升高等相应的血流动力学异常。

三、检查

（1）血气分析。

（2）弥散性血管内凝血的有关检查。血小板计数及功能检测，出凝血时间，凝血酶原时间，凝血因子 I，各种凝血因子和纤维蛋白降解产物（FDP）。

（3）必要时做微循环灌注情况检查。

（4）血流动力学监测。

（5）胸部 X 线片，心电图，必要时做动态心电图检查，条件允许时行床旁超声心动图检查。

四、治疗

（一）一般治疗

（1）绝对卧床休息，有效止痛，由急性心肌梗死所致者予吗啡 3 ~ 5 mg 或派替啶 50 mg，静脉注射或皮下注射，同时予地西泮（安定）、苯巴比妥（鲁米那）。

（2）建立有效的静脉通道，必要时行深静脉插管。留置导尿管监测尿量。持续心电、血压、血氧饱和度监测。

（3）氧疗：持续吸氧，氧流量一般为 4 ~ 6 L/min，必要时气管插管或气管切开，人工呼吸机辅助呼吸。

（二）补充血容量

首选低分子右旋糖酐 250 ~ 500 mL 静脉滴注，或 0.9% 氯化钠液、平衡液 500 mL 静脉滴注，最好在血流动力学监护下补液，严格控制滴速，前 20 min 内快速补液 100 mL，如中心静脉压上升不超过 0.2 kPa（1.5 mmHg），可继续补液直至休克改善，或输液总量达 500 ~ 750 mL。无血流动力学监护条件者可参照以下指标进行判断：诉口渴，外周静脉充盈不良，尿量 < 30 mL/h，尿比重 > 1.02，中心静脉压 < 0.8 kPa（6 mmHg），则表明血容量不足。

（三）血管活性药物的应用

首选多巴胺或与间羟胺（阿拉明）联用，从 2 ~ 5 μg/（kg·min）开始渐增剂量，在此基础上根据血流动力学资料选择血管扩张剂：①肺充血而心排血量正常，肺毛细血管嵌顿压 > 2.4 kPa（18 mmHg），而心脏指数 > 2.2 L/（min·m²）时，宜选用静脉扩张剂，如硝酸甘油 15 ~ 30 μg/min 静脉滴注或泵入，并可适当利尿。②心排血量低且周围灌注不足，但无肺充血，即心脏指数 < 2.2 L/（min·m²），肺毛细血管嵌顿压 < 2.4 kPa（18 mmHg）而肢端湿冷时，宜选用动脉扩张剂，如酚妥拉明 100 ~ 300 μg/min 静脉滴注或泵入，必要时增至 1000 ~ 2000 μg/min。③心排血量低且有肺充血及外周血管痉挛，即心脏指数 < 2.2 L/（min·m²），肺毛细血管嵌顿压 < 2.4 kPa（18 mmHg）而肢端湿冷时，宜选用硝普钠，10 μg/min 开始，每 5 min 增加 5 ~ 10 μg/min，常用量为 40 ~ 160 μg/min，也有高达 430 μg/min 才有效。

（四）正性肌力药物的应用

1. 洋地黄制剂

一般在急性心肌梗死的 24 h 内，尤其是 6 h 内应尽量避免使用洋地黄制剂，在经上述处理休克无改善时可酌情使用毛花苷 C 0.2 ~ 0.4 mg，静脉注射。

2. 拟交感胺类药物

心排血量低，肺毛细血管嵌顿压不高，体循环阻力正常或低下，合并低血压时选用多巴胺，用量同前；而心排血量低，肺毛细血管嵌顿压高，体循环血管阻力和动脉压在正常范围者，宜选用多巴酚丁胺 5 ~ 10 μg/（kg·min），亦可选用多培沙明 0.25 ~ 1.0 μg/（kg·min）。

3. 双异吡啶类药物

常用氨力农 0.5 ~ 2 mg/kg，稀释后静脉注射或静脉滴注，或米力农 2 ~ 8 mg，静脉滴注。

（五）其他治疗

1. 纠正酸中毒

常用 5% 碳酸氢钠或摩尔乳酸钠，根据血气分析结果计算补碱量。

2. 激素应用

早期（休克 4 ～ 6 h 内）可尽早使用糖皮质激素，如地塞米松（氟美松）10 ～ 20 mg 或氢化可的松 100 ～ 200 mg，必要时每 4 ～ 6 h 重复 1 次，共用 1 ～ 3 日，病情改善后迅速停药。

3. 纳洛酮

首剂 0.4 ～ 0.8 mg，静脉注射，必要时在 2 ～ 4 h 后重复 0.4 mg，继以 1.2 mg 置于 500 mL 液体内静脉滴注。

4. 机械性辅助循环

经上述处理后休克无法纠正者，可考虑主动脉内气囊反搏（IABP）、体外反搏、左室辅助泵等机械性辅助循环。

5. 原发疾病治疗

如急性心肌梗死患者应尽早进行再灌注治疗，溶栓失败或有禁忌证者应在 IABP 支持下进行急诊冠状动脉成形术；急性心脏压塞者应立即心包穿刺减压；乳头肌断裂或室间隔穿孔者应尽早进行外科手术修补等。

6. 心肌保护

1，6– 二磷酸果糖 5 ～ 10 g/d，或磷酸肌酸（护心通）2 ～ 4 g/d，酌情使用血管紧张素转换酶抑制剂等。

（六）防治并发症

1. 呼吸衰竭

包括持续氧疗，必要时呼气末正压给氧，适当应用呼吸兴奋剂，如尼可刹米（可拉明）0.375 g 或洛贝林（山梗菜碱）3 ～ 6 mg 静脉注射；保持呼吸道通畅，定期吸痰，预防感染等。

2. 急性肾衰竭

注意纠正水、电解质紊乱及酸碱失衡，及时补充血容量，酌情使用利尿剂如呋塞米 20 ～ 40 mg 静脉注射。必要时可进行血液透析、血液滤过或腹膜透析。

3. 保护脑功能

使用脱水剂及糖皮质激素，合理使用兴奋剂及镇静剂，适当补充促进脑细胞代谢药，如脑活素、胞磷胆碱、三磷酸腺苷等。

4. 防治弥散性血管内凝血（DIC）

休克早期应积极应用低分子右旋糖酐、阿司匹林（乙酰水杨酸）、双嘧达莫（潘生丁）等抗血小板及改善微循环药物，有 DIC 早期指征时应尽早使用肝素抗凝，首剂 3000 ～ 6000 U 静脉注射，后续以 500 ～ 1000 U/h 静脉滴注，监测凝血时间，调整用量，后期适当补充消耗的凝血因子，对有栓塞表现者可酌情使用溶栓药如小剂量尿激酶（25万 ～ 50万 U）或链激酶。

五、护理

（一）急救护理

（1）护理人员熟练掌握常用仪器、抢救器材及药品。

（2）各抢救用物定点放置、定人保管、定量供应、定时核对、定期消毒，使其保持完好备用状态。

（3）患者一旦发生晕厥，应立即就地抢救并通知医师。

（4）应及时给予吸氧，建立静脉通道。

（5）按医嘱准、稳、快地使用各类药物。

（6）若患者出现心脏骤停，立即进行心、肺、脑复苏。

（二）护理要点

1. 给氧用面罩或鼻导管给氧

面罩要严密，鼻导管吸氧时，导管插入要适宜，调节氧流量 4 ~ 6 L/min，每日更换鼻导管一次，以保持导管通畅。如发生急性肺水肿时，立即给患者端坐位，两腿下垂，以减少静脉回流，同时加用 30% 乙醇吸氧，降低肺泡表面张力，特别是患者咯大量粉红色泡沫样痰时，应及时用吸引器吸引，保持呼吸道通畅，以免发生窒息。

2. 建立静脉输液通道

迅速建立静脉通道。护士应建立静脉通道一至两条。在输液时，输液速度应控制，应当根据心率、血压等情况，随时调整输液速度，特别是当液体内有血管活性药物时，更应注意输液通畅，避免管道滑脱、输液外渗。

3. 尿量观察

单位时间内尿量，是对休克病情变化及治疗有十分重要意义的指标。如果患者 6 h 无尿或每小时少于 20 ~ 30 mL，说明肾小球滤过量不足，如无肾实质变说明血容量不足。相反，每小时尿量大于 30 mL，表示微循环功能良好，肾血灌注好，是休克缓解的可靠指标。如果血压回升，而尿量仍很少，考虑发生急性肾功衰竭，应及时处理。

4. 血压、脉搏、末梢循环的观察

血压变化直接标志着休克的病情变化及预后，因此，在发病几小时内应严密观察血压，15 ~ 30 min 一次，待病情稳定后 1 ~ 2 h 观察一次。若收缩压下降到 80 mmHg（10.7 kPa）以下，脉压小于 20 mmHg（2.7 kPa）或患者原有高血压，血压的数值较原血压下降 20 ~ 30 mmHg（2.7 ~ 4.0 kPa）或以上，要立即通知医师迅速给予处理。

脉搏的快慢取决于心率，其节律是否整齐，也与心搏节律有关，脉搏强弱与心肌收缩力及输出量有关。所以休克时脉搏在某种程度上反映心脏功能，同时，临床上脉搏的变化，往往早于血压变化。

心源性休克由于心排血量减少，末梢循环灌注量减少，血流留滞，末梢发生发绀，尤其以口唇、黏膜及甲床最明显，四肢也因血运障碍而冰冷，皮肤潮湿。这时，即使血压不低，也应按休克处理。当休克逐步好转时，末梢循环得到改善，发绀减轻，四肢转温。所以末梢的变化也是休克病情变化的一个标志。

5. 心电监护的护理患者入院后

立即建立心电监护，通过心电监护可及时发现致命的室速或室颤。当患者入院后一般监测 24 ~ 48 h，有条件可直到休克缓解或心律失常纠正。常用标准 II 导联进行监测，必要时描记心电记录。在监测过程中，要严密观察心律、心率的变化。对于频发室早（每分钟5 个以上）、多源性室早，室早呈二联律、三联律，室性心动过速、R-on-T、R-on-P（室早落在前一个 T 波或 P 波上）立即报告医师，积极配合抢救，准备各种抗心律失常药，随时做好除颤和起搏的准备，分秒必争，以挽救患者的生命。

最后，还必须做好患者的保温工作，防止呼吸道并发症和预防压力性损伤等方面的基础护理工作。

（梁　敏）

第五节　原发性心肌病

原发性心肌病是指病因不明，病变局限于心肌的一组疾病。依据临床和病理改变可分为扩张型心肌病、肥厚型心肌病、限制型心肌病，以前两类常见。临床上以缓慢进展的心脏增大、心律失常及心功能不全为主要表现，病因尚不清楚，可能与遗传因素、免疫因素及感染因素有关，个别柯萨奇病毒所致心肌炎可转化为心肌病。本病预后不良，常并发心力衰竭而死亡。

一、临床特点

（一）扩张型心肌病

扩张型心肌病（DCM）又称充血型心肌病（CCM），主要表现为慢性充血性心力衰竭。

1. 症状与体征

较大儿童表现为乏力、食欲减退、不爱活动、腹痛，活动后呼吸困难及心动过速，尿少、水肿。婴儿出现喂养困难、体重不增、吮奶时呼吸困难、多汗、烦躁不安、食量减少。约 10% 患儿会发生晕厥。体检时心率、呼吸加快，脉搏细弱，血压正常或偏低，有的可有奔马律，可闻及 II ~ III /6 级收缩期杂音，肝脏增大，下肢水肿。

2. 辅助检查

（1）X 线检查：心脏增大，并以左心室为主或普遍性增大，呈球形。心搏减弱，肺淤血明显。

（2）心电图：左心肥厚，各种心律失常及非特异性 ST-T 改变。

（3）超声心电图：左心房、左心室明显扩大，左心室流出道增宽，心室壁活动减弱。

（二）肥厚性心肌病

肥厚性心肌病（HCM）是一种遗传性疾病，其特征为心室肥厚，心腔无扩大。临床表现具有多变性。

1. 症状与体征

婴儿常见症状有呼吸困难，心动过速，喂养困难。较重者发生心力衰竭，伴随青紫。儿童多无明显症状，常因心脏杂音而首次就诊。少数儿童有呼吸加快、乏力、心绞痛、晕厥，并可于活动后发生猝死。体检有的可听到奔马律，有的在胸骨左缘下端及心尖部可听到 Ⅰ ~ Ⅲ /6 级收缩期杂音。

2. 辅助检查

（1）X 线检查：左室轻到中度增大。

（2）心电图：左室肥厚伴劳损，可有 ST-T 改变及病理性 Q 波及各种心律失常。

（3）超声心动图：室间隔非对称性肥厚，室间隔厚度与左心室后壁厚度之比大于或等于 1.3。左心室流出道狭窄。

（三）限制性心肌病

限制性心肌病（RCM）又称闭塞性心肌病，常见于儿童及青少年，预后不良。

1. 症状与体征

起病缓慢，表现为原因不明的心力衰竭。右心病变主要表现为静脉压升高、颈静脉怒张、肝大、腹腔积液及下肢水肿，很像缩窄性心包炎。左心病变有呼吸困难、咳嗽、咯血、胸痛，有时伴有肺动脉高压的表现。

2. 辅助检查

（1）X 线检查：心影扩大，肺血减少。

（2）心电图：心房肥大、房性期前收缩、心房颤动、ST-T 改变、P-R 间期延长及低电压。

（3）超声心动图：左右心房明显扩大（左房尤为明显）、左右心室腔正常或变小。

二、护理

（一）护理评估

1. 健康史

询问患儿发病前有无感染的病史及其家族史。

2. 症状、体征

测量生命体征，评估心率、心律、呼吸、血压、心功能。

3. 社会、心理

了解患儿及其家长对疾病的性质、预后的认识程度和心理需求。

4. 辅助检查

了解分析 X 线、心电图、超声等各种检查结果。

（二）护理

1. 心排血量减少

与心室扩大、肥厚致心肌收缩力减弱有关。

2. 体液过多

与肾灌注量减少、水钠潴留、尿量排出减少有关。

3. 有感染的危险

与机体抵抗力降低有关。

4. 合作性问题

猝死。

（三）护理措施

1. 限制活动

卧床休息，让患儿保持稳定、愉悦的心情。

2. 饮食护理

低盐饮食，增加维生素、蛋白质、微量元素的摄入，对服用利尿剂者应鼓励多进食含钾丰富的食物，如香蕉、橘子等。

3. 供氧

根据缺氧程度可给予鼻导管或面罩吸氧。

4. 密切观察病情

监测患儿血压、脉搏、呼吸、心律、尿量及意识状态。注意观察心力衰竭的早期表现，有无心律失常及栓塞症状。

5. 用药护理

应用强心药、利尿剂、扩血管药物时要观察其疗效及不良反应，尤其是扩张型心肌病因其对洋地黄耐受性差，故尤应警惕发生中毒。

6. 预防诱因

心力衰竭者应避免过度劳累。饮食清淡，忌暴饮暴食，预防便秘，以免用力大便诱发心力衰竭。控制输液速度，保持病室安静、整洁、舒适，保证充足睡眠，保持室内空气新鲜和温度适宜，防止呼吸道感染。

7. 健康教育

（1）向家长解释该病病程长及本病预后等情况，需要长期调整生活及精神状况。

（2）合理安排活动与休息时间。

（3）当患儿出现心悸、呼吸困难时应立即停止活动，并平卧位，必要时予以吸氧。

三、出院指导

（1）调整情绪，促进身心健康。

（2）饮食要易消化、低盐、高维生素、少量多餐。

（3）扩张型心肌病患儿应避免劳累，宜长期卧床休息，减轻与延缓心脏扩大，促进心功能的恢复；肥厚型心肌病患儿要避免剧烈运动，情绪激动，突然用力或提取重物致猝死。

（4）本病进展缓慢，应定期复查及指导合理用药。

（5）避免感染，居室空气清新，经常通风，不去人群集中的公共场所，注意气候变化，及时增减衣服，避免受凉而引发感冒。

（马依拉·买买提）

第六节　先天性心脏病

先天性心脏病简称"先心病"，是胎儿时期心脏血管发育异常而致的畸形，是小儿时期最常见的心脏病。根据左右心腔或大血管间有无直接分流和临床有无青紫，可将先心病分为三大类：①左向右分流型（潜伏青紫型），常见有室间隔缺损、房间隔缺损、动脉导管未闭；②右向左分流型（青紫型），常见有法洛四联症和大动脉错位；③无分流型（无青紫型），常见有主动脉缩窄和肺动脉狭窄。

小儿先天性心脏病中最常见的是室间隔缺损、房间隔缺损、动脉导管未闭、肺动脉狭窄、法洛四联症和大动脉错位。

一、临床特点

（一）室间隔缺损

室间隔缺损（VSD）为小儿最常见的先天性心脏病，缺损可单独存在，亦可为其他畸形的一部分。按缺损部位可分为室上嵴上方、室上嵴下方、三尖瓣后方、室间隔肌部四种类型。临床症状与缺损大小及肺血管阻力有关。大型 VSD（缺损 1 ~ 3 cm 者）可继发肺动脉高压，当肺动脉压超过主动脉压时，造成右向左分流而产生发绀，称为艾森曼格（Eisenmenger）综合征。

1. 症状

小型室间隔缺损可无症状；中型室间隔缺损易患呼吸道感染，或在剧烈运动时发生呼吸急促，生长发育多为正常，偶有心力衰竭；大型室间隔缺损在婴幼儿时期由于缺损较大，左向右分流量多超过肺循环量的 50%，使体循环内血量显著减少，而肺循环内明显充血，可于生后 1 ~ 3 个月即发生充血性心力衰竭，平时反复呼吸道感染、肺炎、哭声嘶哑、喂养困难、乏力、多汗等，并有生长发育迟缓。

2. 体征

心前区隆起；胸骨左缘 3 ~ 4 肋间可闻及 Ⅲ ~ Ⅳ /6 级全收缩期杂音，在心前区广泛传导；肺动脉第二心音显著增强或亢进。

3. 辅助检查

（1）X 线检查：肺充血，心脏左室或左右室大；肺动脉段突出，主动脉结缩小。

（2）心电图：小型室间隔缺损，心电图多数正常；中等大小室间隔缺损示左心室增大或左右心室增大；大型室间隔缺损或有肺动脉高压时，心电图示左右心室增大。

（3）超声心动图：室间隔回声中断征象，左右心室增大。

（二）房间隔缺损

房间隔缺损（ASD）按病理解剖分为继发孔（第二孔）缺损和原发孔（第一孔）缺损，以继发孔缺损为多见。继发孔缺损为较常见的先天性心脏病之一，以女性较多见，缺损位于房间隔中部卵圆窝处，血流动力学特点为右心室舒张期负荷过重。原发孔缺损位于房间隔下端，是心内膜垫发育障碍未能与第一房间隔融合，常合并二尖瓣裂缺。

1. 症状

在初生后及婴儿期大多无症状，偶有暂时性青紫。年龄稍大，症状渐渐明显，患儿发育迟缓，体格瘦小，易反复呼吸道感染，活动耐力减低，有劳累后气促、咳嗽等症状。左胸部常隆起，一般无青紫或杵状指（趾）。

2. 体征

胸骨左缘第 2 ~ 3 肋间闻及柔和的喷射性收缩期杂音，肺动脉瓣区第二心音可增强或亢进、固定分裂。

3. 辅助检查

（1）X 线检查：右心房、右心室扩大，主动脉结缩小，肺动脉段突出，肺血管纹理增多，肺门舞蹈。

（2）心电图：电轴右偏，完全性或不完全性右束支传导阻滞，右心房、右心室增大；原发孔 ASD 常见电轴左偏及心室肥大。

（3）超声心动图：右心房右心室增大，右心室流出道增宽，室间隔与左心室后壁呈同向运动。二维切面可显示房间隔缺损的位置及大小。

（三）动脉导管未闭

动脉导管未闭（PDA）是临床较常见的先天性心脏病，女性多于男性。开放的动脉导管位于肺总动脉分叉与主动脉之间，有管型、漏斗型和窗型，以漏斗型为多见。

1. 症状

导管较细时，临床无症状。导管较粗时临床表现为反复呼吸道感染、肺炎、发育迟缓，早期即可发生心力衰竭。重症病例常有呼吸急促、心悸。临床无青紫，但若合并肺动脉高压，即出现青紫。

2. 体征

胸骨左缘第2肋间可闻及粗糙、响亮、机器样的连续性杂音，向心前区、颈部及左肩部传导，肺动脉第二音亢进。脉压增宽，出现股动脉枪击音、毛细血管搏动和水冲脉。

3. 辅助检查

（1）X线检查：分流量小者，心影正常；分流量大者，多见左心房、左心室增大，主动脉结增宽，可有漏斗征，肺动脉段突出，肺血增多，重症病例左右心室均肥大。

（2）心电图：左心房、左心室增大或双心室肥大。

（3）超声心动图：左心房、左心室大，肺动脉与降主动脉之间有交通。

（四）法洛四联症

法洛四联症（TOF）是临床上最常见的发绀型先天性心脏病，病变包括肺动脉狭窄、室间隔缺损、主动脉骑跨及右心室肥大，其中肺动脉狭窄程度是决定病情严重程度的主要因素。主动脉骑跨及室间隔缺损存在使体循环血液中混有静脉血，临床上出现发绀与缺氧，并代偿性引起红细胞增多现象。

1. 症状

发绀是主要症状，它出现的时间早晚和程度与肺动脉狭窄程度有关，多见于毛细血管丰富的浅表部位，如唇、指（趾）甲床、球结膜等。患儿活动后有气促、易疲劳、蹲踞等；并常有缺氧发作，表现为呼吸加快、加深，烦躁不安，发绀加重，持续数分钟至数小时，严重者可表现为神志不清、惊厥或偏瘫，死亡。多在清晨、哭闹、吸乳或用力后诱发，发绀严重者常有鼻出血和咯血。

2. 体征

生长发育落后，全身发绀，眼结膜充血，杵状指（趾）；多有行走不远自动蹲踞姿势或膝胸位。胸骨左缘第2～4肋间闻及粗糙收缩期杂音；肺动脉第二心音减弱。

3. 辅助检查

（1）X线检查：心影呈靴形，上纵隔增宽，肺动脉段凹陷，心尖上翘，肺纹理减少，右心房、右心室肥厚。

（2）心电图：电轴右偏，右心房、右心室肥大。

（3）超声心动图：显示主动脉骑跨及室间隔缺损，右心室流出道、肺动脉狭窄，右心室内径增大，左心室内径缩小。

（4）血常规：血红细胞增多，一般在（5.0～9.0）×10^{12}/L，血红蛋白170～200 g/L，红细胞容积60%～80%。当有相对性贫血时，血红蛋白低于150 g/L。

二、护理

（一）护理评估

1. 健康史

了解母亲妊娠史，在孕期最初 3 个月内有无病毒感染、放射线接触和服用过影响胎儿发育的药物，孕母是否有代谢性疾病。了解患儿出生有无缺氧、心脏杂音，出生后各阶段的生长发育状况。是否有下列常见表现：喂养困难，哭声嘶哑，易气促、咳嗽，青紫，蹲踞现象，突发性晕厥。

2. 症状、体征

评估患儿的一般情况，生长发育是否正常，皮肤发绀程度，有无气急、缺氧、杵状指（趾），有无哭声嘶哑，有无蹲踞现象，胸廓有无畸形。听诊心脏杂音位置、性质、程度，尤其要注意肺动脉第二心音的变化。评估有无肺部啰音及心力衰竭的表现。

3. 社会、心理

评估家长对疾病的认知程度和对治疗的信心。

4. 辅助检查

了解并分析 X 线、心电图、超声心动图、血液等检查结果。较复杂的畸形者还应了解心导管检查和心血管造影的结果。

（二）护理诊断

1. 活动无耐力

与氧的供需失调有关。

2. 有感染的危险

与机体免疫力低下有关。

3. 营养失调：低于机体需要量

与缺氧使胃肠功能障碍、喂养困难有关。

4. 焦虑

与疾病严重，花费大，预后难以估计有关。

5. 合作性问题

脑血栓、脑脓肿、心力衰竭、感染性心内膜炎、晕厥。

（三）护理措施

（1）休息：制定适合患儿活动的生活制度，轻症、无症状者与正常儿童一样生活，但要避免剧烈活动；有症状患儿应限制活动，避免情绪激动和剧烈哭闹；重症患儿应卧床休息，给予妥善的生活照顾。

（2）饮食护理：给予高蛋白、高热量、高维生素饮食，适当限制食盐摄入，并给予适量的蔬菜类粗纤维食品，以保证大便通畅。重症患儿喂养困难，应有耐心，少量多餐，以免导致呛咳、气促、呼吸困难等，必要时从静脉补充营养。

（3）预防感染：病室空气清新，穿着衣服冷热要适中，防止受凉，应避免与感染性疾病患儿接触。

（4）注意心率、心律、呼吸、血压变化，必要时使用监护仪监测。

（5）防止法洛四联症患儿因哭闹、进食、活动、排便等引起缺氧发作，一旦发生可立即置于胸膝卧位，吸氧，遵医嘱应用普萘洛尔、吗啡和纠正酸中毒。

（6）青紫型先天性心脏病患儿由于血液黏稠度高，暑天、发热、吐泻时体液量减少，加重血液浓缩，易形成血栓，有造成重要器官栓塞的危险，因此应注意多饮水，必要时静脉输液。

（7）合并贫血者可加重缺氧，导致心力衰竭，须及时纠正。

（8）合并心力衰竭者按心力衰竭护理。

（9）做好心理护理：关心患儿，建立良好护患关系，充分理解家长及患儿对检查、治疗、预后的期望心理，介绍疾病的有关知识、诊疗计划、检查过程、病室环境，消除恐惧心理。

（10）健康教育：①向家长讲述疾病的相关护理知识和各种检查的必要性，以取得配合；②指导患儿及家长掌握活动种类和强度；③告知家长如何观察病情变化，一旦发现异常（婴儿哭声无力，呕吐，不肯进食，手脚发软，皮肤出现花纹，较大患儿自诉头晕等），应立即呼叫；④向患儿及家长讲述重要药物如地高辛的作用及注意事项。

三、出院指导

（1）饮食宜高营养、易消化，少量多餐。人工喂养儿用柔软的奶头、孔稍大的奶嘴，每次喂奶时间不宜过长。

（2）休息：根据耐受力确立适宜的活动，以不出现乏力、气短为度，重者应卧床休息。

（3）避免感染：居室空气新鲜，经常通风，不去公共场所、人群集中的地方。注意气候变化及时添减衣服，预防感冒。按时预防接种。

（4）发热、出汗时要给足水分，呕吐、腹泻时应到医院就诊补液，以免血液黏稠而发生脑血栓。

（5）保证休息，避免哭闹，减少外界刺激以预防晕厥的发生。当患儿在吃奶、哭闹或活动后出现气急、青紫加重或年长儿诉头痛、头晕时，应立即将患儿取胸膝卧位并送医院。

（马依拉·买买提）

第七节　循环系统常用护理技术

一、人工心脏起搏的护理

人工心脏起搏是由人工心脏起搏器发放脉冲电流，通过起搏导线和电极传到心肌，使心脏激动和收缩，从而代替正常心脏起搏点，控制心脏按脉冲电流的频率有效地搏动。人工心脏起搏器由脉冲发生器、起搏导线和电极构成。择期手术者，安排在导管室内进行，危重患者可在床旁完成。

（一）起搏器的命名及类型

1. 起搏器命名

临床采用 1987 年北美心脏起搏电生理学会（NASPE）与英国心脏起搏和电生理学组专家委员会（BPEG）制定的 NBG 代码命名不同类型的起搏器。NBG 起搏器代码见表 3-4。

表 3-4　NBG 起搏器代码

第一位	第二位	第三位	第四位	第五位
起搏心腔	感知心腔	感知后反应方式	程控功能	其他
O（无）	O（无）	O（无）	O（无）	略
A（心房）	A（心房）	I（抑制）	P（简单程控）	
V（心室）	V（心室）	T（触发）	M（多项程控）	
D（心房＋心室）	D（心房＋心室）	D（I＋T）	C（遥控）	
S（心房或心室）	S（心房或心室）	R（频率调节）		

2. 起搏器种类

（1）根据心脏起搏器的应用方式分为以下两种。

1）临时性起搏器：采用体外携带式起搏器。

2）永久性（植入式）心脏起搏器：起搏器一般埋置在患者左胸部（偶尔植入其他部位）的皮下组织内。

（2）根据心脏起搏器电极导线植入的部位分为以下三种。

1）单腔起搏器：只有一根电极导线，置于一个心腔（右心房或右心室）。如心室按需起搏器（VVI）和心房按需起搏器（AAI）。

2）双腔起搏器：有两根电极导线，分别置于右心房和右心室，进行房室顺序起搏。如双腔按需起搏器（DVI）和房室全自动起搏器（DDD）及频率应答式起搏器（R），后者有频率应答式心室按需起搏器（VVIR）、频率应答式心房按需起搏器（AAIR）和频率应答式全能型起搏器（DDDR）。双腔按需起搏器是目前临床上常用的类型。因其可感知患者自身心脏冲动，视需要发放电脉冲，故不会发生与自身心律竞争而相互干扰，从而影响心功能的现象。

3）三腔起搏器：目前主要分为双房，右心室三腔起搏器治疗房室传导阻滞合并阵发性心房颤动和右心房加双室三腔起搏器治疗心力衰竭。

（二）适应证

1. 永久性（植入式）心脏起搏器

永久性（植入式）心脏起搏器的适应证如下。

（1）完全性或高度房室传导阻滞伴有临床症状者。

（2）伴有症状的束支-分支水平阻滞，间歇性二度Ⅱ型房室传导阻滞。

（3）病态窦房结综合征或房室传导阻滞，有明显临床症状，或虽无症状但清醒时逸搏心率小于40次/min或心脏停搏时间大于3 s。

（4）有窦房结功能障碍或房室传导阻滞的患者，必须采用具有减慢心率作用的药物治疗时，为了保证适当的心室率，应植入起搏器。

（5）反复发作的颈动脉窦性晕厥和血管迷走性晕厥，以心脏反应为主者。

（6）预防和治疗顽固性心力衰竭、心房颤动、心动过速、长Q-T间期综合征引起的恶性室性心律失常、肥厚型心肌病等。

2. 临时性心脏起搏器

临时性心脏起搏器适用于急需起搏、房室传导阻滞有可能恢复的患者，以及超速抑制治疗异位快速心律失常或需"保护性"应用的患者。

（三）术前准备

1. 患者准备

（1）术前谈话：向患者及家属介绍安装起搏器的目的、手术过程及注意事项，以消除恐惧心理，取得合作。

（2）术前检查：做好血常规、出血和凝血时间及心电图检查等。

（3）术前备皮：植入临时起搏器的备皮范围为双侧腹股沟及会阴部；植入永久起搏器的备皮范围是左上胸部（包括颈部和腋下）。

（4）术前用药：停用抗凝剂至凝血酶原时间恢复正常范围。精神过度紧张者术前30 min肌内注射地西泮10 mg。同时进行青霉素、普鲁卡因过敏试验。

（5）术前饮食：择期手术者术前禁食6 h。

（6）大小便训练：训练患者床上使用便器，术前排空膀胱。

2. 用物准备

起搏器、消毒后的穿刺用物（如导管、电极、引导钢丝、穿刺针等）、监护仪、急救药品和心肺复苏设备。

（四）操作方法与术中护理

1. 操作方法

（1）安置临时心脏起搏器：采用电极导管外周静脉穿刺（通常选用右股静脉，其次是左锁骨下静脉和颈静脉）送至右心室，电极接触到心内膜，起搏器置于体外。放置时间一般不超过1个月。

（2）植入永久起搏器：将起搏电极导管从头静脉、锁骨下静脉及颈内或颈外静脉处穿刺插入，送至右心室或右心房，将电极头固定在心室肌小梁间或心房壁，起搏器埋藏于前胸壁胸大肌处皮下。

2. 术中护理

协助医师做好局部麻醉、固定电极、测定起搏参数等工作。了解患者术中的不适感受如疼痛等，给予心理安慰。严密监测患者生命体征及心电图变化，发现异常立即报告医师。

（五）术后护理

1. 休息与体位

嘱患者卧床3～5 d，取平卧位或稍向左侧卧位，术侧肢体不宜过度活动以免电极脱落或切口出血。安置临时起搏器者需绝对卧床，术侧肢体避免屈曲和过度活动。嘱患者避免剧烈咳嗽，做好生活护理。

2. 病情观察

术后描记常规心电图，连续心电监护24 h。监测起搏信号和感知功能。注意心率、心律、心电图变化及患者的不适感，发现电极导线移位、脱落或起搏感知障碍时，立即报告医师并协助处理。

3. 伤口护理

局部伤口包扎后，沙袋压迫6 h，间歇减压时注意观察伤口有无渗血、红肿等情况。定期更换敷料，严格无菌操作，临时起搏器应每天换药1次。

4. 预防感染

术后遵医嘱给予抗生素预防感染，注意观察体温变化。

（六）健康教育

1. 起搏器知识介绍

向患者及家属介绍起搏器设置频率及使用年限，嘱患者妥善保管心脏起搏器植入卡，外出时随身携带以备急需。避免接触强磁场和高电压，如磁共振、激光、理疗、电灼等医疗设备及家庭中的微波炉、电磁灶等。

2. 活动指导

避免术侧肢体过度用力或幅度过大的动作，影响起搏器功能或电极脱落。避免碰撞起搏器埋藏部位，清洁皮肤时注意保护起搏器埋藏部位，以防起搏器脱位。

3. 自我监测

教会患者自己测量脉搏，出现脉率过慢或过快及有乏力、头晕、晕厥等症状时，应及时就医。

4. 定期随访

出院后半年内每 1 ~ 3 个月随访 1 次，起搏器稳定后每半年随访 1 次，在起搏器使用年限到期前，应增加随访次数，于电池耗尽前及时更换起搏器。

二、心血管病介入性诊断的护理

心血管病介入性诊断是指通过导管术，将诊断或治疗用的各种器材送入心脏或血管内进行疾病诊断的方法。介入性诊断技术包括心导管检查术、冠状动脉造影术等。所有手术均需在导管室内完成。

（一）心导管检查术的护理

心导管检查术是应用特制导管经皮穿刺，由外周动、静脉送入心脏和大血管，用以了解心脏各腔室、瓣膜与血管的结构及功能的一种介入性诊断技术，包括右心导管检查与选择性右心造影、左心导管检查与选择性左心造影，是心血管病介入性诊疗技术的基础手术。

1. 适应证

（1）急重症患者需做血流动力学监测者。

（2）心脏瓣膜病和先天性心血管病，特别是有心内分流的先心病者。

（3）需心内电生理检查者。

（4）室壁瘤，需了解瘤体大小、位置以判断有无手术指征者。

（5）肺静脉及肺动脉造影者。

（6）选择性冠状动脉造影术者。

（7）心肌活检术者。

2. 禁忌证

（1）感染性疾病（如感染性心内膜炎、肺部感染、败血症等）者。

（2）出血性疾病或正在进行抗凝治疗者。

（3）严重肝肾疾病者。

（4）外周静脉血栓性静脉炎者。

（5）严重心律失常及严重高血压未加控制者。

（6）电解质紊乱、洋地黄中毒者。

3. 术前准备

（1）患者准备。

1）术前谈话：向患者及家属介绍心导管检查的目的、方法，说明检查的必要性和安全性，以解除恐惧心理，必要时睡前应用地西泮，以保证充足的睡眠。

2）术前检查：做好血常规、出血和凝血时间、血电解质、肝肾功能及 X 线、超声心动图检查，同时进行青霉素、碘过敏试验。

3）术前备皮：根据需要行双侧腹股沟及会阴部或上肢、锁骨下静脉穿刺区常规备皮和清洁皮肤。

4）术前饮食：术前禁食、禁饮 4 ~ 6 h。

5）大小便训练：训练患者床上使用便器，术前排空膀胱。

6）了解动脉搏动：穿刺动脉者应检查两侧足背动脉搏动情况并记录，以便于术中、术后对照观察。

（2）用物准备：静脉切开包、消毒后的穿刺用物（心导管、穿刺针、导引钢丝、扩张管及其外鞘）、测压管或压力检测及描记器、消毒巾、无菌敷料、弹力绷带、血氧分析仪及药品（肝素、麻醉药、抗生素等）、碘对比剂、监护仪、急救药品和心肺复苏设备。

4. 操作方法与术中护理

（1）操作方法：一般采用 Seldinger 经皮穿刺法。患者平卧，局部麻醉后自股静脉、上肢贵要静脉或锁骨下静脉（右心导管术）或股动脉（左心导管术）插入导管，到达相应部位后，连续测量压力并记录。确定穿刺成功后注入对比剂，进行造影，同时注入肝素抗凝。

（2）术中护理。

1）病情观察：术中连续心电监护，严密监测患者生命体征，心率、心律变化及足背动脉搏动情况，发现异常立即报告医师并协助处理。

2）药物护理：保持静脉输液通畅，遵医嘱正确用药，并观察药物疗效和不良反应。

3）心理护理：局部麻醉患者神志始终清醒，因此要多陪伴患者，与之交谈，以分散患者的注意力，缓解紧张、焦虑情绪。

5. 术后护理

（1）休息与体位：嘱患者平卧位，术侧肢体保持伸直状态，不能外展或屈曲。静脉穿刺者术侧肢体制动 4 ~ 6 h，卧床 12 h；动脉穿刺者术侧肢体制动 10 ~ 12 h，卧床 24 h。嘱患者多饮水，以促进对比剂排出。

（2）病情观察：随时观察伤口有无渗血和血肿，监测患者的生命体征、神志、足背动脉搏动、肢端温度及皮肤颜色等，必要时行心电监护。注意观察有无心律失常、栓塞、热原反应、心脏压塞、心脏壁穿孔等并发症。

（3）伤口护理：局部伤口包扎后，静脉穿刺者沙袋压迫伤口 4 h，动脉穿刺者压迫6 h。注意观察伤口有无渗血、红肿等情况。

（4）预防感染：术后定期更换敷料，严格无菌操作。遵医嘱给予抗生素预防感染。

（二）冠状动脉造影术的护理

冠状动脉造影术是在心导管检查术的基础上，通过影像学方法确定冠状动脉有无病变及为冠心病的诊治和研究提供可靠依据的介入性诊断技术，可以发现冠状动脉狭窄的部位、程度、范围及侧支循环状况，是诊断冠心病最为可靠的检查方法。

1. 适应证

（1）药物难以控制的心绞痛，拟行介入治疗或旁路移植术者。

（2）胸痛疑似心绞痛而临床不能确诊者。

（3）中老年患者心脏增大、心力衰竭、心律失常，疑有冠心病而无创性检查未能确诊者。

2. 禁忌证

基本与心导管术相同，另外严重心肺功能不全、外周动脉血栓性脉管炎及对比剂过敏者亦不宜施行该项检查。

3. 术前准备

（1）患者准备：同心导管检查术。

（2）用物准备：同心导管检查术。

4. 操作方法与术中护理

（1）操作方法：常规消毒、局部麻醉后，经皮穿刺将特制心导管插入股动脉、肱动脉或桡动脉，推送至主动脉根部，使导管顶端分别插入左、右冠状动脉开口，注入对比剂使冠状动脉及其主要分支得到充分显影，从而确定冠状动脉狭窄部位、程度和远端的血流灌注情况。

（2）术中护理同心导管检查术。

5. 术后护理

基本同心导管检查术。

（蔺海芳）

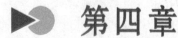

第四章
消化系统疾病的护理

第一节　胃炎

胃炎是不同病因所致的胃黏膜慢性炎症，常伴有上皮损伤和细胞再生。按发病的缓急和病程长短可分为急性胃炎和慢性胃炎。发病率在胃病中居首位。最常引起胃黏膜炎症的药物是非甾体消炎药物（阿司匹林、吲哚美辛等），与幽门螺旋杆菌感染密切相关。

一、临床表现

（一）急性胃炎

急性胃炎常由服用非甾体消炎药物引起，以突发的呕血和（或）黑便、上腹不适或隐痛为症状而就诊。内镜检查多数可发现胃黏膜急性糜烂出血的表现。

（二）慢性胃炎

慢性胃炎多由幽门螺旋杆菌感染引起，无特异性症状，部分患者有上腹痛或不适、食欲缺乏、反酸、嗳气、恶心等消化不良表现。

二、治疗

（一）急性胃炎

针对原发疾病和病因采取防治措施。积极抑制胃酸分泌，保护胃黏膜。

（二）慢性胃炎

根除幽门螺旋杆菌，对症用药，并抑酸或抗酸治疗，增强胃黏膜防御、动力促进剂等。

三、护理

（一）护理评估

1. 生活习惯

了解患者是否饮食不规律，是否长期服用非甾体消炎药物，嗜好烟酒及刺激性食物。

2. 消化道症状

了解腹部不适与进食的关系。有无反酸、胃灼热、腹胀等症状。

（二）护理措施

1. 营养失调的护理

（1）急性发作期：有消化道出血症状者暂时禁食，由静脉补充足够的水分、能量及电解质。症状稍缓解后，可给予清淡流质饮食，如米汤、藕粉、薄面汤等。

（2）病情缓解期：给予易消化及无刺激的少渣半流质饮食，如大米粥、皮蛋肉末粥、蒸蛋羹。当病情进一步缓解时，可食用少渣软食，如米饭、汤面等。

（3）恢复期：注意增加营养，可挑选一些富含生物价值高的蛋白质和维生素的食物，防止贫血和营养不良的发生，如猪肝、蛋黄、动物全血等富含血红素铁的食品，注意维生素 C 和 B 族维生素的补充，适量增加新鲜蔬菜和水果，促进铁吸收。注意培养良好的饮食习惯，少食多餐，定时定量，细嚼慢咽，避免暴饮暴食，忌吃油炸食品，少用咖啡、酒、辣椒、芥末、胡椒等刺激性调味品，食物要加工得细、碎、软、烂；烹调方法多采用蒸、煮、炖。

2. 舒适度改变的护理

（1）病情观察：观察消化道症状如呕血、黑便的颜色、性质、量；观察腹痛或腹部不适的部位、持续时间和性质；观察用药后患者症状的改善情况。

（2）休息与活动：急性期卧床休息；病情缓解期合理安排休息与工作，生活规律，劳逸结合。

3. 用药指导及效果观察

（1）质子泵抑制剂：埃索美拉唑、奥美拉唑、泮托拉唑等，应餐前服药，偶有胃肠道反应及头晕、嗜睡等中枢神经症状，用药期间避免开车或高空作业。

（2）抗幽门螺旋杆菌药：遵医嘱口服抗菌药物，根治幽门螺旋杆菌，达治愈标准。餐后口服，以减少对胃黏膜的损害。

（3）输注质子泵抑制剂、抗菌药物及营养药物时注意保护静脉和观察上述不良反应。

4. 健康教育

（1）禁用或慎用阿司匹林等对胃黏膜有刺激作用的药物；应限制盐的摄入并补充新鲜的水果及蔬菜；长期饮用浓茶、咖啡、过冷、过热食物可损伤胃黏膜，应注意避免。

（2）加强饮食卫生和饮食营养。

（3）生活规律，避免劳累，适当锻炼，增强抵抗力。

（4）遵医嘱规律用药，不能私自减量或停用，根除幽门螺旋杆菌。

（5）定期复查，预防癌变。

（三）护理效果评估

（1）消化道症状减轻或消失。

（2）营养状况良好。

（3）知晓疾病诱因，远离不良因素。

（江　艳）

第二节　上消化道大出血

上消化道出血是指屈氏韧带以上的消化道，包括食管、胃、十二指肠、胰腺、胆管等病变引起的出血，以及胃空肠吻合术的空肠病变引起的出血。上消化道大出血是指数小时内失血量超过 1000 mL 或循环血容量的 20%，主要表现为呕血和（或）黑便，常伴有血容量减少而引起急性周围循环衰竭，是临床的急症，严重者可导致失血性休克而危及生命。

近年来，本病的诊断和治疗水平有很大的提高，临床资料统计显示，80%~85%急性上消化道大出血患者短期内能自行停止，仅 15%~20% 患者出血不止或反复出血，最终死于出血并发症，其中急性非静脉曲张性上消化道出血的发病率在我国仍居高不下，严重威胁人民的生命健康。

一、病因病理

（一）病因

上消化道出血的病因包括溃疡性疾病、炎症、门脉高压、肿瘤、全身性疾病等。临床上最常见的病因是消化性溃疡，其他依次为急性糜烂出血性胃炎、食管胃底静脉曲张破裂和胃癌。现将病因归纳列述如下。

1. 上消化道疾病

（1）食管疾病、食管物理性损伤、食管化学性损伤。

（2）胃、十二指肠疾病：消化性溃疡、Zollinger-Ellison 综合征、胃癌等。

（3）空肠疾病：胃肠吻合术后空肠溃疡、空肠 Crohn 病。

2. 门静脉高压引起的食管胃底静脉曲张破裂出血

（1）各种病因引起的肝硬化。

（2）门静脉阻塞：门静脉炎、门静脉血栓形成、门静脉受邻近肿块压迫。

（3）肝静脉阻塞：如 Budd-Chiari 综合征。

3. 上消化道邻近器官或组织的疾病

（1）胆管出血：胆囊或胆管结石、胆管蛔虫、胆管癌、肝癌、肝脓肿或肝血管瘤破入胆管等。

（2）胰腺疾病：急慢性胰腺炎、胰腺癌、胰腺假性囊肿、胰腺脓肿等。

（3）其他：纵隔肿瘤或囊肿破入食管、主动脉瘤、肝或脾动脉瘤破入食管等。

4. 全身性疾病

（1）血液病：白血病、血友病、再生障碍性贫血、DIC 等。

（2）急性感染：脓毒症、肾综合征出血热、钩端螺旋体病、重症肝炎等。

（3）脏器衰竭：尿毒症、呼吸衰竭、肝功能衰竭等。

（4）结缔组织病：系统性红斑狼疮、结节性多动脉炎、皮肌炎等。

5. 诱因

（1）服用水杨酸类或其他非甾体消炎药物或大量饮酒。

（2）应激相关胃黏膜损伤：严重感染、休克、大面积烧伤、大手术、脑血管意外等应激状态下，会引起应激相关胃黏膜损伤。应激性溃疡可引起大出血。

（二）相关病理生理

上消化道出血多起因于消化性溃疡侵蚀胃基底血管导致其破裂而引发出血。出血后逐渐影响周围血液循环量，如因出血量多引起有效循环血量减少，进而引发血液循环系统代偿，以致血压降低、心悸、出汗，这急需即刻处理。出血处可能因血块形成而自动止血，但也可能再次出血。

二、临床表现

上消化道大量出血的临床表现主要取决于出血量及出血速度。

1. 呕血与黑便

呕血与黑便是上消化道出血的特征性表现。上消化道出血之后，均有黑粪。出血部位在幽门以上者常有呕血。若出血量较少、速度慢亦可无呕血。反之，幽门以下出血如出血量大、速度快，可因血反流入胃腔引起恶心、呕吐而表现为呕血。

呕血多棕褐色呈咖啡渣样，如出血量大，未经胃酸充分混合即呕出，则为鲜红色或有血块。黑粪呈柏油样，黏稠而发亮，当出血量大，血液在肠内推进快，粪便可呈暗红甚至鲜红色。

2. 失血性周围循环衰竭

急性大量失血由于循环血容量迅速减少而导致周围循环衰竭。一般表现为头昏、心慌、乏力，突然起立发生晕厥、肢体冷感、心率加快、血压偏低等。严重者呈休克状态。

3. 发热

大量出血后，多数患者在 24 h 内出现低热，持续 3 ~ 5 d 后降至正常。发热原因可能与循环血量减少和周围循环衰竭导致体温调节中枢功能紊乱等因素有关。

4. 氮质血症

上消化道大量出血后，由于大量血液蛋白质的消化产物在肠道被吸收，血中尿素氮浓度可暂时增高，称为肠源性氮质血症。一般于一次出血后数小时血尿素氮开始上升，24 ~ 48 h 达到高峰，一般不超过 14.3 mmol/L（40 mg/dL），3 ~ 4 d 后降至正常。

5. 贫血和血象

急性大量出血后均有失血性贫血。但在出血的早期，血红蛋白浓度、红细胞计数与血细胞比容可无明显变化。在出血后，组织液渗入血管内，使血液稀释，一般经 3 ~ 4 h 以上才出现贫血，出血后 24 ~ 72 h 血液稀释到最大限度。贫血程度除取决于失血量外，还和出血前有无贫血、出血后液体平衡状态等因素相关。

急性出血患者为正细胞正色素性贫血，在出血后骨髓有明显代偿性增生，可暂时出现大细胞性贫血，慢性失血则呈小细胞低色素性贫血。出血 24 h 内网织红细胞即见增高，出血停止后逐渐降至正常。白细胞计数在出血后 2 ~ 5 h 轻至中度升高，血止后 2 ~ 3 d 才恢复正常。但在肝硬化患者中，如同时有脾功能亢进，则白细胞计数可不升高。

三、辅助检查

1. 实验室检查

测定红细胞、白细胞和血小板计数，血红蛋白浓度、血细胞比容、肝肾功能、大便隐血检查等（以了解其病因、诱因及潜在的护理问题）。

2. 内镜检查

出血后 24 ~ 48 h 内行急诊内镜检查，可以直接观察出血部位，明确出血的病因，同时对出血灶进行止血治疗，是上消化道出血病因诊断的首选检查方法。

3. X 线钡餐检查

对明确病因亦有价值，主要适用于不宜或不愿进行内镜检查者，或胃镜检查未能发现出血原因，需排除十二指肠降段以下的小肠段有无出血病灶者。

4. 其他

放射性核素扫描或选择性动脉造影如腹腔动脉、肠系膜上动脉造影帮助确定出血部位，适用于内镜及 X 线钡剂造影未能确诊而又反复出血者。不能耐受 X 线、内镜或动脉造影检查的患者，可作吞线试验，根据棉线有无沾染血迹及其部位，可以估计活动性出血部位。

四、治疗原则

上消化道大量出血为临床急症，应采取积极措施进行抢救。迅速补充血容量，纠正水电解质失衡，预防和治疗失血性休克，给予止血治疗，同时积极进行病因诊断和治疗。

药物治疗：包括局部用药和全身用药两部分。

1. 局部用药

经口或胃管注入消化道内，对病灶局部进行止血，主要如下。

（1）8 ~ 16 mg 去甲肾上腺素溶于 100 ~ 200 mL 冰盐水口服，强烈收缩出血的小动脉而止血，适用于胃、十二指肠出血。

（2）口服凝血酶，经接触性止血，促使纤维蛋白原转变为纤维蛋白，加速血液凝固，近年来被广泛应用于局部止血。

2. 全身用药

经静脉进入体内，发挥止血作用。

（1）抑制胃酸分泌药：对消化性溃疡和急性胃黏膜损伤引起的出血，常规给予 H_2 受体拮抗剂或质子泵阻滞剂，以提高和保持胃内较高的 pH，有利于血小板聚集及血浆凝血功能所诱导的止血过程。常用药物有：西咪替丁 200 ~ 400 mg，每 6 h 1 次；雷尼替丁 50 mg，每 6 h 1 次；法莫替丁 20 mg，每 12 h 1 次；奥美拉唑 40 mg，每 12 h 1 次。急性出血期均为静脉用药。

（2）降低门静脉压力药：①血管升压素及其拟似物。为常用药物，其机制是收缩内脏血管，从而减少门静脉血流量，降低门静脉及其侧支循环的压力。用法为血管升压素 0.2 U/min 持续静脉滴注，视治疗反应，可逐渐加至 0.4 U/min。同时用硝酸甘油静脉滴注或含服，以减轻大剂量用血管升压素的不良反应，并且硝酸甘油有协同降低门静脉压力的作用。②生长抑素及其拟似物。止血效果好，可明显减少内脏血流量，并减少奇静脉血流量，而奇静脉血流量是食管静脉血流量的标志。14 肽天然生长抑素，用法为首剂 250 μg 缓慢静脉滴注，继以 250 μg/h 持续静脉滴注。人工合成剂奥曲肽，常用首剂 100 μg 缓慢静脉滴注，继以 25 ~ 50 μg/h 持续静脉滴注。

（3）促进凝血和抗纤溶药物：补充凝血因子如静脉注入纤维蛋白原和凝血酶原复合物对凝血功能异常引起出血者有明显疗效。抗血纤溶芳酸和 6- 氨基己酸有对抗或抑制纤维蛋白溶解的作用。

五、护理

（一）护理评估

1. 一般评估

（1）生命体征：大量出血患者因血容量不足，外周血管收缩，体温可能偏低，出血后 2 d 内多有发热，一般不超过 38.5℃，持续 3 ~ 5 d；脉搏增快（ > 120 次 /min）或细速；呼吸急促、浅快；血压降低，收缩压降至 80 mmHg（10.66 kPa）以下，甚至可持续下降至测不出，脉压减少，小于 25 ~ 30 mmHg（3.33 ~ 3.99 kPa）。

（2）患者主诉：有无头晕、乏力、心慌、气促、冷、口干口渴等症状。

（3）相关记录：呕血颜色、量，皮肤、尿量、出入量、黑便颜色和量等记录结果。

2. 身体评估

（1）头颈部：上消化道大量出血，有效循环血容量急剧减少，患者可出现精神萎靡、嗜睡、表情淡漠、烦躁不安、意识模糊甚至昏迷。

（2）腹部。

1）有无肝脾大，如果脾大、蜘蛛痣、腹壁静脉曲张或有腹腔积液者，提示肝硬化门脉高压食管静脉破裂出血；肝大、质地硬、表面凹凸不平或有结节，提示肝癌。

2）腹部肿块的质地软硬度，如果质地硬、表面凹凸不平或有结节应考虑胃、胰腺、肝胆肿瘤。

3）中等量以上的腹腔积液可有移动性浊音。

4）肠鸣音活跃，肠蠕动增强，肠鸣音达 10 次 /min 以上，但音调不特别高，提示有活动性出血。

5）直肠和肛门有无结节、触痛和肿块、狭窄等异常情况。

（3）其他。

1）出血部位与出血性质的评估：上消化道出血不包括口、鼻、咽喉等部位出血及咯血，应注意鉴别。出血部位在幽门以上，呕血及黑粪可同时发生，而幽门以下部位出血，多以黑粪为主。下消化道出血较少时，易被误认为是上消化道出血。下消化道出血仅有便血，无呕血，粪便鲜红、暗红或有血块，患者常感耻区疼痛等不适感。进食动物血、肝，服用骨炭、铁剂、铋剂或中药也可使粪便发黑，但黑而无光泽。

2）出血量的评估：粪便隐血试验阳性，表示每天出血量大于 5 mL；出现黑便时表示每天出血量在 50 ~ 70 mL，胃内积血量达 250 ~ 300 mL，可引起呕血；急性出血量 < 400 mL 时，组织液及脾脏贮血补充失血量，可无临床表现；若大量出血，数小时内失血量超过 1000 mL 或循环血容量的 20%，引起急性周围循环衰竭，导致急性失血性休克而危及患者生命。

3）失血程度的评估：失血程度除按出血量评估外，还应根据全身状况来判断。失血的表现多伴有全身症状，表现为：①轻度失血，失血量达全身总血量 10% ~ 15%，患者表现为皮肤苍白、头晕、怕冷，血压可正常但有波动，脉搏稍快，尿量减少；②中度失血，失血量达全身总血量 20% 以上，患者表现为口干、眩晕、心悸，血压波动，脉压变小，脉搏细数，尿量减少；③重度失血，失血量达全身总血量 30% 以上，患者表现为烦躁不安、意识模糊、出冷汗、四肢厥冷、血压显著下降、脉搏细数超过 120 次 /min、尿少或尿闭，重者失血性休克。

4）出血是否停止的评估：①反复呕血，呕吐物由咖啡色转为鲜红色，黑便次数增多且粪便稀薄色泽转为暗红色，伴肠鸣音亢进；②周围循环衰竭的表现经充分补液、输血仍未见明显改善，或暂时好转后又恶化，血压不稳，中心静脉压不稳定；③红细胞计数、血细胞比容、血红蛋白测定不断下降，网织红细胞计数持续增高；④在补液足够、尿量正常时，血尿素氮升高；⑤门脉高压患者的脾脏大，因出血而暂时缩小，如不见脾脏恢复肿大，提示出血未止。

3. 心理－社会评估

患者发生呕血与黑便时都可导致患者紧张、烦躁不安、恐惧、焦虑等反应。病情危重者，患者可出现濒死感，而此时其家属表现伤心状态，使患者出现较强烈的紧张及恐惧感。慢性疾病或全身性疾病致反复呕血与黑便者，易使患者对治疗和护理失去信心，表现为护理工作上不合作。患者及其家庭对疾病的认识态度影响患者的生活质量，影响其工作、学习、社交等活动。

4. 辅助检查结果评估

（1）血常规：上消化道出血后均有急性失血性贫血；出血后 6 ~ 12 h 红细胞计数、血红蛋白浓度及血细胞比容下降；在出血后 2 ~ 5 h 白细胞数开始增高，血止后 2 ~ 3 d 降至正常。

（2）血尿素氮测定：呕血的同时因部分血液进入肠道，血红蛋白的分解产物在肠道被吸收，故在出血数小时后尿素氮开始不升，24 ~ 48 h 可达高峰，持续时间不等，与出血时间长短有关。

（3）粪便检查：隐血试验（OBT）阳性，但检查前需禁止食动物血、肝、绿色蔬菜等 3 ~ 4 d。

（4）内镜检查：直接观察出血的原因和部位，黏膜皱襞迂曲可提示胃底静脉曲张。

5. 常用药物治疗效果的评估

（1）输血：输血前评估患者的肝功能，肝功能受损宜输新鲜血，因库存血含氨量高易诱发肝性脑病。同时要评估患者年龄、病情、周围循环动力学及贫血状况，注意因输液、输血过快、过多导致肺水肿，原有心脏病或老年患者必要时可根据中心静脉压调节输液量。

（2）血管升压素：滴注速度应准确，并严密观察有无出现腹痛、血压升高、心律失常、心肌缺血，甚至发生心肌梗死等不良反应。评估是否药液外溢，一旦外溢用 50% 硫酸镁湿敷，因该药有抗利尿作用，突然停用血管升压素会引起反射性尿液增多，故应观察尿量并向家属做好解释工作。同时，孕妇、冠心病、高血压禁用血管升压素。

（3）凝血酶：口服凝血酶时评估有无有恶心、头昏等不良反应，并指导患者更换体位。此药不能与酸碱及重金属等药物配伍，应现用现配，若出现过敏现象应立即停药。

（4）镇静剂：评估患者的肝功能，肝病患者忌用吗啡、巴比妥类等强镇静药物。

（二）护理诊断

1. 体液不足
与上消化道大量出血有关。

2. 活动无耐力
与上消化道出血所致周围循环衰竭有关。

3. 营养失调：低于机体需要量

与急性期禁食及贫血有关。

4. 恐惧

与急性上消化道大量出血有关。

5. 知识缺乏

缺乏有关出血的知识及防治的知识。

6. 潜在并发症

休克、急性肾衰竭。

（三）护理措施

1. 一般护理

（1）休息与体位：少量出血者应卧床休息，大出血时绝对卧床休息，取平卧位并将下肢略抬高，以保证脑部供血。呕吐时头偏向一侧，防止窒息或误吸。指导患者坐起、站起时动作要缓慢，出现头晕、心慌、出汗时立即卧床休息并告知护士。病情稳定后，逐渐增加活动量。

（2）饮食护理：急性大出血伴恶心、呕吐者应禁食。少量出血无呕吐者，可进食温凉、清淡流质食物。出血停止后改为营养丰富、易消化、无刺激性半流质软食，少量多餐，逐渐过渡到正常饮食，食管胃底静脉曲张破裂出血者避免粗糙、坚硬、刺激性食物，且应细嚼慢咽，防止损伤曲张静脉而再次出血。

（3）安全护理：轻症患者可起身稍作活动，可上厕所大小便。但应注意有活动性出血时，患者常因有便意而至厕所，在排便时或便后起立时晕厥，因此必要时由护士陪同如厕或暂时改为在床上排泄。重症患者应多巡视，用床栏加以保护。

2. 病情观察

上消化道大量出血时，有效循环血容量急剧减少，可导致休克或死亡，所以要严密监测。①精神和意识状态：是否精神萎靡、嗜睡、表情淡漠、烦躁不安、意识模糊甚至昏迷；②生命体征：体温不升或发热，呼吸急促，脉搏细弱，血压降低，脉压变小，必要时行心电监护；③周围循环状况：观察皮肤和甲床色泽，肢体温暖或是湿冷，周围静脉特别是颈静脉充盈情况；④准确记录 24 h 出入量，测每小时尿量，应保持尿量大于每小时 30 mL，并记录呕吐物和粪便的性质、颜色及量；⑤定期复查红细胞计数、血细胞比容、血红蛋白、网织红细胞计数、血尿素氮、粪潜血，以了解贫血程度、出血是否停止。

3. 用药护理

立即建立静脉通道，遵医嘱迅速、准确地实施输血、输液、各种止血治疗及用药等抢救措施，并观察治疗效果及不良反应。血管升压素可引起腹痛、血压升高、心律失常、心肌缺血，甚至发生心肌梗死，故滴注速度应准确，并严密观察不良反应。同时，孕妇、冠心病、高血压禁用血管升压素。肝病患者忌用吗啡、巴比妥类药物，宜输新鲜血，因库存血含氨量高，易诱发肝性脑病。

4. 三腔两囊管护理

插管前应仔细检查，确保三腔气囊管通畅，无漏气，并分别做好标记，以防混淆，备用。插管后检查管道是否在胃内，抽取胃液，确定管道在胃内，分别向胃囊和食管囊注气，将食管引流管、胃管连接负压吸引器，定时抽吸，观察出血是否停止，并记录引流液的性状及量，做好留置于腔气囊管期间的护理和拔管出血停止后的观察及拔管。

5. 心理护理

护理人员应关心、安慰患者尤其是反复出血者，解释各项检查、治疗措施，耐心细致地解答患者或家属的提问，消除他们的疑虑。同时，经常巡视，大出血时陪伴患者，以减轻患者的紧张情绪。抢救工作应迅速而不忙乱，使患者产生安全感、信任感，保持稳定情绪，帮助患者消除紧张恐惧心理，更好地配合治疗及护理。

6. 健康教育

（1）疾病知识指导：应帮助患者和家属掌握有关疾病的病因和诱因，以及预防、治疗和护理知识，以减少再度出血的危险，并且指导患者及家属学会早期识别出血征象及应急措施。

（2）饮食指导：合理饮食是避免诱发上消化道出血的重要措施。注意饮食卫生和规律饮食；进食营养丰富、易消化的食物，避免粗糙、刺激性食物，或过冷、过热、产气多的食物、饮料，禁烟、浓茶、咖啡等对胃有刺激的食物。

（3）生活指导：生活起居要有规律，劳逸结合，情绪乐观，保证身心愉悦，避免长期精神紧张。应在医师指导下用药，同时，慢性病者应定期门诊随访。

（4）自我观察：教会患者出院后早期识别出血征象及应急措施。出现头晕、心悸等不适或呕血、黑便时，立即卧床休息，保持安静，减少身体活动；呕吐时取侧卧位以免误吸；立即送医院治疗。

（5）及时就诊的指标。

1）有呕血和黑便。

2）出现血压降低、头晕、心悸等不适。

（四）护理效果评估

（1）患者呕血和黑便停止，生命体征正常。

（2）患者活动耐受力增加，活动时无晕厥、跌倒危险。

（3）患者置管期间无窒息、意外吸入，食管胃底黏膜无溃烂、坏死。

（4）患者体重逐渐恢复正常，营养状态良好。

（江　艳）

第三节　急性胰腺炎

急性胰腺炎是常见的急腹症之一，为胰酶对胰脏自身消化所引起的化学性炎症。胰病变轻重不等，轻者以水肿为主，临床经过属自限性，一次发作数日后即可完全恢复，少数呈复发性急性胰腺炎；重者胰腺出血坏死，易并发休克、胰假性囊肿和脓肿等，死亡率高达 25%～40%。

关于急性胰腺炎的发生率，目前尚无精确统计。国内报告急性胰腺炎患者占住院患者的 0.32%～2.04%。本病患者一般女多于男，患者的平均年龄为 50～60 岁，职业以工人多见。

一、病因及发病机制

胰腺是一个具有内、外分泌功能的实质性器官，胰腺的腺泡分泌胰液（外分泌），对食物的消化起重要作用；而散在地分布在胰腺内的胰岛，其功能细胞主要分泌胰岛素和胰高糖素（内分泌）。正常情况下，当胰液中无活力的胰蛋白酶原等进入十二指肠时，在碱性环境中被胆汁和十二指肠液中的肠激酶激活，成为具有消化能力的胰蛋白酶。在胆总管、胰管、壶腹部炎症、梗阻等病理情况下，多种胰酶在胰腺内被激活，并大量溢出管壁及腺泡壁外，导致胰腺自身消化引起水肿、出血、坏死等，而产生急性胰腺炎。

引起急性胰腺炎的病因甚多，常见病因为胆管疾病、酗酒。急性胰腺炎的各种致病相关因素如下（表 4-1）。

表 4-1　急性胰腺炎致病相关因素

梗阻因素	①胆管结石；②乏特氏壶腹或胰腺肿瘤；③寄生虫或肿瘤使乳头阻塞；④胰腺分离现象并伴副胰管梗阻；⑤胆总管囊肿；⑥壶腹周围的十二指肠憩室；⑦奥狄氏括约肌压力增高；⑧十二指肠襻梗阻
毒素	①乙醇；②甲醇；③蝎毒；④有机磷杀虫剂
药物	①肯定有关（有重要试验报告）：硫唑嘌呤/6-巯基嘌呤、丙戊酸、雌激素、四环素、甲硝唑（灭滴灵）、呋喃妥因、呋塞米、磺胺、甲基多巴、阿糖胞苷、西咪替丁；②不一定有关（无重要试验报告）：噻嗪利尿剂、依他尼酸（利尿酸）、苯乙双胍（降糖灵）、普鲁卡因胺、氯噻酮、L-门冬酰胺酶、对乙酰氨基酚
代谢因素	①高甘油三酯血症；②高钙血症
外伤因素	①创伤——腹部钝性伤；②医源性——手术后、内镜下括约肌切开术、奥狄氏括约肌测压术
感染因素	①寄生虫——蛔虫、华支睾吸虫；②病毒——流行腮腺炎、甲型肝炎、乙型肝炎、柯萨奇 B 病毒、EB 病毒；③细菌——支原体、空肠弯曲菌

血管因素	①局部缺血——低灌性（如心脏手术）；②动脉粥样硬化性栓子；③血管炎——系统性红斑狼疮、结节性多发性动脉炎、恶性高血压
其他因素	①穿透性消化性溃疡；②十二指肠克罗恩病；③妊娠有关因素；④儿科有关因素：Reyes 综合征、囊性纤维化特发性

（一）梗阻因素

胆石症常是老年人急性胰腺炎首次发作的原因，老年女性特别常见。一般认为是在胆石一过性阻塞胰管开口处或紧邻此开口处的胆总管时发生。如在胆石性胰腺炎发作后立即仔细收集和检查粪便，常常可以找到胆结石。胆石症引起胰腺炎的机制尚不清楚，可能是乏特氏壶腹被胆石阻塞，引起胆汁反流入胰管，损伤胰腺实质；也有认为是胰管一过性梗阻而无胆汁反流。

有学者认为副乳头的先天畸形和狭窄必然引起胰腺炎。奥狄氏括约肌压力增高是急性胰腺炎反复发作的原因之一，据此内镜下括约肌切开术治疗已获得良好效果。胰小管或壶腹周围的小肿瘤也能引起胰腺炎。

（二）毒素和药物因素

乙醇、甲醇、蝎毒和有机磷杀虫剂等均可引起急性胰腺炎。

药物诱发的胰腺炎通常与对药物的超敏有关而与剂量无关。其特点是在接触药物的第一个月内发生，通常病情轻且有自限性。与成人胰腺炎发病有关的药物最常见的是硫唑嘌呤及其类似物 6- 巯基嘌呤。应用这类药物的个体中有 3% ~ 5% 发生胰腺炎，引起儿童胰腺炎最常见的药物是丙戊酸。

（三）代谢因素

三酰甘油水平超过 11.3 mmol/L 时，易发中至重度的急性胰腺炎。如其水平降至 5.65 mmol/L 以下，反复发作次数可明显减少。各种原因引起的高钙血症亦易发生急性胰腺炎。

（四）外伤因素

胰腺的创伤或手术都可引起胰腺炎。内镜逆行胰胆管造影所致创伤也可引起胰腺炎，发生率为 1% ~ 5%。

（五）先天性因素

胰腺炎的易感性呈常染色体显性遗传。临床特点是儿童或青年期起病，逐渐演变成慢性胰腺炎和胰功能不全。胰腺结石可显著。少数家族还合并有氨基酸尿症。

（六）感染因素

血管功能不全（低容量灌注，动脉粥样硬化）和血管炎可能因减少胰腺血流而引起或加重胰腺炎。

二、临床表现

急性胰腺炎的临床表现和病程取决于其病因、病理类型和治疗是否及时。水肿型胰腺炎一般 3 ~ 5 d 内症状即可消失，但常有反复发作。如症状持续 1 周以上，应警惕已演变为出血坏死型胰腺炎。出血坏死型胰腺炎亦可在一开始时即发生，呈暴发性经过。

（一）腹痛

腹痛为本病最主要表现，约见于 95％ 急性胰腺炎病例，多数突然发作，常在饱餐和饮酒后发生。轻重不一，轻者上腹钝痛，患者常能忍受，重者呈腹绞痛、钻痛或刀割痛。疼痛常呈持续性伴阵发性加剧。疼痛的部位可因病变的部位不同而异，通常在上脐区。如炎症以胰头部为主，疼痛常在右上腹及中腹上区；如炎症以胰体、尾部为主，常为中上腹及左上腹疼痛，并向腰背放射。疼痛在弯腰或起坐前倾时可减轻。病情轻者腹痛 3 ~ 5 d 缓解；出血坏死型的病情发展较快，腹痛延续较长。由于渗出液扩散至腹腔，腹痛可弥漫至全腹。极少数患者尤其年老体弱者可无腹痛或极轻微痛。

腹肌常紧张，并可有反跳痛。但不像消化道穿孔时表现的肌强硬，如检查者将手紧贴于患者腹部，仍可能按压下去。有时按压腹部反可使腹痛减轻。腹痛发生的原因是：胰管扩张；胰腺炎症、水肿；渗出物、出血或胰酶消化产物进入后腹膜腔，刺激腹腔神经丛；化学性腹膜炎；胆管和十二指肠痉挛及梗阻。

（二）恶心、呕吐

84％ 的患者有频繁恶心和呕吐，常在进食后发生。呕吐物多为胃内容物，重者含胆汁甚至血样物。呕吐是机体对腹痛或胰腺炎症刺激的一种防御性反射。呕吐后，进入十二指肠的胃酸减少，从而减少胰泌素及缩胆素的释放，减少了胰液胰酶的分泌。

（三）发热

大多数患者有中度以上发热，少数可超过 39.0℃，一般持续 3 ~ 5 d。发热是胰腺炎症或坏死产物进入血液循环，作用于中枢神经系统体温调节中枢所致。多数发热患者中找不到感染的证据，但如果高热不退强烈提示合并感染或并发胰腺脓肿。

（四）黄疸

黄疸可于发病后 1 ~ 2 d 出现，常为暂时性阻塞性黄疸。黄疸的发生主要是由于肿大的胰头部压迫了胆总管所致。合并存在的胆管病变如胆石症和胆管炎症亦是黄疸的常见原因。少数患者后期可因并发肝损害而引起肝细胞性黄疸。

（五）低血压及休克

出血坏死型胰腺炎常发生低血压和休克。患者烦躁不安，皮肤苍白、湿冷、呈花斑状，脉细弱，血压下降，少数可在发病后短期内猝死。发生休克的机制主要有以下几点。

（1）胰舒血管素原释放，被胰蛋白酶激活后致血浆中缓激肽生成增多。缓激肽可引起血管扩张，毛细血管通透性增加，使血压下降。

（2）血液和血浆渗出到腹腔或后腹膜腔，引起血容量不足，这种体液丧失量可达血容量的30%。

（3）腹膜炎时大量体液流入腹腔或积聚于麻痹的肠腔内。

（4）呕吐丢失体液和电解质。

（5）坏死的胰腺释放心肌抑制因子使心肌收缩不良。

（6）少数患者并发肺栓塞、胃肠道出血。

（六）肠麻痹

肠麻痹是重型或出血坏死型胰腺炎的主要表现。初期，邻近胰腺的腹上区可见扩张的充气肠袢，后期则整个肠道均发生肠麻痹性梗阻。临床上以高度腹胀、肠鸣音消失为主要表现。肠麻痹可能是肠管对腹膜炎的一种反应。另外，炎症的直接作用，血管和循环的异常、低钠和低钾血症，肠壁神经丛的损害也是肠麻痹发生的重要促发因素。

（七）腹腔积液

胰腺炎时常有少量腹腔积液，由胰腺和腹膜在炎症过程中液体渗出或漏出所致。淋巴管受阻塞或不畅可能也起作用。偶尔出现大量的顽固性腹腔积液，多由于假性囊肿中液体外漏引起。胰性腹腔积液中淀粉酶含量甚高，以此可以与其他原因的腹腔积液区别。

（八）胸膜炎

常见于严重病例，是腹腔内炎性渗出透过横膈微孔进入胸腔所引起的炎性反应。

（九）电解质紊乱

胰腺炎时，机体处于代谢紊乱状态，可以发生电解质平衡失调，血清钠、镁、钾常降低。特别是血钙降低，约见于25%的病例，常低于2.25 mmol/L（9 mg/dL），如低于1.75 mmol/L（7 mg/dL）提示预后不良。血钙下降的原因是大量钙沉积于脂肪坏死区，同时胰高糖素分泌增加刺激降钙素分泌，抑制了肾小管对钙的重吸收。

（十）皮下瘀血斑

出血坏死型胰腺炎，因血性渗出物透过腹膜后渗入皮下，可在肋腹部形成蓝绿-棕色血斑，称为Grey-Turner征；如在脐周围出现蓝色斑，称为Cullen征。此两种征象无早期诊断价值，但有确诊意义。

三、并发症

急性水肿型胰腺炎很少有并发症发生，而急性出血坏死型则常出现多种并发症。

（一）局部并发症

1. 胰脓肿形成

出血坏死型胰腺炎起病2~3周以后，如继发细菌感染，于胰腺内及其周围可有脓肿形成。检查局部有包块，全身感染中毒症状。

2. 胰假性囊肿

胰假性囊肿由胰液和坏死组织在胰腺本身或其周围被包裹而成。常发生于出血坏死型胰腺炎起病后 3 ~ 4 周，多位于胰体尾部。囊肿可累及邻近组织，引起相应的压迫症状，如黄疸、门脉高压、肠梗阻、肾盂积水等。囊肿穿破可造成胰源性腹腔积液。

3. 胰性腹膜炎

含有活性胰酶的渗出物进入腹腔，可引起化学性腹膜炎。腹腔内出现渗出性腹腔积液。如继发感染，则可引起细菌性腹膜炎。

4. 其他

胰局部炎症和纤维素性渗出可累及周围脏器，引起脾周围炎、脾梗阻、脾粘连、结肠粘连（常见为脾曲综合征）、小肠坏死出血及肾周围炎。

（二）全身并发症

1. 败血症

败血症常见于胰腺炎并发胰腺脓肿时，死亡率甚高。病原体大多数为革兰阴性杆菌，如大肠埃希菌、产碱杆菌、产气杆菌、铜绿假单胞菌等。患者表现为持续高热，白细胞计数升高，以及明显的全身毒性症状。

2. 呼吸功能不全

因腹胀、腹痛，患者的膈运动受限，加之磷脂酶 A 和在该酶作用下生成的溶血卵磷脂对肺泡的损害，可发生肺炎、肺瘀血、肺水肿、肺不张和肺梗死，患者出现呼吸困难，血氧饱和度降低，严重者发生急性呼吸窘迫综合征。

3. 心律失常和心功能不全

因有效血容量减少和心肌抑制因子的释放，导致心肌缺血和损害，临床上表现为心律失常和急性心衰。

4. 急性肾衰竭

出血坏死型胰腺炎晚期，可因休克、严重感染、电解质紊乱和弥散性血管内凝血而发生急性肾衰。

5. 胰性脑病

出血坏死型胰腺炎时，大量活性蛋白水解酶、磷脂酶 A 进入脑内，损伤脑组织和血管，引起中枢神经系统损害综合征，称为胰性脑病。偶可引起脱髓鞘病变。患者可出现谵妄、意识模糊、昏迷、烦躁不安、抑郁、恐惧、妄想、幻觉、语言障碍、共济失调、震颤、反射亢进或消失及偏瘫等。脑电图可见异常。某些患者昏迷为并发糖尿病所致。

6. 消化道出血

可为上消化道或下消化道出血。上消化道出血主要为胃黏膜炎性糜烂或应激性溃疡，或因脾静脉阻塞引起食管静脉破裂。下消化道出血则由于结肠本身或结肠血管受累所致。近年来发现胰腺炎时可发生胃肠型微动脉瘤，瘤破裂后可引起大出血。

7. 糖尿病

5%～35%的患者在病程中出现糖尿病，常见于暴发性坏死型胰腺炎患者，是由 B 细胞遭到破坏、胰岛素分泌下降、A 细胞受刺激、胰高糖素分泌增加所致。严重病例可发生糖尿病酮症酸中毒和糖尿病昏迷。

8. 慢性胰腺炎

重症胰腺炎病例可因胰腺泡大量破坏而并发胰外分泌功能不全，演变成慢性胰腺炎。

9. 猝死

猝死见于极少数病例，由胰腺－心脏性反应所致。

四、检查

实验室检查对胰腺炎的诊断具有决定性意义，一般对水肿型胰腺炎，检测血清淀粉酶和尿淀粉酶已足够，对出血坏死型胰腺炎，则需检查更多项目。

（一）淀粉酶测定

血清淀粉酶常于起病后 2～6 h 开始上升，12～24 h 达高峰。一般大于 500 U。轻者 24～72 h 即可恢复正常，最迟不超过 3～5 d。如血清淀粉酶持续增高达 1 周以上，常提示有胰管阻塞或假性囊肿等并发症。病情严重度与淀粉酶升高程度之间并不一致，出血坏死型胰腺炎，因胰腺泡广泛破坏，血清淀粉酶值可正常甚至低于正常。若无肾功能不良，则尿淀粉酶常明显增高，一般在血清淀粉酶增高后 2 h 开始增高，维持时间较长，在血清淀粉酶恢复正常后仍可增高。尿淀粉酶下降缓慢，为时可达 1～2 周，故适用于起病后较晚入院的患者。

胰淀粉酶分子量约 55 000 D，易通过肾小球。急性胰腺炎时胰腺释放胰舒血管素，体内产生大量激肽类物质，引起肾小球通透性增加，肾脏对胰淀粉酶清除率增加，而对肌酐清除率无改变。故淀粉酶与肌酐清除率比率（cam/ccr）测定可提高急性胰腺炎的诊断特异性。正常人 cam/ccr 为 1.5%～5.5%，平均为（3.1±1.1）%；急性胰腺炎为（9.8±1.1）%，胆总管结石时为（3.2±0.3）%。cam/ccr ＞ 5.5% 即可诊断为急性胰腺炎。

（二）血清胰蛋白酶测定

应用放射免疫法测定，正常人及非胰病患者平均为 400 ng/mL。急性胰腺炎时增高 10～40 倍。因胰蛋白酶仅来自胰腺，故具特异性。

（三）血清脂肪酶测定

血清脂肪酶正常范围为 0.2～1.5 U。急性胰腺炎时脂肪酶血中活性升高，常人为 1.7 U。该酶在病程中升高较晚，且持续时间较长，达 7～10 d，在淀粉酶恢复正常时，脂肪酶仍升高，故对起病后就诊较晚的急性胰腺炎病例有诊断价值。特别有助于与腮腺炎加以鉴别，后者无脂肪酶升高。

（四）血清正铁清蛋白（MHA）测定

腹腔内出血后，红细胞破坏释放的血红蛋白经脂肪酸和弹性蛋白酶作用，转变为正铁血红蛋白。正铁血红蛋白与清蛋白结合形成 MHA。出血坏死型胰腺炎起病 12 h 后血中 MHA 即出现，而水肿型胰腺炎呈阴性，故可做该两型胰腺炎的鉴别。

（五）血清电解质测定

急性胰腺炎时血钙通常不低于 2.12 mmol/L。血钙 < 1.75 mmol/L 仅见于重症胰腺炎患者。低钙血症可持续至临床恢复后 4 周。如胰腺炎由高钙血症引起，则出现血钙升高。对任何胰腺炎发作期血钙正常的患者，在恢复期均应检查有无高钙血症存在。

（六）其他

测定 α_2 巨球蛋白、α_1 抗胰蛋白酶、磷脂酶 A_2、C- 反应蛋白、胰蛋白酶原激活肽及粒细胞弹性蛋白酶等均有助于鉴别轻、重型急性胰腺炎，并能帮助病情判断。

五、护理

（一）休息

发作期绝对卧床休息，或取屈膝侧卧位等舒适体位，避免衣服过紧，剧痛而辗转不安者要防止坠床，保证睡眠，保持安静。

（二）输液

急性出血坏死型胰腺炎的抗休克和纠正酸碱平衡紊乱自入院开始贯穿于整个病程中，护理上需经常、准确记录 24 h 出入量，依据病情灵活调节补液速度，保证液体在规定的时间内输完，每日尿量应 > 500 mL。必要时建立两条静脉通道。

（三）饮食

饮食治疗是综合治疗中的重要环节。近来临床中发现，少数胰腺炎患者往往在有效的治疗后，因饮食不当而加重病情，甚至危及生命。采用分期饮食新法则取得较满意效果。胰腺炎的分期饮食分为禁食、胰腺炎 I 号、胰腺炎 II 号、胰腺炎 III 号、低脂饮食五期。

1. 禁食

绝对禁食可使胰腺安静休息，胰腺分泌减少至最低限度。患者需限制饮水，口渴者可含漱或湿润口唇。此期患者需静脉补充足够液体及电解质。禁食适用于胰腺炎的急性期，一般患者 2 ~ 3 d，重症患者 5 ~ 7 d。

2. 胰腺炎 I 号饮食

该饮食内不含脂肪和蛋白质。主要食物有米汤、果子水、藕粉，每日 6 餐，每次约 100 mL，每日热量约为 1.4 kJ（334 cal），用于病情好转初期的试餐阶段。此期仍需给患者补充足够液体及电解质。I 号饮食适用于急性胰腺炎患者的康复初期，一般在病后 5 ~ 7 d。

3. 胰腺炎Ⅱ号饮食

该饮食内含少量蛋白质，但不含脂肪。主要食物有小豆汤、果子水、藕粉、龙须面和少量鸡蛋清，每日 6 餐，每次约 200 mL，每日热量约为 1.84 kJ。此期可给患者补充少量液体及电解质。Ⅱ号饮食适用于急性胰腺炎患者的康复中期（病后 8 ~ 10 d）及慢性胰腺炎患者。

4. 胰腺炎Ⅲ号饮食

该饮食内含有蛋白质和极少量脂类。主要食物有米粥、小豆汤、龙须面、菜末、鸡蛋清和豆油（5 ~ 10 g/d），每日 5 餐，每次约 400 mL，总热量约为 4.5 kJ。Ⅲ号饮食适用于急、慢性胰腺炎患者康复后期，一般在病后 15 d 左右。

5. 低脂饮食

该饮食内含有蛋白质和少量脂肪（约 30 g），每日 4 ~ 5 餐，用于基本痊愈患者。

（四）营养

急性胰腺炎时，机体处于高分解代谢状态，代谢率可高于正常水平的 20% ~ 25%，同时由于感染使大量血浆渗出。因此如无合理的营养支持，必将使患者的营养状况进一步恶化，降低机体抵抗力，延缓康复。

1. 全胃肠外营养（TPN）支持的护理

急性胰腺炎特别是急性出血坏死型胰腺炎患者的营养任务主要由 TPN 来承担。TPN 具有使消化道休息，减少胰腺分泌，减轻疼痛，补充体内营养不良，刺激免疫机制，促进胰外漏自发愈合等优点。近来更有代谢调理学说认为，通过营养支持供给机体所需的能源和氮源，同时使用药物或生物制剂调理体内代谢反应，可降低分解代谢，共同达到减少机体蛋白质的分解、保存器官结构和功能的目的。应用 TPN 时需严密监护，最初数日每 6 h 检查血糖、尿糖，每 1 ~ 2 d 检测血钾、钠、氯、钙、磷；定期检测肝、肾功能；准确记录 24 h 出入量；经常巡视，保持输液速度恒定，不突然更换无糖溶液；每日或隔日检查导管，消毒插管处皮肤，更换无菌敷料，防止发生感染。一旦发生感染要立即拔管，尖端部分常规送细菌培养。TPN 支持一般经过 2 周左右的时间，逐渐过渡到肠道营养（EN）支持。

2. EN 支持的护理

EN 即从空肠造口管中滴入要素饮食，混合奶、鱼汤、菜汤、果汁等多种营养。EN 护理上要求。

（1）应用不能过早，一定待胃肠功能恢复、肛门排气后使用。

（2）EN 开始前 3 d，每 6 h 监测尿糖 1 次，每日监测血糖、电解质、酸碱度、血红蛋白、肝功能，病情稳定后改为每周 2 次。

（3）营养液浓度从 5% 开始渐增加到 25%，多以 20% 以下的浓度为宜。现配现用，4℃下保存。

（4）营养液滴速由慢到快，从 40 mL/h（15 ~ 20 滴 /min）逐渐增加到 100 ~ 120 mL/h。

由于小肠有规律性蠕动,当蠕动波近造瘘管时可使局部压力增高,甚至发生滴入液体逆流,因此在滴入过程中要随时调节滴速。

(5)滴入空肠的溶液温度要恒定在40℃左右,因肠管对温度非常敏感,故需将滴入管用温水槽或热水袋加温,如果应用不当很容易发生腹胀、恶心、呕吐、腹痛、腹泻等症状。

(6)灌注时取半卧位,滴注时床头升高45°,注意电解质补充,不足的部分可用温盐水代替。

3. 口服饮食的护理

经过3～4周的EN支持,患者进入恢复阶段,食欲增加,护理上要指导患者订好食谱,少吃多餐,食物要多样化,告诫患者切不可暴饮暴食增加胰腺负担,防止再次诱发急性胰腺炎。

(五)胃肠减压

抽吸胃内容物和胃内气体可减少胰腺分泌,防止呕吐。虽本疗法对轻－中度急性胰腺炎无明显疗效,但对并发麻痹性肠梗阻的严重病例,胃肠减压是不可缺少的治疗措施。减压同时可向胃管内间歇注入氢氧化铝凝胶等碱性药物中和胃酸,间接抑制胰腺分泌。腹痛基本缓解后即可停止胃肠减压。

(六)药物治疗的护理

1. 镇痛解痉

予阿托品、东莨菪碱(654-2)、溴丙胺太林、可待因、水杨酸、异丙嗪、哌替啶等及时对症处理减轻患者痛苦。据报道静脉滴注硫酸镁有一定镇痛效果。禁单用吗啡止痛,因其可引起胆道口括约肌痉挛加重疼痛。抗胆碱能药亦不宜长期使用。

2. 预防感染

轻症急性水肿型胰腺炎通常无须使用抗生素。出血坏死型易并发感染,应使用足量有效抗生素。处理时应按医嘱正确使用抗生素,合理安排输注顺序,保证体内有效浓度,保持患者体表清洁,尤其应注意口腔及会阴部清洁,出汗多时应尽快擦干并及时更换衣、裤等。

3. 抑制胰腺分泌

抗胆碱能药物、制酸剂、H_2受体拮抗剂、胰岛素与胰高糖素联合应用、生长抑素、降钙素、缩胆囊素受体拮抗剂(丙谷胺)等均有抑制胰腺分泌作用。使用时注意抗胆碱能药不能用于有肠麻痹者及老年人,H_2受体拮抗剂可有皮肤过敏。

4. 抗胰酶药物

早期应用抗胰酶药物可防止向重型转化和缩短病程。常用药有micaclid、胞磷胆碱、6-氨基己酸等。使用前二者时应控制速度,药液不可溢出血管外,注意测血压,观察有无皮疹发生。对有精神障碍者慎用胞磷胆碱。

5. 胰酶替代治疗

慢性胰功能不全者需长期用胰浸膏，每餐前服用效果佳，注意观察少数患者可出现过敏和叶酸水平下降。

（七）心理护理

对急性发作患者应予以充分的安慰，帮助患者减轻或去除疼痛加重的因素。由于疼痛持续时间长，患者常有不安和郁闷而主诉增多，护理时应以耐心的态度对待患者的痛苦和不安情绪，耐心听其诉说，尽量理解其心理状态。采用松弛疗法、皮肤刺激疗法等方法减轻疼痛。对禁食等各项治疗处理方法及重要意义向患者充分解释，关心、支持和照顾患者，使其情绪稳定、配合治疗，促进病情好转。

（江　艳）

02 肿瘤护理

第五章
头颈部肿瘤的护理

第一节　鼻咽癌

鼻咽癌（NPC）是原发于鼻咽黏膜上皮的恶性肿瘤，占头颈部恶性肿瘤的78％，是耳鼻咽喉科最常见的恶性肿瘤。发病年龄为30～49岁。95％以上属低分化癌和未分化癌类型，恶性程度高，生长快，易出现浸润性生长及早期转移。以鳞状细胞癌最为多见。

一、常见病因

鼻咽癌的病因可能与下列因素有关：EB病毒感染、环境与饮食、遗传因素。鼻咽癌的发病机制还不清楚，但诸多研究表明鼻咽癌高发区的华人子女染色体的不稳定性与鼻咽癌的发生有关。淋巴结转移是鼻咽癌最主要的转移途径和部位。远处转移是血行转移的结果，是晚期的表现。

二、临床表现

1. 症状

以回吸性血涕、耳鸣、听力减退、耳内闭塞感、头痛、面麻、复视、鼻塞为主要症状。

2. 体征

颈部淋巴结肿大、舌肌萎缩和伸舌偏斜、眼睑下垂、远处转移、伴发皮肌炎，女性可有停经表现。

三、辅助检查

鼻咽镜检查、鼻咽活检、脱落细胞学检查、X线检查、B型超声检查、CT检查、磁共振成像（MRI）检查、放射性核素检查、血清学诊断。

鼻咽癌确诊依据是病理学诊断。

四、治疗原则

鼻咽癌早期治疗，效果较佳。

1. 放射治疗

放射治疗为目前治疗鼻咽癌的主要方法，包括深部 X 线照射、^{60}Co 放射治疗或加速器，亦可并用腔内放疗。

2. 化疗

（1）主要用于临床Ⅲ期、Ⅳ期已有明确淋巴结转移或远处转移患者放疗前后的辅助性治疗。多采用联合化疗，可以使肿瘤缩小或消灭微小病灶，提高治疗效果，降低药物不良反应。

（2）常用化疗药物有环磷酰胺＋博来霉素＋氟尿嘧啶（CBF 方案）、氟尿嘧啶＋顺铂（DF 方案）等。

3. 中医药治疗

中医药治疗作为鼻咽癌的辅助治疗手段，可提高机体免疫力，并有一定的抗肿瘤作用，可减轻放、化疗的毒性反应，达到协助西药抗癌、提高疗效的目的。

五、护理

1. 护理评估

（1）病因：患者有无 EB 病毒感染，有无食用咸鱼及腌制食物的饮食习惯，有无家族史、居住在高发区等。

（2）临床表现：出血症状及生命体征改变，如鼻涕中或痰中带血，头痛、面部麻木，耳鸣、听力减退、耳内闭塞感，复视、鼻塞等。

（3）查体：有无舌肌萎缩和伸舌偏斜、眼睑下垂、眼球固定及对进食、视力、活动等的影响。

（4）辅助检查：阳性检查结果、营养指标及有无复发或远处转移症状。

（5）精神心理状况：患者的压力源、压力应对方式及社会支持系统。

（6）其他：评估患者放、化疗的作用及不良反应，观察胃肠道反应，如恶心、呕吐、腹泻、便秘；骨髓抑制情况，如血常规，以及肝肾功能、发热等的发生及程度。

2. 护理要点及措施

（1）鼻腔出血的护理。

1）放疗开始 1 周左右，给予鼻腔冲洗，保持鼻咽部清洁，每日用生理盐水 250 mL 加庆大霉素 16 万 U 冲洗鼻腔 1 次。

2）对鼻咽分泌物多且无出血倾向的患者，可每日冲洗 2 次，预防误吸脓涕及脱落的坏死组织引起肺部感染，有防臭、消炎和收敛作用。

3）对鼻腔干燥的患者，可使用液状石蜡、芝麻油、鱼肝油滴鼻剂等润滑、湿润鼻腔，防止干燥出血。

4）并发症：鼻出血，由于肿瘤侵犯血管破裂引起。出血量少者，给予止血药局部应用，出血点烧灼、冷冻、激光、射频等治疗。出血中等量时，用1%麻黄碱、0.1%肾上腺素浸润纱条或凡士林油纱条填塞前鼻孔或后鼻孔，止血效果好。

5）大出血时，保持呼吸道通畅，立即让患者平卧、头偏向一侧，嘱患者及时将血吐出，防止误吸引起窒息，密切观察生命体征的变化。鼻上部置冰袋或用手指压迫颈外动脉止血。即刻建立2条以上静脉通道，备血，查血常规、出凝血时间等，给予快速扩容抗休克治疗，必要时输血，以及外科手术血管结扎或栓塞介入止血治疗。

（2）跌倒的护理。

1）对复视、视力下降或丧失的患者要防止摔倒。

2）对放化疗后疲乏、胃肠道反应大、进食少的患者，也要防止摔倒，尤其老年体弱者。可适当加床档保护，减少活动范围。定时巡视，给予及时协助，做好预见性护理。

协助患者进行生活护理，尤其是晨晚间护理。

（3）心理护理。

1）做好疾病及治疗相关知识的健康教育，增强患者的信心，减轻压力源。

2）鼓励患者选用积极的应对方式，避免消极情绪。

3）听力下降者，与其耐心交流，必要时借助纸、笔，减轻听力障碍的影响及避免增加口咽部不适，影响交流。

4）对焦虑的患者，注意四轻，保持环境的安静、整洁、舒适，避免不良刺激。

5）运用系统脱敏疗法，建立焦虑等级量表，进行放松练习，用放松对抗焦虑，逐渐减轻或缓解焦虑。

6）对抑郁的患者，适量运动，家人陪伴，促进与他人交流，增加愉快感。

7）对抑郁症状明显者，严格防止自杀行为，逐级上报，做到班班交接、人人知晓，按时巡视。室内避免锐器，家属陪伴，请心理专科治疗，服用抗抑郁药物等。

（4）营养失调护理。

1）放疗期间应给患者补充足够的水分，可口含话梅、橄榄、无花果等，刺激唾液分泌，减轻口干不适。

2）对食欲减退者，适量增加一些调味品，如甜食、酸食、新鲜蔬菜及水果以刺激食欲。

3）胃肠道反应明显者，可根据情况酌情进食流质、半流质，甚至普通饮食，宜进食清淡、少油腻、高热量、高蛋白质、高维生素、易消化的食物，少量多餐，避免进食过冷过热食物，避免酸性或辛辣等刺激性食物。避免低血糖的发生。

4）不强迫患者进食，以减轻胃肠道及心理负担，使其更快恢复。

5）监测血红蛋白、血清白蛋白、电解质等指标，观察有无营养失调，必要时口服专用营养剂甚至遵医嘱给予肠内、外营养支持。

（5）舒适改变的护理。

1）如有头痛等不适，观察疼痛的程度，按三阶梯止痛原则给予镇痛治疗，并做好疼痛护理。

2）如有面部麻木，避免冷刺激，减轻局部症状。

（6）口（鼻）腔黏膜、皮肤及放疗不良反应的护理。

1）口腔护理。放疗期间餐前、餐后、睡前含漱1∶5000呋喃西林溶液，避免口腔感染，定时观察患者口腔黏膜变化。吞咽困难或口腔溃疡者给予吸管吸入，避免食物刺激黏膜；进食前给予1%利多卡因喷雾以减轻进食时的疼痛。给予康复新液以利于溃疡组织黏膜的修复。

2）照射野皮肤护理。按国际抗癌联盟（UICC）急性放射反应评分标准评定放射性皮肤损伤程度。0度：无变化；Ⅰ度：滤泡、轻度红斑、干性脱皮、出汗减少；Ⅱ度：明显红斑、斑状湿性皮炎、中度水肿；Ⅲ度：融合性湿性皮炎、凹陷性水肿；Ⅳ度：坏死、溃疡、出血。从放疗开始即教育患者保持放射野皮肤清洁、干燥，防止外伤，勿用肥皂水擦洗或搓洗，勿随意涂抹药膏或润肤霜，避免阳光暴晒放射野皮肤，勿受过冷过热刺激。Ⅰ度皮炎可外用冰片滑石粉或喜疗妥喷涂；Ⅱ度皮炎片状湿性脱皮时可用喜疗妥湿敷，Ⅲ度融合性湿性脱皮时必须先用湿敷，每天3～4次，一般1～2 d渗出消失，肉芽生长，4～5 d即可愈合。

3）练习张闭口。张口受限为鼻咽癌患者远期放疗反应，重在预防，无特殊治疗措施，患者放疗后应经常做张口运动，防止咀嚼肌及周围组织的纤维化。一旦发生张口受限，应指导患者进行功能锻炼。

（7）化疗不良反应的护理。

1）给予中心静脉置管或静脉留置针，首选经外周静脉的中心静脉导管（PICC），因保留时间长，避免化疗药物对外周静脉的刺激。

2）遵医嘱预防或治疗性使用止吐、抑酸、保肝、水化、退热等药物。

3）观察药物不良反应，观察尿液的颜色及有无尿路刺激征，嘱患者多饮水，每日2000 mL以上，减轻肾及膀胱的毒性，促进药物的代谢。

4）Ⅳ度骨髓抑制者，住隔离病房，谢绝探视，避免感冒，预防性使用抗生素，严格无菌操作及加强各种管道护理等；紫外线消毒房间，每天2次，每次30 min，避免感染的可能；用软毛刷刷牙，避免磕碰，减少出血的可能。观察有无头晕、耳鸣、腹痛等颅内及内脏出血的可能。遵医嘱使用集落刺激因子，给予升白细胞及血小板的药物并观察药物的效果。

3. 健康教育

（1）告知患者保持鼻腔的湿润清洁，不能抠鼻孔，尤其鼻腔填塞及鼻出血停止以后，防止血痂脱落引起再出血。

（2）告知房间内需保持适宜的温度及湿度，室温18～22℃，湿度50%～60%。

（3）向患者说明出现咳痰咯血时不要食燥热性食物，如韭菜、葱蒜、桂皮及油煎食物，多饮水，可食用化痰止咳、润肺的食物，如甘草、梨。

（4）嘱患者变换体位时要慢，防止摔倒，增强安全意识。

（5）向患者说明在放疗期间需保持皮肤放射野标记清晰，不能私自改，以免照射部位有误，影响疗效及造成其他部位的损伤。

（6）说明可服用益气补虚、扶正抗癌的中药，以利于增强机体免疫力，巩固疗效，减少复发的可能。

（7）向患者说明饮食的重要性，嘱患者多食新鲜蔬菜、水果、大豆及其制品、花生、香菇、西红柿、柑橘等，可以滋阴润肺，提高人体免疫力；少食用咸、熏、烤、腌制品。

（8）告知健康的生活方式：戒烟戒酒，生活起居有规律，劳逸结合，适当有氧运动，增强免疫力，促进康复。

（9）重视健康查体、知识宣教，早发现、早治疗。如生活在我国鼻咽癌高发地区或经常接触油烟、化学毒物，经常吸烟、饮酒或家人、亲属患有鼻咽癌，建议定期查体，每1～2年1次。如年龄30～49岁，有血涕、鼻塞、头痛、耳鸣、耳聋、颈部肿块等，首先考虑鼻咽癌的可能性，应积极进行全面检查。

（10）向患者说明放化疗疗程结束后，仍需定期复查，按医师说明的时间复查，如有不适，要随时到医院专科就诊。

（董　蕾）

第二节　甲状腺癌

一、概述

甲状腺癌是头颈部肿瘤中常见的恶性肿瘤，是最常见的内分泌恶性肿瘤，占全身肿瘤的1%。发病率按国家或地区而异。甲状腺癌可发生于任何年龄阶段，女性多于男性，男女比例为1：3，20～40岁为发病高峰期，50岁后明显下降。

（一）病因

发生的原因不明，相关因素如下。

1. 电离辐射

电离辐射是唯一一个已经确定的致癌因素。放射线对人体有明显的癌作用，尤其是儿童及青少年，被照射的小儿年龄越小，发生癌的危险度越高。

2. 碘摄入异常

摄碘过量或缺碘均可使甲状腺的结构和功能发生改变，高碘或缺碘地区甲状腺癌发病率升高。

3. 性别和激素

甲状腺的生长主要受促甲状腺素（TSH）支配，神经垂体释放的 TSH 是甲状腺癌发生的促进因子。有实验表明，甲状腺乳头状癌组织中女性激素受体含量较高。

4. 遗传因素

5%～10%甲状腺髓样癌患者及 3.5%～6.25%乳头状癌患者有明显的家族史，推测这类癌的发生可能与染色体遗传因素有关。

5. 甲状腺良性病变

如腺瘤样甲状腺肿和功能亢进性甲状腺肿等一些甲状腺增生性疾病偶尔发生癌变。

（二）病理分型

目前原发性甲状腺癌分为分化型甲状腺癌（乳头状癌、滤泡状癌）、髓样癌、未分化癌等。

1. 分化型甲状腺癌

（1）乳头状癌：是甲状腺癌中最常见的类型，约占甲状腺癌的80%以上。分化良好，恶性程度低，病情发展缓慢，病程长，预后好。一般以颈淋巴结转移为最多，血行转移较少见，血行转移中以肺转移为多见。

（2）滤泡状癌：较乳头状癌少见，世界卫生组织将嗜酸性细胞癌纳入滤泡状癌中。滤泡状癌占甲状腺癌的 10.6%～15%，居第二位，发展缓慢，病程长，预后较好，以滤泡状结构为主要组织学特征。患病年龄比乳头状癌患者大。播散途径主要是通过血液转移到肺、骨和肝，淋巴转移相对较少。在分化型甲状腺癌中，其预后不及乳头状癌好，以嗜酸性细胞癌的预后最差。

2. 髓样癌

髓样癌较少见，发生在甲状腺滤泡旁细胞，亦称为 C 细胞的恶性肿瘤。C 细胞的特征主要为分泌甲状腺降钙素及多种物质，并产生淀粉样物等。发病主要为散发性，少数为家族性。女性较多，以颈淋巴结转移较为多见。

3. 未分化癌

此类甲状腺癌较少见，约占甲状腺癌的 1%，恶性程度较高，发展快，预后极差。以中年以上男性多见。未分化癌生长迅速，往往早期侵犯周围组织，常发生颈淋巴结转移，血行转移亦较多见。

（三）临床表现

1. 症状

（1）颈前肿物：早期缺乏特征性临床表现，但95%以上的患者均有颈前肿块，质地硬而固定，表面不平。乳头状癌、滤泡状癌、髓样癌等类型颈前肿物生长缓慢，而未分化癌颈前肿物发展迅速。

（2）周围结构受侵的表现：晚期常压迫喉返神经、气管、食管而产生声音嘶哑、呼吸困难或吞咽困难等症状。

（3）其他脏器转移的表现，以及耳、枕、肩等处疼痛。

（4）内分泌表现：可伴有腹泻或阵发性高血压，甲状腺髓样癌可出现与内分泌有关的症状，如顽固性腹泻（多为水样便）和阵发性高血压。

2. 体征

（1）甲状腺结节：多呈单发，活动受限或固定，质地偏硬且不光滑。

（2）颈淋巴结肿大：乳头状癌、未分化癌、髓样癌等类型颈淋巴结转移率高，多为单侧颈淋巴结肿大。滤泡状癌以血行转移为多见。

（四）辅助检查

1. 影像学检查

（1）B超检查：甲状腺B超检查有助于诊断。恶性肿瘤的超声检查可见边界不清，内部回声不均匀，瘤体内常见钙化强回声。

（2）单光子发射计算机断层显像（SPECT）检查：可以明确甲状腺的形态及功能，一般将甲状腺结节分为三种：热结节、温结节、凉（冷）结节，甲状腺癌大多表现为凉（冷）结节。

（3）颈部CT、MRI检查：可提出良、恶性诊断依据，明确显示甲状腺肿瘤的癌肿侵犯范围。

（4）X线检查：颈部正侧位片可观察有无胸骨后扩展、气管受压或钙化等，常规胸片可观察有无转移等。

（5）PET检查：对甲状腺良、恶性病变的诊断准确率高。

2. 血清学检查

血清学检查包括甲状腺功能检查、血清甲状腺球蛋白（Tg）、血清降钙素等。

3. 病理学检查

（1）细胞学检查：细针穿刺细胞学检查是最简便的诊断方法，诊断效果取决于穿刺取材方法及阅片识别细胞的经验。

（2）组织学检查：确诊应由病理组织切片、活检检查来确定。

（五）治疗

以外科手术治疗为主，配合内、外照射治疗，内分泌治疗，化学治疗等。

1. 手术治疗

如确诊为甲状腺癌，应及时行原发肿瘤和颈部转移灶的根治手术。

2. 放射治疗

（1）外放射治疗：甲状腺癌对放射线的敏感性与甲状腺癌的分化程度成反比，分化越好，敏感性越差；分化越差，敏感性越高。分化型甲状腺癌如甲状腺乳头状癌对放射线的敏感性较差，其邻近组织如甲状软骨、气管软骨、食管及脊髓等，均对放射线耐受性差，照射剂量过大时常造成严重并发症，一般不宜采用外放射治疗。未分化癌恶性程度高，肿瘤发展迅速，手术切除难以达到根治目的，临床以外放射治疗为主，放疗通常宜早进行。对于手术后有残余者或手术无法切除者，术后也可辅助放疗。常规放疗照射剂量为大野照射 50 Gy，然后缩野针对残留区加量至 60 ～ 70 Gy。如采用 IMRT 可以提高靶区治疗剂量，在保护重要器官的情况下，高危区的单次剂量可提高至 2.2 ～ 2.25 Gy。

（2）内放射治疗：分化好的乳头状癌与滤泡状癌具有吸碘功能，特别是两者的转移灶都可能吸收放射性核素 [131] 碘（[131]I）。临床上常采用 [131]I 来治疗分化型甲状腺癌的转移灶，一般需行甲状腺全切或次全切除术，以增强转移癌对碘的摄取能力后再行 [131]I 治疗。不同组织类型肿瘤吸碘不同，未分化型甲状腺癌几乎不吸碘，其次是髓样癌。

3. 化学治疗

甲状腺癌对化疗敏感性差。分化型甲状腺癌对化疗反应差，化疗主要用于不可手术、摄碘能力差或远处转移的晚期癌，相比而言，未分化癌对化疗则较敏感，多采用联合化疗，常用药物为多柔比星及顺铂、环磷酰胺（CTX）、加紫杉类等。

4. 内分泌治疗

术后长期服用甲状腺素片可以抑制 TSH 分泌及预防甲状腺功能减退，对预防甲状腺癌复发有一定疗效，对生长缓慢的分化型甲状腺癌疗效较好，对生长迅速的未分化甲状腺癌无明显疗效。

甲状腺癌的预后与病理类型、临床分期、根治程度、性别及年龄有关。年龄 < 15 岁或 > 45 岁者预后较差，女性好于男性。殷蔚伯等报道甲状腺癌的 10 年生存率乳头状癌可达 74% ～ 95%，滤泡状癌为 43% ～ 95%。未分化癌预后极差，一般多在数月内死亡，中位生存率仅为 2.5 ～ 7.5 个月，2 年生存率仅为 10%。

二、护理

（一）护理措施

1. 饮食护理

饮食营养应均衡，宜进食高蛋白、低脂肪、低糖、高维生素无刺激软食，除各种肉、鱼、蛋、奶外，多吃新鲜蔬菜、水果等。戒烟禁酒，少食多餐。如出现进食时咳嗽、声音嘶哑者，应减少流质饮食，细嚼慢咽，量宜少，并注意防止食物进入气管。忌食肥腻黏滞食物，油炸、烧烤等热性食物和坚硬不易消化食物。

2. 保持呼吸道通畅

指导患者做深呼吸及咳嗽运动，有痰液及时咳出。对声嘶患者多给予生活上的照顾及精神安慰。

3. 放疗期间的护理

（1）^{131}I 内放射治疗护理：放射性核素 ^{131}I 是治疗分化型甲状腺癌转移的有效方法，其疗效依赖于肿瘤能否吸收碘。已有报道，^{131}I 对分化型甲状腺癌肺转移及淋巴结转移治疗效果较好。给药前至少 2 周给予低碘饮食（日摄碘量在 20～30μg），避免食用含碘高的食物如海带、紫菜、海鱼、海参、山药等，碘盐可先在热油中炸烧使碘挥发后食用，同时鼓励患者多吃新鲜蔬菜、水果、蛋、奶、豆制品及瘦肉，并防止从其他途径进入人体的碘剂，如含碘药物摄入、皮肤碘酒消毒、碘油造影等。患者空腹口服 ^{131}I 2 h 后方可进食，以免影响药物吸收。口服 ^{131}I 后应注意以下几点。①2 h 后嘱患者口含维生素 C 含片，或经常咀嚼口香糖，促进唾液分泌，以预防放射性唾液腺炎，并多饮水，及时排空小便，加速放射性药物的排泄，以减少膀胱和全身照射。②注意休息，加强口腔卫生。避免剧烈运动和精神刺激，并预防感染、加强营养。③建立专用粪便处理室，勿随地吐痰和呕吐物，大小便应该使用专用厕所，便后多冲水，严禁与其他非核素治疗的患者共用卫生间，以免引起放射性污染。建立核素治疗患者专用病房。④服药后勿揉压甲状腺，以免加重病情。⑤2 个月内禁止用碘剂、溴剂，以免影响 ^{131}I 的重吸收而降低治疗效果。⑥服药后应住 ^{131}I 治疗专科专用隔离病房或住单间 7～14 d，以减少对周围人群不必要的辐射；指导患者正确处理排泄物和污染物，衣裤、被褥进行放置衰变处理且单独清洗。⑦女性患者 1 年内避免妊娠。^{131}I 治疗后 3～6 个月定期随访，不适随诊，以便及时预测疗效。

（2）放疗时加强口腔护理，嘱患者多饮水，常含话梅或维生素 C，促进唾液分泌，预防或减轻唾液腺的损伤。饭前、饭后及临睡时用复方硼砂溶液漱口。黏膜溃疡者进食感疼痛，可用 2% 利多卡因漱口或局部喷洒金因肽。

（3）观察放疗期间的咽喉部情况，对放疗引起的咽部充血、喉头水肿应行雾化吸入，可根据病情需要在雾化器内加入糜蛋白酶、地塞米松、庆大霉素等药物。雾化液现配现用，防止污染。每天 1 次，严重时可行 2～3 次。出现呼吸不畅甚至窒息时，应立即通知医师，并做好气管切开的准备。

（二）健康教育

1. 服药指导

对甲状腺癌行次全或全切除者，应指导患者遵医嘱终身服用甲状腺素片，勿擅自停药或增减剂量，目的在于抑制 TSH 的分泌，使血中的 TSH 水平下降，使残存的微小癌减缓生长，甚至消失，防止甲状腺功能减退和抑制 TSH 增高。所有的甲状腺癌术后患者服用适量的甲状腺素片可在一定程度上预防肿瘤的复发。

2. 功能锻炼

卧床期间鼓励患者床上活动，促进血液循环和切口愈合。头颈部在制动一段时间后，可开始逐步练习活动，促进颈部的功能恢复。颈淋巴结清扫术者，斜方肌可能受到不同程度损伤，因此，切口愈合后应开始肩关节和颈部的功能锻炼，随时注意保持患肢高于健侧，以纠正肩下垂的趋势。特别注意加强双上肢的活动，应至少持续至出院后 3 个月。

3. 定期复查

复查时间，第 1 年应为每 1 ~ 3 个月复查 1 次。第 2 年可适当延长，每 6 ~ 12 个月复查 1 次。5 年以后可每 2 ~ 3 年随诊 1 次。指导患者在日常生活中可间断性用双手轻柔触摸双侧颈部及锁骨窝内有无小硬结出现，有无咳嗽、骨痛等异常症状，一旦出现，随时复查，及时就医。

（董　蕾）

第三节　喉癌

喉癌是常见的头颈部恶性肿瘤之一，是一种与生活方式，如吸烟和饮酒有关的恶性肿瘤。随着内镜诊断技术和影像学诊断技术的发展，以及喉癌治疗水平的提高，早期喉癌的治疗取得了较为满意的疗效，既能根治肿瘤，又能保留发音、呼吸和吞咽三大功能。教育患者不吸烟或戒烟，避免被动吸烟，大力宣传吸烟危害，保持心情愉快，情绪稳定，减少刺激，定期进行检查，以便及早发现、及早治疗。

一、病理

原发性喉恶性肿瘤中鳞状细胞癌占 98％。喉癌早期病变仅局限于上皮层，基底膜完整。癌突破上皮基膜可在固有层内形成浸润癌巢。

喉癌的大体形态分为以下几种。

1. 溃疡浸润型

癌组织稍向黏膜面突起，可见向深层浸润的凹陷溃疡，边界多不整齐，界限不清。

2. 菜花型

肿瘤主要外突生长，呈菜花状，边界清楚，一般不形成溃疡。

3. 结节型或包块型

肿瘤表面为不规则隆起或球形隆起，多有较完整的被膜，边界较清楚，很少形成溃疡。

4. 混合型

兼有溃疡和菜花型的外观，表面凹凸不平，常有较深的溃疡。

二、临床表现

癌肿发生的部位不同，症状也不同，如声音嘶哑，呈进行性加重，重者甚至可失音。常出现喉痛，吞咽时疼痛加重，早期有咽喉部不适和异物感，晚期出现吞咽障碍。随着肿瘤的增大，可出现吸气性呼吸困难、咳嗽、咯血及颈部转移性肿块等。

1. 声门上癌

大多原发于会厌喉面根部。早期，甚至肿瘤已发展到相当程度，常仅有轻微的或非特异性的症状，如痒感、异物感、吞咽不适感等而不被患者注意。声门上癌分化差、发展快，故肿瘤常出现颈淋巴结转移时才引起警觉。咽喉痛常于肿瘤向深层浸润或出现较深溃疡时出现。声嘶为肿瘤侵犯匀状软骨、声门旁间隙或累及喉返神经所致。呼吸困难、咽下困难、咳嗽、痰中带血或咳血等常为声门上癌的晚期症状。原发于会厌喉面或喉室的肿瘤，由于位置隐蔽，间接喉镜检查常不易发现，纤维喉镜仔细检查可早期发现病变。

2. 声门癌

早期症状为声音改变。初起多表现为发音易倦或声嘶，无其他不适，常未受重视，多误以为感冒、喉炎，特别是以往常有慢性喉炎者。因此，对于年龄 > 40 岁，声嘶超过 2 周，经发声休息和一般治疗不改善者，必须仔细做喉镜检查。随着肿瘤增大，声嘶逐渐加重，可出现发声粗哑，甚至失声。呼吸困难是声门癌的另一常见症状，常为声带运动受限或固定，加上肿瘤组织堵塞声门所致。肿瘤组织表面糜烂可出现痰中带血。晚期肿瘤向声门上区或声门下区发展，除严重声嘶或失声外，尚可出现放射性耳痛、呼吸困难、咽下困难、频繁咳嗽、咳痰困难及口臭等症状。最后可因大出血、吸入性肺炎或恶病质而死亡。

3. 声门下癌

声门下癌是位于声带平面以下、环状软骨下缘以上部位的癌。声门下喉癌少见，因位置隐蔽，早期症状不明显，不易在常规喉镜检查中发现。当肿瘤发展到相当程度时，可出现刺激性咳嗽、声嘶、咯血和呼吸困难等。

4. 跨声门癌

跨声门癌是指原发于喉室的癌，跨越两个解剖区域即声门上区及声门区，癌组织在黏膜下浸润扩展，以广泛浸润声门旁间隙为特征。该型癌尚有争议，国际抗癌联盟（UICC）亦尚未确定。由于肿瘤深在而隐蔽，早期症状不明显，当出现声嘶时，常已先有声带固定，而喉镜检查仍未能窥见肿瘤。其后随癌向声门旁间隙扩展、浸润和破坏甲状软骨时，可引起咽喉痛，并可于患侧摸到甲状软骨隆起。

主要检查：喉镜检查，喉部断层摄片，喉部 CT 扫描或磁共振（MRI）检查。

三、治疗方法

手术治疗、放疗、化疗、免疫治疗等。

根据喉癌病变的范围，主要治疗手段为手术治疗和放疗。两种治疗方法可单独使用，也可联合应用综合治疗。早期喉癌单纯采用放疗和手术切除，都可以获得较好的效果，晚期则以综合治疗为佳。喉癌中 98％ 左右为鳞状细胞癌，常对化疗不太敏感，虽然近年来化疗有一定的进展，但在喉癌的治疗中仍不能作为首选治疗方法。目前化疗主要用于喉癌的综合治疗。最近的实验研究提示，间质化疗有望提高喉癌的疗效，减轻全身毒副作用。

四、化疗方案

1. PF 方案

顺铂 30 mg/m^2，静脉注射，第 1 ～ 3 天。

氟尿嘧啶 500 ～ 750 mg/m^2，静脉注射，第 1 ～ 5 天。

21 d 为 1 个周期。

2. CF 方案

卡铂（AUC）= 5，静脉注射，第 1 天。

氟尿嘧啶 300 ～ 500 mg/m^2，静脉注射，第 1 ～ 5 天。

21 d 为 1 个周期。

3. TPF 方案

顺铂 30 mg/m^2，静脉注射，第 1 ～ 3 天。

氟尿嘧啶 500 ～ 750 mg/m^2，静脉注射，第 1 ～ 5 天。

紫杉醇 135 ～ 175 mg/m^2，静脉注射，第 1 天。

21 d 为 1 个周期。

4. 西妥昔单抗靶向治疗

西妥昔单抗 400 mg/m^2，静脉注射，第 1 天，随后 250 mg/m^2 静脉注射，每周 1 次。持续给药直至病情进展。

五、症状的观察与护理

喉癌是发生于喉部的恶性肿瘤，其症状因肿瘤的部位、分期而不同：声门上区癌早期可无症状或仅有咽部不适感、喉异物感；声门区癌早期就可以出现声嘶，呈进行性加重，晚期可出现喉头水肿、吞咽障碍、吸气性呼吸困难、咳嗽、咯血及颈部转移性肿块等。

1. 喉头水肿的观察与护理

喉癌后期由于肿瘤的不断增大及伴随症状喉头水肿，导致患者出现吞咽困难，营养缺乏，甚至出现呼吸困难，最后可因吸入性肺炎或恶病质而死亡。因此，喉头水肿的观察与护理尤为重要。

（1）饮食宜富含营养，易消化，特别要提供足够的蛋白质和维生素，食物宜多样化，并注意色、香、味、形，以增进患者食欲；饮食宜清淡，避免吃油腻的食物。可以增加一些开胃的食品，增进患者食欲，并少量多餐。

（2）保持呼吸道通畅。单纯放疗患者，可因肿瘤压迫或喉水肿而引起呼吸不畅，甚至窒息，因而应随时备好气管切开盘、吸痰器及氧气等急救设备。

（3）当患者出现哽噎感时，不要强行吞咽，否则会刺激局部癌组织出血、扩散、转移和疼痛。在哽噎严重时应进流食或半流食。对于完全不能进食的喉癌患者，应采取静脉高营养的方法输入营养素以维持患者机体的需要。

（4）喉癌特别是声门上型喉癌患者，喉功能失调易发生误吸，因此患者进食时应取坐位或半卧位，以软食为好，应尽量避免口服片剂。

2. 呼吸困难的观察与护理

（1）保持室内空气清新，无刺激气味，严禁吸烟。避免吹风受凉。

（2）观察咳嗽的性质、声音、时间，以及痰液的颜色、性质、量及气味，患者的体温和伴随症状，做好记录。

（3）剧烈咳嗽、痰液不易咳出者，遵医嘱给予化痰药物，如压缩雾化等，也可让患者饮少许温开水润喉后，轻拍其背，帮助排出痰液。

（4）晚期喉癌患者可能存在不同程度的呼吸困难，特别是做过喉镜检查及取活检后可使呼吸困难加重甚至发生窒息，因此对这些患者应加强巡视，嘱其卧床休息，少活动，必要时吸氧，并做好气管切开准备。

3. 咯血的观察与护理

（1）给予心理护理，如陪伴和安慰患者，进行必要的解释，保持情绪稳定。

（2）少量咯血时，嘱患者卧床休息。大咯血时绝对卧床休息，取去枕平卧位，头偏向一侧或患侧卧位。

（3）保持口腔清洁。

（4）大咯血时，暂禁食。病情稳定及少量咯血者，可给温热的高蛋白、高热量、高维生素易消化流质或半流质饮食，避免进浓茶、咖啡等刺激性饮料。

（5）按医嘱用止血药、抗生素，静脉补液、输血等。

（6）保持大便通畅，便秘者给缓泻剂或灌肠。

六、治疗时的护理

喉癌患者的主要治疗手段是手术治疗、放疗，以及化疗、免疫治疗。这里主要谈一下化疗时的护理。

（1）骨髓抑制：早期可表现为白细胞尤其是总细胞减少，严重时血小板、红细胞、血红蛋白均可降低，同时患者还可有疲乏无力、抵抗力下降、易感染、发热、出血等表现，保持患者休息室通风、整洁，保持室内相对湿度50%～60%，必要时每日房间消毒，遵医嘱给予升白细胞药物治疗。

（2）胃肠道反应：表现为口干、食欲减退、恶心、呕吐，有时可出现口腔黏膜炎或溃疡。便秘、麻痹性肠梗阻、腹泻、胃肠出血及腹痛也可见到。化疗期间注意饮食，进食清淡易消化的软食，多喝水，进食含蛋白质、维生素丰富的食物，出现放射性咽炎（咽喉疼痛）、食管炎（吞咽疼痛、胸骨后疼痛）时宜进食温凉容易吞咽的流质或半流质饮食，如水蛋、牛奶、豆浆、新鲜果汁、粥、肉汤等，少量多餐，进食量少时注意有无电解质紊乱，根据病情可进行静脉营养治疗，保持口腔清洁，用漱口液多漱口；加强对患者及其家属营养知识宣教或者提倡"超食疗法"，即在化疗间歇期间，给予浓缩优质蛋白质及其他必需的营养素，以迅速补充患者的营养消耗。

（3）肾毒性：表现为肾小管上皮细胞急性坏死、变性、间质水肿，肾小管扩张，严重时出现肾功衰竭。患者可出现腰痛、血尿、水肿、小便化验异常等。化疗期间鼓励患者多饮水，每日 3000 mL 以增加尿量，使因放疗所致肿瘤细胞大量破裂、死亡而释放出的毒素排出体外，减轻全身放疗反应。

（4）心理护理：喉癌对患者造成极大的恐惧感，加之手术创伤性大、时间长，全喉切除者突然失去说话功能，担心给以后的工作、生活、学习带来一系列的不便；因担心术后不能达到预期的效果，患者往往多伴有悲观、消极、恐惧心理，所以我们应以真诚的语言，与患者交谈，因势利导，消除其不利的心理因素，合理解释患者及其家属提出的问题；与患者及其家属共同制定出统一的交流方式，对有文化者准备纸、笔，以利于交流，使患者保持良好的、稳定的、最佳的心理状态，主动配合治疗及护理，争取早日康复。

（董　蕾）

第六章
胸部肿瘤的护理

第一节　乳腺癌

一、病因

乳腺癌病因尚未阐明，但有报道指出，雌激素与乳腺癌的发生密切相关。

乳腺癌发病的其他相关因素如下。

（1）乳腺癌家族史：妇女有第一级直系亲属家族的乳腺癌病史者，其发生乳腺癌的危险性是正常人群的 2 ~ 3 倍。

（2）生殖因素：月经初潮早于 12 岁、绝经期迟于 50 岁，可能与其一生中乳腺组织受雌激素作用时间较长有关。40 岁以上未孕或初次足月生产迟于 35 岁是乳腺癌发生的危险因素，流产会使妇女乳腺癌发病率增加，而多次妊娠并足月产是乳腺癌的保护因素。研究发现，长期授乳者患乳腺癌的危险呈下降趋势，考虑与产后长期哺乳推迟了排卵及月经的重建，从而减少性激素的刺激有关。

（3）一侧乳房曾有恶性肿瘤史，另一侧患乳腺癌的危险性增加。

（4）乳房良性疾病可增加癌变的危险性，尤其是增生性乳腺疾病。研究证实乳腺小叶增生或纤维腺瘤患者发生乳腺癌的危险性为正常人群的 2 倍。良性疾病可增加致癌或促癌物质的易感性，同时有些良性疾病与恶性疾病可能具有某种共同的高危因素。

（5）口服避孕药物史或口服含雌激素的药物，丰乳液中的雌激素经皮吸收，这些外源性雌激素的摄入将大大增加乳腺癌的发生率。

（6）饮食因素：进高脂与高热量饮食，血浆中催乳素含量明显增高。另外，由于长期以肉食为主，肠道内细菌发生改变，可将来源于胆汁的固醇类物质转化为雌激素，促进乳腺癌的发生。高纤维素饮食对乳腺有保护作用，纤维素或植物成分可能是通过干扰雌激素的肝肠循环或降低雌激素的活性而影响其作用，从而降低乳腺癌发生的危险。饮酒亦可使乳腺癌的危险性增加。

（7）生活因素。①吸烟：吸烟妇女患乳腺癌的危险是不吸烟妇女的 1.26 倍，并与吸烟数量及吸烟总年限存在明显的正相关趋势。实验表明，非哺乳期吸烟妇女的乳腺分泌液中存在诱变物和辅助致癌物。②肥胖：体重增加是绝经后妇女发生乳腺癌的重要危险因素。年龄在 60 岁以后，体重每增加 10 kg，发生乳腺癌的危险性增加 80%。③精神因素：经受过精神创伤或生活困难等严重生活事件而引起精神压抑的妇女患乳腺癌的相对危险性增加 2 ~ 3 倍，如在发育前遭受精神打击，则相对危险度增加 6.5 倍，术后的复发率亦较高。其主要是通过对免疫机制的抑制及通过动用体内脂肪而致癌。

（8）环境因素（电离辐射）：统计表明，在原子弹爆炸中幸存的妇女，乳腺癌的发病率增加，发病年龄提前。年轻妇女要避免大剂量的 X 线照射，否则晚年患乳腺癌的机会增加。乳房钼靶 X 线摄片曾是普遍的乳腺癌检诊方法，目前已逐渐认识到可能存在潜在危险。

二、病理分类

1. 非浸润性癌

非浸润性癌即原位癌，包括导管内癌（粉刺样型、实性型、筛状型、微乳头型）和小叶原位癌。

2. 早期浸润性癌

早期浸润性癌包括导管癌早期浸润和小叶癌早期浸润。

3. 浸润性癌

（1）浸润性非特殊型癌：包括浸润性导管癌和浸润性小叶癌。

（2）浸润性特殊型癌：包括髓样癌伴大量淋巴细胞浸润、小管癌、黏液癌、腺样囊性癌、乳头状癌、顶泌汗腺样癌、鳞状细胞癌、乳头 Paget 病。

4. 其他罕见癌

其他罕见癌包括分泌性癌、富脂性癌、印戒细胞癌、富含糖原的透明细胞癌、伴嗜银细胞的乳腺癌、伴化生的癌。

5. 特殊形式的乳腺癌

特殊形式的乳腺癌包括炎性乳腺癌、副乳腺癌、男性乳腺癌。

三、临床表现

（一）主要症状

包括乳房无痛性肿块，皮肤改变，乳头和乳晕异常，腋窝淋巴结肿大。

1. 乳房肿块

乳房肿块是乳腺癌最常见的症状，80% 以上的患者是在无意中发现乳房肿块而就诊。

是否属于乳腺癌的症状可从以下几个方面进行分辨。

（1）部位：乳腺癌主要以乳房外上象限区域癌变为主。

（2）数目：乳腺癌以单侧乳房单发肿块质硬为多见。单侧多发肿块及原发双侧乳腺癌临床上并不多见。

（3）大小：早期乳腺癌的肿块一般较小，但有的患者因医疗水平较差，发现的时候肿块较大。

（4）形态和边界：乳腺癌绝大多数呈浸润性生长，边界欠清晰。有的可呈扁平状，表面不光滑，有结节感。

（5）硬度：乳腺癌肿块质地较硬，但富于细胞的髓样癌可稍软，个别也可呈囊性，如囊性乳头状癌。少数肿块周围有较多脂肪组织包裹，触诊时有柔韧感。

（6）活动度：肿块较小时，活动度较大，但这种活动是肿块与其周围组织一起活动，与纤维腺瘤活动度不同。若肿瘤侵犯胸大肌筋膜，则活动度减弱；肿瘤进一步累及胸大肌，则活动度消失。

2. 乳房疼痛

乳房疼痛虽可见于多种乳腺疾病，但疼痛并不是乳腺肿瘤的常见症状，良性或恶性乳腺肿瘤通常是无痛的。肿瘤伴有炎症时可以有胀痛或压痛。晚期肿瘤若侵及神经或腋淋巴结肿大压迫或侵犯臂丛神经时可有肩部胀痛。

3. 皮肤改变

乳腺肿瘤引起皮肤的改变，与肿瘤的部位、深浅和侵犯程度有关。如累及乳腺悬韧带（Cooper 韧带），使其短缩失去弹性造成皮肤凹陷，形成"酒窝征"；累及乳头使乳头变平、回缩、凹陷；累及皮下淋巴管使淋巴回流障碍，出现真皮水肿，皮肤呈"橘皮样"改变；皮肤有卫星结节时会破溃，形成溃疡。炎性乳腺癌时局部皮肤呈炎症样表现，颜色由淡红到深红，开始时比较局限，不久即扩大到大部分乳腺皮肤，同时伴有皮肤水肿、增厚、粗糙、表面温度升高。

4. 乳头和乳晕异常

乳头扁平、回缩、凹陷，直至完全缩入乳晕下，看不见乳头。有时整个乳房抬高，两侧乳头不在同一水平面上。乳头溢液者为 5% ~ 10%，多为血性，也可见浆液性和水样，常见于起源大导管的乳腺癌。乳头糜烂是乳头 Paget（湿疹样乳腺癌）病的典型症状，常伴乳头瘙痒、糜烂、破溃。早期可见乳头增厚、变红、粗糙，或表现为结痂、脱屑，伴有少量分泌物，揭去痂皮可见鲜红糜烂面，经久不愈。进一步发展可侵犯乳晕形成大片糜烂，整个乳头被浸润而消失。

5. 腋窝淋巴结肿大

乳腺癌逐步发展可侵及淋巴管，向其局部淋巴引流区转移。其中，最常见的淋巴转移部位是同侧腋窝淋巴结转移。淋巴结由小到大、由少到多，从可推动到相互融合、固定。肿大的淋巴结侵犯、压迫腋静脉可使同侧上肢出现水肿，侵及臂丛神经可引起肩部酸痛。

（二）远处转移的临床表现

乳腺癌的远处转移包括淋巴转移和血行转移。常见的转移部位分别是骨、肺、胸膜、软组织和肝。大多数转移性乳腺癌患者或早或晚都会发生骨转移，脊椎、肋骨、骨盆和颅骨是常见的受累部位，通常表现为骨痛和骨质脆弱。其中约15%的患者会发生病理性骨折而产生剧痛，失去活动能力，甚至缩短生存期。脊椎转移还可引起脊髓压迫症状，甚至截瘫。85%～90%的肺转移患者起初无症状，当病变广泛或侵犯肺实质时，可表现为呼吸不畅和咯血，胸膜下的转移灶会发生气胸、胸腔积液等症状。胸痛常提示有胸膜受侵的可能。肝转移的预后差，多数患者有肝功能损害的表现。

四、辅助检查

（一）影像学检查

1. 乳房 X 线检查

乳房 X 线检查分为钼靶摄片和平板照相，是目前符合率较高的诊断方法。年轻的乳腺组织易受放射线的损伤，同时其乳腺组织较致密，一般不易做出诊断及鉴别，因而对于35岁以下的妇女不主张做乳腺 X 线检查。

2. B 超

超声显像属无损伤性检查，可反复使用。B 超诊断准确率为85%～95%，在乳腺普查中适合乳腺组织较致密的妇女。

3. MRI

MRI 显示细微钙化点不如乳腺 X 线摄片敏感，但磁共振显示肿块较为敏感。

（二）实验室检查

1. 癌胚抗原（CEA）检查

乳腺癌术前检查 CEA 升高占20%～30%，而晚期有50%～70%出现 CEA 升高。

2. 单克隆抗体

用于乳腺癌诊断的 CA15-3、CA125 水平可增高。

3. 激素受体（ER/PR）测定

乳房肿瘤切除后，测定肿瘤中的雌激素受体（ER）和孕激素受体（PR）水平，如果受体水平较高，说明该肿瘤对内分泌治疗如他莫昔芬等较敏感、有效，可以指导临床用药。

4. HER-2 检测

HER-2 可以指导预后，阳性者预后较差，阴性者预后较好。

（三）细胞学诊断

细胞学诊断必须紧密结合临床资料，如影像学资料和触诊的能力等。

（四）其他检查

1. 乳腺导管内视镜检查

乳腺导管内视镜检查有助于早期发现伴乳头溢液的导管内癌，尤其在钼靶 X 线检查未见钙化灶的导管内癌患者中显示出独特的优越性，便于确诊。

2. 液晶热图检查

由于肿瘤表面温度和正常组织温度不一样而显示乳腺的热图形有差异。

3. 近红外线乳腺扫描检查

近红外线透过乳腺，在彩色荧光屏上显示黄、粉红、绿、蓝、墨绿五种颜色，如出现色调倒置，或在浅色区出现深色调，则提示有肿瘤可能。

五、治疗

（一）治疗原则

乳腺癌采取以手术治疗为主的综合治疗，主要治疗方法有手术、化疗、放疗、内分泌治疗和生物靶向治疗。Ⅰ、Ⅱ、Ⅲ期以手术治疗为主，Ⅳ期以化疗为主。

（二）治疗方法

1. 化学治疗

（1）术后的辅助化疗：是乳腺癌治疗的重要组成部分，无论是绝经前还是绝经后，化疗均能降低复发率和死亡率，但以绝经前患者更为显著。常用的化疗方案是含蒽环类药物的 AC（多柔比星＋环磷酰胺）或 CAF（环磷酰胺＋多柔比星＋氟尿嘧啶）及紫杉类的 TAC（多西他赛＋多柔比星＋环磷酰胺）方案。

（2）新辅助化疗：又称术前化疗或诱导化疗，是局部晚期乳腺癌、炎性乳腺癌的规范疗法，可以使肿瘤降期以利手术，或变不可手术为可手术。与术后辅助化疗方案基本相同。

（3）复发或转移性乳腺癌化疗：辅助治疗仅用内分泌治疗而未用化疗的患者，可选择 CMF 或 CAF 方案；辅助治疗未用过蒽环类和紫杉类化疗的患者未达到疗效的首选 AT 方案（蒽环类＋紫杉类），如 CMF 辅助治疗失败的患者；蒽环类辅助治疗失败的患者，可选择的方案有 XT（卡培他滨＋紫杉醇）方案、GT（吉西他滨＋紫杉醇）方案；紫杉类治疗失败的患者，目前尚无标准方案推荐，可以考虑的药物有卡培他滨、长春瑞滨、吉西他滨和铂类，采取单药或联合化疗。

2. 放射治疗

放射治疗属局部治疗，随着保乳术的兴起，放疗在乳腺癌综合治疗中的地位越来越高。

（1）乳腺癌术后放疗指征：单纯乳房切除术后；根治术后病理报告有腋中群或腋下群淋巴结转移者；根治术后病理证实转移性淋巴结占检查淋巴结总数的一半以上，或有 4 个以上淋巴结转移者；病理证实内乳淋巴结转移的病例；原发灶 ≥ 5 cm；原发灶位于乳房中央或内侧者做根治术后，尤其有腋窝淋巴结转移者。

（2）保乳术后放疗指征：除 70 岁以上，且激素受体阳性、腋窝淋巴结阴性、局部肿块 T_1、切缘阴性的患者可以单纯使用辅助内分泌治疗以外，一般情况下所有接受保乳术的患者都应行全乳放疗。

3. 内分泌治疗

凡是 ER 阳性的患者，不论年龄大小、月经状态、腋淋巴结状态和肿瘤大小，都应采用辅助的内分泌治疗。内分泌治疗的基本目的是降低体内雌激素水平，抑制乳腺癌细胞生长繁殖。目前临床常用的治疗乳腺癌的内分泌药物有抗雌激素类、孕激素类、芳香化酶抑制剂和促黄体激素释放激素类似物。

（1）卵巢去势治疗：分为手术、放疗和药物三种去势方法。卵巢切除后可降低或阻断雌激素对肿瘤的作用，从而使肿瘤退缩。放射治疗在照射 16 ~ 20 Gy 后亦能达到同样效果。药物性卵巢去势选用促黄体激素释放激素类似物（LHRH-a）戈舍瑞林。

（2）抗雌激素药物：他莫昔芬（tamoxifen）适用于 ER 和（或）PR 阳性的患者，对 ER 和（或）PR 不明的患者也可使用。对 ER 阳性者其有效率达 60% 左右，若 HER-2 表达强阳性，其有效率明显降低。推荐剂量：每次 10 mg，口服，每日 2 次，持续 5 年。主要不良反应为潮热和阴道分泌物增加。

（3）芳香化酶抑制剂：绝经后乳腺癌一线内分泌药物，对他莫昔芬治疗失败后用作二线治疗，有效率达 50%，对绝经前乳腺癌无效。新一代芳香化酶抑制剂推荐剂量：来曲唑 2.5 mg/d，瑞宁得 1 mg/d。

4. 生物靶向治疗

乳腺癌的一个生物学指标 HER-2 过度表达者癌细胞倍增速度快、侵袭性强、内分泌依赖性差、易产生化疗耐药性，行分子靶向治疗适用于 HER-2 阳性过度表达的患者。推荐使用赫赛汀（herceptin）治疗，其有效率在 30% 左右。推荐剂量：6 mg/kg（首剂 8 mg/kg）每 3 周方案，或 2 mg/kg（首剂 4 mg/kg）每周方案。目前暂推荐的治疗时间为 1 年。

乳腺癌的预后与原发肿瘤的大小、局部浸润程度、有无腋淋巴结转移、淋巴结转移数目、转移位置、病理类型等相关。激素受体状况 ER 阳性的患者生存率明显高于 ER 阴性的患者。35 岁以下的患者预后明显较 35 岁以上的患者差。HER-2 阳性患者的生存率明显低于 HER-2 阴性患者。治疗期间合并妊娠复发的可能性较大。

六、护理

（一）护理要点

1. 心理支持

乳腺癌的治疗和康复往往需要 6 个月至 1 年的时间，患者的心理反应随着病情和治疗的变化会有不同的表现。乳房的缺失和术后较长的瘢痕、不对称的胸壁使患者失去女性的自信；患肢功能障碍使自理能力受到限制，加上连续的化疗使得体力不支而致性欲下降，性生活次数减少，担心婚姻是否能够延续等；出院后担心他人异样眼光而远离亲人、朋友。护理人员应帮助患者调整外观的变化，纠正形象紊乱所致的负性情绪，如佩戴假发、帽子或头巾遮挡，佩戴义乳等；并鼓励其配偶多给予患者心理支持，主动关心患者的心理变化，经常陪伴患者，与患者共同经历治疗过程，使夫妻感情更融洽、亲密，创造一个轻松愉快的家庭环境。

2. 化疗的护理

（1）乳腺癌的化疗方案中大多数抗癌药为发疱剂（如多柔比星），化学性静脉炎的发生率高，静脉的保护尤为重要，故输液通路应首选 PICC。未行 PICC 置管者，术后应避免患侧上肢静脉输液，故术后输液只能在健侧进行，为保护健侧静脉，术前化疗应选择患侧上肢浅静脉。

（2）多柔比星对心脏毒性较大，用药前后应常规行心电图检查，用药过程中需行心电监护，勤巡视，防止不良反应，并备足抢救药品。

（3）脱发：由于脱发所致的"化疗特殊形象"是影响患者自尊的严重问题，因此，化疗前应把这一可能发生的问题告诉患者，使其有充分的思想准备。指导患者化疗前理短头发，购买适合自己的假发或柔软的棉帽，告知脱发是暂时性的，停止化疗后头发可重新生长。脱发后，头皮会比较敏感，要注意保护头皮，不要使用刺激性的香皂、洗发水等。

3. 放疗护理

（1）放疗并发症的防护。①放射性皮炎：患者可涂抹比亚芬保护局部照射野皮肤，大面积胸壁放疗或腋窝皱褶及潮湿处皮肤放疗，易出现一定程度的皮肤反应，如出现一度皮肤干性反应，可局部继续涂抹比亚芬，出现二度皮肤湿性反应，可使用重组人表皮生长因子衍生物（金因肽）外喷，也可给予"烧伤三号"纱布湿敷或涂抹美宝湿润烧伤膏。照射野皮肤避免摩擦并保持腋窝处的透气、干爽。站立或行走时患者宜穿宽松衣袖的柔软、吸湿性强的棉质衣服，保持患侧手叉腰的动作；卧位时患者宜将患肢上举置于头顶，使腋窝处尽量敞开。②放射性食管炎：患者照射内乳区可引起轻度食管反应，多为一过性。此时指导患者进食流质或半流质食物，禁食粗、硬、辛辣刺激性食物，忌食过热的食物，宜少量多餐，慢速进食，进食后吞服温开水以冲洗食管。③放射性肺炎：患者出现咳嗽、咳痰、发热、胸闷、气短等，可按医嘱用抗生素、激素、支气管扩张剂治疗，必要时给予吸氧，严重者应暂停放疗。注意休息、保暖，预防感冒，因上呼吸道感染常可诱发放射性肺炎。

（2）对乳腺癌脑转移行脑放疗的患者，治疗中可出现颅内压增高。因此，应按医嘱立即快速滴注甘露醇，必要时加地塞米松，严密观察患者恶心、呕吐、头晕、头痛等颅内压增生情况。

（3）对乳腺癌骨转移行骨放疗的患者，要防止患者跌倒，送放疗时可使用轮椅。

（4）注意血象变化，每周行血常规检查，当白细胞计数 $< 3 \times 10^9$/L 时，应暂停放疗，并按医嘱给予升白细胞药物治疗，行紫外线消毒房间每日 2 次，限制探视等。当白细胞计数 $< 1 \times 10^9$/L 时行保护性隔离。

（5）患肢经过放疗更易出现水肿，故应继续进行患肢的功能锻炼和保护，必要时行向心性按摩。放疗结束后应持续保护好照射野皮肤，时间视皮肤情况而定。

4. 患肢水肿护理

乳腺癌根治术后，由于上肢的淋巴及血液回流障碍易引起上肢水肿，发生率为5%～40%。造成水肿的原因通常为：腋窝淋巴结清扫不当，破坏了局部的侧支循环。腋窝积液、感染、局部纤维化，妨碍了腋窝淋巴结侧支循环的建立。术后放疗致结缔组织增生，局部纤维化而引起水肿。

（1）避免上肢血流过快，因为血流的增加必定使淋巴液的产生增加，从而使淋巴循环负担加重。如高强度的上肢锻炼、搬运重物、高温（如热水浸泡、日光曝晒、桑拿浴）及感染等。

（2）避免淋巴回流阻力增加，如过紧的内衣、项链和吊带乳罩可压迫锁骨上区，上肢的感染可使局部组织纤维化、淋巴管狭窄。

（3）皮肤护理。①防止感染：因为淋巴水肿后其组织间隙富含蛋白质，微小皮肤破损即可引发细菌感染。因此，患肢注意避免外伤、抽血、注射、测量血压、静脉注射、手提重物和长时间下垂，避免昆虫叮咬，预防皮肤损伤，一旦出现皮肤损伤应立即处理。②按摩：是目前治疗淋巴水肿的最重要手段，通过按摩可清空周边组织淋巴管，从而加速患侧上肢的淋巴液回流。按摩要由有经验的专业按摩师进行。③压力手套：经特别设计，使压力集中在手臂下半部，压住肿胀的部位，避免体液积聚；同时作为患肢的支架，以帮助肌肉泵走体液，预防患肢淋巴水肿及避免肿胀恶化。

（4）压力泵疗法：即使用淋巴水肿机，将可充气的袖套置于水肿肢体，间断充气使水肿液向心流动。这些空气压力设备多为多腔房、序贯性、可调节压力梯度的泵，泵压力向心地如波浪一样递减，将水肿液挤入血液循环。此法在淋巴水肿早期、明显的皮下纤维化发生前有一定疗效。

（5）药物治疗：目前尚无有效药物。近期研究表明苯并吡喃酮可能是一类有希望的药物，该药可与沉积在组织间隙中的蛋白质结合，增强巨噬细胞的吞噬功能，诱导蛋白水解从而改善症状，然而其长期疗效有待进一步研究。

（二）健康教育

1. 功能锻炼

鼓励患者在日常生活中逐渐做一些力所能及的事情，有计划地做一些提、拉、抬、举等各种锻炼，以增强患肢力量。坚持锻炼，患侧上肢功能接近健侧者可达95%以上。

2. 佩戴义乳

手术后人们往往只看身体外形的变化，忽略了被切除的组织具有一定的体质和重量。失乳会使身体脊柱两侧的重量失衡，而引起斜颈、斜肩和脊柱侧弯。在手术切口完全愈合后，就应及时佩戴义乳，不要给自己和别人留下残缺的印象和记忆，完美的形象会减轻患者失乳的痛苦。义乳佩戴要坚持，以便促进康复，维持身体平衡，防止斜颈、斜肩和脊柱侧弯。佩戴时注意两边平衡、对称、合体。义乳的重量一般为 200 g 以上，太小的重量将失去佩带的主要意义。手术后患者的胸部几乎是皮包骨，放射治疗后皮肤的弹性下降，皮下肋骨显露。义乳的弹性可起到保护胸部的作用，能缓冲外力，防止外力对胸部的伤害。

3. 性生活

术后 5 年内必须避孕，5 年后如无复发的迹象可在医师的指导下妊娠。避孕不宜使用任何激素类避孕药，以免激素刺激癌细胞生长，可采用避孕套、上环等方法或咨询妇科医师。

4. 定期复查

乳腺癌患者易出现淋巴转移（最多见是腋下淋巴结，其次是锁骨上淋巴结）和血运转移（最常见为肺转移，其次为骨、肝和脑转移），为早期发现转移征象，坚持定期复查尤为重要。综合治疗后应按规定时间复诊，术后第 1 年每 3 个月复查 1 次，以后每半年复查 1 次，5 年后可每年复查 1 次。如出现淋巴结肿大、咳嗽、胸痛、骨痛、肝区不适、头部不适等症状，应及时行相应的检查。

（董　蕾）

第二节　肺癌

原发性支气管肺癌简称肺癌，是指原发于支气管黏膜和肺泡的恶性肿瘤。肺癌是当今世界上最常见的恶性肿瘤之一，也是对人类健康与生命危害最大的恶性肿瘤。在西方工业国家的男性肿瘤患者中，肺癌是最常见的死亡原因。其恶性程度高、发展速度快，5 年总生存率不足 10%。在我国近几年来肺癌的发病率及病死率也在逐年升高。

一、病因病理

（一）病因

1. 吸烟

吸烟是肺癌公认的重要危险因素。据调查 80% ~ 90% 的肺癌与吸烟有关。早在 20 世纪 50 ~ 60 年代进行的流行病学研究中就已经确立了吸烟与肺癌发生之间存在密切联系。烟草的烟雾中包含有多环芳香烃、N- 亚硝酸、芳香胺等致癌源。长期吸烟可导致支气管黏膜上皮细胞增生，诱发鳞状上皮癌或未分化小细胞癌。国外研究表明：若家庭或办公环境中有人吸烟，未吸烟者每日吸入的有害气体并不少于吸烟者，且对烟草中有害物质的刺激反应更大，所以被动吸"二手烟"也会增加肺癌的发生概率。

2. 职业致癌因子

接触石棉、无机砷化合物、二氯甲醚、铬、氡、芥子气、氯乙烯、煤烟、焦油、石油及电离辐射的人，其肺癌发病率高。

3. 空气污染

空气污染包括室内小环境（被动吸烟、煤焦油、烹调产生的致癌物质）和室外大环境（汽车废气、工业废气、公路沥青）污染。

4. 生物学因素

迄今为止血 yc、ras、c-erbB 已被确定为与肺癌相关的癌基因。而抑癌基因 p53、Rb 及 3 号染色体短臂上部分区域的缺失，也会促发肺癌。

5. 营养与饮食

维生素 A 为抗氧化剂，可直接干扰癌变过程。摄取食物中维生素 A 含量少或血清维生素 A 含量低时，患肺癌的危险性增高。

6. 其他

结核病、病毒感染、真菌霉素（黄曲霉）、机体免疫功能下降、内分泌失调及家族遗传等因素对肺癌的发生也可能起到一定的作用。

（二）病理

1. 按肿瘤发生部位分型

（1）中央型肺癌：发生在段支气管至叶支气管的癌肿，以鳞状上皮细胞癌和小细胞未分化癌多见。

（2）周围型肺癌：发生在段支气管以下的癌肿，以腺癌较为多见。

（3）弥漫型肺癌：发生在细支气管和肺泡的癌肿。

2. 按组织病理学分型

（1）非小细胞肺癌（NSCLC）：占所有肺癌的 85% 以上，主要包括两种类型，即非鳞状细胞癌（包括腺癌、大细胞癌及其他细胞类型）和鳞状细胞（表皮样）癌。腺癌是美国最常见的肺癌类型，也是非吸烟患者中发生率最高的类型。基因表达谱检测（采用 DNA 微阵列）发现了肺腺癌的亚型（即支气管腺癌、鳞腺癌、大细胞腺癌），这些亚型与分期特异的生存期和转移模式有关。支气管腺癌与早期肺癌生存期延长有关，磷腺癌与晚期肺癌生存期延长有关。

（2）小细胞肺癌（SCLC）：是肺癌中恶性程度最高的一种，主要包括燕麦细胞型、中间细胞型、复合燕麦细胞型，占原发性肺癌的 10% ~ 15%。一般起源于较大支气管，大多为中央型肺癌，较早出现淋巴和血行转移，在各型肺癌中预后最差。

二、临床表现

肺癌的临床表现与肿瘤发生的部位、大小、类型、发展阶段、有无并发症或转移有密切关系。

1. 肺癌的早期临床表现

（1）咳嗽：通常为肺癌的首发症状。

（2）咯血：多见于中央型肺癌。常表现为痰中带血或少量咯血，而大咯血较少见。

（3）胸痛：表现为持续性、不规则的胸部钝痛或隐痛。

（4）胸闷气短：多因肿瘤阻塞气道或并发肺炎、肺不张及胸腔积液而导致。

（5）体重下降：与肿瘤毒素、感染、疼痛、慢性消耗等因素引起患者食欲下降、进食减少有关。

（6）发热：以低热多见，偶有高热。早期为肿瘤引起肺部炎症所致，晚期因继发感染、肿瘤坏死所致。

2. 肺癌的晚期临床表现

（1）上腔静脉综合征：是由于肿瘤本身或其转移的淋巴结病灶压迫上腔静脉，甚至在上腔静脉内部形成血栓，使上腔静脉回流受阻引起的阻塞综合征。患者表现为颜面部（特别是眼睛）、颈部、双上肢水肿及胸前部瘀血和静脉曲张，同时伴有面部潮红、咳嗽、头痛、流泪、呼吸困难等症状，严重者甚至会因为脑部严重充血、水肿而导致意识不清、癫痫等症状的出现。

（2）Horner 综合征：见于肺尖部的肿瘤，压迫位于胸廓上口的器官或组织而引起的由患侧上眼睑下垂、瞳孔缩小、眼球内陷组成的三联症。

（3）中枢神经系统转移：肺癌是脑转移瘤最常见的原因，表现为头痛、呕吐、眩晕、共济失调、偏瘫、颅内压增高。

（4）骨转移：骨是肺癌常见转移部位，常见肋骨、脊柱、骨盆转移，表现为局部的疼痛及压痛。

（5）肝转移：表现为肝大、腹腔积液、黄疸、肝区疼痛。

（6）肾上腺转移。

3. 其他肺外症状

包括内分泌、神经肌肉、结缔组织、血液系统和血管的异常改变，又称副癌综合征。

（1）肥大性骨关节病。

（2）分泌促性腺激素引起男性乳房发育。

（3）分泌促肾上腺皮质腺激素引起库欣综合征，表现为肌力减弱、水肿、高血压、尿糖增高等。

（4）分泌抗利尿激素引起稀释性低钠血症，出现全身水肿、嗜睡、定向障碍、水中毒症状。

（5）分泌异位甲状旁腺样激素引起高血钙、低血磷、精神紊乱。

（6）神经肌肉综合征：小脑变性、周围神经病变、重症肌无力。

三、辅助检查

1. 细胞学检查

非小细胞肺癌痰脱落细胞学检查阳性率达 70%～80%，高于小细胞肺癌。

2. 影像学检查

（1）X 线检查：胸部普通 X 线检查是发现肺癌重要的方法之一。

（2）CT 检查：可发现普通 X 线检查不能发现的病变，易识别肿瘤有无侵犯邻近器官。

（3）磁共振（MRI）：能明确肿瘤与大血管之间的关系，但不易发现小病灶。

（4）单光子发射计算机断层显像（SPECT）：有助于发现骨转移。

（5）正电子发射计算机断层显像（PET）：有助于肺癌及淋巴结与身体其余部位转移的定性诊断。

3. 纤维支气管镜检查

提供组织学诊断，有助于确定病变范围，明确手术指征及方式。

4. 其他检查

胸穿、纵隔镜检查、胸腔镜检查、肿瘤标志物检查、开胸肺活检。

四、治疗

1. 肺癌综合治疗的原则

（1）小细胞肺癌：局限期放化疗结合为标准治疗，广泛期则以化疗为标准治疗。

（2）非小细胞肺癌：早期非小细胞肺癌以手术治疗为主，但对于不愿手术或因其他内科疾病无法耐受手术者采取放化疗结合也可取得较好疗效。晚期患者以放化疗综合治疗为主。

2. 治疗方法

（1）手术治疗。

（2）化学治疗。小细胞肺癌临床常用的方案有以下几种。① EP：依托泊苷（VP-16）+顺铂（DDP）；② CE：依托泊苷（VP-16）+卡铂（CBP）；③ CAV：环磷酰胺（CTX）+多柔比星（ADM）+长春新碱（VCR）；④盐酸伊立替康（CPT-11）+ DDP。

非小细胞肺癌中化疗主要作为不能手术及术后复发患者的姑息治疗或作为手术治疗及放疗的辅助治疗，推荐以含铂类为主的联合药。

（3）放射治疗，对小细胞肺癌效果较好，其次为鳞癌及腺癌。放疗对控制骨转移性疼痛、脊髓压迫、上腔静脉阻塞综合征、支气管阻塞及脑转移引起的症状有较好的疗效。放疗分为根治性及姑息性两种，根治性用于病灶局限或不宜及不愿手术的患者，姑息性放疗的目的是抑制肿瘤的发展，延迟肿瘤扩散和缓解症状。

（4）生物反应调节剂（BRM），为辅助治疗方法，能增加机体对放、化疗的耐受性，提高疗效。如干扰素、转移因子等。

（5）靶向治疗药物，如表皮生长因子受体酪氨酸激酶抑制剂（EGFR–TKI），包括吉非替尼（gefitinib）或厄罗替尼（erlotinib）等。

五、护理

（一）护理要点

1. 疼痛护理

疼痛会对患者的睡眠、进食、活动等日常生活产生影响，应尽量避免加重疼痛的因素，指导患者咳嗽、深呼吸及变换体位时用手或枕头护住胸部。疼痛明显时可遵循三阶梯止痛治疗原则使用止痛剂。

2. 饮食护理

咳嗽多痰患者宜吃白果、萝卜、荠菜、杏仁、橘皮、枇杷、橄榄、海蜇、荸荠、海带、紫菜、冬瓜、丝瓜、芝麻、无花果、松子、核桃、罗汉果、桃、橙、柚等；咯血患者宜吃青梅、藕、甘蔗、梨、海蜇、海参、莲子、海带、黑豆、豆腐、荠菜、茄子、牛奶、鲫鱼、龟、草鱼、乌贼、黄鱼、甲鱼、牡蛎。

3. 上腔静脉阻塞综合征的护理

患者出现上腔静脉压迫、呼吸困难时，应指导患者取半卧位或坐位，以减轻对心肺的压迫，缓解呼吸困难，同时给予持续低流量氧气吸入，保持呼吸道通畅。选择在下肢静脉输液，注意控制滴速。严密观察呼吸困难及咳嗽情况，准确记录 24 h 出入液量。进低盐易消化饮食以减轻水肿。

4. 恶性胸腔积液的护理

有 45% 的肺癌可直接侵犯胸膜或经淋巴及血行转移至胸膜而发生恶性胸腔积液，轻者引起患侧呼吸音减弱，重者可引起呼吸困难、咳嗽、胸痛、消瘦、平卧困难等症状。护理上应注意严密观察病情变化，呼吸急促及呼吸困难时应减少活动、取半卧位，必要时给予低流量吸氧；胸痛严重时的情给予止痛剂。行胸腔穿刺引流的患者注意观察穿刺部位有无红肿、渗液、渗血情况，观察引流液的量、颜色及性状，做好详细记录，并注意避免短时间内因排液过多而导致的复张性肺水肿；行胸腔药物灌注的患者注意观察有无咳嗽、咯血、气胸、皮下气肿等异常情况，一旦发现及时通知医师进行对症处理。

5. 放疗的护理

（1）放射性肺炎的护理：急性放射性肺炎是肺癌放射性治疗常见的并发症，多见于放疗 2 周时，应注意观察患者有无发热、气短、咳嗽、呼吸困难、胸痛等症状。遵医嘱给予抗生素、甾体药物及镇静、止咳治疗，必要时给予低流量吸氧。安慰患者，指导其卧床休息、保持镇静、保暖、预防上呼吸道感染。严重者暂停放疗。

（2）放射性食管炎的护理：因放射线所引起的食管损伤，称为放射性食管炎。常出现在放疗后 1～3 周，一般症状较轻，严重者可出现胸部剧痛、发热、呛咳、呕吐、呕血。

患者主诉感吞咽时疼痛，在护理上首先向患者解释这只是暂时的症状，停止放疗后可逐渐消失。指导患者进清淡、易消化、无刺激的流质或半流质饮食，忌食粗、硬、烫、辛辣刺激性食物，进食速度宜缓慢，进食后漱口，并饮温凉开水以冲洗食管。症状严重者可用维生素 B_{12} 4000 μg、2% 利多卡因 15 mL、庆大霉素 24 万 U 加入生理盐水 500 mL，每次取 10 mL 于三餐前及临睡前慢慢吞服；疼痛者可酌情给予止痛剂。

（3）出现高热、呼吸困难、咯血、手足麻痹、胸膜炎、心功能不全、严重血液循环障碍等症状时应暂停放疗，遵医嘱给予对症处理。

6. 化疗的护理

（1）铂类药物是肺癌联合化疗的基础药物，具有较强的催吐作用，因此应遵医嘱及时给予止吐治疗。同时做好水化、利尿治疗，监测 24 h 尿量，注意观察有无耳鸣、头晕、听力下降等不良反应。

（2）紫杉醇等抗代谢类药物、多柔比星、长春新碱、丝裂霉素、诺维本也常被应用于肺癌的治疗，局部外渗有导致组织坏死的危险，因此应避免行外周静脉化疗，建议患者化疗行 PICC 置管。紫杉醇等抗代谢类药物还可出现变态反应，使用前应详细询问过敏史，输注中密切观察患者生命体征变化，尤其是在用药的第 1 h 内每 15 min 测量脉搏、呼吸及血压一次，并在输注的前 30 min 内速度宜缓慢。一旦发生变态反应立即停止输注，配合医师积极抢救。

（3）使用盐酸伊立替康化疗时，在用药 24 h 后易发生迟发性腹泻，当出现稀便、水样便或大便频率较正常增多时，应立即遵医嘱给予止泻剂，对于顽固性腹泻可使用小檗碱、诺氟沙星等广谱抗生素，并加用整肠生等调整肠道菌群失调，维持人体肠道微生态平衡。饮食宜清淡、少渣、易消化、不产气，适当补充能量、维生素、蛋白质、水分，并注意饮食的清洁卫生。密切观察患者腹泻的次数、量、性状及伴随症状，指导患者保护肛周皮肤，便后使用柔软的卫生纸或湿纸巾擦拭，动作轻柔。腹泻频繁、肛周疼痛者以温水或 1：5000 高锰酸钾溶液坐浴，并涂抹氧化锌软膏保护肛周皮肤。盐酸伊立替康的不良反应还包括急性胆碱能综合征，多出现在静脉注射开始后 24 h 内，表现为急性腹痛、腹泻、出汗、流泪、流涎、结膜炎、鼻炎、低血压、寒战、全身不适、头晕、视力障碍、瞳孔缩小等，应做好患者的心理护理，缓解紧张情绪，调节输液速度，使盐酸伊立替康药液能在 30～90 min 内输注完毕，遵医嘱使用阿托品，严密观察患者腹痛、腹泻、流汗和流泪等症状。

（4）化疗药物外渗的护理：化疗药物在静脉给药过程中渗漏的发生率为 0.1%～6%。

化疗药物外渗的临床表现：①化疗药物在静脉给药过程中如渗漏至静脉外，可导致局部皮肤及软组织的非特异性炎症。轻度表现为红斑、局部疼痛、肿胀、水疱甚至组织坏死，严重者可深及肌腱及关节，形成经久难愈的溃疡。②药液外渗发生组织损伤的时间也有差异。蒽环类、氮芥和长春碱类药物引起的损伤呈慢性过程。蒽环类药物外渗 7～10 d 后出现红斑、发热和疼痛，可发展成溃疡，2～3 个月溃疡增大，不能自愈。

化疗药物外渗的预防：由经过专业培训的护士执行静脉化疗。选择给药途径时，必须了解各类药物的局部刺激性，对于强刺激性药物切忌漏于皮下。

选择最佳穿刺部位。①选择前臂大静脉，切勿在靠近肌腱、韧带及关节处穿刺，以防造成局部功能损伤。②避免在放射治疗的肢体、有动静脉瘘的肢体、乳腺手术后患侧、淋巴水肿等部位穿刺。避免在 24 h 内被穿刺过的静脉给药。③穿刺过程避免针头在组织中探找静脉。穿刺成功后保证针头固定稳妥，避免脱出。④手背和腕部富于细小的肌腱和韧带，药液一旦外渗损伤极难处理，因此输注强刺激性药物宜用前臂较粗的静脉。⑤选用静脉留置针可减少外渗的发生，但是应注意此时静脉留置针不能常规留置 3 d，只能留置 1 d，以免反复在同一静脉输入化疗药物。

建议选用 PICC 或深静脉置管给药。

输注前告知患者，输注过程中有疼痛、局部隆起、肿胀应立即告知护士，如怀疑药物外渗，应立即停止药物输入，按化疗药物外渗处理。

输注化疗药物前，检查是否有回血，如果无回血，或不能确定针头完全在静脉内，则另外选择静脉重新穿刺，避免使用同一静脉远端。如果同时输入多种药物，应先注入非刺激性药物。

强刺激性药物输注过程中，护士必须在床边监护直至药物全部输入体内；输注完毕后，应继续输入生理盐水充分冲洗管道后再拔针。输入奥沙利铂后应以 5% 葡萄糖充分冲洗管道后再拔针，保证化疗药物完全进入体内，并减少药物对血管壁的刺激。输入长春瑞滨前后给予生理盐水 100 mL + 地塞米松 10 mg 静脉快速滴入，可以减轻静脉炎及局部发疱性反应的发生。

化疗药物外渗的处理：①如果患者诉输注部位不适、疼痛、烧灼感、输液速度发生变化，即使没有发现肉眼可见的渗漏，也应立即停止输液。②外周静脉输注者根据需要原位保留针头，中心静脉导管者必要时拍胸片，确认渗漏的原因及影响范围。③用针头尽量抽出局部外渗的液体。④使用相应的解毒剂，注意避免局部组织压力过大，皮下注射解毒剂时先拔出针头。⑤抬高患肢 48 h；局部间断冷敷或冰敷 6 ~ 12 h，冰敷时注意防止冻伤发生。⑥及时报告医师并详细记录外渗情况。可给予 1% 普鲁卡因 + 地塞米松做环形封闭。

化疗药物外渗后溃疡阶段的护理。①伤口评估：按 WHO 抗肿瘤药不良反应分级，临床皮肤损伤分为三级。Ⅰ度为皮肤红斑、疼痛；Ⅱ度为水疱、瘙痒；Ⅲ度为湿性脱皮溃烂。②伤口处理：使用生理盐水清洁伤口后，溃疡面涂以湿润烧伤膏、芦荟或冰硼散外敷，或采用氦 - 氖激光照射理疗等。氦 - 氖激光照射理疗能加速创面愈合，具有抗感染、镇痛、收敛、促进细胞再生及增强机体免疫的作用，并改善供血和营养。湿润烧伤膏、芦荟和冰硼散等中药有消炎解毒、除腐生肌止血的作用。③对广泛组织坏死可手术清除、皮瓣移植、植皮等。

7. 靶向药物不良反应的护理

（1）皮疹：是厄罗替尼等药物治疗最常见的不良反应，通常表现为头皮、面部、颈部和躯干上部发生轻到中度丘疱疹，常发生于治疗的第 1～2 周，2～3 周后达到高峰。指导患者保持皮肤的清洁，勿搔抓，用温水清洗皮肤，勿使用刺激性的清洁剂，注意防晒，严重者酌情减量或暂停治疗。

（2）腹泻：也是厄罗替尼治疗最常见的不良反应，密切观察患者腹泻的次数、量及大便的性状，注意保护肛周皮肤，便后使用柔软的卫生纸或湿纸巾擦拭，动作轻柔。腹泻频繁、肛周疼痛者以温水或 1：5000 高锰酸钾溶液坐浴，并涂抹氧化锌软膏保护肛周皮肤。饮食宜清淡、少渣、易消化、不产气，适当补充能量、维生素、蛋白质、水分，并注意饮食的清洁卫生。中重度腹泻者给予洛哌丁胺治疗。

（3）间质性肺炎：是厄罗替尼治疗最严重的不良反应，发生率为 0.8%，发生于厄罗替尼治疗后第 5～9 日。用药期间密切观察患者有无咳嗽、胸闷、气短、呼吸困难、口唇发绀、发热等症状。做好患者的心理护理，以科学的态度、积极平和的心态面对疾病，积极配合疾病的治疗。注意卧床休息，适当活动，加强营养，防止受凉感冒，必要时给予氧疗。

（4）其他不良反应还有疲乏、出血、厌食、转氨酶增高等，应注意观察。

（二）健康教育

1. 严格戒烟

避免被动吸烟。

2. 生活指导

保持良好的心态，提倡健康的生活方式。保持室内空气新鲜，定时开窗通风，避免接触煤烟、油烟污染，避免易产生致癌因素的环境及食物。合理地安排休息及活动，适当进行体育运动，以增强机体抵抗力，注意预防呼吸道感染。

3. 康复训练

（1）呼吸训练：术后胸部伤口疼痛时先进行腹式呼吸，伤口疼痛减轻后进行自然的胸式呼吸，待伤口拆线后进行胸部深呼吸，以后再逐渐过渡到吹瓶子、吹气球等有阻力的呼吸运动训练。

（2）咳嗽训练：用手按压术侧胸壁，吸气时两手放松，咳出时再紧按胸部，以减少术侧胸部的震动。若胸部有引流管，咳嗽前应注意先夹住引流管。

4. 出院指导

坚持治疗，定期复查。若出现疲乏、体重减轻、咳嗽加重或咯血应随时就诊。

（董　蕾）

第三节　原发性纵隔肿瘤

纵隔是位于左右纵隔胸膜之间较大的间隙，为含有许多重要生命器官及结构的总称，是分隔左右胸膜腔和左右肺的间隔。纵隔内重要器官包括心包、心脏、气管、大血管、食管、淋巴组织、胸腺、神经及纵隔内脏间的神经组织。

纵隔内包含多个器官，而且其胚胎结构来源较为复杂，因此会导致多种肿瘤的发生，如胸腺瘤、胸内甲状腺肿、淋巴瘤、支气管囊肿、皮样囊肿、畸胎瘤、恶性淋巴肉瘤、心包囊肿、脂肪瘤、神经源性肿瘤、食管囊肿等，以良性者居多。畸胎瘤多见于30岁以下，其余均多发生在40岁以上。本病除淋巴肉瘤和恶性淋巴瘤，多数预后良好。

一、病因

目前尚未十分明确。我国中医学认为本病可能与以下因素相关：外邪侵袭、情志失调、饮食不节、气机郁滞、脏腑气血失和、痰浊瘀血内生、痰瘀与气血互结，日久成积所致。纵隔内组织和器官较多，胎生结构来源复杂，所以纵隔区内肿瘤种类繁多，有原发的，有转移的，原发肿瘤中以良性多见，但也有相当一部分为恶性。

二、临床表现

约40%的原发纵隔肿瘤患者无症状，这些患者多为常规胸片发现，另外60%有症状患者的症状多与病变压迫或侵犯周围组织结构有关，或为原发肿瘤伴有的全身综合征。临床常见的症状为胸闷、胸痛、咳嗽、呼吸困难、乏力、吞咽困难、体重下降及夜间盗汗。体检有发热、淋巴结肿大、喘鸣、上腔静脉综合征、声带麻痹、霍纳（Horner）综合征及神经学方面异常。

三、辅助检查

1. 影像学检查

（1）X线检查：常规进行胸部正侧位X线检查，可做出初步诊断。

（2）CT及磁共振（MRI）检查：可显示肿瘤与周围解剖、血管的关系及肿瘤的密度。

（3）单光子发射计算机断层显像（SPECT）。

（4）正电子发射计算机断层显像（PET）。

2. 血清学及生化学检查

（1）血清放射免疫检测。

（2）激素测定：有助于不同纵隔肿瘤的鉴别诊断，如甲胎蛋白（AFP）及人绒毛膜促性腺激素（HCG）。

3. 有创诊断方法

（1）外科活检术：对于靠近胸壁的纵隔肿瘤可行 CT 引导下穿刺活检检查。

（2）全麻下纵隔镜检查：有助于淋巴瘤及肿大淋巴结的诊断。

（3）支气管镜及食管镜检查：有助于明确支气管受压情况、受压程度及肿瘤是否已侵入支气管或食管，以便确立手术的可能性。

（4）前纵隔切开切取组织活检。

（5）剖胸探查。

四、治疗原则

手术治疗为主：绝大多数原发性纵隔肿瘤只要无禁忌证均实施外科手术切除，再根据病理性质及完全切除与否来决定下一步是否进行放疗或化疗。

恶变可能者、转移者，根据病理性质辅以放疗或化疗。

恶性淋巴瘤可行放疗、化疗相结合的治疗方法。

五、护理

1. 心理护理

纵隔肿瘤患者对疾病常有恐惧、焦虑心理，思想负担大。尤其是对采取有创方法诊断（如针吸、胸腔镜、纵隔切开、胸廓切开术）及手术、化疗、放疗，其心理压力更大，因此护士应向患者解释各种治疗对挽救生命、缓解症状的重要意义，讲解有关诊断、治疗的知识，使其对自己的病情、治疗方法及治疗效果有初步的了解，从而取得患者的密切配合。

2. 特殊症状的护理

（1）呼吸困难：当肿瘤压迫或侵入支气管时，常会引起咳嗽、气短、呼吸困难、发绀等。应给予舒适体位，吸氧（2 ~ 4 L/min），雾化吸入（加入糜蛋白酶及抗生素），应用祛痰药物。必要时吸痰，保持呼吸道的通畅。

（2）胸背部疼痛：纵隔肿瘤侵犯或压迫胸壁可引起胸背部疼痛，用一般止痛药物可缓解。但若是胸壁、胸骨受累，则止痛药无效，必须控制病因才有效。

（3）咳出异物（毛发等）症状：此种情况多发生于生殖细胞瘤中，患者咳出的多为畸胎瘤的内容物。除了抗感染及止咳措施外，需手术切除肿瘤才能控制。应做好患者的心理护理，减轻患者的恐惧、害怕情绪。

3. 饮食护理

肿瘤患者的营养需求包括两部分：日常基本营养需要和因肿瘤生长、感染、贫血及治疗所需增加的营养需要。

肿瘤患者的日常基本营养需要：可用"四基膳食计划"得到基本满足，将膳食成分分成以下 4 组。

（1）蛋白质类：包括鱼、蛋、肉类（猪、牛、羊肉和禽肉）及豆类和豆制品。该类食物是蛋白质和 B 族维生素的主要来源。每日 2 次，每次相当于 2 个鸡蛋、50～75 g 肉食及豆制品若干，可基本满足患者蛋白质的需要。

（2）乳品类：包括各种形式的乳制品。该类食物是维生素 A、维生素 B 和维生素 D 及钙的主要来源，也可提供一定量的蛋白质。每日 2 次，每次相当于一杯牛奶（或酸奶）或半杯炼乳。

（3）蔬菜、水果类：主要提供维生素和矿物质，特别是柑橘类为维生素 C 的主要来源，深黄绿色蔬菜则可提供维生素 A。

（4）谷物类：如米饭、面条、馒头、麦片粥等，可提供糖类、B 族维生素及铁质。

此外，还应多采用增加免疫功能的食物，如香菇、蘑菇、木耳、银耳、黄花菜等；具有抗肿瘤作用的食物，如芦笋、大蒜、洋葱、南瓜、胡萝卜、青萝卜、杏仁、无花果等。注意烹调方法，避免鱼、肉烧焦或直接熏烤；切忌进食过热、粗糙、辛辣、盐腌、霉变等食物；限制总脂肪和油类摄入；禁烟、酒。

4. 影响营养摄入的常见症状及护理

由于肿瘤和肿瘤治疗所产生的许多症状会影响患者的营养摄入，通过膳食及药物手段可减轻这些症状带来的不良影响。

（1）畏食：是肿瘤和肿瘤治疗中最常见的症状之一，心理压抑、焦虑不安也可加重畏食症状。为减轻畏食，可采取下列措施。①向患者说明营养的重要性，鼓励患者自愿进食；②增进饮食的色、香、味、形来刺激食欲，也可在餐前半小时适当活动来增进食欲；③采取少量多餐法来保证摄入足够的蛋白质和热量；④尽可能使患者同家人和朋友一起进餐，创造良好的心理氛围。

（2）味觉迟钝：往往发生于化疗和放疗时，或由肿瘤本身引起。可少量多餐，或多进食新鲜水果、蔬菜，增加食物的色泽和香味，并避免可能引起异味的某些蛋白质食物，有可能部分克服味觉迟钝带来的不良影响。

（3）口干：往往出现于头颈部放疗之后，由于唾液腺分泌减少所致。可增加多汁的饮食和水果，固体食物可与汤汁共进，咀嚼无糖的口香糖也可增加唾液分泌，酸辣食物虽可减轻口干症状，但因有刺激性故应慎用。

（4）吞咽困难：常常是头颈部放疗或口腔手术的并发症。如症状不严重，可用进软食、切细煮烂固体食物，或进食时佐以汤汁的方法来克服，但不主张进流质饮食以避免食物吸入呼吸道。如症状严重，则需用管饲或静脉营养。

（5）腹胀：是因胃肠道消化能力下降和食物通过的时间延长所致，也与所进食物性质有关。可少量多餐，餐前餐后坐起或适当行走，避免进食肥腻、油炸、产气食物及牛奶和碳酸饮料。

（6）便秘：由缺乏膳食纤维、活动减少和使用麻醉药品所致。膳食中应增加新鲜蔬菜、水果、全谷面包和麦片，也应增加进液量，必要时可用轻泻剂或灌肠。

（7）腹泻：因化疗、腹部放疗或肠道手术所致。可先进流食使肠道休息，之后逐步增加无渣或少渣食物，如米饭、面条、土豆泥、香蕉等，再过渡至低渣软食再至正常饮食。可采用家制口服补液（1 L开水加1匙盐、1匙半苏打和4匙食糖），并适当补充钾。腹泻时应避免进食油腻、辛辣、刺激、过冷及含纤维素多的食物。必要时可用药物如洛哌丁胺止泻。

（8）食管炎：由化疗或头颈区放疗所致，往往造成吞咽疼痛和困难。吞服止痛液"生理盐水 500 mL ＋ 2% 利多卡因 15 mL ＋ 维生素 B_{12} 4000μg ＋ 庆大霉素 24 万 U"，每次 10 mL，于三餐前及临睡时缓慢吞服，可缓解疼痛和刺激；也可用自制的止痛液"1 ~ 2 茶匙苏打和1 茶匙食盐溶于1 L温水中"，进食前咽下 2 ~ 4 汤匙，有助于缓和对食管黏膜的刺激。必要时可口服解热镇痛药或可待因来减轻痛苦。

（董　蕾）

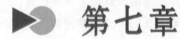

第七章
腹部肿瘤的护理

第一节　胃癌

　　胃癌是源自胃黏膜上皮细胞的恶性肿瘤，是常见的消化道癌肿之一。临床有进行性上腹疼痛、体重下降，伴恶心呕吐、呕血、黑便、贫血等表现。胃癌是人类常见的恶性肿瘤，占全部恶性肿瘤 20% 左右，居全球肿瘤发病和癌症死亡率的第二位。其发病率和死亡率与国家、种族及地区有很大的关系。日本、中国、智利、俄罗斯和冰岛为高发国家，我国西北地区发病率最高。胃癌可发生于任何年龄，高发年龄 40 ~ 60 岁，男女之比（2 ~ 3）：1。发病率和死亡率随年龄增长而上升。全国平均年死亡率为 16/100 000。近年来，发病有下降趋势，与诊断手段提高、其他消化道癌症增加和环境改变有关。早诊断、早治疗为本病的关键，手术治疗为首选措施。若治疗护理得当，可延长患者的生命和提高患者的生活质量。

一、病因及发病机制

　　胃癌的病因尚未明确，一般认为与下列因素有关。

（一）饮食与环境因素

　　食物品种和饮食习惯是影响胃癌发生的重要因素，流行病学研究表明，长期食用霉变食品、咸菜、高盐食物、烟熏及腌制品均可增加发生胃癌的危险性。腌制食品中含有高浓度的硝酸盐，能在胃内被细菌还原酶转变成亚硝酸盐，与胺结合成为致癌的亚硝酸胺，长期作用可致胃黏膜发生癌变。环境因素也起到重要的作用，近期研究发现本病高发区与火山来源的土壤有关。

（二）幽门螺杆菌感染

　　大量研究表明，幽门螺杆菌是胃癌病的危险因素。幽门螺杆菌所分泌的毒素能使胃黏膜病变，从而发生癌变。

（三）癌前病变

所谓癌前病变是指易恶变的全身性或局部疾病或状态。胃癌的癌前病变有：①慢性萎缩性胃炎伴有肠上皮化生和重度不典型增生者；②腺瘤型或绒毛型胃息肉，息肉 > 2 cm，癌变率为 15% ~ 40%；③残胃炎，毕氏Ⅱ式术后残胃癌较多见，其发生率为 5% ~ 16%；④恶性贫血胃体黏膜有严重萎缩者，其发生率是正常人群的 5 ~ 10 倍；⑤胃溃疡患者约占 5%。

（四）遗传因素

胃癌的发病具有家族聚集倾向，可发生于同卵同胞，其胃癌发病率较无家族史人群高 2 ~ 3 倍。据报道，致癌物质对遗传易感者作用更大。

胃癌好发于胃窦部，其次为胃贲门与胃体，早期癌细胞浸润范围局限黏膜层，无局部淋巴转移，进展期癌细胞浸润黏膜下层及肌层，晚期癌细胞浸润浆膜层或其以外。胃癌的转移有直接扩散、淋巴转移、血行播散和种植性转移。

二、临床表现

（一）症状

1. 早期胃癌

早期胃癌多无症状，有时出现上腹隐痛不适、嗳气、反酸、食欲减退等非特异性上消化道症状，容易被忽视。

2. 进展期胃癌

进展期胃癌最早出现的症状为上腹痛，伴食欲缺乏、畏食、体重下降、贫血等。开始仅为上腹饱胀不适，继之呈现持续性隐痛，进食后加重，解痉及抗酸剂无效。胃壁受累可有易饱感；胃窦部癌，因幽门梗阻而发生严重的恶心、呕吐；贲门癌和高位小弯癌累及食管下端，出现进食梗阻感、吞咽困难；溃疡型胃癌，因癌肿侵蚀血管，造成上消化道出血，常见呕血及黑便；癌肿破溃致胃黏膜急性穿孔，常见有剧烈腹痛。

3. 并发症及转移症状

癌肿浸润胃血管壁可有消化道出血，幽门梗阻时出现呕吐，贲门癌累及食管下段可出现吞咽困难，癌肿溃疡可导胃穿孔。此外，当癌转移至肝出现腹腔积液、肝大、黄疸，转移至骨骼可出现全身骨骼剧痛。

（二）体征

早期胃癌无明显体征。患者进展期可有消瘦、精神状态差。晚期出现腹上区肿块和其他转移表现：呈恶病质，腹上区可触及坚实、可移动结节状肿块，有压痛；发生肝转移时有肝大，并触及坚硬结节，常伴黄疸；发生腹膜转移时有腹腔积液，表现为移动性浊音；远处淋巴结转移时在左锁骨上内侧触到质硬、固定的淋巴结等。

三、辅助检查

（一）X 线钡餐检查

早期呈局限性表浅的充盈缺损，边缘不规则的龛影，或黏膜有灶性积钡，胃小区模糊不清等；进展期为较大而不规则的充盈缺损，溃疡型为龛影位于胃轮廓内，边缘不整齐，周围黏膜有中断的皱襞，浸润型为胃壁僵硬、蠕动消失、胃腔狭窄。

（二）胃镜检查

观察病变部位、性质，取活组织检查。其准确率达 95%～99%，是诊断早期胃癌的最佳方法。

（三）实验室检查

长期失血或营养缺乏患者的红细胞数减少，血红蛋白下降；粪便隐血实验对持续阳性、药物治疗不转阴，有诊断意义。

（四）CT 检查

了解胃肿瘤侵犯情况，与周围脏器关系，有无切除可能。

四、诊断要点

有癌前病变患者，应定期做 X 线钡餐检查、胃镜检查及活组织病理检查，能够早期发现。

五、治疗要点

胃癌治疗效果取决于病期分类和病理组织分型。

（一）手术治疗

手术治疗为首选治疗方法。只要患者心、肝、肾功能容许，无远处转移，应力求手术根治，残留的癌组织越少越好。

（二）化学治疗

多种抗癌药物联合应用，如氟尿嘧啶（5-FU）、替加氟、亚叶酸钙（CF）丝裂霉素或多柔比星（阿霉素）等，可增加抗癌的效果。抗癌药物多有骨髓抑制、消化道反应、肝肾功能损害、静脉炎、脱发和皮肤表现等不良反应。

（三）胃镜下治疗

对不宜行手术治疗者，可在胃镜直视下用激光、微波及注射无水乙醇等达到根治效果。

（四）支持治疗

补充足够的营养，以提高机体体质，有利于耐受手术和化疗。应用免疫增强剂，如干扰素、白细胞介素、LAK 细胞、TIL 细胞等可调节机体免疫力。

六、护理

（一）护理诊断

1. 营养失调：低于机体需要量

与疾病消耗、吞咽困难和手术化疗有关。

2. 疼痛

与肿瘤细胞浸润有关。

3. 活动无耐力

与食欲缺乏、疾病消耗、疼痛有关。

4. 有感染的危险

与化疗致机体免疫功能低下及营养不良有关。

（二）护理措施

1. 一般护理

（1）饮食护理：鼓励能进食的患者进食易消化、营养丰富的流质或半流质饮食；不能进食或进食不足者，如吞咽困难者或中、晚期患者，遵医嘱静脉输注高营养物质；幽门梗阻时，行胃肠减压，遵医嘱静脉补充液体，必要时输清蛋白、全血或血浆等。提高患者对手术的耐受力，择期手术患者采取少量多餐的饮食原则。

（2）预防感染：患者因抵抗力低，易发生感染，每天给患者温水擦浴，保持皮肤清洁、干燥；长期卧床患者，定时更换卧位；床铺保持清洁、干燥、平整，避免潮湿、摩擦及排泄物的刺激，防止患者发生压力性损伤；鼓励和帮助患者做床上肢体运动，防止血栓性静脉炎；做好口腔护理，餐后及晚睡前或呕吐后，立即做口腔清洗。保持良好舒适的环境，适宜的温度、湿度，让患者在安静的环境下休养。

2. 病情观察

注意观察腹痛的部位、性质、持续时间，进食是否缓解；对呕血和黑便，突发性腹部剧痛，应注意有无消化道出血和穿孔的发生；对出现咳嗽、咯血、胸痛、腰酸、血尿、头痛、头晕、智力障碍、皮肤破溃、结节、黄疸、腹腔积液等表现，提示有癌肿转移。

3. 健康教育

（1）疾病知识指导：向患者介绍疾病知识，使其了解疾病发生的原因及诱发因素；指导患者保持情绪稳定，学会放松、宣泄及缓解压力的技巧，以乐观态度面对人生。

（2）生活指导：养成良好的饮食习惯，多食营养丰富、富含维生素 C、维生素 A 等食物；少进咸菜、高盐食物、烟熏及腌制品；避免生、冷、硬、辛辣等刺激性食物；合理科学地储存粮食；遵循少量多餐的饮食原则，烹调方式忌煎、炸。合理安排休息时间，尽可能做一些运动量较低的活动，如外出散步，做广播体操，以不感到疲劳为度。鼓励患者坚持做好个人卫生，保持室内空气流通，注意季节变化，外出加防护措施，尽量减少到人群集中的地方。

（3）用药指导：嘱患者按医嘱用药，保证疗程，学习观察药物疗效和不良反应，学会减轻不良反应的办法，不要随意停药，避免影响疗效。

（4）自我监测指导：大力推广普及防癌知识，提高防癌意识，监测易感人群，如40岁以上成人，近期发生腹上区不适，或有溃疡病史者，近期出现疼痛规律变化、大便潜血试验持续阳性等，及时到医院进行相关检查；癌前病变者，如胃溃疡、萎缩性胃炎、胃息肉等，定期检查，做到早期发现、早期诊断、早期根治。坚持定期复诊，发现异常及时治疗。

（董　蕾）

第二节　肝癌

原发性肝癌是指由肝细胞或肝内胆管上皮细胞发生的恶性肿瘤，是我国常见的恶性肿瘤之一，死亡率较高，在恶性肿瘤死亡排位中占第二位。近年来发病率有上升趋势，肝癌的五年生存率很低，预后凶险。原发性肝癌的发病率有较高的地区分布性，本病多见于中年男性，男女性别之比在肝癌高发区中为（3～4）：1，低发区则为（1～2）：1。高发区的发病年龄高峰为40～49岁。

一、病因及发病机制

病因及发病机制尚不清楚，根据高发区的流行病学调查结果表明，下列因素与肝癌的发病关系密切。

（一）病毒性肝炎

在我国，乙型肝炎是原发性肝癌发生的最重要病因，原发性肝癌患者中1/3曾有慢性肝炎病史。肝癌患者血清中乙型肝炎标志物高达90%以上，近年来丙型肝炎与肝癌关系也逐渐引起关注。

（二）肝硬化

原发性肝癌合并肝硬化者占50%～90%，乙肝病毒持续感染与肝细胞癌有密切关系。其过程可能是乙型肝炎病毒引起肝细胞损害继而发生增生或不典型增生，从而对致癌物质敏感。在多病因参与的发病过程中可能有多种基因发生改变，最后导致癌变。

（三）黄曲霉毒素

在肝癌高发区，尤其南方以玉米为主粮的地方调查提示，肝癌流行可能与黄曲霉毒素对粮食的污染有关，其代谢产物黄曲霉毒素 B_1 有强烈致癌作用。

（四）饮水污染

江苏启东的流行病学调查结果发现，饮用池塘水者与饮用井水者的肝癌发病率和死亡率有明显差异，可能与池塘水的蓝绿藻产生的微囊藻毒素污染饮用水源有关。

（五）遗传因素

在高发区肝癌有时出现家族聚集现象，尤以共同生活并有血缘关系者的肝癌罹患率高。可能与肝炎病毒垂直传播有关。

（六）其他

饮酒，亚硝胺，农药，某些微量元素含量异常如铜、锌、钼等，肝吸虫等因素也被认为与肝癌有关。吸烟和肝癌的关系还待进一步明确。

二、临床表现

（一）症状

肝癌起病隐匿，早期缺乏典型症状，多在肝病随访中或体检普查中，应用血清甲胎蛋白（AFP）及 B 超检查偶然发现，此时患者既无症状，体格检查亦缺乏肿瘤本身的体征，此期称之为亚临床肝癌。一旦出现症状而来就诊者其病程大多已进入中晚期。不同阶段的肝癌，其临床表现有明显差异。

1. 肝区疼痛

肝区疼痛最常见，半数以上患者呈间歇性或持续性的钝痛或胀痛，是肿块生长迅速、使肝包膜绷紧牵拉所致。当肿瘤侵犯膈肌时，疼痛可向右肩或右背部放射。向右后生长的肿瘤可致右腰疼痛。突然出现剧烈腹痛和腹膜刺激征提示癌结节包膜下出血或向腹腔破溃。

2. 消化道症状

食欲缺乏、恶心、呕吐、腹泻、消化不良等，缺乏特异性。

3. 全身症状

低热，发热与癌肿坏死物质吸收有关。此外还有乏力、消瘦、贫血、全身衰弱等，少数患者晚期呈恶病质。这是由于癌症所致的能量消耗和代谢障碍所致。

4. 转移灶症状

如肺转移可出现咳嗽、咯血；胸膜转移可引起胸痛和血性胸腔积液；癌栓栓塞肺动脉，引起肺梗死，可突然出现严重呼吸困难和胸痛；癌栓栓塞下肢静脉，可出现下肢严重水肿；骨转移和脊柱转移，可引起局部压痛或神经受压症状；颅内转移可出现相应的神经定位症状和体征。

5. 伴癌综合征

癌肿本身代谢异常，癌组织对机体发生影响而引起的内分泌或代谢异常的一组综合征称为伴癌综合征。如自发性低糖血症、红细胞增多症，其他罕见的有高脂血症、高钙血症、类癌综合征等。

（二）体征

1. 肝大

进行性肝大是常见的特征性体征之一。肝质地坚硬，表面及边缘不光滑，有大小不等结节，伴不同程度的压痛。如癌肿突出于右肋弓下或剑突下，上腹可出现局部隆起或饱满。

2. 脾大

脾大多见于合并肝硬化门静脉高压患者，因门静脉或脾静脉有癌栓或癌肿压迫门静脉引起。

3. 腹腔积液

因合并肝硬化门静脉高压、门静脉或肝静脉癌栓所致。当癌肿表面破溃时可引起血性腹腔积液。

4. 黄疸

当癌肿浸润、破坏肝细胞时，可引起肝细胞性黄疸；当癌肿侵犯肝内胆管或压迫胆管时，可出现阻塞性黄疸。

5. 转移灶相应体征

锁骨上淋巴结肿大、胸腔积液的体征，截瘫、偏瘫等。

（三）并发症

肝性脑病；上消化道出血；肝癌结节破裂出血；血性胸腹腔积液；继发感染。上述并发症可由肝癌本身或并存的肝硬化引起，常为致死的原因。

三、辅助检查

（一）血清甲胎蛋白（AFP）测定

AFP 是目前诊断肝细胞肝癌最特异性的标志物，是体检普查的项目之一。肝癌患者 AFP 阳性率 70%～90%，诊断标准为：① AFP 大于 500μg/L 持续 4 周；② AFP 在大于 200μg/L 的中等水平持续 8 周；③ AFP 由低浓度升高后不下降。

（二）影像学检查

（1）超声显像是目前肝癌筛查的首选检查之一，有助于了解占位性病变的血供。

（2）CT 在反映肝癌的大小、形态、部位、数目等方面有突出的优点，被认为是补充超声显像检查的非侵入性诊断的首选方法。

（3）肝动脉造影是肝癌诊断的重要补充方法，对直径 2 cm 以下的小肝癌的诊断较有价值。

（4）MRI 优点是除显示如 CT 那样的横断面外，还能显示矢状位、冠状位及任意切面。

（三）肝组织活检或细胞学检查

在超声或 CT 引导下活检或细针穿刺行组织学或细胞学检查，是目前确诊直径 2 cm 以下小肝癌的有效方法。缺点是易引起近边缘的肝癌破裂，有促进转移的危险。在非侵入性操作未能确诊时考虑使用。

四、诊断要点

有慢性肝炎病史，原因不明的肝区不适或疼痛，或原有肝病症状加重伴有全身不适、明显的食欲缺乏和消瘦、乏力、发热；肝进行性肿大、压痛、质地坚硬、表面和边缘不光滑。对高危人群血清 AFP 的检测及影像学检查。对既无症状也无体征的亚临床肝癌的诊断主要靠血清 AFP 的检测联合影像学检查。

五、治疗要点

早期治疗是改善肝癌预后的最主要的因素，而治疗方案的选择取决于肝癌的临床分期及患者的体质。

（一）手术治疗

首选的治疗方法，是影响肝癌预后的最主要因素，是提高生存率的关键。

（二）局部治疗

1. 肝动脉化疗栓塞治疗（TACE）

TACE 为原发性肝癌非手术的首选方案，效果较好，应反复多次治疗。机制为：先栓塞肿瘤远端血供，再栓塞肿瘤近端肝动脉，使肿瘤难以建立侧支循环，最终引起病灶缺血性坏死，并在动脉内灌注化疗药物。常用栓塞剂有吸收性明胶海绵和碘化油。

2. 无水乙醇注射疗法（PEI）

PEI 是肿瘤直径小于 3 cm，结节数在 3 个以内，伴肝硬化不能手术患者的首选治疗方法。机制为：在 B 超引导下经皮肝穿刺入肿瘤内注入无水乙醇，促使肿瘤细胞脱水变性、凝固坏死。

3. 物理疗法

局部高温疗法，如微波组织凝固技术、射频消融、高功率聚焦超声治疗、激光等。

（三）其他治疗方法

1. 放射治疗

放射治疗在肝癌治疗中仍有一定地位，适用于肿瘤较局限，但不能手术者，常与其他治疗方法组成综合治疗。

2. 化学治疗

常用多柔比星（ADM）及其衍生物、顺铂（CDDP）、氟尿嘧啶（5-FU）、丝裂霉素（MMC）和氨甲蝶呤（MTX）等。主张联合用药，单一用药疗效较差。

3. 生物治疗

常用干扰素、白细胞介素、淋巴因子激活杀伤细胞（LAK）、肿瘤浸润性淋巴细胞（TIL）等，作为辅助治疗之一。

4. 中医中药治疗

中医中药治疗用于晚期肝癌患者和肝功能严重失代偿无法耐受其他治疗者，可作为辅助治疗之一。

5. 综合治疗

根据患者的具体情况，选择一种或多种治疗方法联合使用，为中晚期患者的主要治疗方法。

六、护理

（一）护理诊断

1. 疼痛：肝区痛

与肿瘤迅速增大、牵拉肝包膜有关。

2. 预感性悲哀

与获知疾病预后有关。

3. 营养失调：低于机体需要量

与肝功能严重损害、摄入量不足有关。

（二）护理措施

1. 一般护理

（1）休息与体位：给患者创造安静舒适的休息环境，减少各种不良刺激；协助并指导患者取舒适卧位；提高患者对疼痛的耐受性。

（2）饮食护理：鼓励进食，给予高蛋白、适量热量、高维生素、易消化饮食，如出现肝性昏迷，禁食蛋白质。伴腹腔积液患者，限制水钠摄入。如出现恶心、呕吐现象，做好口腔护理。在化疗过程中患者往往胃肠道反应明显，可根据其口味适当调整饮食。

（3）皮肤护理：晚期肝癌患者极度消瘦，严重营养不良，因为疼痛影响，常拒绝体位变动。因此要加强翻身，皮肤按摩，如出现压力性损伤，做好相应处理。

2. 病情观察

监测生命体征，观察有无肝区疼痛、发热、腹腔积液、黄疸、呕血、便血，观察 24 h 尿量等，以及实验室各项血液生化和免疫学指标。观察有无转移征象。

3. 疼痛护理

晚期癌症患者大部分有中度至重度的疼痛，多为顽固性的剧痛，严重影响生存质量。通过询问病史、观察或运用评估工具来判断疼痛的部位、性质、程度。

（1）三阶梯疗法。目前临床普遍推行 WTO 推荐的三阶梯疗法，其原则为：①按阶梯给药。依药效的强弱顺序递增使用；②无创性给药。可选择口服给药、直肠栓剂或透皮贴剂给药等方式；③按时给药，而不是按需给药；④剂量个体化。按此疗法多数患者能满意止痛。

1）第 1 阶梯：轻度癌痛，可用非阿片类镇痛药，如阿司匹林等。

2）第2阶梯：中度癌痛及第1阶梯治疗效果不理想时，可选用弱阿片类药，如可卡因。

3）第3阶梯：重度癌痛及第2阶梯治疗效果不理想者，选用强阿片类药，如吗啡。多采用口服缓释或控释剂型。癌痛的治疗中提倡联合用药的方法，加用一些辅助药以协同主药的疗效，减少其用量与不良反应，常用辅助药物有：①弱安定药，如地西泮和艾司唑仑等；②强安定药，如氯丙嗪和氟哌利多等；③抗抑郁药，如阿米替林。

向患者说明接受治疗的效果及帮助患者正确用药，对于已掌握的规律性疼痛，在疼痛发生前使用镇痛剂。疼痛减轻或停止时应及时停药。观察止痛疗效及不良反应。

（2）其他方法。

1）放松止痛法：通过全身松弛可以阻断或减轻疼痛反应。

2）心理暗示疗法：可结合各种癌症的治疗方法，暗示患者进行自身调节，告诉患者配合治疗就一定能战胜疾病。

3）物理止痛法：可通过刺激疼痛周围皮肤或相对应的健侧达到止痛目的。

4）转移止痛法：让患者取舒适体位，通过回忆、冥想、听音乐、看书报等方法转移注意力，减轻疼痛反应。

4. 肝动脉栓塞化疗护理

肝动脉栓塞化疗护理是肝癌非手术治疗的首选方法，已在临床上广泛应用，是一种创伤性的非手术治疗。

（1）术前护理。

1）向患者和家属解释治疗的必要性、方法、效果。

2）评估患者的身体状况，必要时先给予支持治疗。

3）做好各种检查，如血常规、出凝血时间、肝肾功能、心电图、影像学检查等；检查股动脉和足背动脉搏动的强度。

4）做好碘过敏试验和普鲁卡因过敏试验，如碘过敏试验阳性可用非离子型对比剂。

5）术前6 h禁食禁饮。

6）术前0.5 h可给予镇静剂，并测量血压。

（2）术中护理。

1）准备好各种抢救用品和药物。

2）护士应尽量陪伴在患者的身边，安慰及观察患者。

3）注射对比剂时，应严格控制注射速度，注射完毕后应密切观察患者有无恶心、心悸、胸闷、皮疹等过敏症状，观察血压的变化。

4）注射化疗药物后应观察患者有无恶心、呕吐，一旦出现应帮助患者头偏向一侧，备污物盘，指导患者做深呼吸，如使用的化疗药物胃肠道反应很明显，可在注入化疗药物前给予止吐药。

5）观察患者有无腹痛，如出现轻微腹痛，可向患者解释腹痛的原因，安慰患者，转移注意力；如疼痛较剧，患者不能耐受，可给予止痛药。

（3）术后护理。

1）预防穿刺部位出血：拔管后应压迫股动脉穿刺点15 min，绷带包扎后，用沙袋（1～2 kg）压迫6～8 h；保持穿刺侧肢体平伸24 h；术后8 h内，应每隔1 h观察穿刺部位有无出血和渗血，保持敷料的清洁干燥；一旦发现出血，应立即压迫止血，重新包扎，沙袋压迫；如为穿刺点大血肿，可用无菌注射器抽吸，24 h后可热敷，促进其吸收。

2）观察有无血栓形成：应检查两侧足背动脉的搏动是否对称，患者有无肢体麻木、胀痛、皮肤温度降低等，出现上述症状与体征，应立即报告医师及时采取溶栓措施。

3）观察有无栓塞后综合征：发热、恶心、呕吐、腹痛。如体温超过39℃，可物理降温，必要时用退热药。术中或术后用止吐药，可有效地预防和减轻恶心、呕吐的症状，鼓励患者进食，尽可能满足患者对食物的要求。腹痛是由肿瘤组织坏死、局部组织水肿而引起的，可逐渐缓解，如疼痛剧烈，可使用药物止痛。

4）密切观察化疗后反应，及时检查肝、肾功能和血常规，及时治疗和抢救。补充足够的液体，鼓励患者多饮水、多排尿，必要时应用利尿剂。

5. 心理护理

肝癌患者的5个阶段的心理反应往往比其他癌症患者更为明显。要充分认识患者的心理反应，对部分出现过激行为如绝望甚至自杀的患者，要给予正确的心理疏导；同时建立良好的护患关系，减轻患者恐惧。对于晚期患者，特别要维护其尊严，并做好临终护理。

6. 健康教育

（1）疾病知识指导：原发性肝癌应以预防为主。临床证明，肝炎、肝硬化、肝癌的关系密切。因此，患病毒性肝炎的患者应及时正确治疗，防止转变为肝硬化，非乙型肝炎病毒携带者应注射乙型肝炎疫苗。加强锻炼，增强体质，注意保暖。

（2）生活指导：禁食含有黄曲霉素的霉变食物，特别是发霉的花生和玉米，禁饮酒。肝癌伴有肝硬化者，特别是伴食管－胃底静脉曲张的患者，应避免粗糙饮食。

（3）用药指导：在化疗过程中，应向患者做好解释工作，消除其紧张心理，并介绍药物性质、不良反应，使患者心中有数。①药物反应较重者，宜安排在睡前或饭后用药，以免影响进食。呕吐严重者应少食多餐，辅以针刺足三里、合谷、曲池等穴，对减轻胃肠道反应有一定作用。②注意防止皮肤破损，观察皮肤有无瘀斑、出血点，有无牙龈出血、鼻出血、血尿及便血等症状。③鼓励患者多饮水或强迫排尿，使尿液稀释。遵医嘱适量地服用碳酸氢钠以碱化尿液。④常选用1：5000高锰酸钾溶液坐浴，预防会阴部感染。

（4）自我监测指导：出现右上腹不适、疼痛或包块者应尽早到医院检查。肝癌的疗效取决于早发现、早治疗，一旦确诊应尽早治疗，以手术为主的综合治疗可明显延长患者生命。观察肿瘤有无并发症和有无远处转移的表现，应警惕肝癌结节破裂、肝性脑病、消化道出血和感染等。手术后的癌肿患者应观察有无复发，定期复诊。化疗患者应定期检查肝肾功能、心电图、血象、血浆药物浓度等，及时了解脏器功能和有无药物蓄积。

（董　蕾）

第三节　胰腺癌

胰腺癌是一种较常见的恶性肿瘤。在我国胰腺癌的发病率也有逐年增加的趋势。40 岁以上好发，男性比女性多见。胰腺癌包括胰头癌和胰体尾部癌，前者在临床常与壶腹部癌和胆总管下段癌难以区别，过去统称壶腹部周围癌。胰腺癌 70%～80% 发生于头部，体尾部约占 25%，全胰腺癌少见，约占 5%。胰腺癌多由胰管和腺泡发生，以导管细胞癌最多，其次为腺泡细胞癌、鳞状上皮细胞癌、黏液癌、囊腺癌等。胰腺癌的转移途径主要为淋巴转移和直接浸润，其次为血行转移和沿神经束蔓延。胰腺癌早期诊断困难，手术切除率低，预后很差。

一、诊断

（一）症状

1. 上腹痛和上腹饱胀、不适

此为最常见的首发症状，易与胃肠、肝胆疾病相混淆。腹痛为隐痛、胀痛或钝痛，后期可呈持续性疼痛并且加重，向腰背部放射，夜间疼痛明显。

2. 黄疸

梗阻性黄疸是胰腺癌最突出、最主要的症状。大部分患者出现黄疸时已属中晚期，黄疸呈进行性加重，伴皮肤瘙痒、大便呈白陶土色。

3. 消瘦、乏力

消瘦、乏力是胰腺癌的常见症状。

4. 消化道症状

食欲下降、腹胀、消化不良、腹泻或便秘，部分患者可有恶心、呕吐，晚期癌肿侵及十二指肠可出现上消化道梗阻或消化道出血。

5. 其他

部分患者早期表现为轻度糖尿病，故对中老年人突发糖尿病应提高警惕，有患胰腺癌可能。少数为胆管感染表现。

（二）体征

1. 一般情况

可有消瘦、贫血或营养不良、巩膜及皮肤黄染，晚期还可有锁骨上淋巴结肿大、肛门指检触及直肠外转移灶。

2. 腹部体检

可有肝大、胆囊肿大，腹内肿块，移动性浊音阳性。

（三）检查

1. 实验室检查

半乳糖转移同工酶Ⅱ（GT-Ⅱ）是恶性肿瘤的酶标志物，对胰腺癌的敏感性为67.2%，特异度为98.2%。黄疸患者其血清胆红素常超过256.5μmol/L（15 mg/dL），用于诊断胰腺癌的肿瘤标记有CA19-9、POA、PCAA、CEA、CA50、Span-1、Dupan-2等，其中CA19-9是特异度和敏感性较高的一种。

2. B超检查

B超检查可提示肝内外胆管有无扩张、肝外胆管梗阻的部位、胰头或胆总管下端有无肿块，能发现直径 < 2 cm的小胰癌，超声内镜可发现直径更小的肿瘤。

3. CT检查

CT检查能清晰显示胰腺形态、肿瘤位置及肿瘤与邻近血管、器官的关系，是胰腺疾病具有高度可靠性的检查方法，可发现直径1 cm的肿瘤。

4. ERCP

ERCP可观察十二指肠乳头改变，造影显示胆管狭窄和扩张，胰管扩张、中断，管壁僵硬，对比剂排空延迟。可收集胰液进行细胞学、生化、酶学和分子生物学检查。

5. PTC

PTC可显示肝内、外胆管扩张、狭窄、充盈缺损、中断、移位、管壁僵硬改变。

6. 磁共振胰胆管成像（MRCP）

MRCP是一新发展的无创性胰胆管检查方法，与PTC和ERCP相比，更能反映胰胆管系统的全貌，对胆管梗阻的存在及其水平、范围和病因的诊断准确率达90%～100%，在胰管扩张、狭窄、充盈缺损方面与ERCP的一致率达80%～100%。

（四）诊断要点

（1）不明原因的上腹痛或上腹饱胀、不适，进行性黄疸伴尿黄、大便白陶土色。通常无寒战、高热等症状。

（2）食欲下降、腹胀、消化不良、腹泻或便秘、消瘦、乏力等症状。

（3）CA19-9、CEA等血清肿瘤标志物增高。

（4）B超、CT、ERCP、MRCP等影像学检查发现胰腺占位和胆管扩张。

（五）鉴别诊断

1. 急、慢性胆管疾病

胆管炎、胆总管结石可引起发作性右上腹和腹上区绞痛、畏寒发热和黄疸，腹部体征方面有不同程度的腹膜激征，血白细胞计数增高，B超检查有助确诊。

2. 慢性胰腺炎

常有胆管疾病或酗酒史，腹痛、体重下降、糖尿病和脂肪样泻为其四联症，血清CA19-9及CT、ERCP等影像学检查和K-ras基因突变检测有助诊断。

3. 胆总管下段肿瘤

CT 扫描显示肝内胆管及肿瘤梗阻以上肝外胆管扩张，胰腺无占位性病变；ERCP 可显示胆总管肿瘤。

二、治疗

（一）手术治疗

1. 胰十二指肠切除术

胰十二指肠切除术适用于胰腺头部癌。切除范围包括胰腺头部、胃远端、十二指肠全部、空肠上段 10 cm 和胆总管远端及区域淋巴结。

手术指征：①患者全身情况较好，无肝转移和腹腔积液者；②术中检查癌肿未波及周围重要组织和器官，如门静脉、下腔静脉、肠系膜上动静脉；③术中检查幽门上、下无淋巴结转移者可行保留幽门的胰十二指肠切除术。

2. 区域性胰十二指肠切除术

区域性胰十二指肠切除术适用于胰腺头部癌侵犯门静脉系统而没有远处转移者。术中探查确有门静脉侵犯者，可行受累血管切除和重建。

3. 胰腺体尾部及脾切除术

胰腺体尾部及脾切除术适用于胰体尾部癌无转移者。

4. 全胰切除术

切除范围除胰十二指肠切除术范围外，还要切除余下的胰腺与清除脾脏、胰周围淋巴结、腹主动脉旁及肠系膜血管周围淋巴结。

手术指征：①胰头及体尾部多发癌无远处转移者；②胰头癌及体尾部有坏死者；③胰腺癌伴有慢性胰腺炎者。

5. 姑息性手术

胰腺癌晚期不能行根治性手术者，行姑息性手术以改善全身情况，缓解胆总管和十二指肠梗阻症状，消除黄疸，延长生命。应用于胰腺癌已侵及肠系膜上动静脉、门静脉、肝转移或胰周围淋巴结广泛转移者。

（1）内引流减黄术：胆总管空肠 Roux-en-Y 手术；胆囊 - 空肠吻合术；胆总管 - 十二指肠吻合术。

（2）外引流减黄术：胆总管 T 形管引流术，胆囊造瘘术，术中经肝穿刺胆管引流术。

（3）胃 - 空肠吻合：解除十二指肠梗阻。

（4）胰管 - 空肠吻合：进行胰管减压，缓解背部疼痛等。

（5）化学性内脏神经切除术：50% ~ 70% 乙醇溶液 20 ~ 40 mL 或 5% 石炭酸杏仁油 40 mL 进行内脏神经阻滞。

（二）化疗

对于胰腺癌尤其是手术不能切除的胰腺癌是不可缺少的辅助治疗方法，但是目前临床疗效尚难令人满意。氟尿嘧啶是胰腺癌化疗中应用最广泛的药物，其他药物包括丝裂霉素C（MMC）、多柔比星（ADM）、链佐星等，近年用于临床的吉西他滨可抑制胰腺癌的发展而延长生存期。

（三）放疗

放疗适用于术后辅助治疗和无法切除肿瘤的治疗，单纯放疗对不能切除的胰腺癌可改善其预后，有姑息治疗的作用；术后联合化疗能够明显提高胰腺癌患者的生存期及肿瘤的局部控制率。目前术后放疗已成为胰腺癌患者提高肿瘤局部控制率、改善患者生活质量、延长患者生存期的重要方法之一。

三、护理

（一）护理措施

（1）消除恐惧心理：评估患者恐惧的表现，协助患者寻找恐惧的原因。建立良好的护患关系，尽量解答患者提出的问题和提供有益的信息，缩短患者期待诊断的焦虑期。

（2）遵医嘱给予营养支持：静脉高营养（胃肠外营养）、要素饮食（胃肠道营养）以增强机体防御功能和组织修复能力。

（3）观察、记录腹部疼痛的部位、性质、程度、时间及伴随症状。指导患者使用松弛术减轻患者对疼痛的感受性。遵医嘱给予镇痛药，遵循用药原则，严格掌握用药时间和剂量，并详细观察、记录用药后的效果。

（4）预防感染：加强皮肤护理，记录黄疸程度，保持床铺清洁、干燥，每2 h协助患者翻身1次，以预防皮肤破损而诱发感染。

（5）让患者了解胰腺癌的治疗方法、疗效、预后、不良反应等。化疗中应详细观察、记录患者所表现的各种不良反应并遵医嘱对症处理。

（6）观察和记录电解质失衡和脱水的症状、体征，遵医嘱给予静脉补水、电解质等，严格记录每日出入量。

（二）应急措施

（1）出现出血征象时，密切观察生命体征变化，监测血常规各项指标。

（2）建立液路，遵医嘱静脉滴注止血药，输入新鲜血液。

（3）避免摔伤，禁食过硬、带渣食物，限制脂肪饮食。

（4）密切观察生命体征，准确记录出血量。

（三）健康教育

（1）不饮烈性酒，禁止吸烟。

（2）保持生活规律，全面摄取营养，鼓励进高热量、高蛋白、低脂肪富含维生素饮食。

（3）指导患者了解疾病的治疗方法、药物的不良反应及处理方法。

（4）指导患者参加适宜的体育锻炼，增强机体抵抗力。

（5）指导患者正确使用止痛药物，了解3阶梯止痛知识。

（6）告知患者定期复查的时间。

（董　蕾）

第四节　大肠癌

一、结肠癌

结肠癌是消化道较为常见的恶性肿瘤之一，好发于41～51岁，男女比例为2：1。以直肠、乙状结肠交界处最为多见，其次为盲肠、升结肠、降结肠和横结肠。

（一）病因与发病机制

目前病因不是十分清楚，但与下列因素有关，如：高脂肪、高蛋白质饮食的摄入，食物中纤维素和维生素的缺乏；缺少适度的体力活动；遗传因素，约1/4患者有癌肿家族史。目前家族性肠息肉病变是已被公认的癌前病变。结肠腺瘤、溃疡性结肠炎及结肠血吸虫病肉芽肿与结肠癌的发病也有着密切的关系。

（二）临床表现

早期结肠癌患者常无自觉症状，随着病程发展与肿瘤增大，将会产生一系列的症状和体征。

1. 排便习惯和粪便性质的改变

结肠癌最早出现的症状多表现为大便次数增多，腹泻，便秘，粪便中带血、脓或黏液。

2. 腹痛

患者腹痛常为定位不确切的持续性隐痛，或仅为腹部不适或腹胀；发生肠梗阻时腹痛加剧或为阵发性绞痛。

3. 腹部包块

癌肿较大时常可于腹部触及肿块，大多形状不规则，表面不平，质硬。如为乙状结肠癌或横结肠癌，可有一定的活动度。

4. 肠梗阻

肠梗阻一般属晚期症状，多为慢性低位肠梗阻表现，轻度梗阻时，则可腹泻与便秘相交替，梗阻加重后腹胀、便秘明显。

5. 全身症状

全身症状有发热、乏力、消瘦、贫血等。晚期可有肝大、黄疸、水肿、腹腔积液、锁骨上淋巴结肿大及恶病质等表现。

由于癌肿的病理分型和生长部位不同，左侧结肠癌和右侧结肠癌的临床表现有所区别。

左半结肠：由于肠腔较小，肿瘤多呈浸润生长，易使肠腔狭窄，加之粪便在肠腔已经形成，故主要是肠梗阻症状。当肿瘤破溃时，粪便表面可染有鲜血或黏液。由于症状出现较早，患者往往就诊早，没有出现明显的贫血、消瘦等。

右半结肠：肠腔较大，肿瘤多突出于肠腔，呈菜花状；粪便稀薄，患者可有腹胀、便秘交替出现，排便不困难，有便血，肉眼不易看出。因症状不明显，右半结肠癌不易被早期发现，患者往往有明显贫血、乏力、消瘦、腹部肿块时才就诊。

（三）辅助检查

1. 实验室检查

结肠癌早期可能有少量出血，故大便潜血试验多呈阳性，有利于早期诊断。试验前 3 d 素食并禁用维生素 C、阿司匹林等药物以免影响检验结果。血清癌胚抗原（CEA）测定，诊断特异性不高，但对评估患者预后和复发有一定作用。

2. 内镜检查

乙状结肠镜或纤维内镜检查，可直视病灶并取活组织做病理学检查，是诊断结肠癌最有效、可靠的方法。

3. 影像学检查

X 线钡剂灌肠或气钡双重对比造影检查，可明确癌肿范围，了解结肠其他部位有无病变。B 超和 CT 检查，可提示腹部肿块、腹腔内肿大淋巴结和肝内有无转移。

（四）诊断要点

1. 症状和体征

中年以上的患者出现不明原因的排便习惯改变，由正常变为腹泻或便秘和腹泻交替出现，黏液血便，持续腹部不适，隐痛或腹胀，腹部肿块，贫血，乏力或体重减轻等。

2. 检查

结肠镜或影像学检查可明确结肠癌部位。

（五）治疗要点

以手术为主的综合治疗。

1. 非手术治疗

（1）化疗：化疗是综合治疗的一部分，可控制体内潜在的血行转移。目前多采用以 5-氟尿嘧啶为基础的联合化疗方案，可提高疗效、降低毒性、减少或延缓耐药性出现。应用化疗期间需定时复查血白细胞计数。

（2）中医中药治疗：以中药补益气血、调理脏腑、配合化疗，可减轻不良反应。

2. **手术治疗**

（1）根治性手术。手术切除范围应包括癌肿所在的肠袢及其系膜和区域淋巴结。①右半结肠切除术：适用于盲肠、升结肠、结肠肝曲癌；②横结肠切除术：适用于横结肠肿瘤；③左半结肠切除术：适用于横结肠脾曲、降结肠、乙状结肠癌肿；④乙状结肠切除术：根据肿瘤的位置调整切除范围。

（2）姑息性手术。对癌症晚期、有远处转移，但局部肿瘤尚能切除者，可做癌肿所在肠段局部切除与肠吻合术。

（3）结肠造口术。癌肿晚期，局部不能切除时，为解除梗阻，作梗阻近端与远端肠管端 – 侧吻合，或于梗阻近端作结肠造口术。

二、直肠癌

直肠癌是消化道最常见的恶性肿瘤之一。其发病率略高于结肠癌，发病年龄多在 40 岁以上。青年人发病率有增高趋势。

（一）病因

病因尚不十分明确，可能与下列因素有关。

（1）饮食习惯：高脂肪、高蛋白质的饮食能使粪便中甲基胆蒽物质增多，甲基胆蒽可诱发直肠癌；饮食中纤维素含量减少，使粪便通过肠道的速度减慢，致癌物质与肠黏膜接触时间延长，增加致癌作用。

（2）直肠慢性炎症：如溃疡性结肠炎、血吸虫病等可使肠黏膜反复破坏和修复而癌变。

（3）癌前病变：家族性肠息肉、直肠腺瘤已被视为癌前病变。

（4）遗传因素：临床发现为数较多的结、直肠癌与家族遗传因素有关。

（二）临床表现

早期无明显症状，随着癌肿增大并有溃疡或感染时才出现症状。

（1）直肠刺激症状：癌肿刺激直肠产生频繁便意，排便习惯改变，里急后重，有排便不尽感，晚期可有下腹痛。

（2）黏液血便：癌肿破溃感染时，大便表面带血及黏液，甚至脓血便。便血为直肠癌最常见的早期症状。

（3）肠腔狭窄症状：随癌肿增大，肠腔变窄，出现大便变形、变细。肠管部分梗阻时出现腹胀、腹痛、排便困难等梗阻征象。

（4）晚期症状：癌肿侵犯前列腺、膀胱，可发生尿频、尿痛；癌肿侵犯骶前神经则出现骶尾部疼痛；肝转移时出现腹腔积液、肝大、黄疸、贫血、消瘦、水肿等恶病质表现。

（三）辅助检查

1. 大便潜血试验

大便潜血试验可作为大规模检查或高危人群初筛手段。阳性者应做进一步检查。

2. 直肠指诊

直肠指诊是诊断直肠癌的主要方法。75％以上的直肠癌为低位，能在直肠指检时触及，可了解癌肿的部位、大小、范围、固定程度及与周围脏器的关系。

3. 内镜检查

内镜检查指可在直视下肉眼做出诊断并可取活组织进行病理检查，是诊断直肠癌最有效、可靠的方法。

4. 影像学检查

（1）钡剂灌肠检查：对直肠癌的诊断意义不大，可用以排除结、直肠多发癌和息肉病。

（2）B超检查：用腔内探头可检测直肠癌的浸润深度及局部淋巴转移情况。

（3）CT检查：可了解直肠癌在盆腔内扩散情况，有无肝转移等。

5. CEA（血清癌胚抗原）测定

对直肠癌早期诊断价值不大，但对评估患者预后和复发有一定作用。

6. 其他检查

癌肿位于直肠前壁的女性患者应做阴道检查及双合诊检查。男性患者有泌尿系统的症状时，应做膀胱镜检查，了解癌肿浸润范围。

（四）诊断要点

（1）症状：中年以上患者出现不明原因便血及大便习惯改变，次数增多，里急后重。

（2）体征：直肠指检，可触及直肠肿块。

（3）直肠镜等辅助检查：可明确病变部位和大小。

（五）治疗要点

1. 非手术治疗

（1）放射治疗：放射治疗作为手术切除的辅助疗法有提高疗效的作用。术前放疗可提高手术切除率，降低术后复发率。术后放疗，可杀灭残留微小病灶，适用于晚期患者或局部复发者。

（2）化疗：化疗作为根治性手术的辅助治疗可提高五年生存率，给药途径有区域动脉灌注、门静脉给药、静脉给药、术后腹腔置管灌注给药等。

（3）局部治疗：对低位直肠癌造成肠管狭窄不能手术者，可用电灼、液氮冷冻和激光烧灼等治疗或放置金属支架，以改善症状。

（4）其他治疗：有基因治疗、导向治疗、免疫治疗等，但尚处于摸索阶段，疗效尚待评价。

2. 手术治疗

（1）直肠癌根治术，切除范围包括癌肿，足够的两端肠段、已侵犯器官的全部或部分、四周可能被浸润的组织及全直肠系膜和淋巴结。根据癌肿在直肠的位置不同，有以下几种术式。①局部切除术：适用于早期癌体小、局限于黏膜或黏膜下层、分化程度高的直肠癌。②腹会阴联合直肠癌根治术（Miles 手术）：适用于腹膜返折以下的直肠癌。③经腹腔直肠癌切除术（Dixon 手术）：适用于癌肿下缘距肛缘 5 cm 以上的直肠癌，切除乙状结肠和直肠大部，作直肠和乙状结肠端吻合，保留正常肛门。④经腹直肠癌切除、近端造口、远端封闭手术（Hartmann 手术）：适用于一般情况差，不能耐受 Miles 手术或因急性梗阻不宜行 Dixon 手术的患者。

直肠癌根治有多种手术方式，但经典的术式仍然是 Miles 手术和 Dixon 手术。腹腔下施行 Miles 手术和 Dixon 手术具有创伤小、恢复快的优点，但对淋巴结清扫、周围被侵犯脏器的处理尚有争议。直肠癌侵犯子宫时，可一并切除子宫，称为后盆腔脏器清扫；直肠癌侵犯膀胱，行直肠和膀胱（男性）或直肠、子宫和膀胱切除时，称为全盆腔清扫。

（2）姑息性手术，适用于癌肿晚期，广泛转移且发生肠梗阻时，可行乙状结肠双腔造口。

三、护理

（一）护理评估

1. 健康史

询问患者年龄、生活和饮食习惯；有无家族性息肉，家族中有无肠癌或其他肿瘤患者；既往是否有溃疡性结肠炎、克罗恩病、腺瘤病史。

2. 目前身体状况

了解患者的大便习惯改变情况，有无腹泻、便秘、腹痛、腹胀等。特别应了解患者大便是否带血、黏液和脓液等情况；了解患者全身营养状况，有无食欲减退、消瘦、贫血、乏力；有无淋巴结肿大、肿块大小、活动及压痛程度；了解直肠指检、X 线检查、B 超、CT 检查和内镜检查结果及肿瘤转移情况。

3. 心理、社会状况

了解患者和家属对疾病的认识，患者对接受手术及手术可能导致的并发症、结肠造口带来的自我形象紊乱和生理功能改变的悲观、恐惧、焦虑程度和心理承受能力，是否把自己当成"废人"而产生绝望心理。了解家庭对患者的支持及经济状况等。

（二）护理诊断

（1）焦虑：与对癌症、手术的恐惧，排便方式改变及担忧治疗效果有关。

（2）知识缺乏：缺乏有关肠道手术准备及结肠造口的护理知识。

（3）自我形象紊乱：与结肠造口术对身体形象及排便方式改变有关。

（4）自理能力缺陷综合征：与手术和结肠造口有关。

（5）潜在并发症：出血、感染、吻合口瘘。

（三）护理目标

（1）患者焦虑程度减轻。

（2）患者掌握结、直肠癌及其治疗护理方法。

（3）患者能适应身体形象的改变。

（4）患者自理能力提高。

（5）患者术后并发症得到预防、及时发现和处理。

（四）护理措施

1. 术前护理

（1）心理护理：术前护士应与患者交谈，了解其心理状态，给予充分的理解、同情和支持，指导患者缓解心理压力、稳定情绪，积极配合术前各项准备和护理。

（2）改善全身营养状况：结、直肠癌患者由于长期食欲下降、腹泻及癌肿消耗，可导致营养不良、低蛋白血症。术前尽可能给患者提供高蛋白、高热量、丰富维生素、易于消化和吸收的饮食，必要时少量多次输血、静脉补充氨基酸等。

（3）肠道准备：对保证手术成功有着重要意义。①控制饮食：术前 3 d 进少渣半流质饮食，术前 2 d 起进流质饮食，减少粪便产生。②口服肠道抑菌药：术前 3 d 口服肠道不易吸收的抗菌药，如卡那霉素 1 g，每天 2 次，甲硝唑 0.4 g，每天 4 次。并同时补充维生素K，因为控制饮食及服用肠道杀菌剂，使维生素 K 的合成及吸收减少。③清洁肠道：术前 3 d，每晚用番泻叶 6 ~ 9 g 泡茶饮用，或口服泻剂硫酸镁 30 mL 或蓖麻油 30 mL，每天 3 次。手术前 1 d 晚及术日晨行清洁灌肠，也可采用全肠道灌洗法，达到清洁肠道的目的。但后者对年老体弱，心、肾等脏器功能障碍和肠梗阻者，不宜选用。

（4）术晨禁食，留置胃管、尿管。

（5）外科术前常规准备：备皮、配血、药物过敏试验、测定出凝血时间。

2. 术后护理

（1）严密观察病情：术后应每 0.5 h 测量血压、脉搏、呼吸，至平稳后延长间隔时间；观察敷料的渗血、渗液及引流液的情况。

（2）饮食：术后禁食 2 ~ 3 d，禁食期间，胃肠减压，静脉补充营养，准确记录 24 h 出入量，待肠蠕动功能恢复、肛门排气后，停止胃肠减压，进少量流质饮食，若无不良反应，改为半流质饮食，术后 1 周可进软食，2 周左右可进少渣普食。

（3）体位：病情平稳者，可改半卧位，以利腹腔引流。

（4）腹腔引流管的护理：保持骶前引流管通畅，观察记录引流液的性质、量、颜色，2 ~ 3 d 后，如引流液少于每天 10 mL，为非血性液体，可考虑拔管。

（5）留置导尿管护理：保持尿管通畅，避免扭曲、受压，定时做尿道口护理及膀胱冲洗，防止尿路感染。一般 10 d 左右可拔管，拔管前先试行夹管，训练膀胱舒缩功能，防止排尿功能障碍。

（6）结肠造口护理：①造口开放前，用凡士林或盐水纱布外敷结肠造口，外层敷料浸湿后应及时更换，防止感染。②结肠造口一般于术后 2～3 d 肠功能恢复后开放，开放时宜取左侧卧位，并预先用塑料薄膜将腹部切口与造口隔开，以防流出的粪便污染。③造口用凡士林纱布覆盖，并以氧化锌软膏涂抹周围皮肤，以免皮肤糜烂，每次排便后用温水洗净皮肤并擦干。④正确使用造口袋。袋口贴放于造口处，袋囊朝下，并用弹性带固定于腰间，造口袋内充满 1/3 排泄物时，须及时更换；除使用一次性造口袋外，患者可备 3～4 个造口袋用于更换，使用过的造口袋可用中性洗涤剂和清水洗净，或用 1∶1000 氯己定溶液浸泡 30 min，晾干备用。⑤为促进定时排便习惯的建立，术后 1～2 周，可定时经造口管注入生理盐水 500 mL。⑥注意饮食卫生，避免进食产气或刺激性食物，以免腹胀或腹泻。

（五）护理评价

（1）患者焦虑是否减轻。

（2）患者是否掌握与疾病有关的知识。

（3）患者对结肠造口的态度，能否正视造口，情绪是否稳定。

（4）患者自理能力是否提高，能否正确自我护理。

（5）患者术后并发症是否得到预防、及时发现和处理。

（六）健康指导

（1）定期检查：对结肠、直肠癌高危人群，应行筛选性及诊断性检查，如大便潜血试验、钡剂灌肠 X 线检查或内镜检查等。

（2）积极治疗结肠、直肠癌的癌前期病变：如结肠或直肠息肉、腺瘤、溃疡性结肠炎、结肠克罗恩病等；避免高脂肪、低纤维素饮食，预防和治疗血吸虫病。

（3）合理安排饮食，适量活动：可参加正常社交，加入造口患者协会，交流经验和体会，重新控制排便，获得自信。

（4）指导患者做好结肠造口的护理：出院后每周扩肛 1 次，用示指戴上指套涂上润滑油后轻轻插入肛门至第 2 指关节处，停留 5～10 min。若发现造口狭窄、排便困难应及时到医院就诊。

（5）向患者介绍结肠造口护理方法及护理用品：目前所采用的造口袋分为一件式或两件式。一件式造口袋背面有胶质贴面，直接贴在皮肤上。优点是用法简单，缺点是容易刺激皮肤，可使用造口护养胶片保护皮肤。两件式造口袋是在护养胶片上配有凸面胶环，与便袋上的凹面小胶环吻合，不漏气，不漏液，容易更换。此外，防漏药膏、防臭粉等配件可提高防漏、防臭效果。

（6）定期复查：一般 3～6 周复查一次。

（董　蕾）

第八章
泌尿、生殖系统肿瘤的护理

第一节 肾癌

肾肿瘤在泌尿系统肿瘤中，发病率仅次于膀胱肿瘤，占泌尿系统肿瘤的第 2 位。绝大多数肾肿瘤为恶性肿瘤，预后不佳。原发于肾脏的恶性肿瘤有肾细胞癌、肾母细胞瘤、肾盂移行上皮细胞癌等。肾癌是我国成年人常见的恶性肿瘤，好发于 40 ~ 60 岁。肾癌的预后与肿瘤的期别、淋巴结转移数目、肿瘤的部位及病理类型有关。

一、病因

病因尚不清楚，可能与遗传和环境因素有关，接触石棉、吸烟与病毒感染也是诱发肾癌的因素。

二、临床表现

1. 症状

血尿、腰痛和肿块为典型症状；肾外表现有发热、血沉快、肝功能改变、贫血、高血压。

2. 体征

主要表现为肾肿大、消瘦，触诊可扪及肾和肿瘤。肿瘤边缘清楚，质坚硬，表面隆起有结节感。未侵犯周围组织时，肿瘤随呼吸上下移动，叩诊肾区有叩击痛。

三、辅助检查

尿常规、尿液细胞学检查、B 超检查、X 线、CT、MRI 等检查，局部侵犯、有无癌栓、淋巴结转移及远处转移情况。

四、治疗原则

1. 一般原则

肾癌的主要治疗方法是手术切除，即单纯性切除术和根治性肾切除术。

（1）对Ⅰ、Ⅱ、Ⅲ期的患者尽可能行根治性肾切除。

（2）Ⅳ期患者主要采用化疗及免疫治疗为主的综合治疗。

（3）对症状明显、一般状况好的患者可行姑息性肾切除术。

（4）对孤立的远处转移灶，也可行肾切除＋转移灶切除，术后给予全身治疗。

（5）复发病例，以化疗、免疫治疗为主。

2. 免疫治疗

常用药物白介素 –2（IL–2）、干扰素 – α（IFN– α）；淋巴因子激活的杀伤细胞（LAK细胞）联合 IL–2 进行治疗，取得较好疗效。

3. 化学治疗

常用药物为长春碱、吉西他滨＋氟尿嘧啶或卡培他滨。

4. 靶向治疗

常用药物贝伐单抗或加用厄罗替尼。

五、护理

1. 护理评估

（1）病史：化学物质接触史、胆固醇高、吸烟、病毒感染等因素及家族史。

（2）临床表现：血尿、腰痛、肿块、发热。

（3）查体：肝肾功能改变、贫血、高血压、肾肿大、消瘦，肾区叩击痛。

2. 护理要点及措施

（1）并发症的观察及护理。

1）高血压脑病的护理：评估生命体征，尤其是血压、神志的变化；按医嘱应用降压药物并观察疗效；加强健康教育，增加治疗依从性，避免人为因素导致的血压升高；采用避免血压升高的非药物因素，如低盐、低钠饮食，保持情绪稳定，避免紧张等。出现高血压脑病等危险情况时能及时发现、及时处理，避免脑出血的发生。

2）贫血的护理：观察患者的颜面、口唇及甲床色泽；监测血红蛋白、红细胞、白蛋白等化验指标；观察缺氧程度、血氧饱和度；及时吸氧；按医嘱给予促红细胞生成素（EPO）、输血等治疗；观察患者疲乏程度，必要时予以卧床休息，注意安全护理，防止摔倒。

3）出血的护理：参见本章第二节膀胱癌的护理。

（2）肾衰竭护理：监测肾功能指标，如尿量、尿比重、尿素氮、肌酐等化验指标；使患者了解肾功能不全的症状和体征；准确记录出入量，保持水、电解质平衡。少尿时，控制入量、监测电解质等，控制钾的摄入，促进钾向细胞内的转移，预防高血钾；多尿时，增加钾的摄入，避免低血钾；尿毒症时及时给予透析治疗，加速有害物质的排泄；有条件时给予肾移植。

3. 健康教育

（1）嘱患者养成良好生活习惯：①避免摄入胆固醇过高的食物，如动物内脏等；②戒烟酒；③保证充足的水分摄入，饮水量 2 ~ 3 L/d，保证有足够的尿量，以促进毒素的排出，维持良好的肾功能；④加强体育锻炼，促进胆固醇代谢。注意劳逸结合，生活有规律性，增加机体免疫力，避免病毒感染。

（2）说明定时复查、健康查体每 1 ~ 2 年进行 1 次的重要性，特别是有家族史者，应做到早发现、早诊断、早治疗。经常对尿液进行观察和复查，发现异常如血尿、排尿异常、高血压、乏力、消瘦、疼痛、腰腹部肿块应立即就医。

（董　蕾）

第二节　膀胱癌

膀胱肿瘤是常见的泌尿系统肿瘤，其中恶性肿瘤占 99% 以上。我国膀胱癌的发病率位居泌尿系统肿瘤首位，发病年龄以中老年为主。膀胱癌最常转移至膀胱周围、髂内外淋巴结和腹膜后淋巴结。血行转移多在晚期，肝、肾、肺为多见的受累器官。

一、病因

膀胱癌的病因至今尚未完全明确。目前较公认的因素有：长期接触芳香族类物质、吸烟、体内色氨酸代谢异常、膀胱黏膜局部长期遭受刺激。非那西丁类药物已被证实可致膀胱癌，严重的膀胱炎及血吸虫患者中，膀胱癌的发病率相当高。

二、临床表现

血尿、尿路刺激征、排尿困难，当膀胱肿瘤伴有膀胱结石时，会出现尿痛和血尿等膀胱结石症状。

三、辅助检查

膀胱镜检查、肿瘤组织活检可直接观察肿瘤的发生部位及形态、性质；B 超检查、静脉肾盂造影确定原发灶；尿液常规检查及尿液浓缩查找肿瘤细胞；CT 检查有助于膀胱肿瘤的分期，肿瘤标志物测定。

四、治疗原则

膀胱肿瘤的治疗是以外科手术治疗为主的综合治疗。

1. 手术治疗

①膀胱肿瘤局部切除及电灼术；②部分膀胱切除术；③全膀胱切除术。

2. 微创手术治疗

经膀胱静电切除术、YAG 激光治疗等。

3. 化疗药物膀胱灌注

对膀胱肿瘤术后预防复发有较好疗效。目前临床上采用较多的药物有丝裂霉素、顺铂、多柔比星、喜树碱、卡介苗等。

五、护理

1. 护理评估

（1）病史评估：患者工作性质、生活环境，是否长期接触芳香族类物质，如染料、皮革、橡胶、油漆及吸烟史，是否有膀胱慢性炎症、膀胱结石、尿道梗阻等刺激因素，是否有腺性膀胱炎、黏膜白斑的癌前期病变。服药史及有无寄生虫病等。

（2）临床表现评估：有无排尿习惯改变、血尿（颜色、间隔时间）及膀胱刺激症状、排尿困难，有无消瘦、贫血、泌尿系统感染等。

（3）精神心理状况：评估患者焦虑、恐惧的原因、程度及家庭支持程度。了解患者对疾病的认知程度。

2. 护理要点及措施

（1）并发症的观察及护理。

1）膀胱大出血的护理：①观察尿液颜色、性状、量；②观察生命体征及神志、皮肤黏膜的变化等，及时发现出血倾向，评估出血程度；③有出血倾向时，遵医嘱及时应用止血药物；④出血明显时，注意观察有无休克的表现，及时交叉配血、补充血容量、输血及羧甲淀粉血浆、吸氧、保暖等。

2）泌尿系统感染的护理：鼓励患者大量饮水以达到冲洗膀胱的目的，减少泌尿系统感染、尿道阻塞的危险；留取尿标本送检，及时发现有无泌尿系统感染；膀胱切除术后 10 h 可拔除尿管并置集尿袋，教会患者正确使用方法，防止逆行感染。

（2）管道的护理：保持膀胱造口管及导尿管的畅通。每 2 h 由上至下挤压引流管，防止引流管受压、扭曲、脱落、逆流。每日更换引流管 1 次。如果需要进行膀胱冲洗，冲洗速度应严格遵医嘱执行，一般每小时 50 ~ 100 mL。对留置导尿管的患者每日给予外阴擦洗 1 次，会阴冲洗 1 次。

（3）皮肤护理：对膀胱造口的患者，为消除患者不适，示范造口护理技术作为自理训练；选择适合尺寸的尿袋，防止尿液外漏；夜间及时倾倒尿液。保证睡眠，防止漏尿和皮肤侵蚀；用无刺激肥皂或清水清洗造口皮肤，保护造口周围皮肤；局部可用隔离霜保护，防止皮肤破损。

（4）心理护理：做好心理支持与护理，减少自我形象紊乱，警惕意外事件发生。术前请主管医师与患者共同设定永久性造口位置，选择患者可见并易触摸到的位置，避开皮肤皱褶处。对患者身体结构及功能改变产生的低落情绪给予同情和理解，针对心理反应做好心理支持。训练患者自行更换尿袋，注意循序渐进，直至患者完全掌握，同时注意多使用鼓励性语言，增强患者的信心。更换尿袋时应注意遮挡，维护患者自尊。鼓励与病友间的交流；鼓励与来访者、亲属、朋友、同事交流，帮助其适应正常生活。

（5）专科特色治疗护理。

1）血卟啉光敏治疗患者，治疗前应介绍血卟啉光敏治疗的方法和可能发生的光敏反应，解除顾虑并取得配合。治疗后注意避光 1 个月，不能暴露于日光或强灯光下，禁止用热水洗澡、洗脸，以免发生光毒反应。皮肤出现光毒反应时，遵医嘱口服抗过敏药物，静脉注射 50% 葡萄糖酸钙和大剂量维生素 C，必要时给予激素治疗后继续避光 3 ~ 5 d，待皮疹自行消退。同时观察血尿情况，有无脱落的坏死组织。可服用解痉药和抗泌尿系统感染药物。

2）肿瘤电切后，排尿时常有烧灼样疼痛，可给予局部热敷或热坐浴。

（6）化疗护理：膀胱癌无论是全身用药还是局部灌注用药，均有骨髓抑制出现，所以要严密观察血常规，白细胞低于 3×10^9/L、血小板低于（50 ~ 80）$\times 10^9$/L 时，应暂停用药。观察化疗药物的毒性反应，如多柔比星的心脏毒性、顺铂的肾毒性。嘱患者进清淡、易消化、富有营养的饮食，多饮水，必要时输液水化。

3. 健康教育

（1）宣传预防知识，加强职业防护，防止或减少芳香胺、联苯胺、2- 萘胺等致癌物质对人体的损害，劝阻吸烟，避免长期大量服用非那西丁、异烟肼、环磷酰胺等致膀胱癌或膀胱炎的药物。改变饮食习惯，少饮咖啡、多饮水，多吃新鲜蔬菜、水果，碱化尿液，降低葡萄糖苷酸酶活性，防止致癌性氨酚释放。

（2）向患者及家属介绍各种检查的意义及膀胱、输尿管镜检查的步骤和可能出现的情况，插管前要向患者解释，以减轻紧张、恐惧心理，如有各种引流管时，要保持引流通畅，切勿使管道受压、扭曲，避免拉拽导管，嘱其术后要多饮水的意义，保持排尿通畅，多食高营养、高蛋白、高维生素、易消化的饮食。

（3）告知患者出院后要定期复查，每 1 ~ 3 个月检查 1 次，如发现尿液的颜色、量有异常时，应立即就诊、对症处理。

（董 蕾）

第三节 宫颈癌

宫颈癌是指发生在宫颈的恶性肿瘤，是妇女最常见的恶性肿瘤之一，好发年龄大多在40岁以上，50～60岁发病率较高。

一、病因

发病原因一般认为与早婚、性生活紊乱、性生活过早、早年分娩、密产、多产、经济状况、种族和地理环境因素等有关。病毒感染也可能与发病有关，可见宫颈癌的发病不是单一因素。宫颈癌发病机制较为复杂，首先有宫颈上皮鳞状上皮化生，当宫颈上皮化生过度活跃伴某些外来致癌因素刺激，以及分娩引起宫颈撕裂、糜烂等变化时可引起鳞状上皮不典型增生，如果诱发不典型增生的病因继续存在，宫颈上皮可发展至原位癌，最后形成鳞状细胞浸润癌。宫颈癌的扩散与转移有直接扩散、淋巴转移、血行转移。

二、临床表现

阴道出血、阴道流液、疼痛、恶病质、浸润癌。

三、辅助检查

阴道脱落细胞涂片检查、病理活检、荧光检查、核素检查、CT、MRI、宫颈造影术检查及化验检查癌胚抗原、血常规等，了解局部侵犯、全身转移及营养情况。宫颈造影术及癌胚抗原检查可协助诊断。

四、治疗原则

早期宫颈癌以手术治疗为主，中、晚期以放疗为主，但早期病变的放疗效果与手术几乎相同。放疗一般为腔内和体外照射交替进行。

五、护理

1. 护理评估

（1）病因：是否有早婚、早育、多产、性生活紊乱、慢性宫颈炎、病毒感染、有害物质的刺激、吸烟、其他感染等。

（2）主要症状、体征：有无阴道出血、阴道流液、疼痛、恶病质，如消瘦、发热等。

（3）精神心理状况：评估宫颈癌患者的心理反应阶段，否认、愤怒、妥协、忧郁、接受。

（4）其他：评估各项辅助检查结果。

2. 护理要点及措施

（1）并发症的观察及护理。

1）阴道、宫颈大出血的护理：45～55岁的妇女有点滴样出血，或性交、妇科检查而引起的接触性出血，绝经后间断性出血或白带增多，或出血性白带者应及时诊治；菜花型宫颈癌，应注意发生阴道大出血，出血时应立即用纱布条堵塞止血，并注意观察生命体征、尿量等变化，立即建立静脉通道，交叉配血、查血常规等，补充血容量，按大出血进行抢救护理。

2）感染的护理：保持外阴清洁。晚期患者由于癌组织坏死感染，可能出现大量脓性恶臭白带，应每天给予阴道冲洗 1～2 次。

（2）疼痛护理：晚期患者可能出现下腹、腹股沟、大腿及骶尾部疼痛。

（3）化疗护理：全身化疗护理常规。

1）DDP 对肾功能会有影响，化疗期间应鼓励患者多饮水，保证每日尿量 > 2000 mL，准确记录 24 h 出入量。如发现少尿（24 h 尿量 < 400 mL 或平均每小时尿量少于 30 mL）应立即报告医师配合处理。

2）ADM、E-ADM 可引起心肌损害，应密切观察心功能变化，必要时做心电监护。

3）VCR、草酸铂有神经系统毒性，应注意观察患者有无指（趾）端麻木和针刺样感觉等。可遵医嘱适当补充维生素 B_1 等神经营养药。CTX 可致出血性膀胱炎，主要观察尿色、尿量等。VP-16 可引起直立性低血压，应嘱患者缓慢变换体位，并注意观察血压等。

4）动脉插管化疗护理：①准确执行医嘱给予水化及消炎治疗，保持输液通畅；②嘱患者多饮水，观察排尿情况并记录。

（4）其他护理：当癌瘤侵犯膀胱时可能出现泌尿道症状如尿频、排尿困难、血尿等。这些症状出现时应进行对症处理。因贫血及感染出现消瘦、发热等恶病质现象时，应加强临床护理观察，记录出入量，如入量不足时，应按医嘱补液。高热时用物理降温，同时应防止并发症。

3. 健康教育

（1）向患者宣传讲解预防知识：①避免早婚、早育、多产及性生活紊乱，有害物质的刺激，预防并及时治疗宫颈炎；②预防并及时治疗病毒感染，寄生虫、真菌、细菌感染及性传播疾病；③戒吸烟，避免吸入二手烟等；④注意外阴清洁，保持良好的卫生习惯；⑤每1～2年进行宫颈细胞涂片等查体，做到早发现、早诊断、早治疗；⑥鼓励患者多饮水，如有尿意及时排尿。

（2）嘱患者合理安排休息、活动时间，保证日常活动和娱乐活动。

（3）鼓励患者建立正常的生活，联系社区支持系统，性知识咨询；寻找家庭支持系统的帮助，给患者情感、经济、生活上的支持。

（4）告知出院后定期复查时间及内容。

（董　蕾）

第四节 子宫体癌

子宫体癌也称为子宫内膜癌或子宫内膜腺癌。与宫颈癌比较，子宫体癌发病年龄推迟约 10 年，多见于 50 岁以上妇女，我国子宫体癌有明显增加趋势。

一、病因

子宫体癌的病因尚不明确，但临床发现流行病学与下列因素有关：年龄、不育、绝经期年龄延迟、肥胖症、高血压、糖尿病、外源性雌激素、社会、经济等因素。在以往因良性或盆腔疾病施行过放疗的妇女中，子宫体癌发生率增加。子宫体癌发展较缓慢，扩散转移较晚，其途径为直接蔓延、淋巴转移、血行转移、种植转移。

二、临床表现

1. 症状

不规则阴道出血、阴道分泌物增多、疼痛。

2. 体征

耻区肿物，子宫增大时，可在耻区触及肿块，超出子宫以外的包块以转移性附件或盆腔肿块的可能性较大。可见于晚期患者。

三、辅助检查

细胞学诊断、组织学检查可判断疾病的性质；血液中单克隆抗体相应抗原（CA125）含量可辅助诊断子宫体癌及评价疗效；宫腔镜检查有助于宫体癌的定位和分期。影像学检查，如 B 超、X 线、CT 及磁共振成像等可判断侵犯及转移情况。

四、治疗原则

手术和放疗是子宫体癌的主要治疗手段。Ⅰ期子宫体癌以手术为主，必要时辅以术前或术后放疗。Ⅱ期子宫体癌一般采用手术联合放疗的综合治疗。对Ⅲ期和Ⅳ期及复发的子宫体癌可采用化学治疗、激素及生物治疗等多种手段综合治疗。

1. 手术治疗

手术治疗是子宫体癌的基本治疗方法。大多数Ⅰ期和Ⅱ期的子宫体癌可通过全子宫加双侧附件切除手术治愈。

2. 放射治疗

放疗与手术综合治疗可降低阴道复发率。对于Ⅰ期低分化癌肌层侵犯 > 1/2、有淋巴结转移者及Ⅱ期子宫体癌，目前多采用术前腔内放疗再行全子宫加双附件切除及术后辅助体外放疗。

3. 化疗

常用的联合化疗方案有 CAF、CAP 与 EAP。

4. 激素治疗

用于子宫体癌的激素类药物主要是孕激素类药物。约 30％的晚期或复发性子宫体癌患者以孕激素治疗有效。激素治疗对高度分化的腺癌及转移局限的患者效果最好，但对盆腔内复发或持续存在的癌灶效果不佳。最近报道，雌激素拮抗药三苯氧胺（TAM）对原发肿瘤为雄激素受体阳性的复发病变有效。

5. 其他治疗

子宫体癌的治疗尚有生物治疗、微波治疗等。

五、护理

1. 护理评估

（1）病史：年龄、不育史，绝经期年龄延迟、肥胖症、高血压、糖尿病、外源性雌激素，社会、经济因素，有无患过癌症或因良性或盆腔疾病施行过放疗等。

（2）临床表现：不规则阴道出血，阴道分泌物增多或呈血性，下腹、腰、腿等疼痛。

（3）查体：耻区肿物。

2. 护理要点及措施

（1）阴道出血的观察及护理：参见本章第三节宫颈癌。

（2）化疗的护理：参见宫颈癌、卵巢癌化疗护理。

3. 健康教育

（1）嘱患者养成良好的生活习惯：①保持会阴部清洁；②鼓励患者多饮水。

（2）教会患者保持舒适的方法，如放松、变换体位、热敷等。

（3）了解锻炼身体的重要性，帮助患者制订锻炼计划。

（4）帮助联系社会支持组织（如抗癌协会）和性知识咨询。

（5）讲解预防知识。①改变不良的饮食习惯：肥胖常是发生子宫体癌的高危因素，因此宜选用低脂肪、富含维生素的饮食，多食蔬菜和水果；②积极治疗高血压、糖尿病；③慎用雌激素类药物：需用雌激素治疗某些疾病时，应在医师指导下用药；④了解子宫体癌的危险信号：月经期外或绝经后阴道不规则出血；不明原因的体重减轻；⑤治疗癌前病变，如子宫内膜不典型增生症；⑥定期做健康检查，包括妇科检查；⑦加强对高危人群监测。

（董　蕾）

第五节　卵巢癌

卵巢癌发病率占生殖系统肿瘤的第二位，仅次于子宫颈癌。近年来其发病率呈上升趋势，病死率则为妇科恶性肿瘤之首。因早期症状不典型，盆腔或腹部检查发现肿块时，约2/3 的患者已属晚期。早期诊断、合理治疗及精心护理可改善患者的预后及生存期。

一、病因及发病机制

卵巢癌的病因及发病机制与年龄、内分泌紊乱、遗传因素、高危对象有关，应给予定期检查，争取早期发现和及时治疗。卵巢癌的扩散和转移有直接蔓延、淋巴转移、血行转移、种植。

二、临床表现

早期可有消化系统症状如食欲减退、消化不良、腹胀、恶心等，腹部不适及腹胀，不规则子宫出血，晚期肿瘤常有消瘦、贫血、体重下降，呈恶病质表现。

三、辅助检查

阴道后穹穿刺或腹腔穿刺查找癌细胞。其他影像学检查，如超声检查、CT 及 MRI 检查、腹腔镜检查局部及转移情况；化验如肿瘤标志物检查、营养指标等。

四、治疗原则

卵巢恶性肿瘤的治疗应采取以手术为主的综合治疗，除临床评估肿瘤不能切除或不能大部分切除和有其他手术禁忌证外，应广泛切除，尽可能彻底。主要方式有卵巢恶性肿瘤根治性手术、细胞减灭术和单侧附件切除术。在辅助治疗中，化疗是重要治疗手段，部分卵巢恶性肿瘤也可采用放疗。

五、护理

1. 护理评估

（1）病因：年龄，有无内分泌紊乱、人工流产频繁、石棉接触史、高脂肪饮食、乳腺癌家族史、独身、卵巢功能不全等高危因素。

（2）临床表现：腹部不适感，如腹胀、恶心，阴道、子宫出血；恶病质，如消瘦、贫血、体重下降等。

（3）精神心理状况：恐惧、焦虑，包括精神状态及对疾病的认知程度、对医学知识的了解情况。一旦确诊，患者往往渴望及早治疗，特别是年轻患者会考虑到疾病对生育及生活方式的影响，从而产生极大压力，需要护理人员协助其应对压力。

（4）查体：盆腔肿块。

（5）其他：评估各项辅助检查结果。

2. 护理要点及措施

（1）出血的观察及护理：①注重患者的主诉，如腹胀、腹痛，仔细查体，观察有无出血倾向及出血的颜色、性状、量，警惕大出血的发生；②一旦发生阴道、子宫出血，立即汇报医师并予填塞压迫止血；③一旦发生大出血，应立即按大出血进行抢救护理。

（2）心理护理：①评估患者压力程度、压力来源、个人应对方式及社会支持系统利用；②予家属及患者知识宣教，增强战胜疾病的信心；③尊重、倾听、共情、理解，积极关注患者；④教会患者适当的减压方式，如倾诉；⑤适量运动；⑥转移注意力，听音乐、聊天等；⑦鼓励家属给予家庭支持；⑧鼓励患者的社会支持，如朋友、同事、病友、抗癌协会、领导及社会团体的精神及经济支持；⑨防止意外事件的发生。

（3）营养失调护理：与进食少、肿瘤消耗、发热有关。

（4）需放腹腔积液患者护理：备好腹腔穿刺用物，协助医师操作。在放腹腔积液过程中，应密切观察患者的血压、脉搏、呼吸变化及腹腔积液性质。首次放腹腔积液以不超过1000 mL为宜，以免腹压骤降而发生虚脱，速度宜缓慢。放腹腔积液后腹部可用腹带包扎，并记录腹腔积液量、性状、颜色，观察不良反应等。腹腔积液应及时送检，包括癌细胞检查及腹腔积液常规检查。

（5）化疗护理：化疗是卵巢癌的辅助治疗。手术切除者，化疗可起到继续治疗及预防复发的作用。手术未切除者，若残留癌组织小（直径≤2 cm），化疗可起到较好的治疗作用，能够杀灭残留的癌细胞。即使残留癌组织较大，化疗亦有一定作用，可以缩小残留肿瘤，为再次手术创造条件。目前主要化疗方案：PAC方案（DDP、ADM、CTX）、VPP方案（VCR、PYM、DDP）、Taxol + DDP。晚期卵巢癌患者常出现恶病质，应加强营养的供给，尽量减少胃肠反应，鼓励进食或静脉输入人血清蛋白、营养液。并发水肿、肾功能障碍、呼吸困难等应对症护理。

3. 健康教育

（1）告知预防知识：避免引起内分泌紊乱的因素，如人工流产频繁，乳腺癌家族史，接触石棉史，高脂肪饮食等。

（2）嘱患者加强健康查体，尤其是独身、卵巢功能不全等高危对象。

（3）嘱患者需养成良好生活习惯：①注意外阴清洁，保持良好卫生习惯；②注意休息，劳逸结合。

（4）解除患者思想顾虑，取得家属的配合和支持，让患者安心治疗。

（5）帮助患者参与有关社会团体活动，树立正确的人生观和价值观。

（6）告知出院后定期检查时间。

（董　蕾）

第六节　前列腺癌

前列腺癌是 50 岁以上男性较常见的恶性肿瘤。前列腺癌可发生于腺体的任何部位，好发于腺体的后叶和侧叶，尤以后叶最多见。

一、病因

前列腺癌的病因至今尚未明确，有资料分析认为前列腺癌的发生与前列腺淋病、病毒及衣原体感染、性生活频繁、激素、职业因素（过多接触镉）、早婚、家族史、基因的易感性、高脂肪饮食有关。前列腺癌的扩散和转移方式有直接扩散、淋巴结转移、血行转移。

二、临床表现

早期症状、体征不明显，肿瘤生长慢，可长期处于隐匿状态，无明显症状；肿瘤发展到引起膀胱颈和后尿道梗阻时，可出现尿频、排尿困难、排尿不尽感、尿线变细或滴沥，甚至尿痛、尿潴留、血尿等。到后期有骨或淋巴系统转移时，可有腰骶部、臀部或髋部疼痛，行动不便或颈部、腹部扪及肿块，食欲缺乏、消瘦、乏力、贫血等。

三、辅助检查

传统的肛门指检仍被视为检查前列腺癌的最佳筛查技术，可触及不规则肿块。经直肠或会阴部穿刺活检术可明确诊断。PSA、血清酸性磷酸酶、碱性磷酸酶可升高。B 超、CT、MRI、骨扫描、膀胱镜检查等均辅助诊断前列腺癌。

四、治疗原则

1. 外科手术

根治性会阴部前列腺摘除术、耻骨后根治性前列腺摘除术、全前列腺摘除术、睾丸摘除术。

2. 内分泌治疗

内分泌治疗是前列腺癌治疗的重要手段之一，是晚期前列腺癌的一线治疗方法，应用于局部进展和转移性前列腺癌，能明显延长患者肿瘤的无进展生存期及总生存期，有效缓解肿瘤所致的症状。

（1）去势治疗：可抑制雄性激素生成，降低体内雄激素水平，去除雄激素对前列腺癌细胞生长的刺激作用。①睾丸切除术。双侧睾丸切除是去雄性激素治疗法中最有效、不良反应最小的方法。②雌激素。抑制前列腺体分泌，使腺体萎缩以达到治疗作用。③促性腺释放激素类似物促进剂（GnRH-a）。大剂量长期应用 GnRH-a 可造成垂体促性腺激素耗竭，使 GnRH 受体调节功能降低，致使血清睾酮降至去势水平（即药物去势），其作用持久。

（2）抗雄激素类药物：分为甾体类与非甾体类，前者包括甲地黄体酮和甲黄体酮，后者包括氯硝基丁酰胺（氟他胺、缓退瘤）、比卡鲁胺等。

（3）肾上腺酶合成抑制药：氨鲁米特（AC）可抑制肾上腺皮质生成雄激素、糖皮质激素和醛固酮，类似于肾上腺切除作用，适用于治疗睾丸切除及雌激素治疗无效或复发的患者。

3. 化学治疗

前列腺癌内分泌治疗失败后可采用化学治疗，可选择单药或联合化疗。①单药：雌二醇氮芥（Estrocyt，EM）；②前列腺癌常用联合药物：VP-16、EM、紫杉醇（PTX）、长春碱（VLB）、米托蒽醌（MIT）、泼尼松（PDN）、多西他赛（Docetaxel，TXT）。

五、护理

1. 护理评估

（1）病史：镉长期接触史、前列腺淋病、病毒、衣原体感染、早婚、性生活频繁、家族史、基因的易感性、高脂肪饮食等。

（2）临床表现：排尿不畅、尿痛、尿潴留、血尿，腰骶部、臀部或髋部痛，行动不便，食欲缺乏、消瘦、乏力等。

（3）查体：贫血，颈部、腹部扪及肿块。

（4）其他：评估各项辅助检查结果。

2. 护理要点及措施

（1）泌尿系统出血的护理：详见本章膀胱癌护理。

（2）肾衰竭护理：评估患者局部肿瘤情况，有无膀胱转移压迫输尿管；评估尿路梗阻程度，及时治疗梗阻，避免或减轻肾积水，必要时膀胱造口；观察肾积水及肾功能指标，及时对症处理，避免肾衰竭的发生。

（3）排尿异常护理：①了解患者排尿情况，查找原因；②当尿路梗阻严重影响排尿时须留置尿管。应注意留置尿管时操作轻柔，避免肿瘤破溃或疼痛。

（4）疼痛护理。

1）评估疼痛程度、部位、性质、诱发疼痛的相关因素，如膀胱痉挛、尿管冲洗等。

2）教会患者掌握疼痛评估方法，准确描述疼痛程度。

3）向患者解释引起疼痛的原因，消除其紧张情绪。

4）膀胱痉挛引起疼痛时应遵医嘱给予解痉药或局部麻醉药。

5）遵医嘱按三阶梯给药原则落实疼痛治疗。

6）咳嗽或活动时由躯体两侧按压保护伤口，以降低腹部伤口张力，减轻疼痛。

7）消除引起疼痛的诱发因素。

（5）性生活形态改变：与肿瘤去势治疗或内分泌治疗致性功能障碍有关。

1）评估患者/家属对性生活的要求；患者/家属对有关疾病知识的需求程度；在留置尿管后有无尿液自行溢出。

2）采用轻松、患者及家属均认可并接受的方式讨论性问题，对患者表示理解和尊重，同时取得配偶的理解，使患者得到心理支持，患者及其家属能正确对待性生活问题。

3）指导患者进行提肛及收缩会阴部肌肉锻炼。

4）与患者讨论性生活的其他方式，安排性知识咨询，通过治疗性功能可部分恢复。

3. 健康教育

（1）讲解预防知识：①前列腺癌的病因至今尚未明确，应普及防癌知识，宣传前列腺癌可能的致病因素及早期症状；②男性定期查体，早期发现、早期诊断、早期治疗。

（2）加强性知识教育，搞好计划生育。

（3）告知患者有排尿不适感时，应及时到医院就诊。

（董　蕾）

第九章
血液、淋巴系统肿瘤的护理

第一节　淋巴瘤

淋巴瘤是一组起源于血液淋巴组织的恶性肿瘤，主要与免疫应答过程中淋巴细胞增生分化产生的某种免疫细胞恶变有关。可发生于身体的任何部位，通常以实体瘤形式生长于淋巴组织丰富的组织器官中，其中以淋巴结、扁桃体、脾脏及骨髓等部位最易受累。好发于中青年男性。临床上以进行性、无痛性淋巴结肿大和（或）局部肿块为特征，同时可有相应器官受压迫或浸润受损的表现。依其组织学特征可将之分为霍奇金淋巴瘤（HL）和非霍奇金淋巴瘤（NHL）两大类。临床上以后者较为常见。

一、病因病理

（一）主要病因与诱因

病因未明。病毒感染、免疫缺陷（遗传性与获得性）及环境因素均可能与疾病的发生与发展有关，其中病毒感染日趋引人关注。

（二）相关病理生理

主要病理特点是淋巴结正常结构的破坏（或）和肿瘤细胞的浸润及远处扩散。其中结外累及最常见的部位是胃肠道，尤其是胃，其余部位还有皮肤、骨髓、鼻咽、肝脏、甲状腺、中枢神经系统、胸（腰）椎等而出现相应的症状与体征。此外，有恶性肿瘤共有的高代谢、高消耗，还可出现持续性发热、瘙痒、盗汗及短期之内明显消瘦等表现。

二、临床表现

淋巴瘤因其病理类型、分期及侵犯部位的不同，临床表现形式多样，错综复杂。不明原因的持续性发热及进行性、无痛性淋巴结肿大或局部肿块是其共有的和（或）首发的表现之一。其中浅表淋巴结受累以颈部、腋下及腹股沟较为常见；深部淋巴结则以纵隔、腹膜后及盆腔淋巴结受累为主。NHL 患者常可出现结外和（或）其他器官组织受累的表现，包括吞咽困难、鼻塞，腹痛、腹泻、便血或黑便、腹部包块、肠梗阻，腰背痛，肝大、肝区痛等。

三、辅助检查

1. 外周血象

有无贫血及其严重程度，白细胞总数及分类的变化，血小板的总数，有利于疾病预后及治疗药物应用剂量的选择。

2. 淋巴结活检

淋巴结活检是淋巴瘤临床确诊和分型的主要依据。

3. 影像检查

影像检查包括腹部 B 超、胸部 X 线、胸腹部 CT 或 PET-CT，有助于病变部位及其范围的临床判断。

4. 骨髓涂片及活检

非特异性检查，有利于疾病累及骨髓的临床判断。

5. 其他

血沉、血清乳酸脱氢酶、碱性磷酸酶等。

四、治疗原则

化疗为主，辅以免疫生物治疗；必要时可联合放疗及造血干细胞移植。

1. 化疗药物

依治疗方案的不同，其组合有异。其中 ABVD（阿霉素、博来霉素、长春新碱、达卡巴嗪）为 HL 治疗的首选方案，四种药物均为静脉注射，每天 1 次；COP（环磷酰胺、长春新碱、泼尼松）为 NHL 治疗的基本方案，其中环磷酰胺、泼尼松为口服，长春新碱为静脉注射；CHOP（环磷酰胺、阿霉素、长春新碱、泼尼松）则为侵袭性 NHL 的标准治疗方案，其中环磷酰胺、阿霉素为静脉滴注，长春新碱为静脉注射，泼尼松为口服。

2. 免疫生物制剂

（1）利妥昔单抗（美罗华，375 mg/m^2）：静脉滴注。适用于细胞免疫表型为 CD20$^+$ 的 B 淋巴细胞瘤的患者，且主要是 NHL 患者。其作用机制是通过介导抗体依赖的细胞毒性（ADCC）和补体依赖细胞毒性（CDC）作用杀死淋巴细胞，并可诱导淋巴细胞凋亡，增加淋巴细胞对化疗药物的敏感性。联合多种化疗方案均可显著提高患者的完全缓解率及延长无病生存时间，且在造血干细胞移植前用作体内净化，还能提高移植治疗的疗效。主要不良反应是胃肠道反应及过敏，严重者可出现过敏性休克。用药前半小时常规给予止呕（甲氧氯普胺）及抗过敏（异丙嗪、甲强龙等）治疗。

（2）干扰素：是一种能抑制多种血液系统肿瘤增生的生物制剂。其作用机制主要是直接与肿瘤细胞结合而抑制肿瘤细胞的增生和间接的免疫调节作用。

五、护理

（一）护理评估

1. 一般评估

（1）患者的主诉：有无发热、局部肿块、盗汗、短期内明显消瘦、皮肤瘙痒、吞咽困难、鼻塞、胸闷、气促、食欲下降、腹痛等。

（2）生命体征：尤其要注意体温有无升高及其热度、热型的变化及特点；呼吸频率有无加快。

（3）相关记录：身高、体重、饮食、睡眠及排便情况等。

2. 身体评估

（1）皮肤黏膜：有无苍白、抓痕、出血等。

（2）浅表淋巴结：尤其是颈部、腋下、腹股沟淋巴结有无肿大，肿大的程度、质地、表面情况、活动否、有无压痛。

（3）胸部：有无呼吸运动受限、呼吸浅促、三凹征及肺部啰音；心率及节律变化等体征。

（4）腹部：有无腹部包块及其多少、部位、性质、表面情况、活动度、有无压痛等；肝脾有无肿大；肠鸣音有无亢进。

3. 心理－社会评估

了解患者在疾病治疗过程中的心理反应与需求，增强家庭及社会支持情况。

4. 辅助检查阳性结果评估

（1）外周血象：贫血的有无及严重程度，与疾病的预后密切相关；白细胞计数与分类变化，有助于疾病类型的判断；白细胞总数及血小板计数则有助于治疗药物剂量的选择。全血细胞减少是骨髓受累或伴发脾功能亢进的表现。化疗期间出现，还应注意药物性骨髓抑制的可能。

（2）淋巴结活检：有无发现典型的淋巴结结构的破坏及其特殊形态的细胞，为临床诊断及分型最常用的手段。

（3）影像学检查：纵隔、胸肺、肝脾、腹膜后淋巴结、胸（腰）椎等处有无受累的征象；腹部包块的多少、性质与部位等。

（4）骨髓穿刺与活检：有无骨髓受累的表现。

（5）其他：血沉加速是疾病活动的表现；血清乳酸脱氢酶活性升高提示预后不良；碱性磷酸酶活性升高或血钙水平升高，提示骨骼受累。

5. 常用药物治疗效果的评估

（1）肿大的淋巴结或局部包块、肝脾有无缩小及其缩小的程度。

（2）主要用药及其不良反应的观察与评估。①化疗药物，用药剂量与方法的评估；不良反应的观察与评估：有无皮肤损伤及静脉炎、胃肠道反应、脱发、出血性膀胱炎、肝脏损害及骨髓抑制等。②利妥昔单抗（美罗华），用药剂量与方法的评估；不良反应的观察与评估：有无胃肠道反应、过敏（皮疹、休克）。

（二）护理诊断

1. 体温过高

与肿瘤细胞的高度分化、增生或合并感染有关。

2. 潜在并发症

化疗药物不良反应。

3. 营养失调：低于机体需要量

与肿瘤性消耗及化疗等有关。

4. 情绪不佳

与治疗效果差或病情反复有关。

（三）护理措施

1. 休息与活动

保证充足的睡眠与休息，以减少机体的消耗；病情允许者应参加一些力所能及的日常室外活动。

2. 饮食护理

鼓励患者进食高蛋白、高维生素、易消化和无刺激的食物，以保证机体的基本需要，尤其是化疗期间，更应注意加强营养。保证足够水分的补充，必要时遵医嘱静脉补液。

3. 合理降温

高热患者，病情允许的前提下，鼓励患者多喝水，并可先予以物理降温，必要时可遵医嘱给予药物降温。降温过程中要注意监测其体温与脉搏的变化，及时更换衣物，保持皮肤的清洁、干燥，防受凉、防虚脱。

4. 用药的配合与护理

（1）用药护理：应严格按医嘱用药，并注意观察常用药物的疗效及主要不良反应，并做好相关的预防及监测工作。

（2）化疗药物的应用配合与护理：化疗配、用药期间，要做好个人的自我防护，并应注意患者血管的保护，必要时建议置放 PICC 或植入输液港；一旦发现液体外渗或血管炎，要按常规及时给予处理。

（3）利妥昔单抗（美罗华）的应用配合与护理：治疗前按医嘱常规用药；初期治疗用药滴速要慢，并予以心电监护，及时发现和配合处理各种不良反应。

5. 心理护理

多关心体贴患者，耐心倾听与解答患者的各种疑问，介绍治疗成功的病例等，尽可能减少各种负性情绪对疾病控制与缓解的影响。

6. 健康教育

（1）活动与休息指导：保证充足的睡眠与休息；依病情调整好个人的活动形式和活动量。

（2）饮食指导：以高营养、低糖、低脂、少产气、适量纤维、无刺激的半流质饮食为主，保证足够的营养及水分的补充。避免在治疗前后 2 h 内或胃肠道反应明显时进餐。

（3）感染的预防指导：注意防寒保暖；出汗后要及时更衣；保持皮肤的清洁干燥；做好个人的口腔卫生；外出戴口罩，尽可能避免或减少到人多聚集、空气不流通的地方等，以减少感染的概率。

（4）用药指导：强调坚持定期和（或）按疗程进行用药治疗的必要性和重要性。

（5）自我观察的主要指标与内容：注意疾病复发或加重及合并感染等征象。主要包括：发热、盗汗及消瘦、咽痛或咳嗽咳痰、呼吸困难、腹痛、腹泻、口腔溃疡、局部包块等。

（6）及时就诊的指标：告诉患者如果出现下列任何一种情况，请速到医院就诊。

1）发热、咽痛或咳嗽、咳痰、口腔溃疡。

2）原有包块增大或出现新的包块。

3）胸闷、气促，呼吸困难。

4）腹痛、腹泻。

（四）护理效果评估

（1）患者体温基本恢复正常。

（2）患者无并发感染或感染得到有效控制。

（3）患者自觉症状，包括疾病相关症状及化疗的不良反应等，逐步好转或得以缓解。

（4）患者饮食合理。

（5）患者情绪趋于稳定，能积极配合治疗与护理。

（董　蕾）

第二节　多发性骨髓瘤

多发性骨髓瘤（MM）是恶性浆细胞病中最常见的一种类型，以骨髓中浆细胞的恶性克隆性增生，引起广泛溶骨性骨骼破坏和（或）骨质疏松，血清或尿中出现单克隆免疫球蛋白或其成分（M蛋白），正常的免疫球蛋白合成受抑制，从而引发不同程度的贫血、免疫功能异常为特征。本病好发于 50 ~ 60 岁的中老年患者，男女比例为 1.6 ：1。

根据骨髓瘤细胞的分布区域、性质及范围可将之分为孤立型、多发型等 5 种类型；根据血清免疫球蛋白的种类又可将之分为 IgG、IgA 等 7 种类型。根据国际分期系统（ISS）的参考指标与标准，可将之分为 I ~ III 期。

一、病因病理

（一）主要病因与诱因

本病原因与机制未明。流行病学调查及临床资料表明，病毒感染、接触放射性、化学毒物（例如苯、某些除草剂、杀虫剂、染发剂）等均可能与本病发病有关，且具有一定的遗传倾向性。

（二）相关病理生理

骨髓瘤细胞在骨髓腔内大量增生的同时，由基质细胞衍变而来的成骨细胞过度表达 $IL-6$，激活破骨细胞，使骨质溶解、破坏，引起广泛溶骨性骨骼破坏和（或）骨质疏松，导致患者会出现程度不同的骨痛，甚至病理性骨折；肿瘤细胞局部浸润可引起骨骼局部肿块、肝脾淋巴结肿大、肾损害等。此外，骨髓瘤细胞分泌大量 M 蛋白，正常免疫球蛋白合成减少，可引起不同程度的贫血、出血、血液黏滞性增加等。

二、临床表现

多数患者起病缓慢，早期可无症状易误诊，并随着疾病的进展而出现相关的症状与体征，但均缺乏特异性。主要包括：①骨痛、骨骼肿瘤和病理性骨折。其中溶骨所致的骨痛常为本病的首发症状，尤以胸背部或胸骨、肋骨处疼痛最为常见，还可出现胸骨、肋骨、颅骨、锁骨、脊椎和四肢长骨远端骨骼的局限性隆起及骨折；②贫血和出血；③发热和感染。反复肺部感染、尿路感染、带状疱疹等；④肾功能损害：蛋白尿和急、慢性肾衰竭；⑤神经症状。截瘫、周围神经炎；⑥肝脾淋巴结肿大。⑦高黏滞综合征。头晕、眩晕、眼花、耳鸣，甚至意识障碍、昏迷；⑧淀粉样变性。舌头、腮腺肿大，皮肤苔藓样变等；⑨包块或浆细胞瘤。

三、辅助检查

1. 外周血象
程度不同的正常细胞正色素性贫血，可伴有少数幼粒、幼红细胞，血小板正常或偏低。晚期有全血细胞减少，血中出现大量骨髓瘤细胞。

2. 骨髓穿刺检查
骨髓穿刺检查有助于本病的确诊。主要表现为浆细胞系异常增生多 ≥ 10%（至少占有核细胞数的 15%），并伴有质的改变；骨髓瘤细胞大小形态不一，成堆出现。

3. 其他实验室检查

肝肾功能、血钙与血磷、血清蛋白电泳、免疫球蛋白、C-反应蛋白、β_2-微球蛋白、24 h 尿蛋白定量等对于疾病的分型、分期及预后判断意义重大。

4. 影像学检查

X 线有助于溶骨性穿凿样滑质缺损区病变、骨质疏松和病理性骨折的临床判断；MRI、ECT 则有助于髓外浸润、脊髓压迫的部位和程度的临床诊断。

四、治疗原则

减轻症状，延长生存期，同时尽可能地减轻治疗的不良反应。年轻患者以最大限度地延长生命甚至治愈为目的，而对于老年患者（70 岁以上）则以改善生活质量为主。依照患者疾病的临床分期、年龄和重要器官功能状况而采取不同的治疗决策，主要包括：暂缓治疗，定期随访；化疗；自体造血干细胞移植及并发症的治疗。

1. 化疗药物

治疗方案的不同，其组合有异。其中初治患者可选用 MPT 方案（美法仑、泼尼松、沙利度胺），无效或缓解后复发者可选用 VAD 方案（长春新碱、阿霉素、地塞米松），难治性病例可选用 DT-PACE 方案（地塞米松、沙利度胺、顺铂、阿霉素、环磷酰胺、VP-16）。

2. 唑来膦酸

能抑制破骨细胞活性增加而导致的骨吸收，可缓解因此而产生的疼痛。推荐剂量为 4 mg，0.9% 的氯化钠注射液或 5% 的葡萄糖注射液 100 mL 稀释后缓慢静脉滴注。用药前常规检测血肌酐水平，肾功能不全者慎用。

五、护理

（一）护理评估

1. 一般评估

（1）患者的主诉：了解患者骨痛的部位、范围及严重程度；有无骨骼局部的隆起、压痛、肢体活动受限或功能障碍等；有无咳嗽、咳痰，尿频、尿急、尿痛，胁肋痛等。

（2）生命体征：观察患者体温有无升高及其热度、热型；呼吸有无加快。

（3）相关记录：记录患者身高、体重、饮食、睡眠及排便情况等。

2. 身体评估

（1）面容与表情：观察患者有无痛苦面容与表情、贫血面容等。

（2）体位及肢体的活动情况：有无强迫体位、活动受限或截瘫；局部有无畸形、压痛等。

（3）皮肤黏膜：有无苍白、抓痕、出血、水肿、苔藓样变、带状疱疹样改变等。

（4）胸肺部：有无呼吸运动受限，有无胸廓局部畸形、压痛、骨擦音（锁骨、肋骨和椎骨等）；肺部有无啰音及其部位等。

（5）心脏：心率及其节律的变化。

（6）腹部：有无肝脾大；肠鸣音的变化。

3. 心理 - 社会评估

了解患者在疾病治疗过程中的心理反应与需求，加强家庭及社会支持情况。

4. 辅助检查结果评估

（1）外周血象：严重贫血者疾病预后不良；化疗期间出现全血细胞减少，尤其是 WBC 减少，要警惕骨髓抑制的可能。

（2）骨髓穿刺及活检：浆细胞系异常增生及质的异常。

（3）影像学检查：溶骨性改变，病理性骨折，骨质疏松的部位、范围。

（4）其他：高钙提示有骨质破坏；血清蛋白电泳有助于疾病分型；C- 反应蛋白阳性、β_2- 微球蛋白、24 h 尿蛋白定量增加、清蛋白减少，均提示其疾病严重或预后较差。

5. 常用药物治疗效果的评估

（1）自觉症状：疼痛有无减轻或缓解。

（2）M 蛋白和（或）24 h 尿本周蛋白量有无减少。

（3）化疗药物：用药剂量与方法的评估。不良反应的观察与评估：有无皮肤损伤及其静脉炎、胃肠道反应、脱发、出血性膀胱炎、肝脏损害及骨髓抑制等。

（4）唑来膦酸：用药剂量与方法的评估。不良反应的观察与评估：有无变态反应及肾功能的变化。

（二）护理诊断

1. 疼痛：骨骼疼痛

与骨髓瘤细胞局部浸润及病理性骨折有关。

2. 躯体活动障碍

与骨痛、病理性骨折或骨质破坏有关。

3. 潜在并发症

化疗药物的不良反应。

4. 有感染的危险

与正常免疫球蛋白和（或）WBC 减少有关。

5. 营养缺乏：低于机体需要量

与肿瘤性消耗或化疗有关。

6. 悲伤

与疼痛、病情反复等有关。

（三）护理措施

1. 休息与活动

保证患者充足的睡眠与休息，以减少机体的消耗；病情允许者应参加一些力所能及的家务劳动及室外活动。疼痛明显者，应协助其采取舒适的体位，体位改变及各种动作速度要缓慢，且应尽可能避免身体各部受到接触性碰撞，以防发生病理性骨折；活动明显受限者，应加强皮肤和肢体功能护理，防压力性损伤和失用性萎缩。

2. 饮食护理

鼓励患者进食高蛋白、高维生素、易消化和无刺激的食物，以保证机体的基本需要，尤其是化疗期间，更应注意加强营养。保证足够水分的补充，必要时遵医嘱静脉补液。

3. 疼痛的评估与护理

根据病情需要随时进行疼痛严重程度的评估，并能根据评估的结果针对性地进行护理，主要包括：舒适的体位、分散注意力等，必要时遵医嘱给予药物性止痛。

4. 用药的配合与护理

（1）应严格按医嘱用药，并注意观察常用药物的疗效及主要不良反应，并做好相关的预防及监测工作。

（2）化疗药物的应用配合与护理：化疗配、用药期间，要做好个人的自我防护，并应注意患者血管的保护，必要时建议置放 PICC 或植入输液港；一旦发现液体外渗或血管炎，要按常规及时给予处理。

5. 心理护理

多关心体贴患者，耐心倾听与解答患者的各种疑问，介绍治疗成功的病例等，尽可能减少各种负性情绪对疾病控制与缓解的影响。

6. 健康教育

（1）活动与休息指导：适当增加卧床休息，且以选用硬板床或硬床垫为宜；依病情调整好个人的活动形式和活动量，避免过度疲劳，过于剧烈或任何形式令躯体、关节位置变换速度过快的运动或活动。

（2）饮食指导：鼓励患者进食高蛋白、高维生素、易消化和无刺激的食物。在病情允许的前提下，保证足够水分的摄入与补充。

（3）缓解疼痛的方法指导：主要包括体位的选择、分散注意力等，必要时遵医嘱用药。

（4）用药指导：按医嘱、按疗程规范定时、定量用药；定期复查与治疗。

（5）自我观察的主要指标与内容：①疼痛的部位、范围及其严重程度；②合并感染的征象。发热、咽痛或咳嗽、咳痰等；③肾功能恶化的征象。水肿、尿量减少等；④药物的其他不良反应。

（6）及时就诊的指标：告诉患者如果出现下列任何一种情况，请速到医院就诊。

1）发热、咽痛或咳嗽、咳痰、口腔溃疡。

2）疼痛部位增多、加剧。

3）活动后或体位改变时突发的局部剧烈疼痛。

4）短期内体重明显增加、水肿、尿量减少等。

（四）护理效果评估

（1）患者自觉症状，包括疾病相关症状，例如疼痛、活动受限及化疗的不良反应等，逐步好转或得以缓解。

（2）患者无并发感染或感染得到有效控制。

（3）患者饮食合理。

（4）患者情绪趋于稳定，能积极配合治疗与护理。

（董　蕾）

第十章
手术室的护理

第一节　小脑幕下肿瘤切除术

一、应用解剖

小脑幕是由硬脑膜形成的，呈帐篷状架于颅后窝上方，硬脑膜及硬脑膜窦分隔端脑与小脑的结缔组织。其后外侧部附着于枕骨横窦沟和颞骨岩部上缘，前内侧缘游离形成幕切迹。切迹与鞍背之间形成一环形孔，称小脑幕裂孔，内有中脑通过。小脑幕将颅腔不完全地分割成上、下两部。

二、适应证

幕下肿瘤、血肿、血管疾病及某些后颅窝神经疾病。

三、麻醉方式

静脉复合麻醉，气管内插管。

四、物品准备

（1）手术器械：开颅包1个，无菌持物钳1套，神外显微器械1盒。

（2）敷料：敷料包1个，手术衣包1个。

（3）一次性用品（表10-1）。

表10-1　小脑幕下肿瘤切除术一次性用品

名称	数量	名称	数量
刀片11＃、22＃	各1	吸引管	1套

续表

名称	数量	名称	数量
丝线1号、4号、7号	适量	开颅套针	1套
14#、16#硅胶引流管	各1	脑棉	适量
一次性手控电刀笔	1个	骨蜡	1包
一次性负极片	1片	吸收性明胶海绵	若干
纱布	1包	双极电凝器	1个
小纱布	1包	必要时备:	
C-P型切口膜	1个	止血纱布	适量
冲洗球	1个		

五、仪器

双极电凝器、颅骨动力系统、中心吸引、神经外科显微镜。

六、手术体位

坐位、俯卧位或侧卧位。

七、手术步骤及手术配合

见表10-2。

表10-2 小脑幕下肿瘤切除手术步骤及手术配合

手术步骤	手术配合
1. 皮肤消毒	常规递碘附小纱布给术者行皮肤消毒,铺无菌巾,递C-P型切口膜,双极、单极电刀笔、吸引器,巾钳2把固定于托盘上
2. 头皮切开和止血	①递22号刀片切口切开皮肤,递头皮夹,上头皮夹进行切口周围出血点止血。②切开皮下组织,双极电凝止血
3. 分离肌群,显露	①递骨膜剥离器剥离两侧颈后肌群,附着紧密时可递手术刀切割枕鳞、枕骨大孔。②递后颅窝撑开器撑开创口,显露枕鳞、枕骨大孔,准备好骨钻穿骨孔
4. 打开骨窗	①由于钻头不能与枕鳞垂直,常容易滑脱造成意外危险,需递大纱布镶在枕骨大孔处,同时递骨膜剥离器在钻头下方进行保护。②钻穿骨质后,递咬骨钳由骨孔处咬成所需大小的骨窗
5. 骨窗止血,悬吊硬膜	骨窗出血用骨蜡、吸收性明胶海绵填塞,5×12圆针1号丝线悬吊硬膜

续表

手术步骤	手术配合
6. 打开硬膜	切开硬脑膜，递11号刀片在硬脑膜上做一小切口，再递长有齿镊、脑膜剪剪开硬脑膜，5×12圆针1号丝线悬吊
7. 上显微镜	移开手术灯，上显微镜后，清理手术台，并递显微器械（显微剪刀、肿瘤钳、显微剥离子）
8. 切除肿瘤	①分离肿瘤时：递脑压板、双极电凝器、吸引器、显微剪刀、大小脑棉片和吸收性明胶海绵，注意观察手术野，及时传递术者所需。②切除肿瘤时，提前准备好标本碗，碗内放少量盐水，给予大小合适的肿瘤钳或肿瘤镊，保留好手术标本
9. 瘤腔止血	递双极电凝、吸收性明胶海绵、棉片、止血纱布、安可胶、过氧化氢等行瘤腔止血
10. 撤离显微镜，关颅	①撤离显微镜后，及时收好显微器械，单独放置，尖端朝上，不要和普通器械混放，以免清洗器械时损伤显微器械。硬膜外放置一根引流管。②关硬膜前清点脑棉片、小纱布、缝针等。逐层缝合肌肉时，再次清点上述内容。③术毕，整理器械，显微器械单独清洗、保养处理

（王若梅）

第二节 脑膜瘤切除术

一、应用解剖

脑膜瘤的发生与蛛网膜有关，多与蛛网膜颗粒集中分布的区域相一致。脑膜瘤生长缓慢、边界清楚（非侵袭性），少数可呈恶性和（或）快速生长，偶尔肿瘤呈大片匍匐状生长。常见发病部位：大脑凸面、矢状窦旁、大脑镰、鞍结节、蝶骨嵴、嗅沟、侧脑室、小脑幕、小脑脑桥角、斜坡和枕骨大孔。

二、适应证

脑膜瘤患者。

三、麻醉方式

静脉复合麻醉，气管内插管。

四、物品准备

（1）手术器械：开颅包1个、无菌持物钳1套、神外显微器材、神经外科显微镜。

（2）敷料：敷料包1个，手术衣包1个。

（3）一次性用品（表10-3）。

表 10-3　脑膜瘤切除术一次性用品

名称	数量	名称	数量
刀片 11＃、22＃	各1	吸引管	1套
丝线1号、4号、7号	适量	开颅套针	1套
硅胶引流管	1根	脑棉	适量
一次性手控电刀笔	1个	骨蜡	1包
一次性负极片	1片	吸收性明胶海绵	若干
纱布	1包	双极电凝器	1个
小纱布	1包	必要时备：	
C-P型切口膜	1个	止血纱布	适量
冲洗球	1个		

五、仪器

双极电凝器、颅骨动力系统、中心吸引。

六、手术体位

根据血肿位置选择侧卧位或仰卧位。

七、手术步骤及手术配合

见表10-4。

表 10-4　脑膜瘤切除手术步骤及手术配合

手术步骤	手术配合
1. 皮肤消毒	常规递碘附小纱布给术者行皮肤消毒，铺无菌巾，递C-P型切口膜，双极、单极电刀笔、吸引器，巾钳2把固定于托盘上
2. 头皮切开和止血	①根据肿瘤位置选择切口位置，递22号刀片采用"U"形切口切开皮肤，上头皮夹进行切口周围出血点止血。②电刀切开皮下组织、帽状腱膜，用骨膜剥离器剥离骨膜。翻起皮瓣，电凝止血，将一盐水小纱布或过氧化氢小纱布覆盖于皮瓣表面保护皮瓣。递皮肤拉钩固定皮瓣，充分显露术野

手术步骤	手术配合
3. 骨瓣成型	①递电钻在颅骨上钻4个孔，钻孔时递冲洗球注意降温。递线锯导板插入孔间，用线锯将颅骨锯开。术者取下骨瓣放入过氧化氢中浸泡，若为带蒂骨瓣则递盐水纱布将其包好固定于切口上方。②递咬骨钳咬平颅骨边缘再以骨蜡止血。切口周围敷以湿盐水棉片保护
4. 处理硬膜	①递5×12圆针1号丝线将骨窗周围硬脑膜悬吊于附近的骨膜或帽状腱膜上，防止剥离形成硬膜外血肿。②递11号刀片切开硬脑膜，窄神经剥离子轻轻分离后，递脑膜剪呈放射状剪开硬脑膜，更换分离式吸引器头
5. 切除肿瘤	①递双极电凝器在脑表面烧灼止血后用窄脑压板轻轻拉开脑组织，用小号吸引器边吸引边分离肿瘤与正常脑组织。电凝器止血，递脑棉片保护正常脑组织，冲洗球冲水降温。②递肿瘤钳将肿瘤轻轻提起，保持一点张力，递脑棉止血。从肿瘤四周逐渐将肿瘤与正常脑组织完全分开。取出的肿瘤放入盛有盐水的肿瘤碗中。③肿瘤基底部递双极电凝仔细止血，也可用吸收性明胶海绵止血。④生理盐水反复冲洗后，递止血纱布剪成小块铺于肿瘤腔内，然后在表面喷可吸收生物胶
6. 关硬膜	清点用物后，用5×12圆针1号丝线严密缝合硬脑膜。再次清点物品
7. 放置引流	①递11号刀片于切口旁2 cm处做一小切口，递8×20三角针7号丝线在切口处缝两针。一针固定引流管，另一针为预留线拔除引流管后缝合皮肤用。②递剪有侧孔的硅胶引流管从切口处穿过头皮和骨孔进入硬脑膜外间隙
8. 关颅	①清点用物准备关颅。②将骨瓣复位，8×20圆针4号丝线缝合帽状腱膜，9×25三角针4号丝线缝合皮肤。③碘附消毒皮肤，大纱布覆盖切口，绷带包扎伤口

八、手术护理要点

（1）由于脑膜瘤患者颅骨往往增厚或有一定程度的破坏，颅骨钻孔或去除骨瓣时，往往出血较多，故器械护士应提前将骨蜡揉成合适大小的柔软球状，以便及时提供。

（2）手术过程中，器械护士应做到传递各种物品稳、准、轻、快，及时备好头皮夹、骨蜡、吸收性明胶海绵，随时观察电刀和双极电凝，确保使用有效。

（王若梅）

第三节　经蝶窦垂体瘤切除术

一、应用解剖

垂体位于颅底蝶鞍的垂体窝内，由垂体柄与下丘脑相连，其大小为长 1.2 cm，宽 0.8 cm，高 0.6 cm，成年男性垂体重 0.35 ~ 0.80 g，女性重 0.45 ~ 0.90 g。垂体又分前后两叶，前叶为腺垂体，后叶为神经垂体；腺垂体分泌多种激素，如促肾上腺皮质激素（ACTH）、生长激素（GH）、泌乳激素（PRL）、黄体生成激素（LH）、促卵泡激素（FSH）和促甲状腺激素（TSH）等。神经垂体主要储存下丘脑分泌的抗利尿激素（ADH）和催产素。

脑垂体瘤是良性腺瘤，约 10 万人口中即有 1 例，近年来有增多趋势，特别是育龄妇女。CT 扫描，采用静脉注射对比剂增强后，可显示出垂体腺瘤。

二、适应证

垂体肿瘤，向蝶窦生长和侵袭斜坡的肿瘤。

三、麻醉方式

静脉复合麻醉，气管内插管。

四、物品准备

（1）手术器械：开颅包 1 个，无菌持物钳 1 套，神经外科显微器械 1 盒。

（2）敷料：敷料包 1 个，手术衣包 1 个。

（3）一次性用品（表 10-5）。

表 10-5　经蝶窦垂体瘤切除术一次性用品

名称	数量	名称	数量
刀片 11 #、22 #	各 1	吸引管	1 套
丝线 1 号、4 号、7 号	适量	开颅套针	1 套
一次性手控电刀笔	1 个	脑棉	适量
一次性负极片	1 片	骨蜡	1 包
纱布	1 包	吸收性明胶海绵	若干
小纱布	1 包	双极电凝器	1 个

名称	数量	名称	数量
C-P 型切口膜	1 个	必要时备：	
冲洗球	1 个	止血纱布	适量 3-0 可吸收线
凡士林纱布	若干		

五、仪器

双极电凝器、颅骨动力系统、中心吸引。

六、手术体位

平卧位，头部后仰，头略过伸。

七、手术步骤及手术配合

见表 10-6。

表 10-6　经蝶窦垂体瘤切除手术步骤及手术配合

手术步骤	手术配合
1. 皮肤消毒、铺巾	协助医师进行双侧鼻腔及面部碘附消毒，用小纱布消毒面部，涂液状石蜡，鼻镜撑开鼻腔，用碘附棉球反复消毒鼻腔内侧，动作轻柔避免损伤鼻腔黏膜而出血
2. 术前用物的准备	①检查手术器械性能，连接中心吸引、双极电凝、磨钻，将显微镜用无菌罩套好。②准备手术所需各种大小的盐水脑棉片及过氧化氢脑棉片。将 10 cm×20 cm 的止血纱布剪成 2.5 cm×2.0 cm。取一只 7 号手套，将其食指和中指剪下，以各盛装填塞鼻孔用的凡士林纱条，根据术前观察取适量凡士林纱条准备好后用枪状镊置于剪好的指套中
3. 局部浸润	用 10 mL 注射器抽取 0.05% 肾上腺素盐水在上唇及双侧鼻中隔黏膜下做局部浸润，便于分离黏膜减少出血
4. 切开鼻中隔黏膜	递刀柄上 11 号刀片于手术者，在鼻前庭处将鼻中隔黏膜弧形切开 1 cm。用鼻中隔剥离子钝性扩大切口并分离黏膜到软骨和骨性鼻中隔分界处钝性离断，并进一步分离骨性鼻中隔两侧黏膜，放入剥离用鼻腔撑开器（前端包绕型）撑开后即开始在显微镜下操作
5. 处理骨性组织	①分别分离至垂直板和犁状骨。达蝶窦前壁后打开蝶窦并尽量扩大。更换剥离用鼻腔撑开器为撑开用鼻腔撑开器（前端分开型）以便给术者提供更大的术野。②去除分隔，尽量剥离蝶窦内黏膜，常规留取黏膜送病检，以明确有无肿瘤侵袭。困难时术中可用 X 线定位蝶鞍。③确定蝶鞍后，在保持中线的前提下，先中线处后向两边以磨钻将鞍底磨薄，再用枪状咬骨钳尽量扩大。若出血，用持瘤钳夹取骨蜡止血，保留咬除的骨质，浸泡在过氧化氢中，以备术毕填回鞍底

续表

手术步骤	手术配合
6. 切除肿瘤	①去除鞍底骨质后，在基底膜中央用显微剪刀将基底膜连同肿瘤一并切取，单独送病理检查以明确肿瘤是否为侵袭性生长。②切除肿瘤时根据肿瘤的大小、性质选择合适的垂体刮匙。先刮除两侧肿瘤，再刮除术野中央肿瘤，用脑棉明胶止血，以免因鞍隔塌陷过早而无法看到两侧的肿瘤。③对于质韧硬肿瘤，单纯以刮匙通常无法刮除肿瘤，须配合肿瘤钳分离肿瘤分块切除。④将切取的蝶窦黏膜、鞍底硬膜及肿瘤分装待检
7. 修补鞍底	止血理想后取大腿阔筋膜、脂肪组织或肌片修补鞍底。清点用物后取出鼻腔撑开器
8. 缝合鼻中隔黏膜	①用 3-0 可吸收缝线缝合鼻中隔黏膜。②把准备好的凡士林指套涂以凡士林，对鼻腔加压填塞。③最后用过氧化氢清洗面部血迹，取出口腔内的小纱布，术毕，清点用物，送检病理标本

八、手术护理要点

（1）术前检查患者的鼻毛是否剪掉，鼻腔是否清洁。

（2）面部须彻底消毒，要保护好患者的眼睛、耳朵。患者头戴手术帽，将全部头发放在帽子内，眼睛要用纱布覆盖，双侧耳孔用棉球堵塞。

（3）手术部位深，术中所准备棉片、线头要长，以免棉片遗忘在鼻腔内。

（4）术中摘取的骨片，要妥善保存，以免丢失。

（5）摆好体位，头应固定，头后仰 20° ~ 30° 或抬高 15°。将手术显微镜推至头的一侧，电凝器及电钻位于另一侧，安装好各种插销，并试运行一次，以免术中运转不灵，影响手术顺利进行。

（6）手术前对好手术显微镜光场，术中随时调整光亮及方向。

（王若梅）

第四节　硬脊膜外肿瘤切除术

一、病情特点

硬脊膜外肿瘤多为恶性，如肺癌、乳腺癌的转移瘤和淋巴细胞瘤，其他还有肉瘤、脂肪瘤、血管瘤、骨瘤、软骨瘤、神经鞘瘤和脊索瘤等等。疼痛多为首发症状，夜间平卧时更加明显。病情发展迅速，多数患者就诊时即出现完全或不完全的截瘫。X 线平片可见椎管周围骨质疏松破坏，可引起压缩性骨折。MRI 示：因为肿瘤压迫邻近脊髓水肿或受压变形，常为高 T_1 及高 T_2 信号。

二、适应证

（1）原发或继发的椎管内硬脊膜外肿瘤，病变较为局限者。

（2）肿瘤已引起临床脊髓压迫症状和椎管阻塞者。

三、麻醉方式

气管内插管全身麻醉。

四、物品准备

（1）手术器械大骨科包1个，脊柱包1个，无菌持物钳1套。

（2）敷料：敷料包1个，手术衣包1个。

（3）一次性用品（表10-7）。

表 10-7　硬脊膜外肿瘤切除术一次性用品

名称	数量	名称	数量
刀片 11 #、22 #	各1	吸引管	1套
丝线1号、4号、7号	适量	套针	1套
负压引流管	1个	脑棉	适量
一次性手控电刀笔	1个	骨蜡	1包
一次性负极片	1片	吸收性明胶海绵	若干
纱布	1包	双极电凝器	1个
小纱布	1包	必要时备：	
A-P 型切口膜	1个	止血纱布	适量
冲洗球	1个		

五、仪器

双极电凝器、中心吸引。

六、手术体位

俯卧位或侧卧位，颈段肿瘤也可用坐位。

七、手术步骤及手术配合

见表10-8。

表 10-8 硬脊膜外肿瘤切除手术步骤及手术配合

手术步骤	手术配合
1. 于病椎椎体处做后路正中切口，显露关节突、椎板横突	递22号刀片依次切开皮肤、皮下组织，干纱布拭血；递中号骨刀、电刀沿棘突及椎板行骨膜下剥离至横突，置入椎板撑开器，将椎板牵开器伸入棘突两旁，牵开肌肉，即可显露椎板。向两侧分离范围不超过小关节面
2. 去除病变椎体的棘突	递咬骨钳去除棘突，用三关节咬骨钳更彻底地咬除棘突，一直咬到棘突的根部
3. 切除椎间韧带及黄韧带，显露肿瘤	递11号刀、尖长弯血管钳切开黄韧带，根据显露病变的需要确定椎板咬除范围。切除椎板后即可显露出肿瘤
4. 剥离、切除	肿瘤往往与脊膜粘连。递剥离子将肿瘤与脊膜分离、切除。位于硬脊膜囊两侧的肿瘤，递髓核钳或刮匙分块取出，当脊膜囊出现搏动，表示减压充分，再分离肿瘤边界。切除肿瘤后根据术前判断决定是否切开硬脊膜探查
5. 留取标本，放置引流管	将取下的肿瘤标本做术中冰冻，递11号刀切开皮肤，尖长弯置管，递8×20三角针4号丝线缝扎固定
6. 逐层关闭伤口	清点物品，递无齿镊、2-0可吸收缝线缝合肌肉、筋膜及皮下组织，递有齿镊、8×20三角针1号丝线间断缝合皮肤

八、手术护理要点

（1）术中应密切观察患者生命体征，备好急救药品，如有突然变化应及时抢救。

（2）术中配合手术进程，测定患者四肢感觉和运动，并与术前作对比，以便了解手术有无损伤脊髓。

（王若梅）

第五节 纵隔肿瘤切除术

一、应用解剖

见图 10-1 ~ 图 10-3。

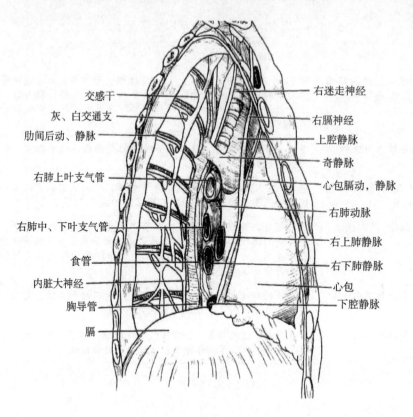

交感干
灰、白交通支
肋间后动、静脉
右肺上叶支气管
右肺中、下叶支气管
食管
内脏大神经
胸导管
膈

右迷走神经
右膈神经
上腔静脉
奇静脉
心包膈动，静脉
右肺动脉
右上肺静脉
右下肺静脉
心包
下腔静脉

图 10-1 纵隔右侧面观

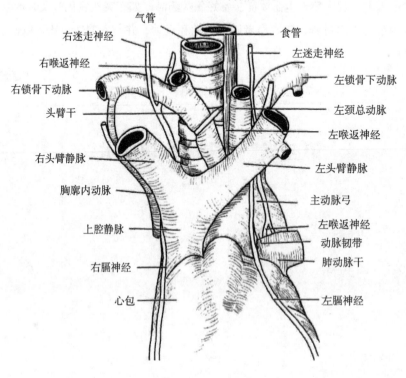

气管
右迷走神经
右喉返神经
右锁骨下动脉
头臂干
右头臂静脉
胸廓内动脉
上腔静脉
右膈神经
心包

食管
左迷走神经
左锁骨下动脉
左颈总动脉
左喉返神经
左头臂静脉
主动脉弓
左喉返神经
动脉韧带
肺动脉干
左膈神经

图 10-2 上纵隔

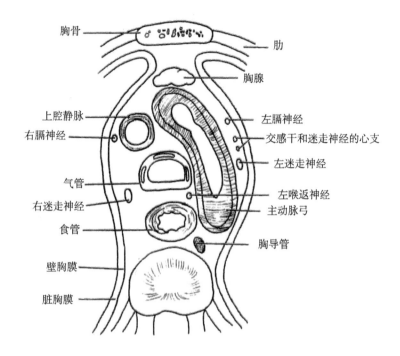

胸骨

肋

胸腺

上腔静脉

左膈神经

右膈神经

交感干和迷走神经的心支

左迷走神经

气管

右迷走神经

左喉返神经

食管

主动脉弓

壁胸膜

胸导管

脏胸膜

图 10-3　上纵隔横断面（平第 4 胸椎体）

二、适应证

纵隔肿瘤及囊肿。

三、麻醉方式

全身麻醉，气管内插管。

四、手术体位

仰卧位、半侧卧位或侧卧位（根据手术切口而定）。

五、手术切口

1. 前纵隔肿瘤

前胸外侧切口。

2. 后纵隔肿瘤

后外侧切口。

3. 前上纵隔肿瘤及双侧性前纵隔肿瘤

胸骨正中切口。

4. 胸内甲状腺

颈部切口，必要时部分劈开胸骨。

六、手术步骤及手术配合

（1）后纵隔肿瘤切除。

见表10-9。

表10-9　后纵隔肿瘤切除手术步骤及手术配合

手术步骤	手术配合
1. 手术野常规消毒皮肤、铺单	递擦皮钳夹小纱布蘸碘酊、消毒皮肤，铺治疗巾、中单、胸单，贴手术术前膜
2. 切开皮肤、皮下组织、肌肉	递22号刀切开皮肤，递电刀切开皮下组织及肌肉、骨膜切开后电凝止血或结扎止血
3. 切开胸膜，探查胸腔	递电刀切开胸膜，两块盐水垫保护切口创面。递大号肋骨牵开器牵开切口，递骨膜分离器剥离肋骨残端，甲状腺拉钩牵开，递棘突咬骨钳咬平肋骨残端，干纱布止血。如肺与肋面粘连则先递中弯血管钳、组织剪、钳带"花生米"分离粘连，1号丝线结扎或电凝止血
4. 探查肿瘤情况及与纵隔肺门部血管和神经的关系，分离瘤体	递湿纱垫保护胸壁切口软组织，递肋骨牵开器显露术野，递湿纱垫保护肺脏向前牵拉、显露肿瘤，用长组织剪剪开覆盖肿瘤的壁层胸膜，递大弯血管钳分离肿瘤的粘连组织。遇出血时，钳带4号丝线结扎或6×17圆针、4号丝线缝扎
5. 切除肿瘤	递2把长弯血管钳夹住肿瘤的基底部，组织剪或手术刀切下肿瘤，递9×17圆针、7号丝线结扎蒂部止血
6. 检查有无出血	如有出血，钳带线结扎，渗血处用热盐水纱垫压迫止血或电凝止血
7. 放置胸腔引流管及关闭胸壁切口	递11号刀于第6、第7肋间腋后线处放置胸腔引流管，若为上肺叶切除同时于锁骨中线外侧第2肋间放置28～36号胸腔引流管引流，清点器械、纱布、纱垫、缝针。递13×34圆针、10号丝线缝合胸膜或0号涤纶线缝合，缝毕递肋骨合拢器拉拢，缝线打结。递13×34圆针、7号丝线缝合肌层，4号丝线缝合皮下组织，递9×28角针、1号丝线缝合皮肤或递4-0号角针、可吸收线连续皮内缝合

（2）前上纵隔肿瘤切除。

见表10-10。

表10-10　前上纵隔肿瘤切除手术步骤及手术配合

手术步骤	手术配合
1. 手术野常规消毒皮肤、铺单	递擦皮钳夹小纱布蘸碘酊、乙醇消毒皮肤，铺中单、胸单，贴手术术前膜

续表

手术步骤	手术配合
2. 切开皮肤、皮下组织、肌肉	递22号刀切开皮肤，递电刀切开皮下组织及肌肉、骨膜，切开后电凝止血或结扎止血
3. 锯胸骨	递直角钳分离胸骨柄后疏松结缔组织，钳夹"花生米"或胸骨后探条分离胸骨后疏松组织，递胸骨锯纵向锯开胸骨骨膜，电刀止血，骨髓腔骨蜡止血
4. 切开胸膜，探查胸腔	递电刀切开胸膜，两块纱垫保护切口创面。递大号肋骨牵开器牵开切口，递骨膜分离器剥离肋骨残端，甲状腺拉钩牵开，递咬骨钳咬平肋骨残端，干纱布止血。如肺与肋面粘连则先递中弯、组织剪，钳夹"花生米"分离粘连，1号丝线结扎或电凝止血

（胡子丹）

第六节　胃癌根治术

一、应用解剖

胃大部分位于腹上部的左季肋区。上端与食管相续的入口叫贲门，下端连接十二指肠的出口叫幽门。上缘凹向右上方叫胃小弯，下缘凸向左下方叫胃大弯，贲门平面以上向左上方膨出的部分叫胃底，靠近幽门的部分叫幽门部；胃底和幽门部之间的部分叫胃体（图10-4）。

毗邻：前壁——肝左叶、膈、腹前壁；后壁——胰、横结肠、左肾、左肾上腺；胃底邻脾、膈。

二、适应证

胃窦部癌，胃体远端癌。

三、手术体位

仰卧位。

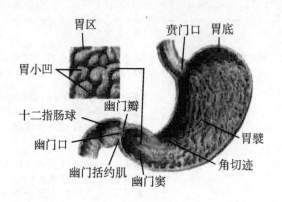

图 10-4 胃解剖结构

四、手术铺巾步骤

（1）依次铺四块治疗巾于切口周围，顺序为对侧→上侧→下侧→近侧。

（2）铺双层桌单于切口以上部位。

（3）依次铺骨科单、单层桌单于切口以下部位。

（4）铺洞巾。

五、物品准备

深剖器械、腹大包、肠钳、荷包钳、丝线、荷包线、电刀、超声刀或能量平台器械、吻合器、闭合器等。

六、手术步骤及手术配合

见表 10-11。

表 10-11 胃癌根治术的手术步骤及手术配合

手术步骤	手术配合
1. 常规消毒，铺巾。皮肤消毒：碘附消毒三遍。范围：上至乳头，下至耻骨联合	递环钳碘附纱布消毒。传递治疗巾、中单、大单，协助铺巾。2 把组织钳固定电刀、吸引器及超声刀。调节手术灯，固定尿袋。连接电刀、吸引器和超声刀或能量平台等仪器设备，调节功率
2. 上腹正中切口。切开皮肤及皮下组织	递 22 号刀切开，干纱布拭血，电凝止血或者 2-0 丝线结扎止血，递甲状腺拉钩牵开显露术野。三方核查：三方核查手术患者信息，评估手术风险并记录
3. 切开腹白线及腹膜	递 22 号刀切开一小口，电刀或者组织剪扩大，打开腹膜。管理手术间环境，监督无菌技术操作

手术步骤	手术配合
4. 探查腹腔	治疗巾保护皮肤，递生理盐水洗手，探查腹腔，更换深部器械及盐水纱垫，递腹腔自动牵开器或者悬吊拉钩牵开显露术野。更换器械台上生理盐水；安装悬吊拉钩
5. 分离大网膜	递电刀或中弯钳分离，钳夹，组织剪剪断，2-0丝线结扎。密切观察患者生命体征，保持输液通畅，观察尿量
6. 切断左、右胃网膜血管	递直角钳分离，中弯钳钳夹，组织剪剪断，2-0丝线结扎或6×14圆针2-0丝线缝扎。密切观察患者生命体征，保持输液通畅，观察尿量
7. 分离全部小网膜，清除腹腔动脉旁淋巴结	递长镊，组织剪分离，中弯钳钳夹，2-0丝线结扎。密切观察患者生命体征，保持输液通畅，观察尿量
8. 清除肝十二指肠韧带内肝动脉侧的淋巴组织	无菌技术操作。根据手术医师医嘱准备一次性吻合器和闭合器
9. 游离切断十二指肠	递闭合器，消毒碘附；接触过胃肠道内面的器械，不可再用于手术，隔离放置。与手术医师核对一次性吻合器和闭合器的型号、种类，拔营养管，留置20 cm做好保护性隔离，防止污染
10. 切除胃	递切割闭合器，消毒碘附，取之标本及污染剪刀一并放入弯盘内。递吸引器头吸尽胃内容物，钳夹碘附纱布消毒残端，更换吸引器头。递7×17圆针2-0丝线加固闭合口。拔胃管，留置20 cm做好保护性隔离，防止污染
11. 消化道重建：于结肠前，做空肠与胃吻合；三方核查空肠侧侧吻合	递长平镊，6×14圆针2-0丝线缝合。送胃管、营养管，并固定。加温无菌注射用水，以备腹腔冲洗
12. 冲洗腹腔，放置引流管	温热灭菌注射用水，冲洗腹腔，碘附纱布消毒引流管切口，递11号刀及28号引流管，10×28角针丝线固定引流管。整理器械台；接引流袋。放置引流管后，和器械护士共同清点手术器械和敷料等物品并记录
13. 关闭腹腔，缝合切口	递10×28圆针1号丝线、10×28圆针0号丝线、10×28角针2-0丝线依次关腹。抽出胸腹下软枕；关闭体腔后、缝合皮肤前和器械护士共同清点手术器械和敷料等物品，并记录。完成三方再次核查，并记录
14. 包扎伤口	根据伤口大小准备敷贴。严密观察生命体征的变化；确认标本，及时送检

七、护理要点

（1）准备充足消毒碘附纱布，消毒肠管用。

（2）做好保护性隔离，凡接触过胃肠道内面的器械，一律不可再用于手术，隔离放置。

（3）根据手术医师习惯安装悬吊拉钩。

（4）贲门手术准备心耳钳和大直角钳。

（胡子丹）

第七节　右半结肠癌根治术

一、应用解剖

大肠是消化管的下段，全长 1.5 m，分为盲肠、阑尾、结肠、直肠和肛管 5 部分。盲肠是大肠的起始部，长 6 ~ 8 cm，其下端为盲端上续升结肠。结肠是介于盲肠与直肠之间的一段大肠，分为升结肠、横结肠、降结肠和乙状结肠 4 部分。直肠是消化管位于盆腔下部的一段，全长 10 ~ 14 cm。直肠起自乙状结肠，沿骶、尾骨前面下行，穿过盆膈移行于肛管。肛管长 3 ~ 4 cm，上接直肠，下终于肛门，肛管被肛门括约肌包绕（图 10-5）。

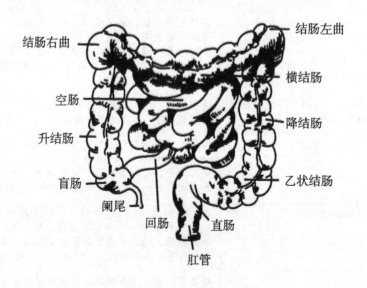

图 10-5　大肠解剖结构

二、适应证

右半结肠癌应包括盲肠、升结肠、结肠右（肝）曲部癌。

三、麻醉方式

全身麻醉。

四、手术体位

平卧位。

五、手术铺巾步骤

对折1块中单于患侧腋下，然后常规铺巾。

（1）依次铺四块治疗巾于切口周围，顺序为对侧→上侧→下侧→近侧。

（2）铺双层桌单于切口以上部位。

（3）依次铺骨科单、单层桌单于切口以下部位。

（4）铺洞巾。

六、物品准备

（1）器械和敷料：深剖包、荷包钳、腹大包、手术衣。

（2）其他：9×24角针，7×17圆针，5×12圆针，3-0、2-0和1-0丝线，11号和22号、0号可吸收圈线，2-0荷包线，吸引器，纱布，大纱垫，长纱条，28 F橡胶引流管，引流袋，9 cm×30 cm敷贴，9 cm×10 cm孔贴，24管状吻合器，75直线型闭合器，盆，无菌灯柄。

（3）仪器设备：电刀，LigaSure（结扎束）或超声刀。

七、手术步骤及手术配合

见表10-12。

表10-12　右半结肠癌根治术的手术步骤及手术配合

手术步骤	手术配合
1. 常规消毒，铺巾	递环钳碘附纱布消毒。传递治疗巾、中单、大单，协助铺巾。2把组织钳固定电刀、吸引器及超声刀。协助医师摆放体位；与器械护士共同清点物品并及时登记于清点记录单上；调节手术灯，固定尿袋；连接电刀、吸引器和超声刀或能量平台等仪器设备，调节功率
2. 右侧中上腹经腹直肌切口。切开皮肤及皮下组织	递22号刀切开，干纱布拭血，电凝止血或者2-0丝线结扎止血，递甲状腺拉钩牵开显露术野。三方核查手术患者信息，评估手术风险，并记录
3. 逐层切开皮肤、皮下、腹直肌前鞘、腹直肌、后鞘、腹膜	递甲状腺拉钩、干纱垫拭血，中弯钳电凝止血。管理手术间环境，监督无菌技术操作

手术步骤	手术配合
4. 洗手，护皮	递无菌盐水洗手，护皮巾（两块治疗巾）腹腔牵开器拉开，两把布巾钳钳夹固定于大洞单上。管理手术间环境，监督无菌技术操作
5. 探查腹腔	治疗巾保护皮肤，递生理盐水洗手探查腹腔，更换深部器械及盐水纱垫，递腹腔自动牵开器或者悬吊拉钩牵开显露术野。更换器械台上生理盐水；安装悬吊拉钩
6. 离断所要切除段肠系膜、肝结肠韧带，清扫淋巴结	脑膜剪电刀游离，2-0 丝线钳线结扎、7×17 圆针 2-0 丝线缝扎血管或用 LigaSure 离断。密切观察患者生命体征，保持输液通畅，观察尿量
7. 离断回肠	递荷包钳、荷包线，递 22 号刀离断后，两块碘附纱布消毒，上三把组织钳提拉回肠壁，放入吻合器头，收紧荷包线固定。提供合适型号吻合器、闭合器、荷包线，及时将添加缝针数登记于清点记录单上
8. 离断横结肠	递 22 号刀离断标本，递标本盘，组织钳提拉结肠壁，两块碘附纱布消毒后插入吻合器柄
9. 回肠 - 横结肠吻合，闭合结肠残端	吻合器柄经结肠侧壁与吻合器头对接行端侧吻合，结肠残端闭合器闭合
10. 吻合口加固，关闭系膜孔	5×12 圆针 3-0 丝线加固，7×17 圆针 2-0 丝线关闭肠系膜
11. 止血，蒸馏水冲洗腹腔	电凝止血
12. 放置引流管并固定	递 28 F 引流管，9×24 角针 2-0 丝线固定。清点物品
13. 关闭腹腔，缝合切口	0 号圈线关闭至前鞘；碘纱消毒皮肤，10×28 圆针 1-0 丝线、10×28 角针 2-0 丝线依次关腹。清点器械数料。关闭体腔后、缝合皮肤前和器械护士共同清点手术器械和数料等物品，并记录。完成再一次的三方核查，并记录
14. 包扎伤口	根据伤口大小准备敷贴。严密观察生命体征的变化；确认标本，及时送检，带齐物品将患者送至复苏室

八、护理要点

（1）准备充足的消毒碘附纱布，消毒肠管用。

（2）做好保护性隔离，凡接触过胃肠道内面的器械，一律不可再用于手术，隔离放置。

（3）安装好悬吊拉钩。

（胡子丹）

第八节 卵巢囊肿剔除术

一、病情特点

卵巢囊肿是指卵巢的良性肿瘤，是最常见的妇科疾病。可发生于任何女性年龄，以生育期为多见。患者通常无明显症状，多在查体时偶然发现。临床上病情发展较缓慢，随囊肿的缓慢增大，常有月经紊乱、腹胀、腹痛等表现。当这些症状比较严重时，女性患卵巢囊肿的可能性更高，而且病变恶性罹患卵巢癌的概率及危害就更大。

二、适应证

卵巢囊肿。

三、麻醉方式

硬膜外麻醉或静脉复合麻醉，气管插管。

四、物品准备

（1）手术器械：器械包、无菌持物钳包。
（2）敷料：基础敷料包1个，手术衣包1个。
（3）一次性物品（表10-13）。

表10-13 卵巢囊肿剔除术一次性物品

名称	数量	名称	数量
刀片22#	1个	手术巾20 cm×30 cm	1个
丝线1号、4号、7号	适量	纱布	1包
20 G留置针	1枚	吸引管	1套
一次性手控电刀笔	1个	缝针	1套
一次性负极片	1片	伤口敷料9 cm×15 cm	1个
3-0可吸收缝线	1包	必要时备：引流管	1根

五、手术体位

仰卧位。

六、手术步骤及手术配合

见表10-14。

表 10-14 卵巢囊肿剔除手术步骤及手术配合

手术步骤	手术配合
1. 切口	腹部正中切口
2. 消毒	传递消毒钳夹持碘附棉球消毒皮肤
3. 铺巾、贴手术薄膜	协助铺巾显露手术野，传递手术薄膜贴于切口皮肤上
4. 沿腹部切口切开皮肤、皮下组织至腹膜	传递22号刀片切皮，血管钳分离，干纱布拭血
5. 探查病变	传递甲状腺拉钩牵开显露术野，传递盐水纱布、无齿海绵钳探查
6. 将囊肿拉出腹腔，盐水纱布保护皮肤	传递腹腔深拉钩牵开术野，传递组织钳将囊肿拉出
7. 切开囊肿壁	传递长镊，11号刀划一小口
8. 分离、取出囊肿	传递组织钳钳夹切缘，传递湿纱布包裹手指钝性分离出囊肿，电凝止血
9. 缝合囊壁切口	传递长镊，圆针、3-0可吸收缝线缝合
10. 探查对侧卵巢，必要时楔形切除部分卵巢做病理检查	传递长镊、无齿海绵钳探查，必要时传递3-0可吸收线缝合切口
11. 关闭体腔	①清理腹腔，彻底止血；②术者、器械护士和巡回护士共同清点器械、纱布、缝针等的数目，与术前数目一致时方可关闭体腔；③逐层缝合伤口；④缝合完毕后，协助医师包扎伤口，整理好患者衣物，将患者送出手术间。标本送检

（胡子丹）

03 其他疾病护理

第十一章
骨科疾病的护理

第一节　前臂双骨折

一、疾病概述

（一）概念

尺桡骨干双骨折较多见，占各类骨折的6%左右，以青少年多见。因骨折后常导致复杂的移位，使复位十分困难，易发生骨筋膜室综合征。

（二）相关病理生理

骨筋膜室综合征：骨筋膜室是由骨、骨间膜、肌间膜和深筋膜形成的密闭腔隙。骨折时，骨折部位骨筋膜室内的压力增高，导致肌肉和神经因急性缺血而产生一系列早期综合征，主要表现为"5P"征：疼痛（pain）、苍白（pallor）、感觉异常（paresthesia）、麻痹（paralysis）及脉搏消失（pulseless）。

（三）病因与诱因

尺桡骨干双骨折多由于直接暴力、间接暴力和扭转暴力致伤。

1. 直接暴力

直接暴力多由于重物直接打击、挤压或刀伤引起。特点为两骨同一平面的横形或粉碎性骨折，多伴有不同程度的软组织损伤，包括肌肉、肌腱断裂，神经血管损伤等，整复对位不稳定。

2. 间接暴力

间接暴力常为跌倒时手掌着地，由于桡骨负重较多，暴力作用向上传导后首先使桡骨骨折，继而残余暴力通过骨间膜向内下方传导，引起低位尺骨斜形骨折。

3. 扭转暴力

跌倒时手掌着地，同时前臂发生旋转，导致不同平面的尺桡骨螺旋形骨折或斜形骨折，尺骨的骨折线多高于桡骨的骨折线。

（四）临床表现

1. 症状

受伤后，患侧前臂出现疼痛、肿胀、畸形及功能障碍。

2. 体征

可发现畸形、反常活动、骨摩擦感。尺骨上 1/3 骨干骨折可合并桡骨小头脱位，称为孟氏（Monteggia）骨折。桡骨干下 1/3 骨干骨折合并尺骨小头脱位，称为盖氏（Galeazzi）骨折。

（五）辅助检查

X 线拍片检查应包括肘关节或腕关节，可发现骨折部位、类型、移位方向及是否合并有桡骨头脱位或尺骨小头脱位。

（六）治疗原则

1. 手法复位外固定

手法复位成功后采用石膏固定，即用上肢前、后石膏夹板固定，待肿胀消退后改为上肢管型石膏固定，一般 8 ~ 12 周可达到骨性愈合。也可以采用小夹板固定，即在前臂掌侧、背侧、尺侧和桡侧分别放置四块小夹板并捆扎，将前臂放在防旋板上固定，再用三角巾悬吊患肢。

2. 切开复位内固定

在骨折部位选择切口，在直视下准确对位，用加压钢板螺钉固定或髓内针固定。

二、护理评估

（一）一般评估

1. 健康史

（1）一般情况：了解患者的年龄、职业特点、运动爱好、日常饮食结构、有无酗酒等。

（2）受伤情况：了解患者受伤的原因、部位和时间，受伤时的体位和环境，外力作用的方式、方向与性质，骨折轻重程度，急救处理的过程等。

（3）既往史：重点了解与骨折愈合有关的因素，如患者有无骨折史，有无药物滥用、服用特殊药物及药物过敏史，有无手术史等。

2. 生命体征（T、P、R、BP）

按护理常规监测生命体征。

3. 患者主诉

受伤的原因、时间、外力方式与性质，骨折轻重程度及有无合并桡神经损伤、受伤时的体位和环境、急救处理的过程等。

4. 相关记录

外伤情况及既往史；X 线拍片及实验室检查等结果记录。

（二）身体评估

1. 术前评估

（1）视诊：患侧前臂出现肿胀、皮下瘀斑。

（2）触诊：患肢有触痛、骨摩擦音或骨擦感。

（3）动诊：可见反常活动。

（4）量诊：患肢有无短缩、双侧上肢周径大小、关节活动度。

2. 术后评估

（1）视诊：患侧前臂出现肿胀、皮下瘀斑减轻或消退；外固定清洁、干燥，保持有效固定。

（2）触诊：患侧触痛减轻或消退；骨摩擦音或骨擦感消失。

（3）动诊：反常活动消失。

（4）量诊：患肢无短缩，双侧上肢周径大小相等、关节活动度无差异。

（三）心理－社会评估

突然受伤骨折，患侧肢体活动障碍，生活自理能力下降，疼痛刺激及外固定的使用，易使患者产生焦虑、紧张及自身形象紊乱等心理变化。

（四）辅助检查阳性结果评估

肘关节或腕关节 X 线拍片结果确定骨折类型、移位方向及是否合并有桡骨头脱位或尺骨小头脱位。

（五）治疗效果的评估

（1）局部无压痛及纵向叩击痛。

（2）局部无反常活动。

（3）X 线拍片显示骨折处有连续骨痂通过，骨折线已模糊。

（4）拆除外固定后，成人上肢能平举 1 kg 重物持续达 1 min。

（5）连续观察 2 周骨折处不变形。

三、护理诊断

（一）疼痛

疼痛与骨折、软组织损伤、肌痉挛和水肿有关。

（二）外周神经血管功能障碍的危险

外周神经血管功能障碍的危险与骨和软组织损伤、外固定不当有关。

（三）潜在并发症

肌萎缩、关节僵硬。

四、主要护理措施

（一）病情观察与体位护理

1. 疼痛护理

及时评估患者疼痛程度，遵医嘱给予止痛药物。

2. 体位

用吊带或三角巾将患肢托起，以促进静脉回流，减轻肢体肿胀疼痛。

3. 患肢缺血护理

观察石膏绷带或夹板固定的松紧度，必要时及时调整，以免神经、血管受压，影响有效组织灌注。观察前臂肿胀程度及手的感觉运动功能，如出现高张力肿胀、手指发凉、感觉异常、手指主动活动障碍、被动伸直剧痛、桡动脉搏动减弱或消失，即可确定骨筋膜室高压存在，须立即通知医师，并做好手术准备。如已出现 5P 征，及时手术也难以避免缺血性肌挛缩，从而遗留爪形手畸形。

4. 局部制动

支持并保护患肢在复位后体位，防止腕关节旋前或旋后。

（二）饮食护理

指导患者进食高蛋白、高维生素、高热量、高钙和高铁的食物。

（三）生活护理

指导患者进行力所能及的活动，必要时提供帮助。

（四）心理护理

向患者和家属解释骨折的愈合是一个循序渐进的过程，充分固定能为骨折断端连接提供良好的条件。正确的功能锻炼可以促进断端生长愈合和患肢功能恢复。

（五）健康教育

1. 指导功能锻炼

复位固定后尽早开始手指伸屈和用力握拳活动，并进行上臂和前臂肌肉的主动舒缩运动。2 周后局部肿胀消退，开始练习腕关节活动。4 周以后开始练习肘关节和肩关节活动。8 ～ 10 周后拍片证实骨折已愈合，才可进行前臂旋转活动。

2. 复查

告知患者及家属若骨折远端肢体肿胀或疼痛明显加重，肢体感觉麻木、肢端发凉，夹板或外固定松动，应立即到医院复查并评估功能恢复情况。

3. 安全指导

指导患者及家属评估家庭环境的安全性，妥善放置可能影响患者活动的障碍物。

五、护理效果评估

（1）患者是否主诉骨折部位疼痛减轻或消失，感觉舒适。

（2）患侧肢端能否维持正常的组织灌注，皮肤温度和颜色正常，末梢动脉搏动有力。

（3）能否避免因缺血性肌挛缩导致爪形手畸形的发生。一旦发生骨筋膜室综合征，能否及时发现和处理。

（4）患者在指导下能否按计划进行有效的功能锻炼，患肢功能恢复情况及有无活动障碍。

（谢晶晶）

第二节　桡骨远端骨折

一、疾病概述

（一）概念

桡骨远端骨折是指距桡骨远端关节面 3 cm 以内的骨折，常见于有骨质疏松的中老年妇女。

（二）病因与分类

多为间接暴力引起。根据受伤的机制不同，可发生伸直型骨折和屈曲型骨折。

（三）临床表现

1. 症状

伤后腕关节局部疼痛和皮下瘀斑、肿胀、功能障碍。

2. 体征

患侧腕部压痛明显，腕关节活动受限。伸直型骨折由于远折端向背侧移位，从侧面看腕关节呈"银叉"畸形；又由于其远折端向桡侧移位，从正面看呈"枪刺样"畸形。屈曲型骨折者受伤后腕部出现下垂畸形。

（四）辅助检查

X 线拍片可见典型移位。

（五）治疗原则

1. 手法复位外固定

对伸直型骨折者，手法复位后在旋前、屈腕、尺偏位用超腕关节石膏绷带固定或小夹板固定2周。水肿消退后，在腕关节中立位改用前臂管型石膏或继续用小夹板固定。屈曲型骨折处理原则基本相同，复位手法相反。

2. 切开复位内固定

严重粉碎性骨折移位明显、手法复位失败或复位后外固定不能维持复位者，可行切开复位，用松质骨螺钉、T形钢板或钢针固定。

二、护理评估

（一）一般评估

1. 健康史

（1）一般情况：了解患者的年龄、职业特点、运动爱好、日常饮食结构、有无酗酒等。

（2）受伤情况：了解患者受伤的原因、部位和时间，受伤时的体位和环境，外力作用的方式、方向与性质，骨折轻重程度，急救处理的过程等。

（3）既往史：重点了解与骨折愈合有关的因素，如患者有无骨折史，有无药物滥用、服用特殊药物及药物过敏史，有无手术史等。

2. 生命体征（T、P、R、BP）

按护理常规监测生命体征。

3. 患者主诉

受伤的原因、时间、外力方式与性质，骨折轻重程度及有无合并桡神经损伤，受伤时的体位和环境，急救处理的过程等。

4. 相关记录

外伤情况及既往史；X线拍片及实验室检查等结果记录。

（二）身体评估

1. 术前评估

（1）视诊：患侧腕关节出现肿胀、皮下瘀斑；伸直型骨折从侧面看腕关节呈"银叉"畸形，从正面看呈"枪刺样"畸形；屈曲型骨折者受伤后腕部出现下垂畸形。

（2）触诊：患侧腕关节压痛明显。

（3）动诊：患侧腕关节活动受限。

（4）量诊：患肢有无短缩、双侧上肢周径大小、关节活动度。

2. 术后评估

（1）视诊：患侧腕关节处肿胀、皮下瘀斑减轻或消退；外固定清洁、干燥，保持有效固定。

（2）触诊：患侧腕关节压痛减轻或消退。

（3）动诊：患侧腕关节活动改善或恢复正常。

（4）量诊：患肢无短缩，双侧上肢周径大小相等、关节活动度无差异。

（三）心理－社会评估

突然受伤骨折，患侧肢体活动障碍，生活自理能力下降，疼痛刺激及外固定的使用，易使患者产生焦虑、紧张及自身形象紊乱等心理变化。

（四）辅助检查阳性结果评估

肘腕关节 X 线拍片结果确定骨折类型、移位方向。

（五）治疗效果的评估

（1）局部无压痛。

（2）局部无反常活动。

（3）X 线拍片显示骨折处有连续骨痂通过，骨折线已模糊。

（4）拆除外固定后，成人上肢能胸前平举 1 kg 重物持续达 1 min。

（5）连续观察 2 周骨折处不变形。

三、护理诊断

（一）疼痛

疼痛与骨折、软组织损伤、肌痉挛和水肿有关。

（二）外周神经血管功能障碍的危险

外周神经血管功能障碍的危险与骨和软组织损伤、外固定不当有关。

四、主要护理措施

（一）病情观察与体位护理

1. 疼痛护理

及时评估患者疼痛程度，遵医嘱给予止痛药物。

2. 体位

用吊带或三角巾将患肢托起，以促进静脉回流，减轻肢体肿胀疼痛。

3. 患肢缺血护理

观察石膏绷带或夹板固定的松紧度，必要时及时调整，以免神经、血管受压，影响有效组织灌注。观察前臂肿胀程度及手的感觉运动功能，如出现高张力肿胀、手指发凉、感觉异常、手指主动活动障碍、被动伸直剧痛、桡动脉搏动减弱或消失，即可确定骨筋膜室高压存在，须立即通知医师，并做好手术准备。

4. 局部制动

支持并保护患肢在复位后体位，防止腕关节旋前或旋后。

（二）饮食护理

指导患者进食高蛋白、高维生素、高热量、高钙和高铁的食物。

（三）生活护理

指导患者进行力所能及的活动，必要时提供帮助。

（四）心理护理

向患者和家属解释骨折的愈合是一个循序渐进的过程，充分固定能为骨折断端连接提供良好的条件。正确的功能锻炼可以促进断端生长愈合和患肢功能恢复。

（五）健康教育

1. 指导功能锻炼

复位固定后尽早开始手指伸屈和用力握拳活动，并进行前臂肌肉的主动舒缩运动。4～6周后可去除外固定，逐渐开始关节活动。

2. 复查

告知患者及家属若骨折远端肢体肿胀或疼痛明显加重，肢体感觉麻木、肢端发凉，夹板或外固定松动，应立即到医院复查并评估功能恢复情况。

3. 安全指导

指导患者及家属评估家庭环境的安全性，妥善放置可能影响患者活动的障碍物。

五、护理效果评估

（1）患者是否主诉骨折部位疼痛减轻或消失，感觉舒适。

（2）患侧肢端能否维持正常的组织灌注，皮肤温度和颜色正常，末梢动脉搏动有力。

（3）能否避免因缺血性肌挛缩的发生导致的并发症。一旦发生，能否及时发现和处理。

（4）患者在指导下能否按计划进行有效的功能锻炼，患肢功能恢复情况及有无活动障碍。

（谢晶晶）

第三节　颈椎骨折

一、疾病概述

在颈椎骨折中，约80％好发于第4～6颈椎节。急性外伤性椎间盘突出，则好发于第3～4颈椎节。第2颈椎以上的颈椎部分属上颈椎，不仅解剖关系特殊，临床症状复杂，且损伤后的现场及入院前死亡率高，其中寰枕关节及齿状突骨折各占40％，而下颈椎仅占10％左右。第3颈椎至第7颈椎称为下颈椎，发生骨折脱位较上颈椎多见。

（一）病因

颈椎由于强力过度屈曲、伸展、压缩引起骨折或脱位，常累及颈脊髓而造成高位截瘫。

1. 寰枢椎骨折与脱位

在颈椎屈曲型损伤时，寰椎横韧带断裂，寰椎向前脱位，也可枢椎齿突基底部发生骨折、寰椎向前脱位。两种情况均可引起脊髓损伤。枢椎齿突基底部骨折时，也可能因当时寰椎移位不明显而被忽视，骨折未能及时固定而不愈合或延迟愈合，患者开始活动时，可发生寰椎迟发性脱位或截瘫。寰枢椎亦可发生伸展型骨折－脱位，暴力垂直向下击于头部，挤压侧块，寰椎前、后弓较薄弱，可发生骨折。

2. Hangman 骨折

暴力方向多来自下颌部，以致引起颈椎后仰，并于第2颈椎椎弓根部形成强大的剪应力，超过局部承载负荷时则发生该部位骨折。目前主要见于高速公路上的交通事故（急刹车时颈部过伸）及跳水意外。

3. 颈椎半脱位

颈椎半脱位比较多见。可因汽车急刹车，乘客头部受惯性作用，猛向前倾引起。这种损伤易被忽视，可引起截瘫。

4. 颈椎椎体骨折

颈椎椎体骨折多发生于第5～7颈椎体，由于强力过度屈曲引起。常合并脱位及椎间盘急性突出，引起脊髓损伤。

5. 颈椎脱位

颈椎脱位多由屈曲性损伤引起。下一椎体的前缘被压缩后，脱位之椎体向前移位，一侧或两侧椎间小关节可发生交锁，脊髓常被挫伤或压迫。

（二）分类

上颈椎骨折与脱位大体分为枕颈关节损伤、寰椎骨折、寰枢脱位、齿状突骨折、Hangman 骨折。下颈椎骨折脱位包括多种损伤：颈椎椎体楔形压缩性骨折、椎体爆裂性骨折、颈椎半脱位、颈椎单侧或双侧小关节脱位、颈椎后脱位及颈椎骨折脱位等。

（三）临床表现

（1）死亡率高：如暴力较强，作用迅猛，易因颈髓高位损伤而死于现场或运送途中。

（2）颈部不稳感：患者自觉头颈如折断似的不稳，不敢坐起或站立，喜用双手托住头部。

（3）颈痛及肌肉痉挛。

（4）颈部活动受限。

（5）被迫体位：如双侧关节均有脱位时，头颈呈前倾斜体位；如一侧关节脱位，头向健侧旋转并向患侧倾斜。这种体位加重了活动受限的程度，包括张口困难。

（6）其他：如局部痛、吞咽困难、发音失常等，脊髓神经受累时，则出现相应的症状及体征。

（四）诊断

（1）有严重外伤史，如从高空落下，重物打击头、颈、肩或背部，跳水受伤，塌方事故时被泥土、矿石掩埋等。

（2）临床表现和体征：如前所述。

（3）影像学检查：X线平片检查包括正侧位片，寰枢椎脱位者应加拍张口位片。CT和MRI检查有助于对骨折脱位类型的诊断，以及对脊髓损伤的判断。

（五）治疗

及早解除对脊髓的压迫是保证脊髓功能恢复的首要问题。治疗目的是复位并获得脊柱的稳定性；预防未受损神经的功能丧失并促进神经功能的恢复；获得早期的功能恢复。

1. 急救搬运

要有专人托扶头部，沿纵轴向上略加牵引，使头、颈随躯干一同滚动。或由伤员自己双手托住头部，缓慢搬移。严禁随便强行搬动头部。睡到木板上后，用沙袋或折好的衣物放在颈的两侧加以固定。

2. 非手术治疗

若有其他严重复合伤，应积极治疗，抢救伤员生命。颈椎骨折脱位压缩或移位较轻者，无神经压迫的稳定型颈椎损伤，用颌枕吊带在卧位牵引复位。复位后随即用坚固的头颈胸支具固定，固定时间3个月。

3. 手术治疗

无论有无神经损伤，对不稳定的颈椎损伤一般都需手术治疗。手术的目的在于早期获得颈椎的稳定性，并恢复或扩大损伤节段的椎管，防止以后慢性压迫的出现。可通过前路、后路或前后路结合。对陈旧性寰枢椎后脱位且引起脊髓腹侧压迫者，可采用前方经口腔入路手术。

二、护理

（一）术前护理

1. 心理护理

骨折部位特殊，病情复杂，手术风险大，患者对治疗效果期望较高。部分上颈椎骨折患者术前行颅骨牵引或 Halo-Vest 头－胸环牵引架固定，术后又丧失了寰枢关节的部分运动功能，导致患者头颈活动特别是旋转明显受限。患者及家属对手术安全性、治疗效果有不同程度的担忧。因此术前进行积极、有效的心理护理，帮助患者建立乐观向上的心态，对于治疗的顺利进行和术后的康复都非常重要。护士首先要注意与患者沟通取得其信任；然后说明牵引和手术治疗的目的、注意事项，取得患者配合；介绍同种病例的手术效果，给予患者信心；再请术后恢复期患者介绍对手术过程的体验，以及术后疗效的自我评估，并让患者家属观看牵引治疗和术后护理的实景，打消患者顾虑。同时要帮助及时解决生活上的各种需求。

2. 牵引护理

颈椎骨折脱位一般须进行颈椎牵引复位和制动，维持颈椎保持正常生理前凸，使颈部肌肉松弛减轻疼痛。

（1）牵引前宣教：根据患者对疾病与治疗的认知程度，进行有的放矢的教育，消除患者顾虑取得配合，宣教内容包括牵引的必要性和重要性，操作方法及有关配合、注意事项。

（2）保持有效牵引：颅骨牵引重量为体重的 1/10～1/7，枕颌带牵引重量一般为 2～3 kg。在患者颈后横放 1 条条形卷巾，使颈椎保持正常的前凸位。头两侧用 2 只沙袋固定，防止头部左右晃动。护士每班检查牵引的体位、重量是否正确，牵引绳的松紧，以及是否在轴线上。了解患者四肢感觉、运动功能和反射情况，有无胸闷、吞咽困难，食欲、大小便等情况，如有异常及时通知医师处理。

（3）预防感染：颅骨牵引穿针处用乙醇滴入，2 次／天，观察有无渗液、红肿，如有痂皮形成不可自行去除以免造成感染。

（4）皮肤护理：尾骶部和后枕部是主要着力点，也是牵引后易出现皮肤问题的部位。护理中要注意保持床单平整清洁；指导并协助患者抬臀，枕后可垫波浪形水枕，定时放松枕颌带牵引，对尾骶部、枕后及下颌皮肤进行按摩，并鼓励患者在床上主动活动四肢。

3. 术前相关功能训练

不管是颈前路手术还是颈后路手术，在术中和术后对体位都有特殊要求，因此重视术前相关功能训练可保证手术的正常进行与术后顺利康复。

（1）气管食管推移训练，主要用于颈前路手术。术前 3～5 d 嘱患者本人或家属用右手的第 2～4 指在皮外插入切口侧的内脏鞘与血管神经鞘间隙处，持续向非手术侧推移，必须将气管推过中线。开始时每次持续 5～10 min，3～4 次／天，逐渐增加至每次 30～40 min，体胖颈短者则延长时间。由于此动作可引起反射性干咳、恶心等不适，患者常不能自觉完成，护士必须交代清楚，同时强调推移训练重要性，予以指导和监督。

（2）呼吸功能训练：对于长期卧床患者术前进行呼吸功能锻炼非常重要，特别对有慢性肺功能不全的患者，可增加肺活量，促进痰液排出，减少术后并发症。方法：用力吸气后缓慢吐出；练习正确的咳嗽，先深吸气然后声门紧闭，在腹肌、膈肌同时收缩后放开声门，一声将气咳出。

（3）俯卧位训练，主要用于颈后路手术。由于手术时间较长，且易引起呼吸道梗阻，术前必须加以锻炼以使其适应术中体位。方法：在病床上取颈后路手术位，开始每次为20 ~ 30 min，以后逐渐增加至每次 2 ~ 4 h。

4. 术前准备

按术前常规进行准备外，须特别注意以下 4 点。

（1）颈后路手术者术前皮肤准备范围从前额发际到肩胛骨下缘，剃光头发，需植骨者应准备取骨区皮肤。

（2）经口咽行寰枢椎脱位手术者应重视口腔准备，以及早治疗口咽感染灶，抗生素超声雾化。

（3）对于上颈椎骨折涉及高位脊髓手术者，由于术中单靠头架支撑不够稳定，为防止因体位不稳而出现脊髓损伤造成呼吸骤停，术前应准备头颈胸石膏背心，以保持术中颈椎中立位。术前 1 日，患者在仰卧位、张口状态下定做腹侧头颈胸石膏背心，开窗显露头面部五官，烘干后在石膏内及边缘垫上棉纸以免擦伤皮肤，试用合适后于次日带至术中用。

（4）物品准备：颈椎手术危险性大，随时可能需要抢救，床边常规备沙袋、氧气、吸引器、气管切开包、心电监护仪（含血氧饱和度监测探头）、呼吸皮囊等。

（二）术后护理

1. 生命体征监测

术后入复苏室待完全清醒后回病室，持续心电监护 72 h，每 15 ~ 30 min 监测血压、心率、心律、呼吸和血氧饱和度，每小时观察呼吸频率、深浅度及呼吸的音调有无异常，有无憋气、呼吸困难、血氧饱和度下降等症状。重视患者的主诉，夜间加强巡视，警惕呼吸睡眠暂停综合征，当呼吸 ≤ 10 次 /min，及时唤醒患者；并要注意创面有无渗血、出血及引流量，记录尿量，评估出入量是否平衡，观察患者有无血容量不足早期征象，如面色改变、烦躁、哈欠、头晕等。

2. 脊髓神经功能观察

术后要重视观察患者截瘫平面、四肢感觉、运动及肌力情况，评估手术减压效果。多数患者术后脊髓压迫症状有不同程度改善，也有患者术后四肢肌力、感觉、运动有所减退，多与术后脊髓水肿有关。可于术后三天内预防性静脉使用 20% 甘露醇 250 mL，2 次 / 天，或用甲基泼尼松龙 40 mg 微泵静推 2 次 / 天。如发现有麻木加重、活动障碍及时通知医师，以免脊髓受压过久造成不可逆的损伤。

3. 切口引流管的护理

颈椎术后为避免创面渗血对脊髓、气管造成压迫，常规放置引流管行负压引流。引流管一般放置 24 ~ 48 h。应严密观察切口有无红肿、渗液、渗血等情况，检查切口周围皮肤张力有无增高，当发现张力增高时应通知医师，给予脱水消肿治疗。保持负压引流有效，防止堵管及逆行感染。记录引流物量、颜色和性状，如血性引流液每小时 > 100 mL、连续 3 h 提示有出血可能，需立即报告医师并去负压引流；如引流物颜色为淡血性或洗肉水样，24 h 引流量超过 500 mL，应考虑有脑脊液漏。

4. 体位护理

由于颈椎手术的解剖特殊性，尤其上颈椎减压术后，以及内固定不确切者，术后尤其要重视体位护理。

（1）正确搬运：协助患者佩带颈围，搬运时至少有 3 人以保证头颈中立位。由一名医师专门负责患者头部，其他人员将患者身体水平抬起，同时用力移至病床，取平卧位，两侧头颈沙袋制动。

（2）术后 6 h 内去枕平卧颈部沙袋制动，6 h 后协助仰卧和 45° 半侧卧，每 1 ~ 2 h 交替轴向翻身，保持头、颈、胸一直线。术后第 1 d，可摇高床头 15°，或垫薄枕保持颈椎生理前凸。第 2 d 拔除颈部伤口引流管，拍片复查内固定位置良好，可予颈围固定，鼓励患者半坐位活动。按照先 90° 坐位→床旁坐位→床旁站立→床周行走→病室内行走的顺序进行。起床活动时必须佩带颈托，确保颈部不扭曲，避免剧烈旋转，以防内固定松动。护士在旁边指导和保护。

（3）支具穿带护理：上颈椎骨折行后路寰枢融合术，虽然固定疗效确切，能明显提高寰枢段前后方向的稳定性，但抗侧弯和抗旋转能力较差。为提高植骨融合率并保证内固定的可靠性，仅依靠颈围保护不能达到固定效果，术后 5 d 为患者量身定做头颈胸支具，以确保头颈中立位不前屈不旋转，鼓励患者在支具保护下早期离床活动。穿戴支具时须松紧合宜，并在枕后、下颌、肩胛等骨隆突处加海绵衬垫以免皮肤破损。护士教会患者家属正确的穿戴方法。

5. 饮食护理

颈椎前路手术由于术中牵拉气管食管，或麻醉鼻插管引起鼻咽部黏膜损伤水肿，患者可出现一过性咽喉痛及吞咽困难。因此，术后 24 ~ 48 h 内指导患者多食冷饮，以减轻咽喉部的充血水肿；进清淡易消化半流质饮食，避免辛辣刺激食物及甜食，以减少患者呛咳和痰液，同时注意食物温度不宜过烫，以免加重咽喉部水肿，待疼痛减轻后进普食。对于进食少和病情危重的患者应给予静脉营养支持。

6. 并发症的护理

（1）颈部血肿：是颈前路手术较危急的并发症，处理不及时可造成患者窒息死亡。颈部血肿主要由于血管结不牢固、止血不彻底、术后引流不畅，或患者凝血功能不良所致的创口出血而引起的血肿。因此在手术后 48 h，尤其是在 12 h 内，除严密观察生命体征外，应密切注意颈部外形是否肿胀，引流管是否通畅和引流量是多少，有无呼吸异常，另外要认真听取患者主诉，严密观察，及时巡视。对有原发性高血压史者，因为本身血管弹性低下，应注意控制血压，预防和减少创口出血。

（2）喉上、喉返神经损伤：喉返神经位于下颈椎气管、食管沟内，在手术暴露过程中，颈部粗短暴露颈椎间盘较困难，或有些患者本身解剖变异、特殊体质等，因为手术暴露过程误夹、误切、牵拉过久所致。喉上神经损伤表现为术后出现一过性呛咳，不能进水等流质。喉返神经损伤表现为声音嘶哑、憋气。发现患者进流食出现呛咳，应告知患者暂禁食流质，并报告医师给予增加输液量，根据情况给予固体食物，嘱咐慢嚼细吞，一般都能自行恢复。对声音嘶哑者做好解释安慰解除顾虑。

（3）脊髓损伤加重和神经根损伤：多见于手术止血不彻底，血肿压迫引起或减压时操作的震动对脊髓的冲击、基础疾病影响；神经根的损害多源于器械的刺激、直接挫伤或对神经的牵引过度。对该类手术患者妥善安置后，应及时观察四肢的感觉活动及大小便情况，以便及时发现异常，报告医师处理。

（4）脑脊液漏：为后纵韧带与硬膜囊粘连严重，手术分离或切除后纵韧带时损伤硬膜囊所致。发现上述情况后，立即将切口负压引流改普通引流袋引流，去枕平卧，术后采取严格的颈部制动，切口局部用 1 kg 沙袋加压。对头晕、呕吐患者，抬高床尾 30°～45°，予头低脚高位。同时报告医师，遵医嘱静脉滴注平衡液，必要时予拔管切口加密缝合。

（5）植骨块部分滑脱。与下列情况有关：术后颈椎前屈后伸幅度较大，挤压植骨块向前移位；植骨块过大，重击后嵌入椎间隙；骨块碎裂后易移位；搬运不当、颈部制动控制不严。术后回病房在搬运、翻身时要保持脊柱一条直线，避免颈椎前屈、后伸幅度过大。另外选择合适的颈托或颈部外固定支架固定颈部，固定时间为 3 个月。严格限制颈部活动，平时颈部两侧用沙袋制动。严密观察，如影响吞咽及时告知医师，必要时行手术治疗。

（6）供骨处感染及血肿：主要与供骨处为松质骨容易渗血、患者早期剧烈活动、换药无菌观念不强等有关。对于感染患者应加强换药，保持创口敷料的清洁干燥，延长起床活动时间，从 5 d 延长至 10 d，以减少活动，指导合理营养。发热者做好发热患者的护理，进行对症处理，遵医嘱全身应用抗生素。血糖偏高者监测血糖，积极进行糖尿病治疗以控制血糖。对于血肿患者，拆除缝线，清除积血并切开引流，积极抗感染治疗。供骨处有引流者要保持引流通畅及遵守无菌操作。

（7）肺部感染：是颈椎前路手术患者死亡的主要原因，特别是截瘫患者该并发症的发生率更高。护理中注意保持呼吸道通畅，及时清除分泌物，予吸氧、雾化吸入、沐舒坦口服或静脉滴注化痰治疗。指导、鼓励患者做深呼吸，有效咳嗽。对于呼吸肌麻痹患者，在患者吸气末用双手从胸廓两侧向内挤压向上推，指导患者此时做咳嗽动作，以协助排痰。同时使用抗生素控制感染。预防肺部感染的最好方法是让患者尽早从床上坐起，如戴好颈围或定制的颈部外固定支架支托坐起，有利于患者呼吸畅通，便于排痰。

（8）睡眠型窒息：是一种罕见并发症，常于术后 48 h 内发生。主要表现为睡眠时出现呼吸障碍，甚至窒息，伴有紧急从睡眠中清醒。其原因为术中牵拉气管或刺激咽喉部出现水肿，上呼吸道阻力增加；另外与腭垂、扁桃体肥大引起上呼吸道阻塞或气道壁塌陷有关。术后 48 h，尤其是 24 h 内要加强巡视，注意观察呼吸变化，确保睡眠安全。加强呼吸道管理、保持呼吸道通畅是十分必要的。

三、健康教育

主要针对有颈髓神经功能受损导致的截瘫患者及家属。

（一）压力性损伤的预防

向患者及家属介绍压力性损伤发生的机制、好发部位及预防知识，了解预防压力性损伤的重要性，主动配合翻身。指导家属掌握翻身的要求、方法、间隔时间。翻身时保持脊柱平直，头、脊柱、下肢成直线，以防翻身不当造成不应有的损伤。保持床单干净、平整、无渣屑。使用便器时，注意不要擦伤皮肤。无感觉部位禁用冷、热敷，防止冻伤和烫伤。

（二）泌尿系统感染的预防

指导患者及家属参与制订导尿管的开放时间。受伤 2 周内保持导尿管持续开放，以使膀胱内不积存尿液，减少膀胱壁受损。2 周后改为间歇性开放。鼓励患者每日饮水 2000 mL以上。指导家属掌握预防尿路感染的措施，学习用按压法训练反射性排尿功能。

（三）肺部感染的预防

患者因咳嗽无力、排痰困难、呼吸道分泌物潴留而引起肺内感染。要鼓励患者深呼吸，有效咳嗽、咳痰。翻身时，叩击背部，有助痰液排出。教会家属叩击背部的方法和要求。

（四）肌肉萎缩的预防

向患者及家属讲解功能锻炼的重要性，指导患者进行关节主动或被动活动、肌肉按摩，鼓励做力所能及的生活自理工作，以预防关节僵硬和肌肉萎缩。

（五）出院指导

告知患者出院后 3 个月内起床活动时需佩带颈托或穿戴支具，避免颈部前屈、左右旋转。平卧睡眠时头颈两侧仍需用 2 kg 沙袋或米袋制动，以防内固定松动。于术后 3、6、12个月拍片复查随访，了解内固定效果和植骨融合程度。

（谢晶晶）

第四节　胸椎骨折

一、疾病概述

胸椎骨折与脱位占脊髓损伤首位。由于胸椎椎管矢状径小，一旦发生骨折与脱位，其脊髓受损率达50%以上，尤以椎体爆裂性骨折为甚。胸椎的骨折脱位多为严重的高能损伤所致，可产生完全性神经损伤，同时易并发颅脑或胸部损伤，在病情观察时应注意。

（一）病因

1. 椎体单纯压缩骨折

椎体单纯压缩骨折为临床最常见类型，由高处坠落屈曲纵向暴力所致，前柱压缩，中、后柱不变。

2. 椎体爆裂骨折

椎体爆裂骨折主要是由脊柱平行暴力所致，可同时伴有旋转移位，椎体后部常向后凸，脊髓损伤伴发率最高。

3. 剪力型脱位

剪力型脱位来自脊柱纵轴垂直的暴力，使脊柱强烈屈曲，同时使上段椎骨向前移位。椎体前部压缩或崩裂，后方韧带断裂，关节突骨折或脱位。

（二）分类

由于暴力不同引起的损伤类型较多，且对脊柱三柱的影响不同，因此脊髓和脊神经根受累程度存在差异，且使分类意见不一。目前大多数学者倾向于以脊柱三柱理论为依据进行分类。

1. 稳定性损伤

稳定性损伤指三柱中有前中或中后两柱完整者，包括胸椎椎体单纯性、楔形压缩性骨折，横突骨折，棘突骨折。

2. 不稳定损伤

不稳定损伤即三柱中有二柱破坏者，包括椎体爆裂性骨折，椎体严重楔形变伴小关节半脱位，伸展型骨折，Chance骨折，剪力型脱位，椎弓根峡部骨折。

（三）临床表现

（1）局部疼痛，压痛、叩击痛。

（2）椎旁肌紧张，腰背活动受限，不能翻身起立。

（3）受损部位棘突后凸或出现成角畸形。

（4）腹胀、腹痛：主要因胸腰椎骨折所致的后腹膜血肿刺激腹腔神经丛引起腹肌反射性紧张或痉挛。

（5）急性尿潴留：因脊髓损伤或后腹膜血肿刺激引起膀胱括约肌反射性痉挛所致。

（6）脊髓损伤表现：包括完全性和不完全性脊髓损伤，表现为损伤平面以下的感觉、运动、反射、内脏功能部分丧失。其 Frankel 功能分级根据运动和感觉的情况可分为五级。①无运动和感觉；②有感觉但无运动；③保存无功能的运动；④保存有功能的运动；⑤完全正常。

（四）诊断

（1）外伤史及临床表现。

（2）神经系统检查：除脊柱本身损伤外，须全面检查脊髓神经功能，确定脊髓损伤平面，包括感觉与运动检查、反射检查、肛门检查。

（3）影像学检查：X 线检查可确定骨折部位及类型；CT 检查判定移位骨折块侵犯椎管程度和发现突入椎管的骨块或椎间盘；磁共振检查对判定脊髓损伤状况极有价值。

（4）体感诱发电位：是测定躯体感觉系统（以脊髓后索为主）的传导功能的检测法。

（五）治疗

若有其他严重复合伤，应积极治疗，抢救伤员生命。然后根据脊柱的稳定程度可采用保守治疗和手术治疗。

1. 保守治疗

适用于单纯压缩骨折，高度 > 50％，单纯棘突或横突骨折，稳定性骨折无神经损伤者。

2. 手术治疗

目的是解除脊髓神经压迫，纠正畸形并恢复脊柱稳定性。适用于不稳定型脊柱骨折，椎体压缩超过 1/2、畸形角大于 20°。方法有后路椎弓根内固定技术、前路经胸手术、脊髓神经减压手术、胸腔镜下微创手术等。

3. 合并脊髓损伤的药物治疗

（1）皮质激素：损伤 8 h 内应用可明显改善完全性和不完全性脊髓神经损伤的功能。临床上常大剂量应用甲基泼尼松龙，首次剂量可达 30 mg/kg，15 min 内静脉滴入，隔 45 min 后采用 5.4 mg/kg 静脉点滴，维持 24 h。

（2）渗透性利尿：可排除脊髓损伤后细胞外水肿。常用 20％甘露醇或 50％葡萄糖。

（3）神经节甘酯：在脊髓损伤 48 ~ 72 h 给予 100 mg/d，持续 3 ~ 4 周。

二、护理

（一）术前护理

1. 急救和搬运

先使伤员两下肢伸直，两上肢也伸直放身旁。三人扶患者躯干，使成一整体滚动，移至木板上。或三人用手同时将患者平直托至木板上。禁用搂抱或一人抬头、一人抬足的方法，以免增加脊柱的弯曲，加重椎骨和脊髓的损伤。

2. 心理护理

护士应及时全面了解患者伤情，加强与患者的沟通，针对性地进行心理疏导。可用通俗易懂的语言将骨折愈合过程与功能锻炼的意义、手术治疗的目的向患者讲解清楚，消除其紧张，增强其康复信心，调动患者的主观能动性，争取积极配合。

3. 呼吸功能训练

胸椎骨折术后卧床时间较长，前路手术后需安置胸腔引流管，使患者因疼痛、体位不适应而不敢咳嗽和深呼吸，易并发肺炎、肺不张、胸腔积液等肺部并发症。术前常规指导深呼吸训练，可使患者掌握正确的方法，术后尽早进行锻炼，促使肺复张，减少相关并发症，对合并脊髓损伤截瘫患者更有重要意义。可让患者平卧床上，护士用手平放在患者胸壁，然后逐渐离开胸壁，患者用鼻深吸气努力用胸壁去靠近护士的手，然后用口缓慢呼气。术前 1 周开始练习，2 次 / 大，每次深呼吸 30 次。

（二）术后护理

1. 生命体征监测

由于手术剥离创伤大，且有内固定植入物，出血量大，易发生血容量不足，而低血容量往往会影响脊髓功能的恢复，因此监测生命体征是护理工作的重点。术后床边心电监护 48 ~ 72 h，每 15 ~ 30 min 监测血压、心率、心律、呼吸和血氧饱和度，特别注意血氧饱和度变化，应使血氧饱和度维持在 94% 以上，直至拔除胸腔引流管。严密注意患者面色改变，有无恶心、哈欠、头晕等血容量不足早期征象。注意创面有无渗血、出血及引流的量，记录尿量，评估输入量与出量是否平衡。

2. 脊髓神经功能观察

术后要重视观察患者截瘫平面、四肢感觉、运动及肌力情况，用手触摸患者脚趾检查下肢活动、感觉，并与术前进行比较。多数患者术后脊髓压迫症状有不同程度改善，也有患者术后四肢肌力、感觉、运动有所减退，多与术后脊髓水肿有关。如发现有麻木加重、活动障碍及时通知医师。

3. 切口、胸腔闭式引流的护理

后路胸椎手术患者切口均放置 1 ~ 2 根负压引流管，应严密观察切口有无红肿、渗液、渗血等情况。保持负压引流有效，防止堵管及逆行感染。记录引流量、颜色和性状。凡经胸进行的脊柱前路手术均有胸腔闭式引流，目的是排除胸腔内积血、渗液、残余气体，促使肺复张，避免胸膜腔感染。胸腔闭式引流采用持续低压吸引，压力维持在 0.01 kPa 左右，如引流量 > 100 mL/h，且有鲜红或暗红色血性液引出连续 3 h，应考虑有活动性出血，立即停止低压吸引并报告医师。更换引流瓶时，务必双重夹管，以防空气进入胸膜腔。搬运患者时用双夹管，水封瓶置于患者两腿之间，防止滑脱。定时记录引流液性状、颜色及量，注意呼吸、呼吸音及有无皮下气肿情况。术后第 1 日引流量 400 ~ 500 mL，第 2 日约 100 mL，一般引流时间为 48 ~ 72 h。当胸片提示无气胸，且引流量少于 50 mL/d 时，可夹闭胸腔引流管。夹管 24 h 内观察患者有无胸闷、呼吸困难、切口漏气、渗血、皮下气肿等，如无上述症状可拔管。嘱患者先深吸一口气，在吸气末屏气迅速拔管，并立即用凡士林纱布和厚敷料封闭胸壁伤口，胸带包扎固定。

4. 体位护理

术后 6 h 内去枕平卧，6 h 后协助仰卧和 45° 半侧卧，每 1 ~ 2 h 交替轴向翻身，避免开胸侧卧位，以免折叠引流管、加重疼痛及影响肺部通气。术后 2 周切口拆线后可穿戴躯干前后托支具，按照先 90° 坐位→床旁坐位→床旁站立→床周行走→病室内行走的顺序进行活动。

5. 并发症的护理

（1）脊髓和神经根损伤：是脊柱手术中最严重的并发症。多见于手术止血不彻底，血肿压迫引起，或减压时操作的震动对脊髓的冲击、基础疾病影响；神经根的损害多源于器械的刺激、直接挫伤或对神经的牵引过度。术后应注意观察四肢的感觉活动及大小便情况，以便及时发现异常，报告医师处理。为减轻神经水肿，改善症状，可预防性静脉应用激素、甘露醇和呋塞米等神经消肿药物。

（2）脑脊液漏：多因陈旧性骨折或原有椎管严重狭窄，后纵韧带与硬膜囊粘连严重，手术分离或切除后纵韧带时损伤硬膜囊所致。一旦出现引流物淡血性或洗肉水样，24 h 引流超过 500 mL，立即将切口负压引流改普通引流袋引流，去枕平卧，术后采取严格的颈部制动，切口局部用 1 kg 沙袋加压。对头晕、呕吐患者，抬高床尾 30° ~ 45°，予头低脚高位。同时报告医师，遵医嘱静脉滴注等渗液，必要时予拔管切口加密缝合。

（3）乳糜漏：上胸椎手术易损伤胸导管，术中应仔细检查，如发生有损伤要及时缝扎。一旦发现引流物为混浊白色，每日引流量 > 200 mL，应视为乳糜漏，需立即禁食，静脉维持水电解质平衡，一般能自愈。经 1 ~ 2 周治疗仍不愈者，可考虑开胸手术结扎胸导管。

（4）纵隔和肺部感染：减少手术创伤，充分引流，做好呼吸道护理可减少此类并发症的发生。术后 3 天时，2 次／天雾化吸入，促进排痰；每小时指导有效咳嗽 1 ~ 2 次，咳嗽前为患者拍背做深呼吸 5 ~ 6 次，咳嗽时护士用手随患者呼吸按压其两侧胸廓，尽量减轻胸壁震动和伤口疼痛，咳嗽时不要过于剧烈、频繁，以免增大伤口张力引起疼痛和影响伤口愈合。每 2 h 指导患者按术前呼吸训练方法做深呼吸 10 ~ 15 次，以促进肺复张，预防肺部感染。

（5）呃逆：多因胸椎前路手术使膈神经或膈肌受到牵拉刺激所致。呃逆为暂时性，但有时甚为顽固，长时间持续不断可影响休息，引起胸部、腹部疼痛不适，需进行处理。如出现呃逆，要解释发生原因，减轻顾虑，同时可压迫眶上神经，给予镇静药物，顽固性呃逆可肌内注射哌甲酯，必要时行膈神经封闭。

三、健康教育

1. 向患者与家属宣教早期功能锻炼的重要性

术后 24 h 开始进行四肢各关节的主动运动，截瘫患者行双下肢被动运动，并进行肌肉按摩，由远端到近端，促进血液循环，预防关节僵硬、肌肉萎缩、深静脉血栓形成，并能通过消耗体能来促进食欲。

2. 预防呼吸道感染

每天做深呼吸有效咳嗽，勤翻身，叩背，有痰要咳出，防止着凉，戒烟，清洁口腔，注意空气流通，减少探视。如痰液黏稠可予雾化吸入。

3. 排便训练

截瘫患者长期卧床可出现腹胀、顽固性便秘。指导患者进食高纤维素食物，多饮水，适当使用缓泻剂，促进肠蠕动预防便秘。因腹胀可影响呼吸，避免患者超过 3 d 无大便导致腹胀，应及时予肛管排气或灌肠。当患者有便意时指导患者用腹压引发排便动作，每天固定时间训练。

4. 腰背肌锻炼

腰背肌锻炼可增强腰背肌肉力量和脊柱稳定性，对提高手术效果和改善术后生活质量有积极意义。术后 3 d 指导进行腰背功能锻炼，方法有挺胸、仰卧五点支撑法和俯卧飞燕式锻炼。

5. 出院指导

嘱患者出院后功能锻炼，持之以恒，但应注意循序渐进，避免劳累。加强饮食营养，增强体质。为保证内固定的稳定性，3 个月内起床下地活动时必须穿戴支具，站立行走时间不宜过长。定期门诊复查，如有腰背部不适及时就诊。

（谢晶晶）

第十二章
传染性疾病的护理

第一节　流行性感冒

一、疾病概述

（一）概念和特点

流行性感冒简称流感，是由流感病毒引起的急性呼吸道传染病。临床主要表现为急起高热，全身酸痛、乏力，多伴相对较轻的呼吸道症状。该病潜伏期短，传染性强，传播迅速，最大特点是极易发生变异，尤其是甲型流感病毒。

流感病毒不耐热，对紫外线及常用消毒剂均敏感。对干燥及寒冷有相当耐受力，可在真空干燥或 –20℃以下长期保存。

传染源主要是流感患者和隐性感染者，主要经飞沫传播，也可通过病毒污染的茶具、食具、毛巾等间接传播。人群普遍易感，感染后可产生一定免疫力。由于流感病毒不断发生变异，故易重新感染而反复发病。极易引起流行和大流行，流行情况与人口密集程度有关。

（二）发病机制与相关病理生理

病毒复制导致细胞病变是发病的主要机制，但很少发生病毒血症。当病毒侵袭全部呼吸道，导致流感病毒性肺炎。其病理特征为纤毛上皮细胞脱落，黏膜下有灶性出血、水肿和白细胞浸润；肺泡内有纤维蛋白与水肿液；肺泡出血，肺泡间质增厚，肺泡与肺泡管中可有透明膜形成。

（三）临床特点

1. 单纯型流感

此型最常见。急起高热，头痛、肌痛、全身不适等。上呼吸道症状较轻或不明显，少数可有腹泻水样便，发热 3 ~ 5 d 后消退。

2. 肺炎型流感（流感病毒性肺炎）

年老体弱者、原有基础疾病或免疫受抑制患者感染流感，病情可迅速加重，出现高热、全身衰竭、烦躁不安、剧烈咳嗽、血性痰液、呼吸急促、发绀等一系列肺炎表现。

（四）辅助检查

1. 血常规检查

白细胞计数正常或减少，分类正常或淋巴细胞相对增多，嗜酸性粒细胞消失。如继发细菌性感染，可有白细胞显著增多。

2. 病原学检查

（1）鼻黏膜印片检查抗原或免疫荧光抗体技术检测病毒抗原。

（2）病毒分离。

（3）核酸检测。

3. 血清学检查

取病后 3 d 内和 2 ~ 4 周后双份血清做补体结合试验或血凝抑制试验，抗体滴度有 4 倍或以上升高者，可以确诊。

（五）治疗原则

（1）卧床休息和支持治疗。

（2）高热者可用解热镇痛药物，酌情选用安乃近、苯巴比妥等。

（3）抗病毒治疗应用金刚烷胺和甲基金刚烷胺、奥司他韦（达菲），可抑制病毒复制。

（4）积极防治继发性细菌感染。

二、护理评估

（一）流行病学史评估

评估是否为流感高发季节，发病前有无流感患者接触史，有无流感疫苗注射史。

（二）一般评估

1. 生命体征

流感患者高热，体温可达 39 ~ 40℃，伴畏寒；心率加快；呼吸加快；肺炎型流感可出现血压下降。

2. 患者主诉

评估患者有无寒战、头痛、咽痛、全身酸痛、鼻塞、流涕、干咳、食欲减退等症状。

3. 相关记录

记录生命体征、出入量、咳嗽、咳痰的情况及皮肤情况等。

（三）身体评估

1. 头颈部

观察有无急性面容，典型流感可见结膜充血、咽喉红肿，肺炎性流感可见口唇发绀。

2. 胸部

单纯型流感肺部可闻及干性啰音。肺炎型流感肺部可闻及湿啰音，叩诊呈浊音。

3. 腹部

患者出现瑞氏综合征时可触及肝大，一般见于儿童。

（四）心理 - 社会评估

患者在疾病治疗过程中的心理反应与需求，对预防疾病相关知识的需求。

（五）辅助检查结果评估

1. 血常规检查

白细胞计数有无减少，淋巴细胞有无相对增多，嗜酸性粒细胞有无消失。

2. 病原学检查

咽拭子或痰液病毒分离是否阳性。

3. X 线检查

X 线检查有无肺部散在絮状阴影。

（六）常用药物治疗效果的评估

评估服用金刚烷胺有无中枢神经系统不良反应，例如头晕、嗜睡、失眠和共济失调等神经精神症状。

三、护理诊断

（一）体温过高

体温过高与病毒感染有关。

（二）气体交换受损

气体交换受损与病毒性肺炎或合并细菌性肺炎有关。

（三）头痛

头痛与病毒感染有关。

四、护理措施

（一）隔离要求

流感流行时，按标准预防和呼吸道飞沫传播隔离患者。

（二）休息和活动

急性期应卧床休息，协助患者做好生活护理。

（三）营养与饮食

发热期应多饮水，给予易消化、营养丰富的富含维生素的流质或半流质饮食。伴呕吐或腹泻严重者，应适当增加静脉营养的供给。

（四）病情观察

观察患者的生命体征，有无高热不退、呼吸急促、发绀、血氧饱和度下降；观察有无咳嗽、咳痰，咳嗽的性质、时间、诱因、节律、音色，痰液的性状、量等。协助采集血液、痰液或呼吸道分泌物标本，以明确诊断或发现继发性细菌感染。

（五）对症护理

患者体温过高时，采取有效的降温措施；患者有咳嗽、咳痰、胸闷、气急、发绀等肺炎症状时，应协助其取半卧位，予以吸氧，必要时吸痰，并报告医师及时处理。必要时，予以呼吸机辅助呼吸。

（六）健康教育

（1）室内每天进行空气消毒或开窗通风换气，患者使用过的食具应煮沸，衣物、手帕等可用含氯消毒液消毒或阳光下曝晒 2 h。房间用过氧乙酸熏蒸或其他方法终末消毒。

（2）预防流行性感冒：平时应注意锻炼身体，增强机体的抵抗力。流感流行季节要根据天气变化增减衣服。在流感流行时，应尽可能减少公众集会和集体娱乐活动，尤其是室内活动，以防止疫情扩散。房间要经常通风换气，保持清洁。接种疫苗是预防流感的基本措施，应在每年流感流行前的秋季进行，可获得 60% ~ 90% 的保护效果。

（3）告诉患者如果出现下列任何一种情况，请速到医院就诊：①高热；②频繁地咳嗽、咳痰；③胸闷、呼吸急促。

五、护理效果评估

（1）患者咳嗽、咳痰症状好转。

（2）患者体温恢复正常。

（杨海燕）

第二节　传染性非典型肺炎

一、疾病概述

（一）概念和特点

传染性非典型肺炎又称严重急性呼吸综合征（SARS），是一种因感染 SARS 相关冠状病毒而导致的急性传染病，以发热、干咳、胸闷为主要症状，严重者出现快速进展的呼吸功能衰竭。

SARS 相关冠状病毒在干燥塑料表面最长存活 4 d，在腹泻患者的粪便中至少存活 4 d，在 0℃时可长期存活。对热敏感，56℃加热 90 min，75℃加热 30 min 或紫外线照射 60 min 可被灭活，暴露于常用消毒剂即失去感染性。

现症患者是重要的传染源。近距离飞沫传播是本病最主要的传播途径。人群普遍易感。本病首发于我国，迅速传至亚洲、北美、欧洲其他地区，以大中城市多见。发病季节为冬春季。

（二）发病机制与相关病理生理

病毒在侵入机体后，早期可出现病毒血症，引起机体细胞免疫受损，出现异常免疫反应，造成肺部损害。肺部的病理改变见弥漫性肺泡损伤、间质性肺炎病变，有肺水肿及透明膜形成。病程 3 周后有肺泡内机化及肺间质纤维化，造成肺泡纤维闭塞，出现急性呼吸窘迫综合征。

（三）临床特点

按病情的轻重分为普通型、轻型和重型。典型病例起病急，变化快。通常以发热为首发症状，体温常超过 38℃，热程为 1 ~ 2 周；可伴有畏寒、头痛、食欲缺乏、身体不适、皮疹和腹泻等感染中毒性症状。呼吸道症状表现为起病 3 ~ 7 d 后出现频繁干咳、气短或呼吸急促、呼吸困难；常无流涕、咽痛等上呼吸道卡他症状。痰少，偶有痰中带血丝。轻型病例临床症状轻，病程短，多见于儿童或接触时间较短的病例。重型病例病情重，进展快，易出现急性呼吸窘迫综合征。

（四）辅助检查

1. 实验室检查

血常规早期白细胞计数正常或降低，中性粒细胞可增多。并发细菌性感染时，白细胞计数可升高。多数重症患者白细胞计数减少，$CD4^+$ 和 $CD8^+T$ 淋巴细胞均明显减少。

2. 血气分析

部分患者出现低氧血症和呼吸性碱中毒改变，重者出现Ⅰ型呼吸衰竭。

3. X线检查

胸部 X 线、CT 检查见肺部以间质性肺炎为主要特征。肺部阴影与症状体征可不一致，临床症状还不严重时，X 线胸片中已显示肺部有絮状阴影，并呈快速发展趋势。

4. 病原学检查

检查患者呼吸道分泌物、排泄物、血液等标本，进行病毒分离，阳性可明确诊断。

5. 血清学检查

双份血清抗体有 4 倍或以上升高，可作为确诊的依据。阴性不能排除本病。

6. 分子生物学检测

PCR 方法敏感度较高，特异性较强，可用于检查痰液、鼻咽分泌物、血液、活检标本等。单份或多份标本 2 次以上为阳性者可明确诊断。阴性者不能排除本病的诊断。

（五）治疗原则

（1）早发现、早诊断、及时治疗有助于控制病情发展。以对症支持治疗和针对并发症的治疗为主。

（2）在疗效不明确的情况下，应尽量避免多种抗生素、抗病毒药、免疫调节剂、糖皮质激素等长期、大剂量地联合应用。

（3）高热者可使用解热镇痛药。

（4）咳嗽、咳痰者给予镇咳、祛痰药。

（5）腹泻患者注意补液及纠正水、电解质失衡。

（6）并发或继发细菌感染，可选用大环内酯类、氟喹诺酮类等抗生素。

（7）有严重中毒症状可应用糖皮质激素治疗。

（8）抗病毒可试用蛋白酶抑制剂类药物洛匹那韦 + 利托那韦等。

（9）重症患者可使用免疫增强药物，例如胸腺素和免疫球蛋白治疗。

二、护理评估

（一）流行病学史评估

评估患者发病前 2 周是否有同类患者接触史；是否生活在流行区或发病前 2 周到过流行区；是否发生在冬春季。

（二）一般评估

1. 生命体征

患者大多有发热、心率加快、呼吸急促等症状，非典重症患者呼吸频率 > 30 次 /min，多器官功能衰竭者血压可下降。

2. 患者主诉

患者主诉咳嗽、气促、呼吸困难、腹泻等。

（三）身体评估

1. 头颈部

观察有无急性面容，有无呼吸急促、呼吸窘迫、口唇发绀，有无出汗。

2. 胸部

肺炎体征表现为语音震颤增强，可闻及肺部湿啰音，严重者胸部叩诊呈实音。

（四）心理－社会评估

患者在疾病治疗过程中有无出现焦虑、抑郁、恐惧等不良情绪，监护病房隔离产生的孤独感，以及预后的社会支持。

（五）辅助检查结果评估

1. 胸部 X 线

胸部 X 线早期呈斑片状或网状改变，部分患者进展迅速可呈大片阴影。

2. 胸部 CT 检查

胸部 CT 检查可见局灶性实变，毛玻璃样改变。

（六）常用药物治疗效果的评估

（1）糖皮质激素可引起不良反应，例如上消化道出血、骨质疏松、继发性感染、低钾血症、低钙血症、高血糖、高血压等。

（2）干扰素等生物制品可引起发热、皮疹等变态反应。

三、护理诊断

（一）体温过高

与病毒感染有关。

（二）气体交换受损

与肺部病变有关。

（三）焦虑/恐惧

与隔离、担心疾病的预后有关。

（四）营养失调：低于机体需要量

与发热、食欲缺乏、摄入减少、腹泻有关。

四、护理措施

(一)隔离要求

按呼吸道传染病隔离。疑似病例与确诊病例分开收治,应住单人房间。避免使用中央空调。工作人员进入隔离病室必须做好个人防护,须戴 N95 口罩,戴好帽子、防护眼罩及手套、鞋套等,穿好隔离衣。

(二)休息与活动

卧床休息,协助做好患者的生活护理,减少患者机体的耗氧量,防止肺部症状的加重。

(三)饮食护理

给予高热量、高蛋白、高维生素、易消化饮食。不能进食者或高热者应静脉补充营养,注意维持水、电解质平衡。

(四)病情观察

密切监测患者体温、呼吸频率,有无呼吸困难;了解血气分析、血常规及心、肝、肾功能等情况;记录 24 h 出入量;定期复查胸片。

(五)对症护理

(1)及时吸氧,保持呼吸道通畅。

(2)痰液黏稠者给予祛痰剂,鼓励患者咳出痰液,必要时给予雾化吸入。

(3)呼吸困难者应根据患者的病情及耐受情况,选择氧疗和无创伤正压机械通气。必要时,予以气管插管或切开,呼吸机给氧,但应注意医护人员的防护。

(六)心理护理

由于患者被严密隔离,往往有孤独无助感,对病情的恐惧可使患者出现焦虑、抑郁、烦躁不安的心理。对此,医护人员应及时与患者沟通,关心安慰患者,了解其真实的思想动态,并鼓励其面对现实,树立战胜疾病的信心和勇气。

(七)健康教育

(1)患者出院后应定期检查肺、心、肝、肾及关节等功能,若发现异常,应及时治疗。出院后应注意均衡饮食,补充足够的营养素。患有抑郁症者应及时进行心理治疗。

(2)流行期间减少大型群众性集会或活动,避免去人多或相对密闭的地方;不随地吐痰,避免在人前打喷嚏、咳嗽,清洁鼻子后应洗手;勤洗手;保持公共场所空气流通;需外出时,应注意戴口罩;保持乐观稳定的心态,均衡饮食,避免疲劳,充足睡眠,适量运动等,均有助于提高人体对传染性非典型肺炎的抵抗能力。

(3)告诉患者如果出现下列任何一种情况,请速到医院就诊:①发热;②频繁地咳嗽、胸闷、呼吸急促。

五、护理效果评估

（1）患者呼吸困难减轻，无发绀，血氧饱和度正常。

（2）患者体温下降。

（3）患者食欲增加，大便形态正常。

（杨海燕）

第三节　甲型 H1N1 流感

一、疾病概述

（一）概念

2009 年 3 月，墨西哥暴发"人感染猪流感"疫情，造成人员死亡。随后，全球范围内暴发此疫情。普通猪流感是一种人畜共患传染性疾病，只发生于猪群的流感，通常人很少感染，患者大多数与病猪有直接接触史。研究发现，此次疫情是由新型猪源性甲型 H1N1 流感病毒引起的一种急性呼吸道传染病，其病原为变异后的新型甲型 H1N1 流感病毒，该毒株包含猪流感、禽流感和人流感 3 种流感病毒的基因片段，主要通过直接或间接接触、呼吸道等途径在人之间传播。临床主要表现为流感样症状，多数患者临床表现较轻，少数患者病情重，进展迅速，可出现病毒性肺炎，合并呼吸衰竭、多脏器功能损伤，严重者可以导致死亡。由于人群普遍对该病毒没有天然免疫力，导致 2009 年甲型 H1N1 流感在全球范围内传播。2009 年 4 月 30 日，中华人民共和国卫生部宣布将"甲型 H1N1 流感"纳入《中华人民共和国传染病防治法》规定的乙类传染病，依照甲类传染病采取预防、控制措施。

（二）病原学

引起流行性感冒的主要病原体是流感病毒，属于正黏病毒科，流感病毒属。流感病毒具有包膜和分节段的单股负链 RNA，自外而内分为包膜、基质蛋白及核心三部分。根据基质蛋白抗原、基因特性和病毒颗粒核蛋白的不同，分为甲（A）、乙（B）、丙（C）三型。甲型流感可导致部分地区季节性流行，甚至能引起世界性暴发性大流行。

甲型 H1N1 流感病毒属正黏病毒科甲型流感病毒属的单链 RNA 病毒，根据病毒表面的糖蛋白血凝素（HA）和神经氨酸酶（NA）的不同抗原特性可将甲型流感病毒分为多个亚型。HA 的作用像一把钥匙，帮助病毒打开宿主细胞的门；NA 的作用是破坏细胞的受体，使病毒在宿主体内自由传播。这两种酶有高度的变异性，迄今为止已确定的甲型流感病毒都是根据 16 种 HA（H1 ~ 16）和 9 种 NA（N1 ~ 9）的排列组合从而命名的各种亚型，如 H1N1、H1N2、H5N1 等。其中 HA1 ~ 3 型能够导致人类流感的大流行。由于大多数 H1N1 病毒株普遍存在于猪这种宿主体内，因此疾病暴发前期曾一度被世界卫生组织命名为"猪流感"。

甲型流感病毒表面 H 抗原具有高度易变性，因此，人类无法对该流感获得持久免疫力。流感病毒抗原性变异有抗原转变、抗原漂移两种形式，前者只在甲型流感病毒中发生。不同种属动物甲型流感病毒或不同亚型甲型流感病毒的核酸序列发生基因重排，形成重排病毒，即出现新毒株。由于病毒的抗原发生转变，人群对该病毒普遍缺乏免疫力，导致流感暴发或大流行。

典型的甲型 H1N1 流感病毒颗粒呈球状，直径为 80 ~ 120 nm，有囊膜。脂质囊膜上有许多放射状排列的突起糖蛋白（刺突），刺突分别是红细胞血凝素（HA）、神经氨酸酶（NA）和基质蛋白 M2，长度为 10 ~ 14 nm。基质蛋白（M1）位于病毒包膜内部。病毒颗粒内为核衣壳，呈螺旋状对称，直径为 10 nm，包含 RNA 片段、聚合酶蛋白（PB1、PB2、PA），一些酶（包括糖蛋白血凝素、神经氨酸酶、离子通道蛋白 M2 及聚合酶蛋白）在病毒的整个生命周期中起着至关重要的作用。

甲型 H1N1 流感病毒为单股负链 RNA 病毒，基因组约为 13.6 kb，由大小不等的 8 个独立 RNA 片段组成，分别编码 10 种蛋白：NA、HA、PA（RNA 聚合酶亚基 PA）、PB1（RNA 聚合酶亚基 PB1）、PB2（RNA 聚合酶亚基 PB2）、M（基质蛋白，包括 M1 和 M2，由同一 RNA 片段编码）、NS（非结构蛋白，包括 N1 和 N2，由同一 RNA 片段编码）、NP（核蛋白）。甲型 H1N1 流感病毒由猪流感、禽流感和人流感 3 种流感病毒的基因片段组成，是猪流感病毒的一种新型变异株。

甲型 H1N1 流感病毒对热敏感，56℃条件下 30 min 可灭活。对紫外线敏感，但用紫外线灭活猪流感病毒能引起病毒的多重复活。猪流感病毒为有囊膜病毒，对乙醇、碘附、碘酊氯仿、丙酮等有机溶剂均敏感。

（三）流行病学

1. 概述

全球历史上曾有多次流感大流行，发病率高，人群普遍对其易感，全球人群感染率为 5% ~ 20%，病死率 0.1%。20 世纪共发生 5 次流感大流行，分别发生于 1900 年、1918 年、1957 年、1968 年和 1977 年，其中以 1918 年西班牙的大流感（H1N1）最严重，全球约 5 亿人感染，病死率 2.5%。尽管在 2010 年 8 月份，世界卫生组织宣布甲型 H1N1 流感大流行期已经结束，但甲型 H1N1 流感在世界各地均存在随时卷土重来之势。

甲型 H1N1 流感的传播方式主要为呼吸道传播，其传播途径多，速度快，容易在人员密集、空气不流通的场所生存和传播，并随着人员的流动把流感病毒传播到四面八方而造成流行。当一种新的流感病毒在人类引起大规模流行后，感染过或注射过疫苗的人就对这种病毒有了一定的抵抗力，再次流行时传播和感染强度会大大减弱。同样，甲型 H1N1 流感已逐渐转变为季节性流感，并成为流感主导毒株。其流行特点是流行强度和流行范围较小，重症病例发生率较低。

2. 传染源

传染源主要为甲型 H1N1 流感患者和无症状感染者。虽然猪体内已发现甲型 H1N1 流感病毒，但目前尚无证据表明动物为传染源。

甲型 H1N1 流感患者的传染期是出现症状前 1 d 至发病后 7 d，或至症状消失后 24 h（以两者之间较长者为准）。年幼儿童、免疫力低下者或者重患者的传染期可能更长。部分人虽携带病毒而自身可不发病，但仍可传染他人。

3. 传播途径

甲型 H1N1 流感病毒主要通过感染者打喷嚏或咳嗽等飞沫或气溶胶经呼吸道传播，也可通过口腔、鼻腔、眼睛等处黏膜直接或间接接触传播。接触患者的呼吸道分泌物、体液和被病毒污染的物品亦可能造成传播。此外，要考虑到粪口传播，因为许多患者有腹泻症状，可能存在粪便排毒。人类不会通过接触猪肉类或者食用猪肉类产品感染甲型 H1N1 流感。

4. 易感人群

人群普遍易感，无特异免疫力，9 ~ 19 岁年龄发病率高，短期内学校可发生聚集性病例。以下人群为感染甲型 H1N1 流感病毒的高危患者：①妊娠期妇女；②肥胖者（体重指数 ≥ 40 危险度高，体重指数在 30 ~ 39 可能是高危因素）；③年龄 < 5 岁的儿童（年龄 < 2 岁更易发生严重并发症）；④年龄 > 65 岁的老年人；⑤伴有以下疾病或状况者：慢性呼吸系统疾病、心血管系统疾病（高血压除外）、肾病、肝病、血液系统疾病、神经系统及神经肌肉疾病、代谢及内分泌系统疾病、免疫功能抑制（包括应用免疫抑制剂或 HIV 感染等致免疫功能低下）、19 岁以下长期服用阿司匹林者。以上人群如出现流感相关症状，较易发展为重症病例，应当给予高度重视，应尽早进行甲型 H1N1 流感病毒核酸检测及其他必要检查。

（四）发病机制与相关病理生理

甲型 H1N1 流感是一种流感病毒急性感染，发病机制既与病毒复制并直接造成细胞损伤和死亡有关，也与机体和病毒的免疫作用有关。病理发现主要来自尸体解剖，主要的病例改变为支气管和肺泡上皮细胞损伤，肺泡腔渗出、水肿、肺泡积血，中性粒细胞、淋巴细胞及单核样细胞浸润，部分肺组织形成以中性粒细胞浸润为主的脓肿灶。其他病理改变包括肺血栓形成和嗜血现象。

（五）临床特点

甲型 H1N1 流感是一种自限性的呼吸系统疾病，临床表现与季节性流感相似。大部分患者临床表现比较轻微，但具有高危因素的患者容易发展为重症甚至死亡。潜伏期一般为

1 ~ 7 d，多为 1 ~ 3 d，比普通流感、禽流感潜伏期长。

大多数病例有典型的流感样症状，表现为发热、咳嗽、咽痛和流鼻涕。8% ~ 32% 病例不发热。全身症状多见，如乏力、肌肉酸痛、头痛。恶心、呕吐和腹泻等消化道症状比季节性流感多见。严重症状包括气短、呼吸困难、长时间发热、神志改变、咯血、脱水症状、呼吸道症状缓解后再次加重。重症病毒性肺炎急性进展很常见，多出现于起病后 4 ~ 5 d，可导致严重低氧血症、急性呼吸窘迫综合征（ARDS）、休克、急性肾功能衰竭。合并 ARDS 的重症患者可以出现肺栓塞。14% ~ 15% 甲型 H1N1 流感表现为 COPD 或哮喘急性加重，或其他基础病急性加重。少见的临床综合征包括病毒性脑炎或脑病，出现意识不清、癫痫、躁动等神经系统症状及急性病毒性心肌炎。新生儿和婴儿典型流感样症状少见，但可表现为呼吸暂停、低热、呼吸急促、发绀、嗜睡、喂养困难和脱水。儿童病例易出现喘息，部分儿童病例出现中枢神经系损害。妊娠中晚期妇女感染甲型 H1N1 流感后较多表现为气促，易发生肺炎、呼吸衰竭等。妊娠期妇女感染甲型 H1N1 流感后可导致流产、早产、胎儿宫内窘迫、胎死宫内等不良妊娠结局。

（六）辅助检查

1. 血常规检查

白细胞总数一般正常，重症病例可表现为淋巴细胞降低。部分儿童重症病例可出现白细胞总数升高。

2. 血生化检查

部分病例出现低钾血症，少数病例肌酸激酶、天门冬氨酸氨基转移酶、丙氨酸氨基转移酶、乳酸脱氢酶升高。

3. 病原学检查

（1）病毒核酸检测：以 RT-PCR（最好采用 real-time RT-PCR）法检测呼吸道标本（咽拭子、鼻拭子、鼻咽或气管抽取物、痰）中的甲型 H1N1 流感病毒核酸，结果可呈阳性。

（2）病毒分离：呼吸道标本中可分离出甲型 H1N1 流感病毒。

（3）血清抗体检查：动态检测双份血清甲型 H1N1 流感病毒特异性抗体水平呈 4 倍或 4 倍以上升高。

4. 胸部影像学检查

甲型 H1N1 流感肺炎在 X 线胸片和 CT 的基本影像表现为肺内片状影，为肺实变或磨玻璃密度，可合并网、线状和小结节影。片状影为局限性或多发、弥漫性分布，病变在双侧肺较多见，可合并胸腔积液。发生急性呼吸窘迫综合征时病变进展迅速，双肺有弥漫分布的片状影像。儿童病例肺炎出现较早，病变多为多发及弥漫分布，动态变化快，合并胸腔积液较多见。

（七）诊断

甲型 H1N1 流感的临床表现与季节性流感相同，因此，除流感病毒外，多种细菌、病毒、支原体、衣原体等亦可引起类似症状，包括呼吸道合胞病毒、副流感病毒、鼻病毒、腺病毒、冠状病毒、嗜肺军团菌感染等。临床表现均为不同程度的发热、咳嗽、咳痰、胸闷、气促、乏力、头痛和肌痛等，统称为流感样疾病。甲型 H1N1 流感病毒虽然是一种新型病毒，但是患者感染这种病毒后的症状表现却与上述疾病从临床表现上无法进行区分，很难从症状上判断是否感染了甲型 H1N1 流感。因此，最终确诊需要依据特异性的实验室检查，如血清学检查、核酸检测和病原体分离。

根据中华人民共和国卫生部《甲型 H1N1 流感诊疗方案》（2009 年第 3 版），本病的诊断主要结合流行病学史、临床表现和病原学检查，早发现、早诊断是防控与治疗的关键。

1. 疑似病例

符合下列情况之一即可诊断为疑似病例。符合下述 3 种情况，在条件允许的情况下，可安排甲型 H1N1 流感病原学检查。

（1）发病前 7 d 内与传染期的甲型 H1N1 流感疑似或确诊病例有密切接触，并出现流感样临床表现。密切接触是指在无有效防护的条件下照顾感染期甲型 H1N1 流感患者；与患者共同生活，暴露于同一环境；或直接接触过患者的气道分泌物、体液等。

（2）发病前 7 d 内曾到过甲型 H1N1 流感流行（出现病毒的持续人间传播，以及基于社区水平的流行和暴发）的国家或地区，出现流感样临床表现。

（3）出现流感样临床表现，甲型 H1N1 流感病毒检测阳性，但未进一步排除既往已存在的亚型。

2. 临床诊断病例

仅限于以下情况做出临床诊断：同一起甲型 H1N1 流感暴发疫情中，未经实验室确诊的流感样症状病例，在排除其他致流感样症状疾病时，可诊断为临床诊断病例。在条件允许的情况下，临床诊断病例可安排病原学检查。

甲型 H1N1 流感暴发是指一个地区或单位短时间内出现异常增多的流感样病例，经实验室检测确认为甲型 H1N1 流感疫情。

3. 确诊病例

出现流感样临床表现，同时有以下一种或几种实验室检测结果即可确诊。

（1）甲型 H1N1 流感病毒核酸检测阳性（可采用 real-time RT-PCR 和 RT-PCR 方法）。

（2）血清甲型 H1N1 流感病毒的特异性中和抗体水平呈 4 倍或 4 倍以上升高。

（3）分离到甲型 H1N1 流感病毒。

4. 重症与危重病例诊断

（1）重症病例：出现以下情况之一者为重症病例。①持续高热 > 3 d，伴有剧烈咳嗽，咳脓痰、血痰，或胸痛；②呼吸频率快，呼吸困难，口唇发绀；③神志改变，反应迟钝，嗜睡、躁动、惊厥等；④严重呕吐、腹泻，出现脱水表现；⑤影像学检查有肺炎征象；⑥肌酸激酶（CK）、肌酸激酶 M 同工酶（CK-MB）等心肌酶水平迅速增高；⑦原有基础疾病明显加重。

（2）危重病例：出现以下情况之一者为危重病例。①呼吸衰竭；②感染中毒性休克；③多脏器功能不全；④出现其他需进行监护治疗的严重临床情况。

（八）治疗原则

1. 一般治疗

休息，多饮水，密切观察病情变化；对高热病例可给予退热治疗。

2. 抗病毒治疗

此种甲型 H1N1 流感病毒目前对神经氨酸酶抑制剂奥司他韦、扎那米韦敏感，对金刚烷胺和金刚乙胺耐药。①奥司他韦：成人用量为 75 mg，每日 2 次，疗程为 5 d。对于危重或重症病例，奥司他韦剂量可酌情加至 150 mg，每日 2 次。对于病情迁延病例，可适当延长用药时间。1 岁及以上年龄的儿童患者应根据体重给药，体重不足 15 kg 者，予 30 mg，每日 2 次；体重 15 ~ 23 kg 者，予 45 mg，每日 2 次；体重 24 ~ 40 kg 者，予 60 mg，每日 2 次；体重大于 40 kg 者，予 75 mg，每日 2 次。对于儿童危重症病例，奥司他韦剂量可酌情增加。②扎那米韦：用于成人及 5 岁以上儿童。成人用量为 10 mg 吸入，每日 2 次，疗程为 5 d。5 岁及以上儿童用法同成人。

对于临床症状较轻且无并发症的甲型 H1N1 流感病例，无须积极应用神经氨酸酶抑制剂。感染甲型 H1N1 流感的高危人群应及时给予神经氨酸酶抑制剂进行抗病毒治疗。开始给药时间应尽可能在发病 48 h 以内（以 36 h 内为最佳），不一定等待病毒核酸检测结果，即可开始抗病毒治疗。孕妇在出现流感样症状之后，宜尽早给予神经氨酸酶抑制剂治疗。对于就诊时即病情严重、病情呈进行性加重的病例，须及时用药，即使发病已超过 48 h，亦应使用。

3. 其他治疗

（1）如出现低氧血症或呼吸衰竭，应及时给予相应的治疗措施，包括氧疗或机械通气等。

（2）合并休克时给予相应抗休克治疗。

（3）出现其他脏器功能损害时，给予相应支持治疗。

（4）出现继发感染时，给予相应抗感染治疗。

（5）妊娠期的甲型 H1N1 流感危重病例，应结合患者的病情严重程度、并发症和并发症发生情况、妊娠周数及患者和家属的意愿等因素，考虑终止妊娠的时机和分娩方式。

（6）对危重病例，也可以考虑使用甲型 H1N1 流感近期康复者恢复期血浆或疫苗接种者免疫血浆进行治疗。对发病 1 周内的危重病例，在保证医疗安全的前提下，宜早期使用。推荐用法：一般成人 100 ~ 200 mL，儿童酌情减量，静脉输入。必要时可重复使用。使用过程中，注意变态反应。

（九）预防

虽然目前中国甲型 H1N1 流感处于低发期，但国外有些国家仍然处在高发状态，形势依然严峻，不能掉以轻心。控制人感染甲型 H1N1 流感病毒，关键在于预防。

1. 控制传染源

积极监测疫情变化。一旦监测发现甲型 H1N1 流感患者，立即按照有关规定对疫源地彻底消毒。对确诊病例、疑似病例进行住院观察、预防隔离治疗。对与患者有密切接触者进行登记，给予为期 7 d 的医学观察和随访，并限制活动范围，做到早发现、早报告、早诊断、早治疗。

2. 切断传播途径

消毒是切断传播途径控制甲型 H1N1 流感病毒感染的重要措施之一。

（1）彻底消毒感染者工作及居住环境，对病者的废弃物应立即就地销毁或深埋。

（2）收治患者的门诊和病房按禽流感、SARS 标准做好隔离消毒：①医务人员要增强自我防护意识，进行标准防护。首先要勤洗手，养成良好的个人卫生习惯，用快速手消毒液消毒。进入污染区要穿隔离衣、戴口罩、帽子、手套，必要时戴护目镜，学会正确穿脱隔离衣。②用过的体温计用 75% 的乙醇浸泡 15 min，干燥保存；血压器、听诊器每次使用前后用 75% 的乙醇擦拭消毒；隔离衣、压舌板使用一次性用品，保证不被交叉感染。③保持室内空气清新流通，对诊室、病房、教室、宿舍等公共场合进行空气消毒，采用循环紫外线空气消毒器，用每 100 m^2 乳酸 2 ~ 4 mL 或者过氧乙酸 2 ~ 4 g/m^3 熏蒸，用 1% ~ 2% 漂白粉或含氯消毒液喷洒。④防止患者排泄物及血液污染院内环境、医疗用品，一旦污染需用 0.2% ~ 0.4% 的 84 消毒液擦拭消毒，清洗干净，干燥保管。⑤所用抹布、拖布清洁区、污染区分开使用，及时更换，经常用 0.2% 的 84 消毒液擦拭桌子表面、门把手等物体表面，感染性垃圾用黄色塑料袋分装，专人焚烧处理。

（3）患者的标本按照不明原因肺炎病例要求进行运送和处理。

3. 保护健康人群

（1）保持室内空气流通，每天开窗通风 2 次，每次 30 min。注意家庭环境卫生，保持室内及周围环境清洁。

（2）避免接触生猪或前往有猪的场所；避免到人多拥挤或通风不良的公共场所，接触流感样症状（发热、咳嗽、流涕）或肺炎等呼吸道患者，特别是儿童、老年人、体弱者和慢性病患者。

（3）养成良好的个人卫生习惯，经常使用肥皂和清水洗手，尤其在咳嗽或打喷嚏时，应使用纸巾、手帕遮住口鼻，然后将纸巾丢进垃圾桶；打喷嚏、咳嗽和擦鼻子后要洗手，必要时应用乙醇类洗手液；接触呼吸道感染者及其呼吸道分泌物后要立即洗手，接触确诊或疑似患者时要戴口罩。

（4）保持良好的饮食习惯，注意多喝水，营养充分，不吸烟，不酗酒。保证充足睡眠，勤于锻炼，减少压力。

（5）如出现流感样症状（发热、咳嗽、流涕等），应及时到医院检查治疗，不要擅自购买和服用药物，并向当地卫生机构和检验部门说明。确诊为流感者应主动与健康人隔离，尽量不要去公共场所，防止传染他人。

（6）对健康人群进行甲型 H1N1 流感疫苗预防接种。疫苗能增加人群的免疫力和降低病毒的复制能力，减慢感染扩散，降低流行峰值的高度，是个人预防的重要措施。儿童免疫接种达到 70% 的覆盖率即能有效地减轻流感在儿童中的流行，并能降低与其接触的社区人群的感染率。灭活流感疫苗（TIV）和减毒活疫苗（LAIV）是目前批准使用的甲型 H1N1 流感疫苗。美国推荐用常规 TIV 预防接种 6 ～ 59 个月的儿童，鼻喷剂 LAIV 只推荐在 5 岁以上儿童中使用。人群大规模接种流感疫苗可能会发生严重不良反应，必须引起高度重视。

二、护理评估

（一）流行病学评估

1. 可能的传播途径

甲型 H1N1 流感病毒可通过感染者咳嗽和打喷嚏等传播，接触受感染的生猪、接触被人感染甲型 H1N1 流感病毒污染的环境、与感染甲型 H1N1 流感病毒的人发生接触也可造成传播。

2. 传染源

甲型 H1N1 流感患者为主要传染源。虽然猪体内已发现甲型 H1N1 流感病毒，但目前尚无证据表明动物为传染源。

3. 易感人群

老人和儿童、从疫区归来人员、甲型 H1N1 流感病毒实验室研究人员、体弱多病者易感。

（二）健康史评估

（1）了解患者的年龄、性别、身高、体重、营养状况等。

（2）询问患者起病的时间，起病急缓程度，有无发热、咳嗽、喉痛、头痛等全身症状，有无腹泻、呕吐、肌肉痛等；询问患者既往治疗史，效果如何，服用过何种药物，服药的时间、剂量、疗效如何，有无不良反应。

（3）询问患者是否与猪流感患者有过密切接触。

（三）身体评估

（1）评估患者的体温、血压、脉搏；监测并记录体温的变化；评估患者的全身状况，有无身体疼痛、头痛，疼痛持续时间，头痛的性质，有无呕吐、腹泻，眼睛是否发红；进行体格检查。

（2）评估患者有无潜在并发症，如严重肺炎、急性呼吸窘迫综合征、肺出血、胸腔积液、全血细胞减少、肾衰竭、败血症、休克及 Reye 综合征等。

（四）心理－社会评估

由于患者对疾病缺乏认识，对隔离制度不理解，容易产生恐惧、焦虑的心理，因此需评估患者的精神状态、心理状况，评估其家庭支持系统对患者的关心和态度，对消毒隔离的认识。

（五）辅助检查结果评估

1. 外周血象

白细胞总数一般不高或降低。

2. 病原学检查

（1）病毒核酸检测：以 RT-PCR 法检测呼吸道标本中的甲型 H1N1 流感病毒核酸，结果可呈阳性。

（2）病毒分离：呼吸道标本中可分离出甲型 H1N1 流感病毒。合并病毒性肺炎时肺组织中亦可分离出该病毒。

3. 血清学检查

动态检测血清甲型 H1N1 流感病毒特异性中和抗体水平呈 4 倍或 4 倍以上升高。

4. 影像学检查

可根据病情行胸部影像学等检查。合并肺炎时肺内可见斑片状炎性浸润影。

三、护理诊断

（一）体温过高

与病毒血症有关。

（二）焦虑

与知识缺乏、隔离治疗等有关。

（三）潜在并发症

如肺炎、急性呼吸窘迫综合征、肺出血、胸腔积液等。

（四）有传播感染的危险

与病原体播散有关。

四、护理措施

（一）隔离要求

1. 疑似病例

疑似病例安排单间病室隔离观察，不可多人同室。

2. 确诊病例

确诊病例由定点医院收治，收入甲型 H1N1 流感病房，可多人同室。

3. 孕产期妇女感染甲型 H1N1 流感

孕妇感染甲型 H1N1 流感进展较快，较易发展为重症病例，应密切监测病情，必要时住院诊治，由包括产科专家在内的多学科专家组会诊，对孕产妇的全身状况及胎儿宫内安危状况进行综合评估，并进行相应的处理。如果孕妇在妇幼保健专科医院进行产前检查，建议转诊至综合医院处理。接受孕产期妇女甲型 H1N1 流感转诊病例的医院必须具备救治危重新生儿的能力。孕产期妇女辅助检查应根据孕产期情况进行产科常规项目检查。孕妇行胸部影像学检查时注意做好对胎儿的防护。

（1）待产期的甲型 H1N1 流感病例应在通风良好的房间单独隔离。

（2）分娩期的甲型 H1N1 流感病例应戴口罩，防止新生儿感染甲型 H1N1 流感。分娩过程中加强监护，并使患者保持乐观情绪。与患者有接触的医务人员和其他人员均应戴防护面罩和手套，穿隔离衣。使用隔离分娩室或专用手术间，术后终末消毒。在产后立即隔离患甲型 H1N1 流感的产妇和新生儿，可降低新生儿感染的风险。新生儿应立即转移至距离产妇 2 m 外的辐射台上，体温稳定后立即洗澡。

（3）患甲型 H1N1 流感的产妇产后应与新生儿暂时隔离，直至满足以下全部条件。①服用抗病毒药物 48 h 后；②在不使用退烧药的情况下 24 h 没有发热症状；③无咳嗽、咳痰。满足上述条件的产妇，可直接进行母乳喂养。在哺乳前应先戴口罩，用清水和肥皂洗手，并采取其他防止飞沫传播的措施。在发病后 7 d 之内，或症状好转 24 h 内都应采取上述措施。鼓励产后母乳喂养，母乳中的保护性抗体可帮助婴儿抵抗感染。为避免母乳喂养过程中母婴的密切接触，隔离期间可将母乳吸出，由他人代为喂养。

（4）甲型 H1N1 流感患者分娩的新生儿属于高暴露人群，按高危儿处理，注意观察有无感染征象，并与其他新生儿隔离。

（5）曾患甲型 H1N1 流感的产妇出院时，应告知产妇、亲属和其他看护人预防甲型 H1N1 流感和其他病毒感染的方法，并指导如何监测产妇及婴儿的症状和体征。出院后加强产后访视和新生儿访视，鼓励产妇继续母乳喂养。

（二）常规护理

实行严密隔离制度，嘱患者多卧床休息，多饮水，进食清淡、易消化、富含营养的食物。

（三）病情观察

严密监测患者的生命体征，记录患者体温、血压、心率的变化，记录出入量；评估患者的精神状态、意识情况；观察患者有无呼吸困难、少尿等症状，若有，提示有并发症的发生，及时通知医师，配合治疗。

（四）用药护理

人类已研制出的所有流感疫苗对于猪流感都无效，但人感染猪流感是可防、可控、可治的。及早应用抗病毒药物，在进行常规抗病毒治疗的过程中，观察药物的疗效及不良反应，鼓励患者坚持治疗。为防止细菌感染的发生，可应用抗生素。

（五）心理护理

由于患者对甲型流感的认识不足，对隔离制度不理解，容易产生焦虑、恐惧、孤独感，护理工作人员应热心地与患者交流，回答患者提出的问题，向患者及家属讲解此病的传播途径、隔离的意义，鼓励患者配合治疗，树立与疾病做斗争的信心，争取早日康复。

（六）健康教育

（1）勤洗手，养成良好的个人卫生习惯。

（2）睡眠充足，多喝水，保持身体健康。

（3）应保持室内通风，少去人多不通风的场所。

（4）做饭时生熟分开很重要，猪肉烹饪至71℃以上，以完全杀死猪流感病毒。

（5）避免接触生猪或前往有猪的场所。

（6）咳嗽或打喷嚏时用纸巾遮住口鼻，如无纸巾不宜用手，而是用肘部遮住口鼻。

（7）常备治疗感冒的药物，一旦出现流感样症状（发热、咳嗽、流涕等），应尽早服药对症治疗，并尽快就医，不要上班或上学，尽量减少与他人接触的机会。

（8）避免接触出现流感样症状的患者。

（七）出院标准

根据中国卫生部《甲型 H1N1 流感诊疗方案》，达到以下标准可以出院。

（1）体温正常 3 d，其他流感样症状基本消失，临床情况稳定，可以出院。

（2）因基础疾病或并发症较重，需较长时间住院治疗的甲型 H1N1 流感病例，在咽拭子甲型 H1N1 流感病毒核酸检测转为阴性后，可从隔离病房转至相应病房做进一步治疗。

五、护理效果评估

（1）患者体温逐渐恢复正常。

（2）患者能自我调节情绪，焦虑减轻。

（3）患者遵守隔离制度，坚持合理用药。

（4）患者无并发症的发生。

（5）住院期间没有新的感染病例。

（杨海燕）

第十三章
预防接种的护理

第一节　脊髓灰质炎疫苗

脊髓灰质炎（poliomyelitis，以下称"脊灰"）是由脊灰病毒引起的急性肠道传染病，主要通过粪 – 口途径在人与人之间传播。临床表现主要以发热、上呼吸道症状、肢体疼痛为主，部分患者可发生弛缓性麻痹并留下瘫痪后遗症。在广泛使用疫苗前本病多发于婴幼儿，故俗称"小儿麻痹症"。

脊灰是一个古老的疾病。曾发现在公元前 1403—前 1365 年的埃及石碑上有 1 个单腿弛缓性麻痹图像，推测可能是脊灰。1789 年 Underwood 对该病进行描述，提出"下肢无力"的术语。1840 年，德国 Heine 首次把它作为一个特殊的、独立的疾病进行描述，并怀疑有传染性。19 世纪初，脊灰在欧洲农村地区有小规模暴发。1870 年，Jean-Martin Charcot 描述了脊灰的病理损害；1890 年 Oscar Medin 报告瑞典出现大规模暴发。使用脊灰疫苗后，脊灰发病率大幅度下降，1988 年全球开展消灭脊灰活动，通过加强急性弛缓性麻痹（AFP）病例监测和广泛使用脊灰疫苗，以望在不久的将来消灭脊灰。

一、疾病概述

（一）病原体

1908 年 Landsteiner 和 Popper 报道，用脊灰死亡患者脑组织感染猴子成功，并发现 1 种"滤过物质"（病毒）可引起脊灰疾病。1931 年 Burnet 和 Macnamara 发现还有其他病毒株可引起脊灰，且针对不同病毒株的免疫没有交叉。1949 年 Enders，Weller 和 Robbins 证实脊灰病毒可以在非神经系统、人类胚胎组织中培养，并获得诺贝尔奖。1951 年证实脊灰病毒有 3 个血清型。

脊灰病毒属于小核糖核酸病毒科、肠道病毒属，直径 27 ~ 30 nm，无包膜，属单股正链 RNA。按其抗原性可分为Ⅰ、Ⅱ、Ⅲ 3 个血清型，3 个血清型脊灰病毒都含有 2 种主要抗原，一种是 D 抗原，又称 N 抗原；另一种是 C 抗原，又称 H 抗原。D 抗原是完整的病毒，有感染性；C 抗原是感染细胞的过程中，在加热、紫外线照射、碱变性、毒粒降解影响时产生的，其 VP4 消失而无感染性。D 抗原有型特异性，C 抗原有组特异性。3 个血清型间极少交叉免疫，分别可用相应的免疫血清做中和试验定型。

脊灰病毒耐寒，-70℃可存活 8 年以上，在酸性环境中稳定，不易被胃酸和胆汁灭活，耐乙醚和乙醇，对热、干燥和紫外线敏感，加热 56℃ 30 min 可灭活，煮沸和紫外线照射也可迅速将其杀死。可用人胚肾、人胚肺、猴肾及 Hela、Vero 等多种细胞培养分离病毒及制备疫苗。

（二）临床表现

本病潜伏期 3 ~ 35 d，一般为 7 ~ 14 d。人体感染脊灰病毒后，病情轻重不一，差异较大，90% 以上的感染者表现为隐性感染，无任何临床症状；4% ~ 8% 为顿挫型感染可出现发热（2 ~ 3 d）、头痛、乏力、咽痛，或恶心、腹泻等消化道或类似感冒样症状。少数感染者由于脊灰病毒侵入中枢神经系统，引起脊髓前角神经元的病理改变，导致肌肉特别是肢体肌肉发生不对称弛缓性麻痹，并留下瘫痪后遗症。极个别严重者会因病变累及脑干或大脑而死亡。由于脊灰病毒最常侵犯脊髓前角灰白质区，在该处使运动神经细胞发生不可逆的炎性坏死，故又称脊髓前角灰白质炎。

（三）实验室检查与诊断

1. 实验室检查

（1）病毒分离：起病 1 周内咽部及粪便标本可分离出病毒，也可从血液或脑脊液中分离病毒。多次送检可增加阳性率，要求患者在麻痹 14 d 内采集双份合格粪便，间隔≥ 24 h。

（2）血清学检查：可用中和实验、补体结合试验及酶联免疫吸附试验等方法检测特异性抗体，中和试验最常用。如从脑脊液或血清中检测到脊灰特异性 IgM 抗体阳性（1 个月内无脊灰疫苗服苗史），以及恢复期血清中和抗体或特异性 IgG 抗体滴度比急性期有 ≥ 4 倍升高者可确诊。

2. 诊断标准

卫生部制定的脊灰病例诊断标准如下。

（1）确诊病例：凡脊灰野毒株（wild poliovirus，WPV）检测阳性的 AFP 病例均为脊灰确诊病例。

（2）排除病例：按采便标本合格与否，排除病例有以下 2 种情况。①凡采集到合格大便标本，且检测 WPV 阴性的 AFP 病例；②无标本或标本不合格、检测 WPV 阴性，麻痹后 60 d 随访时无论有无残留麻痹，或者是死亡或失访的病例，经省级专家小组审查，临床上诊断为非脊灰的其他疾病。

（3）临床符合病例：无标本或标本不合格、检测 WPV 阴性，麻痹后 60 d 随访时无论有无残留麻痹，或者是死亡或失访的病例，经省级专家小组审查，临床上不能排除脊灰的AFP病例。

二、流行病学

（一）传染源

患者及带毒者是唯一的传染源，轻型病例和无症状的隐性感染者因不易发现也是重要的传染源，患者自潜伏期末至整个病程中都有传染性。发病前 3 ~ 5 d 到出现症状后 7 d 内可从咽喉分离出病毒，但排毒量较粪便中少。粪便排毒从发病前 1 周即开始，发病后 1 ~ 2周排毒率最高，69.8% ~ 100% 的患者粪便中可分离到病毒，以后逐渐减少，至发病 4 周时仍有 30% 左右的患者排毒，个别患者通过粪便排毒可长达 4 个月以上。

（二）传播途径

主要通过粪 – 口途径传播。传播方式主要为日常生活接触，如通过接触感染者的粪便污染的水、食物、手、玩具或衣物等经口传染；发病早期，患者和带毒者的咽部排毒可经飞沫传播，但为时短暂。

（三）人群易感性

人对脊灰普遍易感，在流行地区 > 90% 的 5 岁以上儿童及成人可通过隐性感染获得免疫而免患本病，人感染后可获得对同型病毒株的持久免疫力。血清中最早出现特异型IgM，以后出现 IgG（中和抗体），唾液及肠道产生分泌型 IgA。中和抗体在发病后 2 ~ 3周达高峰，1 ~ 2 年内下降，但仍保持一定水平，不仅可保护患者免遭同型病毒感染，对异型病毒也具有较低的保护。

（四）疫苗时代的流行特征

1. 有本土脊灰流行的国家逐渐减少

1988 年在全球开始消灭脊灰活动时，有 125 个国家或地区报告脊灰病例 35 万例。2005 年全球共报告 WPV 病例 1882 例，95% 以上的国家或地区无本土 WPV 病例；2010 年有 4 个国家报告 1349 例本土 WPV 病例（图 13-1）；2011 年报告 650 例，比 2010 年下降52%。至 2012 年 10 月全球仅在阿富汗、尼日利亚、巴基斯坦和乍得还有本土病例的发生或流行。我国 AFP 监测系统资料表明自 1994 年 10 月以来未发现本土 WPV 病例。

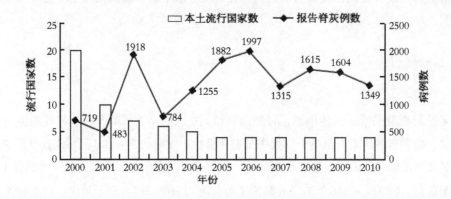

图 13-1　2000—2010 年全球本土流行国家与脊灰报告病例数

2. 流行的 WPV 主要是 I 型

2006 年，II 型 WPV 的本土传播在全球已被阻断，目前世界各地流行的均为 I 型 WPV，只有尼日利亚还有III型 WPV 病例。

3. 输入性 WPV 的威胁依然存在

随着全球经济一体化进程的加快，人口流动频繁，在无脊灰的国家输入性 WPV 已成为当前脊灰的主要传播方式。2003—2009 年，WHO 共记录了在 29 个既往已实现"无脊灰"的国家发生的 133 起 WPV 输入事件，并在 25 个国家中引发了 60 起脊灰暴发（定义是出现 2 个基因学上存在关联的病例），共发生 2193 例脊灰病例。

我国于 1994 年发生最后 1 例脊灰本土病例后，1995 年和 1996 年先后在云南发生 4 例由缅甸输入的 WPV 病例，1999 年在青海发现由境外输入的病例。2011 年在新疆发现源自巴基斯坦输入的 I 型 WPV 病例，并在局部地区流行，共报告 21 例病例（平均年龄 19 岁，年龄范围 1 ~ 53 岁），这是 WHO 西太平洋区自 1997 年以来报告的首次 WPV 暴发，表明无脊灰地区发生暴发的威胁将持续存在，直至所有地区阻断 WPV 流行。

4. 后脊灰时代的重要问题

脊灰疫苗相关病例（VAPP）、脊灰疫苗病毒衍生病例（cVDPV）和脊灰疫苗重组株病例（VRPV）已成为后脊灰时代的重要问题。

三、疫苗应用

（一）疫苗

脊灰病毒分离成功后，不少人尝试研制疫苗。1936 年，Brodie 等用感染猴发病的脊髓悬液，经甲醛灭活制成疫苗，Kolmer 及 Rule 则用 1% 蓖麻油酸钠灭活制成疫苗，但这 2 种疫苗因为灭活不全和免疫原性弱，可引起脊灰病例，未能获得成功。以后有不少学者尝试用被动免疫方法预防脊灰。Kessel 等（1934）、Stokes 等（1935）、Gilliam（1938）曾用人的全血或脊灰患者恢复期血清来预防脊灰，由于未设对照组，未能得出肯定的结论。

1949 年，Enders 发现脊灰病毒可以在人胚组织培养物上繁殖，此后，Dulbecco 又发现该病毒能在用胰蛋白酶消化制备的猴肾单层上皮细胞上繁殖。这些发现为研制疫苗开拓了一个新领域。Salk 开发经甲醛灭活脊灰病毒制备的灭活脊灰病毒疫苗（inactivated poliovirus vaccine，IPV）于 1955 年在一次大规模现场试验后获得许可；Sabin 用减毒的脊灰病毒 3 个血清型制备的口服脊灰减毒活疫苗（oral poliomyelitisattenuated live vaccine，OPV）于 1961 年获得许可，1963 年 3 价 OPV 获得许可。目前世界上广泛使用的均是这 2 种疫苗。

我国于 1956 年建立了猴肾单层细胞培养技术，为培养脊灰病毒奠定了基础。1957 年开始研制 OPV，因对疫苗的检定及效果存在不易攻克的难关而中止研究。1959 年，根据中苏科学技术协定，卫生部派顾方舟等 4 人，赴苏联学习减毒活疫苗制造技术。同年秋，赴苏学习人员及北京、成都生物制品研究所、中国医科院病毒所、北京生物制品检定所及筹建中的中国医科院昆明医学生物学研究所（以下称"昆明所"）派员到北京生物制品研究所（以下称"北京所"），用苏联赠予的 I 、II 、III 型 Sabin 原始毒种试制成功脊灰减毒活疫苗（液体剂型），经在北京对 2000 名 6 月龄至 7 岁儿童观察，证明安全、有效。1960 年在北京、上海等 12 个城市，对 450 万儿童进行国产疫苗临床试验，结果表明疫苗的免疫原性和反应原性均良好。1961 年 9 月 22 日，昆明所正式成立，生产脊灰 3 个型的单价液体活疫苗。1963 年，中国医学科学院病毒所、昆明所与上海信宜药厂合作研制成功脊灰减毒活疫苗糖丸剂型。1964 年 11 月 12 日，卫生部批复《脊髓灰质炎口服疫苗制造及检定暂行规程》，脊灰疫苗正式投产。1972 年，鉴于 Sabin 株 III 型 leon12 ab 株残余毒力不稳定，昆明所选育成功我国的 III 2 毒株，经 WHO 认定免疫原性、遗传稳定性良好，可用于制造疫苗。1973 年，我国建立了人二倍体细胞 2 BS 株（北京所）和 KMB 株（昆明所），北京所进行以 2 BS 株细胞取代猴肾细胞制备疫苗的研究。1975 年，昆明所改进脊灰疫苗剂型，将原来的 II 型、III 型糖丸疫苗制成 II + III 双价混合型疫苗。1982 年，北京所用人二倍体细胞疫苗研制成功，并逐步取代猴肾细胞疫苗。1985 年，脊灰 I + II + III 3 价糖丸疫苗试制成功，并大量使用。

1. 脊灰灭活疫苗

1952 年，Salk 开始利用猴肾组织培养方法研究甲醛灭活组织培养制备 IPV。经过 2 年大规模现场试验和改进，证实 IPV 对人体接种安全有效，能够产生较高的中和抗体，于 1955 年在美国获得批准上市。1978 年开始研究改进 IPV，使用含有免疫佐剂的强效 IPV（eIPV）研制成功，并于 1984 年上市使用。20 世纪 90 年代含有 IPV 成分的联合疫苗也上市使用。

IPV 由 Mahoney 株（Salk I 型）、MEF1 株（Salk II 型）和 Saukett 株（Salk III 型）在 Vero 细胞系或人二倍体细胞中培养，获取的病毒成分用甲醛灭活。最终的疫苗混合液经配制后，每剂疫苗含有 40 D I 型脊灰病毒抗原单位，8 D II 型脊灰病毒抗原单位，32 D III 型脊灰病毒抗原单位，以及 27 ppm 甲醛，0.5% 2- 苯乙醇，0.5% 人白蛋白，20 ppm

Tween80™和不足 1 ppm 牛血清。由于制作过程的影响，还可能含有痕量新霉素、链霉素和多黏菌素 B，疫苗不含有乙基汞硫代水杨酸钠。目前生产 IPV 的疫苗株有 Sabin-IPV（Sabin-IPV）和 Salk-IPV 2 种。生产 Salk-IPV 要求很高，需要在 P3 实验室生产，以防止污染周围环境和人群。

2. 脊灰减毒活疫苗

20 世纪 50 年代初，Sabin 等用脊灰病毒减毒的 3 个血清型制备 OPV，并于 1961 年获得许可，1963 年 3 价 OPV 获得许可。目前 OPV 有 I 型单价（mOPV1）、Ⅲ 型单价（mOPV3）或 I 型和Ⅲ型双价 OPV（bOPV1 + 3），以及 I + Ⅱ + Ⅲ 3 价几个不同的品种，并有糖丸和液体 2 种剂型。

1991 年，WHO 推荐使用的病毒量（lgCCID$_{50}$ 或 PFU），I 型 10^6、Ⅱ 型 10^5、Ⅲ 型 $10^{5.8}$ CCID$_{50}$。我国于 1959 年底研制成功 Sabin 减毒口服活疫苗，采用滚制中药药丸的工艺原理，用奶油、奶粉、葡萄糖、蔗糖等材料作赋形剂，将液体疫苗滚入糖丸中，然后供免疫者口服，于 1960 年开始正式生产。1969 年和 1974 年，我国分别选育出中Ⅲ$_2$ 和中Ⅱ$_{17}$减毒株，用于我国 OPV 疫苗的生产。目前我国生产 OPV 的细胞有猴肾细胞和人二倍体细胞两种，剂型有糖丸和液体疫苗。

OPV 与 IPV 比较各有利弊。但 OPV 具有使用方便、价格低廉，可产生肠道局部免疫等特点，WHO 推荐 OPV 作为消灭脊灰的首选疫苗。IPV 与 OPV 的优缺点见表 13-1。

表 13-1　IPV 与 OPV 的比较

	OPV	IPV
主要成分	减毒脊灰病毒（Sabin I、Ⅱ、Ⅲ型）	福尔马林灭活脊灰病毒抗原（来源于 I、Ⅱ、Ⅲ）
疫苗接种		
接种方法	口服，受种者依从性好	皮下注射、肌内注射，受种者依从性差
接种成本	便宜	较昂贵
群体接种	适宜于强化免疫等群体接种	适用于常规预防接种
效果		
受种者	诱导肠道免疫及产生血液中和抗体	主要诱导产生血液中和抗体，不能诱导肠道免疫
接种地区	通过向接触者及社区传播获得群体免疫	仅接种疫苗者，在使用 OPV 不成功的热带地区应用效果较好
控制病毒传播	通过诱导肠道免疫，降低病毒传播效率	降低病毒传播的效果低
异常反应		
受种者 / 接触者		

	OPV	IPV
严重异常反应	可出现罕见的 VAPP	无严重异常反应，能防止病毒潜在突变及毒力回升
其他异常反应	腹泻、发热、呕吐等	发红、硬结、压痛等（根据联合疫苗种类）
地区	通过 VDPV 传播造成脊灰流行的危险	不传播
免疫缺陷患者	引起 VDPV 持续感染者发病及向周围传播的危险	可用于免疫功能缺陷者及其家庭成员
使用地区		
全球 WPRO	包括脊灰野毒株流行的所有发展中国家	多数欧美发达国家和地区 新西兰、韩国、澳大利亚和中国香港等
其他特征	口服减毒活疫苗	可与其他抗原混合，DTaP 等联合疫苗已在国内外应用

注：根据中国疫苗和免疫，2009，15（4）：382-383 整理

（二）免疫策略

1. OPV

目前我国推荐的免疫策略有常规免疫、强化免疫、应急免疫和"扫荡式"免疫。常规免疫是保证易感人群获得免疫保护的主要策略，在婴儿出生时接种 1 剂次 OPV（即"0"剂次，不作为常规免疫），可显著提高后续剂次的血清阳转率和抗体 GMT，并在其他肠道病毒干扰免疫应答前诱导黏膜免疫。强化免疫、应急免疫和"扫荡式"免疫是对常规免疫的补充，目的是迅速消除可能存在的 WPV，以期尽快达到控制乃至消灭脊灰的目标。

在全球证实 WPV 的传播未被阻断，病毒封存任务已经完成前，必须继续使用 OPV。2006 年，WHO 在其立场文件中提出，考虑到可能发生 WPV 的泄漏 / 输入或疫苗衍生脊灰病毒的循环（cVDPV）而构成的威胁，未来仍需继续接种脊灰疫苗，除非有证据表明在全球已阻断 WPV 传播，如 WPV 未被阻断停止使用 OPV 有可能导致脊灰在全球的重新出现。2010 年，WHO 提出在有脊灰本土 WPV 流行的国家和扩散风险高的国家，推荐单独使用 OPV；在有中等或 WPV 输入有高危险性的国家，且接种率＜95%，或者 WPV 输入风险性较低，但疫苗接种率＜90%，也推荐单独使用 OPV。由于近年来发现在一些有 WPV 流行的国家，受感染的人群既有儿童也有成年人，全球消灭脊灰独立监督委员会（IMB）建议，每个本土流行国家制定地区级工作任务时，应让该地区的儿童父母和监护人参与进来。IMB 同时建议，阿富汗、尼日利亚或巴基斯坦的儿童或成人每次去国外旅行时，他们可能有携带 WPV 的风险，希望国际卫生条例专家评审委员会 2013 年 5 月之前紧急发布一条长期的建议，在这些国家开展旅行前接种或查验预防接种证，直至阻断 WPV 传播。其他国家将不允许来自本土脊灰流行国家而无有效脊灰疫苗接种证明的公民入境。

WHO 提出停用 OPV 必须满足 6 项先决条件：①确定已在全球范围内阻断了 WPV 的传播，并对 WPV 采取了适当的生物封存措施；②保持全球的监测和通报能力；③健全全球性的 mOPV 储备和全球性的应对机制；④在仍保留 WPV 用作研究和（或）疫苗生产的国家实施 IPV 免疫；⑤全球同步停用 OPV；⑥对 Sabin 脊灰病毒采取适当的生物封存措施。另外建议，对于不保留病毒的国家，可以通过常规接种 2 剂 IPV 以维持免疫力。

2. IPV

目前大多数欧美国家已使用 IPV，在 WPV 传播已阻断、无本土 WPV 的国家，为避免发生 VAPP、cVDPV 和 VRPV，使用 IPV 是今后的必然趋势。我国尚未广泛使用 IPV，应本着"知情、自愿、自费"的原则为受种者接种。中国 CDC 下发的《脊髓灰质炎灭活疫苗使用指导意见》建议对"接种 OPV 禁忌证者，尤其是免疫缺陷者和正在使用免疫抑制剂者等可以优先考虑使用 IPV""已接种过 OPV 但未完成全程免疫的儿童，原则上不推荐使用 IPV""如部分使用 IPV，建议第一、第二剂次优先使用 IPV；其余剂次用 OPV，并按 OPV 的免疫程序完成全程免疫"。

3. 序贯免疫程序

1997 年，美国 ACIP 建议采用序贯免疫程序，即先接种 IPV 后再服用 OPV。序贯免疫程序可以减少 IPV 的使用剂次，从而更经济有效地使用有限的资源；同时，也有助于优化接种脊灰疫苗的体液免疫和黏膜免疫，并可有效预防 WPV 和 VAPP 的发生。ACIP 在总结 2 年的使用经验后，为彻底消除 VAPP 的风险，1999 年 6 月 17 日建议美国儿童脊灰常规免疫全部使用 IPV。

4. 后脊灰时代的免疫策略

（1）IPV 替代 OPV：2003 年，WHO 在《关于把 IPV 用于 OPV 使用国家的意见书》中指出，全球消灭脊灰的目标已取得进展，在许多地区麻痹型脊灰的危险性正在迅速改变，在证实消灭脊灰后的时代，IPV 可起重要作用。WHO 同时建议在使用 IPV 时，应对流行病学、经费支持、成本 – 效益进行全面评价。2010 年，WHO 又建议，在所有中等或高等病毒输入危险性的国家，接种率 > 95%，或者 WPV 输入风险性较低，但疫苗接种率 > 90%，可以选择使用 IPV/OPV 序贯免疫程序；只有在一些 WPV 输入和传播风险最低的国家，可以单独使用 IPV 来代替使用 OPV 或 IPV/OPV 序贯免疫。许多无脊灰国家也认为，继续使用 OPV 常规免疫发生 VAPP 的危险性大于 WPV 输入或实验室泄露的危险。因此，这些国家已采用 IPV，主要有以下几种策略：①用 IPV 取代 OPV；②采用"序贯 IPV/OPV"免疫程序（图 13-2），先接种 1 ~ 3 剂 IPV 后再接种 2 ~ 3 剂 OPV。徐爱强等比较各种不同免疫策略的优缺点略有修改，如表 13-2。

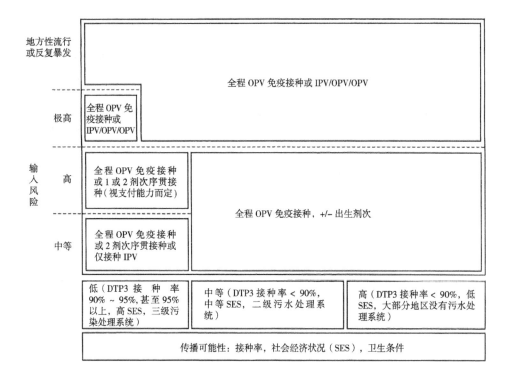

图 13-2　根据 WPV 输入和传播的潜在可能性选择适宜的脊灰疫苗免疫策略

一般认为，脊灰流行国家的邻国及反复发生过脊灰暴发的国家发生 WPV 输入的风险为"极高"；既往有脊灰输入史且边境交通流量大的国家发生 WPV 输入的风险为"高"；世界其他国家和地区发生 WPV 输入的风险为"中等"。
OPV：口服脊灰疫苗；IPV：灭活脊灰疫苗；DTP：百白破疫苗；DTP3：3 剂次 DTP 疫苗；SES：社会经济状况。

表 13-2　消灭脊灰后期不同免疫策略优缺点比较

策略	优点	缺点
策略 1：停止使用所有脊灰疫苗	符合对于消灭的传统解释（一旦消灭致病因子，停止一切干预手段），同时最大限度地节省费用	随着时间的推移，会引起脊灰病易感人群增加，如果 WPV 被有意或无意地泄露，将引起脊灰暴发；可能导致脊灰地方性流行的重新建立或流行循环，这就要求必须重新进行常规免疫预防脊灰；停止使用疫苗将需要地区和国家之间空前的协调和合作

策略	优点	缺点
策略2：继续当前的脊灰免疫策略，包括使用OPV	在全球消灭WPV证实后，可明确界定消灭的终点；人群对WPV的免疫力将保持在很高的水平（特别是在发展中国家）；密切接触OPV服苗者所产生的二代传播，将提高人群免疫力；除了监测和战略协作，不需要全球采取统一的免疫策略	因为继续使用OPV会导致疫苗病毒获得WPV特性，这将引起脊灰局部暴发或传播流行，因此这同消灭脊灰的目标相违背；将会持续发生VAPP（每百万出生儿童2例）；消灭脊灰后，cVDPV暴发频率将会明显加快；免疫抑制的患者仍将暴露于WPV，并成为潜在的病毒宿主，可能将病毒再次传入人群；难以解释在消灭脊灰后仍需要进行疫苗接种的原因
策略3：停止使用OPV，普遍使用IPV	将避免出现VAPP、cVDPV的潜在威胁及iVDPV事件；将维持人群高水平的免疫力；只需要建立适量的疫苗储备；需要生产大量的IPV，这将相对降低疫苗的成本；依靠过渡时期策略，可最大限度地提高人群免疫力（如果OPV停止使用前，使用IPV 1～2年）	成本将比策略1和策略2高很多；需要维持OPV生产能力（应对OPV到IPV转变过程中可能发生的cVDPV暴发或者政策被中止）；在热带发展中国家，IPV执行6、10、14周免疫程序所产生的抗体水平不甚理想，故需要改变目前IPV常规免疫程序，以获得最佳免疫效果；难以解释在消灭脊灰后继续使用花费昂贵的疫苗预防已消灭疾病的原因

（2）3价OPV向双价OPV过渡计划：自从2006年消灭Ⅱ型WPV后，部分国家已停用3价OPV，改用Ⅰ型单价OPV（mOPV1）、Ⅲ型单价OPV（mOPV3）或Ⅰ+Ⅲ型双价OPV（bOPV1＋3）。2012年5月，世界卫生大会正式宣布，近期目标是2015—2017年间将OPV从常规免疫项目中撤出，并宣布只有在消灭WPV得到认证后（2018年后）才能停用OPV1和OPV3。但是，近年发现cVDPV正逐渐成为脊灰疫情暴发的原因，其中疾病负担最高的是cVDPVⅡ型引起的脊灰，曾先后在尼日利亚北部、非洲中部和非洲之角出现流行或暴发。英国帝国理工学院的一项研究显示，在尼日利亚北部cVDPVⅡ型已再次获得所有WPVⅡ型的特征，与WPV一样危险（包括攻击率），解决cVDPVⅡ型引起的病例，在实施3价OPV向双价OPV过渡计划时必须引起高度重视。

2012年9月，免疫战略咨询专家工作小组对停用OPV2提出如下建议：①停用OPV2前，在常规免疫项目中增加至少1剂IPV，以降低停用OPV2所带来的风险；②当2015—2017年全球同步以双价OPV替代3价OPV时，所有使用OPV的国家应引入IPV。IPV的常规使用应在停用OPV2后至少再继续5年。

（3）"平价IPV"计划：在实施"过渡计划"时，由于IPV价格昂贵，一些发展中国家难以承受。2012年10月25日召开的WHO和UNICEFE脊灰疫苗生产商和国家监管机构的磋商会上提出平价IPV计划，要求适用于所有地区的"平价IPV"的成本应低于每剂1

美元，最好每剂在 0.5 美元左右。主要措施如下。①皮内注射含佐剂的减量 IPV（全剂量的 1/5），已有观察证实减量 IPV 诱生的中和抗体滴度均高于常规全剂量 IPV。②生产 Sabin-IPV：Sabin-IPV 的生产成本低于 Salk-IPV，其效果也已在临床试验中得到证明。③研发新型 IPV：Crucell 公司通过使用 Cmcell PER. C6® 细胞系（无血清，因而无动物制品；通过腺病毒 E1 实现无限增生）及过程强化（Crucell 公司开发的 PIN 过程），生产出高产能、全剂量、低成本、无佐剂、皮内注射的 IPV，且免疫原性和安全性与目前市售 IPV 相当。

（三）免疫程序与应用

1. OPV

每粒糖丸重 1 g，每次服用 1 粒，含脊灰活病毒总量应不低于 5.95 lgCCID$_{50}$，其中 I 型应不低于 5.8 lgCCID$_{50}$，II 型应不低于 4.8 lgCCID$_{50}$，III 型应不低于 5.3 lgCCID$_{50}$；液体疫苗每 1 人次剂量为 2 滴（0.1 mL），所含脊灰活病毒总量应不低于 6.15 lgCCID$_{50}$，其中 I 型应不低于 6.0 lgCCID$_{50}$，II 型应不低于 5.0 lgCCID$_{50}$，III 型应不低于 5.5 lgCCID$_{50}$。2 种剂型的疫苗均应于儿童 2、3 和 4 月龄时服用，间隔至少 4 周各服 1 次，并在 4 岁时加强 1 剂。

如 WPV 输入风险较高，则应在婴儿出生后尽早接种 1 剂次（不纳入常规免疫程序）。OPV 疫苗可以与国家免疫规划中的其他儿童疫苗同时接种。

2. IPV

儿童于出生后 2、3、4 月龄和 18 月龄各接种 1 剂次，每剂次 0.5 mL，肌内注射。如果采用 IPV/OPV 序贯接种方案，WHO 建议，IPV 在 2 月龄时采用 IPV-OPV-OPV 接种方案或在 2 月龄和 3 ~ 4 月龄采用 IPV-IPV-OPV-OPV 接种方案。这 2 种接种方案均要求在完成接种 IPV 后，应至少再接种 2 剂次 OPV，均间隔 4 ~ 8 周。IPV 疫苗可以与国家免疫规划中的其他儿童疫苗同时接种。

（四）禁忌证

1. OPV

对疫苗任何成分（辅料、抗生素等）过敏者；发热、急性疾病、严重慢性疾病、慢性疾病的急性发作期；免疫缺陷、免疫功能低下或接受免疫抑制剂治疗者；妊娠期妇女；未控制的癫痫和其他进行性神经系统疾病者。

2. IPV

对 IPV 成分（新霉素、链霉素和多黏菌素 B）过敏者禁忌；发热者和急性期发病者暂缓；伴有发热或不伴有发热的轻微上呼吸道疾病，对疫苗的轻、中度局部反应，正在实施抗微生物治疗和急性疾病的康复期都不是接种疫苗的禁忌证。

（五）效果

1. OPV

接种 OPV 相当于 1 次亚临床感染，完成 3 剂初免后，> 95% 受种者的 3 个血清型抗体均阳转；同时疫苗病毒可在肠道繁殖，局部产生分泌型 IgA（sIgA）抗体，并可通过粪便排出病毒，感染接触者（"接触传播"或"间接接种"）有效阻断 WPV 的传播。OPV 免疫后血清中和抗体可维持达 5 ~ 6 年。大多数学者认为，即使 OPV 免疫后中和抗体滴度降至不能检测的水平，人体免疫记忆仍然稳定存在，在疫苗或感染再刺激的条件下，能够出现快速、高滴度抗体升高的反应，这种激发性的抗感染免疫反应足以快速抵抗 WPV 的侵犯。

单价 OPV 的保护效力已在不同的流行病学环境中进行过评价。例如，在中国台湾和阿曼开展的大规模病例对照研究表明，在接种 3 剂次 mOPV 后，现场效力可达 90% 以上。

我国自 20 世纪 60 年代起开始使用 OPV，通过常规免疫、强化免疫、应急接种及高质量监测，脊灰发病率大幅度下降，1994 年以后再未发现本土 WPV 病例，2000 年被 WHO 认证为无脊灰国家。

2. IPV

早期在美国进行的效果现场试验评价证实，预防麻痹型脊灰的有效率为 80% ~ 90%。1984 年，美国对 2、4、18 月龄接种 3 剂 eIPV 的儿童进行观察，99% ~ 100% 的受种儿童在 6 月龄产生了 3 个型脊灰病毒血清抗体。而且，在完成第二剂和第三剂接种后，抗体 GMT 增加 5 ~ 10 倍。目前大多数的研究表明，1 岁内完成 2 剂或 3 剂 IPV 基础免疫后，血清阳转率分别可达 89% ~ 100%（Ⅰ 型）、92% ~ 100%（Ⅱ 型）、70% ~ 100%（Ⅲ型）。接种 3 剂 IPV 的阳转率明显优于接种 2 剂。美国研究表明，90% ~ 100% 的儿童在接种 2 剂 IPV 后，能产生 3 个型脊灰病毒保护性抗体；99% ~ 100% 的儿童在接种 3 剂后能产生保护性抗体，尤其是采取 2、4、6 月龄接种效果最佳。研究证明，母传抗体对接种 IPV 抗体产生的影响大于 OPV，但 2 月龄起始接种 3 剂，或 1 岁后加强 1 剂可以校正这种影响。

英志芳等在广西对 176 名婴儿分别于 2、3、4 月龄接种 1 剂 IPV 后，使用微量中和试验进行检测，Ⅰ、Ⅱ、Ⅲ 型脊灰病毒中和抗体阳性率分别为 100.0%、99.4% 和 99.4%。18 月龄再次进行检测，结果发现 Ⅰ、Ⅱ、Ⅲ 型脊灰病毒中和抗体滴度 < 1 ： 8 的分别为 11.4%、17.1% 和 18.2%，并且 3 个型的抗体阳性率和 GMT 均明显低于基础免疫后 1 个月，差异均有统计学意义。随后在 18 月龄时进行 1 剂 IPV 加强免疫后检测血清 Ⅰ、Ⅱ、Ⅲ 型脊灰中和抗体滴度，结果加强免疫后 1 个月，3 型抗体阳性率均为 100%，GMT 分别达到 1 ： 2051.6、1 ： 1518.5 和 1 ： 4482.3，抗体 4 倍增长率分别为 92.6%、83.0% 和 88.6%。这一结果表明完成 3 剂 IPV 基础免疫后，于 18 月龄进行 1 次加强免疫非常必要。

发达国家对 IPV 诱导的长期保护效果的研究表明，循环抗体可持续存在数十年（也许可长达终身），但抗体滴度可随着时间的推移而下降。瑞典的一项研究表明，对 250 名儿童接种 3 剂次 IPV，于 18 年后再进行检测，体内均检测到中和抗体。另有研究，在基础免疫后 5 年，在所有受种者中仍存在抗脊灰病毒的中和抗体，以后通常是 Ⅲ 型抗体首先降至检测阈值以下。

3. IPV/OPV 序贯接种

美国开展的一项随机对照试验，采用先接种 2 剂次 IPV 再接种 2 剂次 OPV 的方案，经检测有良好的血清转阳率，在接种最后 1 剂 3 个月后抗体阳性率，Ⅰ型为 96% ~ 99%，Ⅱ型为 99% ~ 100%，Ⅲ型为 81% ~ 100%。

Halsey 等把 295 名婴儿随机分成 3 组。甲组于 2、4、6 月龄接种 DTP/IPV，15 月龄口服 OPV；乙组于 2、4 月龄接种 DTP/IPV，6 月龄及 15 月龄接种 OPV；丙组于 2、4、6 月龄接种 DTP/IPV，6 月龄另加服 1 剂 OPV，15 月龄再接种 OPV。3 组于 2、4 月龄及 15 月龄各同时接种 Hib/HepB 0.5 mL，15 月龄时各组均接种 MMR。接种后各组均未发现异常反应。6 月龄时（接种第二剂 IPV 后），Ⅰ、Ⅱ、Ⅲ型脊灰中和抗体阳性率均 > 96%，7、15、16 月龄时达 99% ~ 100%；6 月龄时接种 IPV 和 OPV 者，7 月龄时Ⅰ、Ⅱ型抗体 GMT 最高。研究表明，IPV 2 剂免疫程序具有免疫原性，于 6 月龄时接种第三剂 IPV 或 OPV，可以明显提高免疫水平，同时接种 Hib/HepB 并不干扰对 IPV 的免疫应答。

除序贯免疫程序外，20 世纪 90 年代中期，WHO 曾在冈比亚、阿曼和泰国进行 OPV 和 IPV 联合免疫的效果观察，对 1685 名婴儿随机分为 OPV 组（出生 6、10、14 周龄时各服用 1 次 OPV）、OPV + IPV 组（出生时服用 1 剂 OPV，6、10、14 周龄时合用 IPV 和 OPV）、IPV 组（6、10、14 周龄时使用 IPV），以上各组均于 24 周龄时加用 1 剂Ⅰ型单价 OPV。所有受试儿童均在 14 和 24 周龄时采血测定中和抗体。结果表明，14 周龄时，OPV + IPV 组Ⅰ、Ⅱ、Ⅲ型抗体阳性率，阿曼分别为 81%、99%、91%，泰国分别为 94%、99% 和 95%；24 周龄时，阿曼分别为 96%、99% 和 97%，泰国均为 99%，OPV + IPV 组Ⅰ和Ⅱ型抗体阳性率明显高于 OPV 组。24 周龄时使用聚合酶链反应检测受试者粪便 Sabin 株病毒排毒率，冈比亚 OPV 组为 4%，OPV + IPV 组为 9%，IPV 组为 16%；阿曼各组无差异，排毒率为 10% ~ 13%；泰国 OPV 组与 OPV + IPV 组均为 14%，IPV 组为 57%。WHO 认为，联合免疫方案可提供高水平的抗病毒保护作用，并可诱生与 OPV 相同的黏膜免疫力，且不受社会经济地位和母体抗体水平的影响，该方案适用于脊灰高危地区，也可使已消灭脊灰的国家免受输入野毒株的威胁。

（六）接种反应

OPV 和 IPV 均是非常安全的疫苗。2011 年我国 AEFI 监测系统分别收到 OPV 和 IPV 的 AEFI 报告 2307 例和 345 例，报告发生率分别为 2.65/100 000 和 28.47/100 000；其中一般反应分别为 2.13/100 000 和 25.67/100 000，异常反应分别为 0.35/100 000 和 2.48/100 000。

1. OPV

很少有不良反应发生。个别儿童在服苗后 1 ~ 2 d 有轻度发热、恶心、呕吐、轻度腹泻和皮疹，一般不需特殊处理，2 ~ 3 d 可自愈，必要时可对症治疗。发生一般反应的原因与活疫苗本身的生物学特性有关，可造成轻度发热和皮疹等反应。此外，肠道菌群和活病毒的干扰，以及对疫苗的赋形剂（奶油等）不适，可造成胃肠道反应。

曾有报道服用 OPV 可发生过敏性皮疹等异常反应，但极罕见。2011 年全国 AEFI 监测资料表明，过敏性皮疹的发生率为 0.28/100 000；其他尚有血管性水肿、过敏性紫癜、血小板减少性紫癜等报道，但发生率均极低。有学者报道口服 OPV 可引起肠套叠，经研究证实两者不存在因果关系。

口服 OPV 后引起永久性瘫痪（VAPP）是 OPV 的致命弱点，大多在首次服苗时发生，大约每 75 万首次服苗者发生 1 例。美国 1997—1999 年从单独使用 OPV 改为 IPV–OPV 序贯方案过渡期间，共报告 13 例 VAPP，均发生于全程接种 OPV 的人群；在采用 IPV–OPV 方案的人群中，没有出现此类病例。

我国 2011 年报告 26 例 VAPP，约每 1000 万服苗者中发生 1 例。其发病机制是 Sabin 株疫苗病毒在肠道中复制，病毒突变恢复神经毒力，或者与机体免疫缺陷有关。机体丙种球蛋白缺陷者，VAPP 的发生率是正常人的 1 万倍。VAPP 病例在临床上与 WPV 导致的脊灰很难分辨，但经实验室可进行鉴别。

2. IPV

常见不良反应为注射部位局部疼痛、红斑、硬结，一过性发热。罕见反应包括接种部位肿胀、淋巴结肿大、变态反应。

（七）注意事项

（1）OPV 忌用热水送服，应使用 37℃以下温水送服。

（2）服苗当天大便次数 > 4 次者暂缓服用 OPV，服苗后 30 min 内避免喝热饮（≥ 37℃）。

（3）OPV 均为 10 人份包装，疫苗开启后如未能立即用完，应置 2 ~ 8℃临时保存供当天使用，如未用完应置于 -20℃冷冻保存。

（4）注射免疫球蛋白者应间隔 3 个月以上服用 OPV，以免影响免疫效果。

（5）使用 IPV 时严禁血管内注射。

（6）哺乳期不影响婴儿使用 IPV，腹泻的儿童可以进行接种。

四、我国引入 IPV 的一些问题

（一）引入 IPV 的必要性和可行性

我国于 1994 年后已无本土 WPV 病例，但 Sabin 疫苗株能在人类肠道中复制，并在接种后数周内排出病毒。在此期间，疫苗株病毒的毒力能迅速恢复，并可能发生变异，导致发生 VAPP 和疫苗衍生脊灰病毒（VDPV）引起的病例，或造成具有传播性和神经毒性的 VDPV 循环（cVDPV）和免疫缺陷（immunodeficient）VDPV（iVDPV）等问题。VDPV 可获得 WPV 所具有的潜在神经毒力和传播特征，能在免疫水平较低的人群中循环并导致脊灰的暴发，对我国保持无脊灰状态构成严重威胁。WHO 也指出在全世界阻断 WPV 传播后，继续使用 OPV 可伴有以下危险：①每年发生 250 ~ 500 例 VAPP；②每年都会发生由 cVDPV 引起的脊灰暴发；③在 iVDPV 病例中形成新的长期排毒者，对周围人群构成威胁。因此考虑使用 IPV 替代 OPV 势在必行。

我国引入 IPV 的前提，首先是必须有国产 IPV 上市使用，并能保证疫苗供应；其次，要进行成本 - 效益分析、成本 - 效果分析，保证国家经费投入；最后，要考虑实施条件的成熟。目前我国中生集团和昆明所均在进行 Sabin-IPV 的研发，已完成 II 期临床研究，并确定免疫目标人群与现行 OPV 的目标人群一致。如国产疫苗上市后，价格下降，将可能将 IPV 纳入国家免疫规划。

（二）我国引入 IPV 的免疫策略

我国引入 IPV 后可有全程 IPV 和序贯免疫策略 2 种选择。序贯免疫策略有 3 种可供选择的方案，分别是 IPV-OPV-OPV-OPV、IPV-IPV-OPV-OPV、IPV-IPV-IPV-OPV。考虑到免疫效果、经费投入、IPV 供应和其他国家的经验，最佳方案应为 IPV-IPV-OPV-OPV，其次为 IPV-IPV-IPV-OPV，再次为 IPV-OPV-OPV-OPV。

（赵　亚）

第二节　百日咳 - 白喉 - 破伤风联合疫苗与相关疫苗

百日咳、白喉均是急性呼吸道传染病，主要通过飞沫传播，传染性极强，未经百日咳 - 白喉 - 破伤风联合疫苗（DTP）接种的任何年龄的人都可以感染，好发于婴幼儿。我国在元、明时代就对百日咳有所认识，称其为"鹭鸶吼"。1578 年，Guillaume de Bailou 记述了在巴黎的百日咳暴发；1679 年 Pertussis 首次把剧烈的咳嗽称为百日咳。据 WHO 报道，实施 EPI 前在 81 个发展中国家，每年约有 300 万儿童死于百日咳，是儿童常见的疾病和死亡原因。实施 EPI 后，全球减少了 8561.1 万例病与 72.6 万例死亡，目前每年仍有 2000 万 ~ 4000 万人罹患百日咳，其中有 20 万 ~ 40 万人因此死亡，主要见于发展中国家的未免疫儿童。

白喉是法国医师 Pierre Bretonneau 于 1826 年命名的。在进行广泛预防接种前，白喉是一种周期性暴发的传染病，常引起大规模暴发。例如，1735—1740 年新英格兰地区发生暴发，某些地区 80% 的 10 岁以下儿童病死。1990 年莫斯科白喉暴发，迅速扩展到其他 14 个新独立共和国，至 1995 年报告超过 125 000 例，死亡 1400 例，1994 年局部地区发病率高达 126/100 000。2011 年，全球共报告白喉 4880 例，主要集中在印度（3485 例）、印度尼西亚（806 例）、苏丹（193 例）、伊朗（132 例）和尼泊尔（94 例）。

破伤风是由有毒力的破伤风杆菌引起的致死性传染病，目前仍是一些发展中国家的重要公共卫生问题，尤其是在热带发展中国家的最贫穷地区。如新生儿在出生时感染破伤风杆菌，可发生新生儿破伤风（NT）。WHO 估计，全球每年有 18 万新生儿和 15 万 ~ 30 万的母亲因破伤风死亡。

自从 1947 年开始使用 DTP 以来，这 3 种疾病的发病率明显下降，但是近年来百日咳发病有上升趋势，并且成人发病增多。最近，WHO 建议将百日咳发病率降至 1/100 000以下。

一、疾病概述

（一）病原

1. 百日咳

1906 年 Bordet 和 Gengou 从患者痰液中分离出百日咳杆菌。百日咳杆菌为鲍特杆菌属（Bordetella）、革兰染色阴性和两端着色较深的短杆菌，需要特殊的培养基才能培养成功，对多黏菌素、氯霉素、红霉素等敏感，对青霉素不敏感。百日咳杆菌一般不侵入血流，其致病物质主要包括两类：一类是毒素因子，如百日咳毒素（PT）、内毒素（LPS）、皮肤坏死毒素（DNT）、腺苷酸环化酶毒素（ACT）、气管细胞毒素（TCT）和不耐热毒素（HLT）；另一类是与细菌的黏附与定居有关的毒力因子，如丝状血凝素（FHA）、百日咳杆菌黏附素（PRN）和凝集原（Agg）等生物活性物质。其中 PT、FHA、PRN 均有较高的免疫原性，并诱导宿主产生保护抗体；LPS、DNT、TCT、ACT 等只有毒性作用，无免疫保护作用，因此在制备疫苗时尽可能将它们去除。百日咳杆菌对外界理化因素抵抗力弱，56℃ 30 min 或干燥数小时可死亡，对紫外线抵抗力弱；对一般消毒剂敏感，一般消毒剂或加热至 56℃ 30 min，即可将其杀灭，但在 0 ~ 10℃条件下存活时间较长。

2. 白喉

1883 年 Klebs 首次在白喉患者膜状物中发现白喉杆菌，1884 年 Leffler 培养白喉杆菌获得成功。白喉杆菌为棒状杆菌，是 1 种需氧的革兰阳性杆菌，在含有亚碲酸盐培养基上，菌落呈黑色，按细菌的形态、菌落、生化特性和对动物的致病力，白喉杆菌可分为重型、轻型、中间型，3 型均可产毒。一般重型和中间型产毒量高，毒力强，常引起麻痹症状，并可引起严重或致死白喉。

白喉杆菌侵袭力较弱，但能产生强烈的外毒素，是致病的主要因素。白喉杆菌对热的抵抗力比较弱，58℃ 10 min 可灭活，但在低温及干燥环境下可存活较长时间；在分泌物中，尤其在阴暗处能存活 1 ~ 3 个月；普通消毒液如聚维碘酮、漂白粉等，在常用浓度下几分钟内可将其杀死。白喉杆菌对磺胺药抵抗力较强，对许多抗生素如青霉素和红霉素等敏感。

3. 破伤风

1884 年，Nicolaier 通过动物试验发现破伤风与泥土中的细菌有关；1889 年，Kitasato 分离到破伤风杆菌。破伤风杆菌是一种严格厌氧的芽孢杆菌，有繁殖体和芽孢两种形态。繁殖体对热敏感，在有氧环境下不能存活；芽孢对热和消毒剂有非常强的抵抗力，在泥土中可以存活数十年。当芽孢进入伤口后，可转变为破伤风杆菌，并能产生破伤风痉挛毒素和溶血毒素，前者可阻断中枢神经系统的抑制性神经递质，引起肌肉强直和典型的全身痉挛。

（二）临床表现

1. 百日咳

潜伏期为 4 ~ 21 d，平均 7 ~ 10 d。典型病程分为卡他期、痉咳期和恢复期，持续 4 ~ 8 周，偶尔更长。起病初类似于感冒的卡他症状，1 ~ 2 周后出现阵发性痉挛性咳嗽，并带有特征性的鸡鸣样尾音。典型表现是夜间咳嗽特别严重，咳后常伴有呕吐，婴儿可引发呼吸暂停和发绀，严重病例和死亡病例主要发生于出生后数周或数月的婴儿。青少年和成人的临床表现是非特异性的，经久不愈的咳嗽可能是唯一的临床表现，由于其病程常不典型，通常未被辨识为百日咳。

2. 白喉

潜伏期为 1 ~ 10 d，平均 2 ~ 5 d。根据感染部位，有前鼻白喉、咽部和扁桃体白喉、喉白喉、皮肤白喉、眼部白喉、生殖道白喉等，最常见的是咽部和扁桃体白喉。咽白喉和扁桃体白喉发病隐匿，体温一般不高，常表现为渗出性咽炎，渗出物在 2 ~ 3 d 内扩大，形成牢固的膜状物，膜状物可导致呼吸道阻塞，出现毒素中毒症状。最常见并发症是心肌炎和神经炎，大多由毒素作用引起，疾病严重性一般与局部疾病的程度有关，病死率 5% ~ 10%。

3. 破伤风

潜伏期为 3 ~ 21 d，通常为 8 d。伤口部位离中枢神经系统越近，潜伏期越短，病情越严重。根据感染部位，有局部（不常见）、头面部（罕见）和全身性感染。最常见的是全身性感染，通常为下行性，首先是牙关紧闭，然后是颈项强直，吞咽困难，腹肌强直。其他症状有体温升高、出汗、血压升高等。痉挛可频发，每次持续数分钟，重症常因窒息、全身衰竭死亡。

NT 是破伤风的一种类型，约占破伤风病例总数的 80%。新生儿出生后 3 ~ 14 d（平均 7 d）出现症状。首发症状常表现为不能吸吮、烦躁不安、啼哭不止，继而牙关紧闭、眉举额皱、口角上牵、颈部强直，进而发展为肌肉僵硬，全身抽搐。少数患儿可因频繁痉挛引起缺氧窒息，或因继发感染而死亡。

（三）实验室检查

1. 百日咳

有细菌学检查、血清学检查、分子生物学检测、嘌呤环化酶（AC）活性检测 4 种。细菌性检查包括细菌培养、单克隆抗体菌落印迹试验、荧光抗体法等，血清学检查有血凝抑制试验、补体结合试验及酶联免疫吸附试验。

2. 白喉

可通过对患者假膜细菌培养确诊。

3. 破伤风

目前尚无特征性的实验室检查，诊断完全据典型的临床表现和创伤史，不依赖于细菌学确诊。

二、流行病学

（一）传染源、传播途径及易感人群

1. 百日咳

百日咳是人类疾病，无动物、昆虫宿主或媒介存在，患者和隐性感染者为唯一传染源。从潜伏期末至发病后6周有传染性，在卡他期和出现咳嗽前2周（约21 d）传染性最强。在工业化国家，成人感染后传播给家庭内的婴儿是目前的主要传播方式，二代罹患率高达80%。

呼吸道分泌物经飞沫是最常见的传播方式，接触感染者最近污染物品导致的传播不太常见。

2. 白喉

人是白喉唯一的天然宿主，白喉患者及病原携带者是唯一传染源。主要通过呼吸道飞沫传播，有时也可通过被污染的手、玩具、文具等传播。人对白喉普遍易感。世界各地均有白喉发生，以温带多见，热带较少。全年均有发病，但以秋、冬和初春为多见。通常散发，偶可形成流行或暴发。

3. 破伤风

破伤风杆菌的芽孢广泛分布于土壤和马、羊、牛、狗、猫、鼠、鸡等动物及人的肠道和粪便中，使用粪便施肥的土壤中可含有大量芽孢。破伤风不会在人与人、人与动物之间传播，该病有感染性而无传染性。主要是创伤感染，破伤风杆菌经伤口进入人体。使用不洁的器械或使用受污染的敷料处理脐带，使脐带伤口污染破伤风杆菌而感染。此外还有产道、耳道和手术后感染，罕见的烧伤、动物咬伤、口腔感染也有报道。人群对破伤风普遍易感，患者恢复后不能产生病后免疫，因此不能防止再次发生破伤风。

（二）疫苗时代的流行特征

1. 百日咳

（1）发病率和死亡率大幅度下降，但实际发病情况可能被低估。在未使用疫苗前，百日咳是儿童最常见的疾病和死亡原因，随着DTP的广泛使用，我国百日咳的发病率和病死率大幅度下降（图13-3）。近几年全国报告发病率约0.2/100 000，2012年报告发病率为0.16/100 000，2006—2010年全国只有四川省报告1起百日咳突发公共卫生事件。但是，我国百日咳的实际发病情况可能被低估。2007年全国报告2881例，同年美国报告8739例。粗略估算，我国人口是美国的4倍多，美国报告的病例数却是我国的3倍左右，发病率是我国的14.5倍，一些典型调查表明我国百日咳疫情可能存在低估情况。

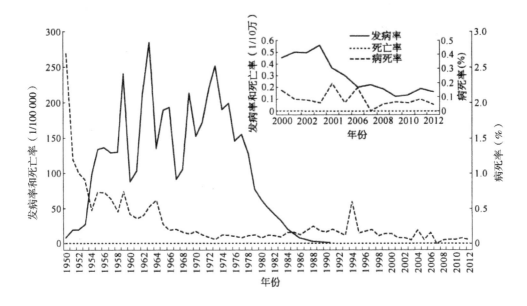

图 13-3 1950—2012 年全国百日咳发病和死亡情况

1）一些局部地区仍有百日咳暴发或疫情反弹：如 2000 年河南省发病率为 0.25/100 000，2001 年为 0.46/100 000，2002 年为 0.84/100 000，呈逐年上升的趋势。

2）百日咳疫情存在漏报：国外调查，报告的百日咳病例仅是实际发病数的 1/160 ~ 1/40。

3）百日咳主动监测工作薄弱：大部分百日咳病例临床仅表现为咳嗽，症状较轻，痉咳不明显，易误诊为支气管炎等疾病，不典型或轻型百日咳病例常被掩盖。

4）实验室检测工作未全面开展：据中国 CDC 调查，我国 2006—2010 年报告的百日咳病例中，实验室诊断的比例仅占 2% 左右。

（2）成人和小月龄婴儿发病增多，并成为重要的传染源：随着疫苗的广泛应用，百日咳的流行模式已经由疫苗使用前在婴幼儿之间传播转变为疫苗使用后在成人、青少年之间，以及成人、青少年向婴幼儿的传播。其原因是青少年和成人免疫力衰减，发病后临床症状表现为轻型或不典型，诊断困难。小月龄婴儿、青少年和成人百日咳发病已成为突出问题。青少年和成人的发病也有明显上升。

（3）健康人群百日咳免疫水平低：百日咳发病与免疫水平有密切关系。王传清等对 1616 名年龄 ≥ 2 岁健康儿童采用多重聚合酶链反应（PCR）、酶联免疫吸附试验（ELISA）检测百日咳杆菌特异毒素 IgG（PT IgG），抗体 GMC 总体均 < 5 FDA-IU/mL，明显 < 30 FDA-IU/mL 的保护水平，抗体阳性率均 < 10%。大量调查资料均表明，我国健康人群百日咳免疫水平较低，难以抵御百日咳杆菌的侵袭。

2. 白喉

（1）发病率大幅度下降：20 世纪 50 ~ 60 年代，我国每年报告发病率在（20 ~ 25）

/100 000，进入 20 世纪 80 年代，发病率在 1/100 000 以下。2000 年后，每年仅报告数例病例，2006 年以来无病例报告（图 13-4）。

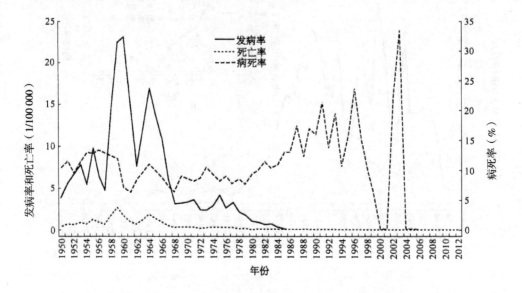

图 13-4　1950—2012 年全国白喉报告发病情况

（2）人群免疫水平低：2000 年中国 CDC 对 1～59 岁人群 43 563 份标本进行白喉抗体检测，1～4 岁、5～14 岁、15～59 岁人群白喉抗体阳性率分别为 66.9%、45.8% 和 17.1%。

（3）发病年龄以青少年与成人为主：接种疫苗前，发病以儿童为主；接种疫苗后则以成人为主。流行始于城市，再传至农村；开始为密切接触者（医院、军队、幼儿园、学校等），后涉及经济状况欠佳的人群。

（4）特殊单位时有暴发：已有数起发生在收容所和监狱中的暴发。

3. 破伤风

（1）发病率已达到消除 NT 的要求，目前发病以西部农村地区为主。2008 年、2009 年我国 NT 报告发病率分别为 0.1/1000 活产儿和 0.08/1000 活产儿，病死率分别为 10.7% 和 9.7%。2011 年，全国共报告病例 785 例，死亡 47 例；全国所有以市为单位的 NT 发病率均 < 1/1000 活产儿，已达到消除 NT 的要求。

2012 年 10 月，经 WHO 现场评估，确认我国已消除孕产妇和新生儿破伤风。

（2）NT 发病的高危因素依然存在。有调查表明个别地区 97.7% 患儿在家由未经培训的人员接生，患儿母亲破伤风疫苗接种率仅有 0.41%。

三、疫苗应用

（一）疫苗

我国目前使用的有吸附白喉疫苗（DT）、吸附破伤风疫苗（TT）、吸附白喉破伤风联合疫苗（TD）、成人及青少年用吸附白喉破伤风联合疫苗（Td）、减少抗原含量的白喉破伤风无细胞百日咳联合疫苗（Tdap）、吸附全细胞百白破联合疫苗（DTwP）、吸附无细胞百白破联合疫苗（DTaP），主要应用的是 DTwP、DTaP 和 Td。

以 DTP 为基础的联合疫苗已有多种，如 DTwP-Hib、DTaP-IPV、DTwP-HepB、DTaP-Hib、DTwP-IPV/Hib、DTaP-IPV/Hib、DTwP-HepB/Hib、DTaP-IPV-HepB/Hib 等。其中赛诺菲巴斯德公司生产的 DTaP-IPV/Hib 于 2010 年被国家食品药品监督管理局批准在中国上市。DTaP-IPV/Hib 包含 DT、TT、百日咳 PT、FHA、IPV、Hib 几种抗原成分。

目前我国使用的 DTaP 见表 13-3。

表 13-3 国内常用百白破疫苗的生产厂家和接种对象

名称	生产厂家	规格	接种对象
国产 DTaP	北京天坛、武汉所、成都所	aP 效价 ≥ 4.0 IU、DT 效价 ≥ 30 IU、TT 效价 ≥ 40 IU/0.5 mL	3 个月至 6 岁儿童
进口 DTaP	葛兰素史克	百日咳抗原（≥ 25μg PT、25μg FHA 和 PRN）、DT ≥ 30 IU、TT ≥ 40 IU/0.5 mL	2 个月以上儿童
Tdap（青少年用）	葛兰素史克	≥ 8μg PT、8μg FHA 和 2.5μg PRN，DT ≥ 2 IU、TT ≥ 40 IU/0.5 mL	6 ~ 12 岁儿童加强免疫
吸附白喉破伤风联合疫苗	上海所、北京天坛、武汉所	DT ≥ 30 IU、TT ≥ 40 IU/0.5 mL	12 岁以下儿童加强免疫
吸附白喉破伤风联合疫苗	上海所、北京天坛	DT ≥ 2 IU、TT ≥ 40 IU/0.5 mL	12 岁以上人群加强免疫（成人及青少年用）
DTaP-IPV/Hib	巴斯德	百日咳抗原（≥ 25μg PT、25μg FHA），DT ≥ 30 IU、TT ≥ 40 IU/0.5 mL	≥ 2 月龄儿童
四联疫苗 DPT 和 Hib 的联合疫苗	北京民海	DaPT ≥ 4.0 IU；DP ≥ 30 IU；DT ≥ 40 IU	3 月龄及 3 月龄以上婴幼儿

（二）免疫策略

近 20 年来，"百日咳再现"引起了全球广泛重视。2005 年，全球 17 个国家的 37 位专家提出了全球百日咳计划（CPI），要求加强或改进目前婴幼儿的免疫接种策略，完善其他人群的免疫接种程序，确定对新生儿母亲及其家庭成员和新生儿密切接触者进行接种、对卫生保健工作者和保育员进行选择性接种、对青少年进行普种、继续对 4 ~ 6 岁学龄前儿童加强免疫，以控制百日咳对公共卫生的威胁。

1. 常规免疫

传统的 DTP 免疫策略是对儿童接种。我国卫生部规定，DTP 免疫程序为 3、4、5 月龄基础免疫 3 剂，18 ~ 24 月龄加强免疫 1 剂。这个免疫程序对保护婴幼儿发病起到很好的作用，但与国外的 5 剂免疫程序相比，不能有效控制学龄前儿童和青少年的发病。厦门市抽样调查无百日咳患病史的健康人群 1896 人，发现 5 ~ 6 岁年龄组人群百日咳免疫水平最低，抗体阳性率仅为 31.3%；人群百日咳急性感染率为 17.3%，其中 15 ~ 19 岁人群感染率高达为 31.7%。北京市丰台区调查健康人群百日咳抗体阳性率，6 ~ 9 岁为 58.82%，10 ~ 15 岁为 26.00%。汕头市调查健康人群百日咳抗体阳性率，2 ~ 4 岁 31.1%，6 ~ 8 岁为 27.4%。刘燕敏等比较了儿童在 4 岁时是否进行 DTP 加强免疫程序的血清学保护效果，研究结果显示，进行加强免疫程序儿童的凝集抗体 ≥ 1：320 的阳性率为 84.6%，抗体 CMT 为 1：457；未进行加强免疫程序儿童的凝集抗体阳性率为 69.9%，CMT 为 1：386。儿童进行加强免疫后 3 ~ 6 年，抗体阳性率仍为 75%，而未经加强免疫组则大幅度下降。这些地区的数据表明，实施现行免疫程序，随着年龄增长，百日咳抗体水平普遍下降，必须适时进行加强免疫，以提高人群免疫水平，阻断百日咳杆菌的传播。

WHO 对于百日咳疫苗的立场文件指出，很多国家由于免疫规划的成功实施而使百日咳发病率显著降低，在这些国家应保证在基础免疫后 1 ~ 6 年，进行 1 剂加强免疫。因此，我国有必要进一步加强对学龄前儿童及青少年百日咳流行病学监测及疾病负担和疫苗保护效力的研究，完善我国 DTP 的免疫程序，可以考虑对 4 ~ 6 岁的儿童进行 1 次加强免疫。

2. 青少年和成人的加强接种

在过去 20 年中，由于青少年和成人百日咳病例增多，并可传播给家庭内的婴儿，引起了全球广泛关注。2002 年，加拿大、美国、瑞典、德国、法国、芬兰、英国、澳大利亚的百日咳专家就百日咳诊断、监测及免疫策略等内容进行讨论并达成共识，认为青少年是发病率最高的人群，保护青少年和成人免于感染百日咳杆菌是一个有价值的目标，需要对青少年加强接种百日咳疫苗，可使这些人群本身获益，其婴幼儿也能得到间接保护。21 世纪初，澳大利亚、加拿大、美国、法国、德国等均建议对青少年和成人加强 1 剂 Tdap（表 13-4）。

表 13-4　各种百日咳免疫策略的修正

国家	原程序	修改程序	使用产品
法国	2、3、4、16 ~ 18 月龄	2、3、4、16 ~ 18 月龄	DTaP–IPV–Hib
		11 ~ 13 岁	Tdap
德国	2、3、4、11 ~ 14 月龄	2、3、4、11 ~ 14 月龄	DTaP–IPV–Hib–HepB
		14 ~ 16 岁	Tdap
澳大利亚	2、4、6、18 月龄	2、4、6 月龄，4 岁	DTaP–HepB 或 DTaP

续表

国家	原程序	修改程序	使用产品
	4 岁	15 ~ 17 岁	Tdap
美国	2、4、6、18 月龄	2、4、6、18 月龄	DTaP 或 DTaP-IPV
	4 ~ 6 岁	4 ~ 6 岁	DTaP
		11 ~ 18 岁	Tdap

2006 年，美国 ACIP 根据循证医学证据，推荐青少年常规接种 Tdap 疫苗。

（1）完成儿童期初免的 11 ~ 18 岁青少年和之前未接种 Tdap 的 19 ~ 64 岁成人应接种 1 剂 Tdap，可减少青少年百日咳的发生率。

（2）完成儿童期初免且加强接种 Td 的 11 ~ 18 岁青少年，鼓励再接种 Tdap。接种 Tdap 与 Td 的间隔至少 5 年。

（3）11 ~ 18 岁青少年可以同时接种 Tdap 和 4 价脑膜炎球菌结合疫苗（MPC4）。

我国目前缺少对青少年接种 DTP 的要求，有条件的地区对儿童期已完成 DTP 免疫程序的人，可考虑在 12 岁时再加强接种 1 剂 Tdap。

3. 卫生保健工作者和保育员选择性接种

许多百日咳暴发的源头来自托儿所或学校的保育保健人员，说明对卫生保健工作者和保育员接种疫苗的重要性。目前欧盟成员国要求传染科医护人员都要接种疫苗，德国要求儿科和传染病科医护人员必须常规加强免疫百日咳疫苗。

4. 蚕茧策略

蚕茧策略是指对产妇和其他所有与 < 12 月龄婴儿有密切接触的人接种 Tdap，以降低将百日咳传染给婴儿的风险，为婴儿提供间接保护的策略。ACIP 自 2005 年开始推荐蚕茧策略，产后母亲的接种率已达到中等水平，但对父亲和其他家庭成员的接种率很低（CDC 未发表数据，2011 年）。ACIP 得出结论，单独的蚕茧策略尚不能有效降低新生儿百日咳的发病率和死亡率。为此，2011 年 6 月 ACIP 提出《关于孕妇和与 < 12 月龄婴儿有（或可能有）密切接触的人使用破伤风类毒素减少抗原含量的白喉类毒素和无细胞百日咳联合疫苗的最新建议》如下。

（1）孕期接种：孕期接种百日咳疫苗可能在孕妇分娩时对新生儿提供保护，接种 Tdap 后，百日咳特异的抗体水平在几周后达到峰值，之后几个月下降。为优化传给胎儿母传抗体浓度，孕妇应接种 Tdap，最好在孕期第三阶段或后两个阶段（孕期 > 20 周）接种。如孕期不接种 Tdap，应在产后立即接种。从未接种过 TT 的孕妇应接种 3 剂含 Td 的疫苗。推荐的程序是 0 周、4 周和 6 ~ 12 个月，接种 Tdap 应代替 1 剂 Td。

（2）与 < 12 月龄婴儿有（或可能有）密切接触的青少年和成人（如父母、兄弟姐妹、祖父母、儿童护理人员和卫生保健人员），若之前未接种 Tdap，应接种 1 剂 Tdap 预防百日咳。理想的情况是，这些青少年和成人在接触婴儿前 ≥ 2 周接种 Tdap。

一些研究表明，母传百日咳抗体能抑制孕期接种 Tdap 的母亲所生婴儿接种 DTP 后百日咳抗体的产生，但有证据表明这种削弱是短暂的，同时母传百日咳抗体能降低 < 3 月龄婴儿的发病和死亡风险，因此新生儿获得母传抗体的潜在收益，大于婴儿期疾病负担的潜在风险，这种对婴儿的短暂影响可以不予考虑。

5. 加强免疫常规化

由于人群接种 DTP 后经一定时间保护力下降，又再次成为易感者，导致百日咳可在任何年龄发病。2002 年，加拿大已经将控制目标定位在整个生命周期内减少百日咳的发病率和病死率。为达到这一目标，有学者提出多种策略联合应用，将加强免疫常规化并伴随终身的建议。美国 ACIP 建议，19 ~ 65 岁任何需要进行加强免疫者，每隔 10 年接种 1 剂 Tdap。2012 年，美国 ACIP 又根据 2000—2010 年美国法定传染病监测系统（NNDSS）平均每年报告 318 例（71 ~ 719 例）≥ 65 岁成人百日咳病例，经对 ≥ 65 岁成人使用 Tdap 的流行病学和经济学影响评估显示，接种 1 剂 Tdap 后，百日咳病例数和结局（如门诊次数、住院和死亡数）有所下降，表明接种 Tdap 可能是一个具有成本 – 效益的干预；并且 VAERS 疫苗上市后安全性监测数据表明，≥ 65 岁成人和 < 65 岁人群接种后的不良反应发生率和严重性均相似。与接种 TT 和 Td 相比，接种 Tdap 未增加局部或全身不良反应，未发生与疫苗相关的严重不良反应，建议 ≥ 65 岁未接种过 Tdap 且与婴儿有密切接触的成人，应接种 Tdap，其他 ≥ 65 岁成人也可以接种 Tdap。接种时，无须考虑与最近接种 1 剂含 TT 或 Td 成分疫苗的时间间隔。

（三）免疫程序与应用

1. 儿童免疫程序

WHO 建议初免 3 剂，6 周龄接种第一剂，嗣后加强剂次应在 10 ~ 14 周龄和 14 ~ 18 周龄接种，接种间隔为 4 ~ 8 周。ACIP 建议初免的最后一剂应于 6 月龄前完成，在末剂接种 ≥ 6 个月进行加强接种。疫苗接种程序中断的儿童应再继续以后的免疫程序，不必重复以前的接种剂次。以前未免疫的 1 ~ 7 岁或较大儿童应接种 3 剂 DTwP 或 DTaP，第一剂与第二剂间的接种间隔为 2 个月，第二剂与第三剂间的接种间隔应为 6 ~ 12 个月。

我国对儿童的免疫程序规定，婴儿出生后于 3、4、5 月龄间隔 1 个月各接种 1 剂，18 ~ 24 月龄时加强接种 1 剂，在 6 岁时再用 Td 加强接种 1 剂。

2. 青少年和成人免疫程序

在一些国家，目前采取对易感的青少年和成人再接种 1 剂 Tdap。

接种 DTwP 或 DTaP 的每次剂量均为 0.5 mL，采用肌内注射。DTwP 和 DTaP 可以与 OPV/IPV、Hib、PPV/PCV、HepB、MMR 和 VarV 同时接种，但偶尔会出现百日咳抗原免疫原性略有降低的情况，但无资料显示同时接种会降低百日咳疫苗的效力。同时接种时，要使用不同注射器在不同部位进行接种。

（四）禁忌证

（1）对疫苗任何成分过敏者，以及有癫痫、脑病、神经系统疾病及惊厥史者。

（2）接种第一剂或第二剂后出现严重反应（休克、高热、尖叫、抽搐等），应停止以后剂次的接种。

（3）中 – 重度急性疾病，如 48 h 内体温 ≥ 40.5℃，并无其他确认的原因；48 h 内虚脱或休克样状态（低张性低反应性事件）；48 h 内发生持续性无法安抚的哭闹，持续 3 h 或以上；3 d 内发生惊厥且伴有或不伴有发热，以及轻型疾病（如中耳炎、上呼吸道感染）、以前接种含破伤风和（或）白喉类毒素疫苗后有发生严重局部反应（如 Arthus 反应）或 6 周内发生 GBS 综合征者应暂缓接种。

（五）效果

世界各国使用近 60 年的实践证明，接种 DTP 显著降低了这 3 种疾病的发病率，目前主要以预防百日咳的血清学和发病情况来评价 DTP 的效果。大量观察证实，接种 DTwP 和 DTaP 对预防百日咳的效果无明显差异，接种后可保护 85% 的受种者免患临床疾病。

1. DTwP

Guris 等对接种不同剂次 DTwP 的效果观察，在 7 ~ 18 月龄儿童中接种 3 剂的保护效果为 77% ~ 90%，在 19 ~ 47 月龄儿童中接种 ≥ 4 剂的保护效果为 88% ~ 95%。用不同的评价标准，接种 ≥ 4 剂或 3 剂的保护效果，按照临床病例定义，分别为 92% 和 82%；按照经细菌培养证实的病例，分别为 90% 和 79%；按照住院病例，分别为 93% 和 87%。我国对接种 DTwP 的血清学效果也进行了观察。朱建琼等报告，经 DTwP 基础免疫后，百日咳凝集抗体保护率为 98.04%，≥ 4 倍增长率为 100.00%，GMT 为 1 ： 1634.93；白喉抗体保护率为 100.00%，≥ 4 倍增长率为 100.00%，白喉抗毒素（DAT）为 1.28 IU/mL。王振海等报道，完成 DTwP（其中百日咳含菌量 90 亿）基础免疫后 1 个月，百日咳抗体达到 1 ： 320 保护水平的为 97.6%，抗体 GMT 为 1 ： 806.4。

国内外的研究表明，接种 DTwP 对百日咳的免疫持久性不够理想。国外一项前瞻性研究对 1000 多名 0 ~ 7 岁儿童连续观察 10 年，显示婴幼儿接种 DTwP 后，对百日咳的保护率从接种后的 100% 逐渐衰减，到四五岁时保护率下降至 50% 左右。有学者报道对英国普通社区百日咳罹患率的观察性研究表明，DTwP 疫苗的有效率从疫苗接种后第一年的 100% 降至第四年的 84%、第五年的 52% 和第七年的 46%。刁连东等在 20 世纪 80 年代初研究，基础免疫 2 剂，1 年后加强 1 剂 DTwP，经 8 年观察证实，百日咳的保护效果可保持 3 年，破伤风 5 年，白喉 8 年。王振海等报道完成 DTwP 4 针免疫 5 年后，百日咳抗体阳性率为 40.4%，抗体 GMT 为 1 ： 154.3。目前一般认为 DTwP 的免疫持久性为 5 年左右。

2. DTaP

日本自 1981 年使用 DTaP 以来，按照推荐的免疫程序（3 ~ 6 月龄、4 ~ 8 月龄、5 ~ 10 月龄各免疫 1 剂，12 ~ 18 月龄加强免疫 1 剂）接种，保护率为 93.5%，其效力与 DTwP 相同。瑞典 Gustafsson 等对 3、5 月龄和 12 月龄儿童接种无细胞百日咳疫苗的长期效果进行观察，自 1997 年 10 月开始实施，结果百日咳总发病率从 1992—1995 年的 113/100 000 ~ 150/100 000 下降到 2001—2004 年的 11/100 000 ~ 16/100 000。

不同组分 DTaP 的效果有所不同。1991—1995 年由美国国立变态反应传染病研究所主持，在不同的国家对不同厂家生产的含不同百日咳抗原组分的 DTaP 进行临床保护效果考核。结果表明，含 PT、FHA 两组分的 DTaP 保护效果为 58.9% ~ 86%；含 PT、FHA、PRN 三组分的 DTaP 为 84% ~ 88.7%；含 PT、FHA、PRN、Agg2/3 多组分的 DTaP 为 83.9% ~ 85.2%；只含 PT 的 DTaP 保护效果为 71%。全球进行的 49 项随机对照试验和 3 项队列研究的系统评述结论是，单组分和两组分 DTaP 疫苗的绝对有效率低于三组分及三组分以上的 DTaP 疫苗（分别为 67% ~ 70% 和 80% ~ 84%）。

接种剂次不同效果亦有差异。2001—2004 年瑞典国家百日咳监测计划的资料显示，未接种疫苗的 0 ~ 2 月龄儿的发病率为 225/100 000 人年；接种第一剂 DTaP 后（3 月龄时）的发病率为 212/100 000 人年；接种第二剂后（5 月龄时）的发病率为 31/100 000 人年，接种第三剂 1 年内百日咳的发病率仅为 8/100 000 人年。

有关 DTaP 的免疫持久性，在意大利的研究显示，儿童在完成初免程序（2、4 月龄和 6 月龄）后 6 年，2 种 DTaP 疫苗的保护率分别为 76% 和 85%，保护率的差异取决于百日咳临床定义的界定。在瑞典，初免 2 剂 DTaP 疫苗，于 12 月龄加强 1 剂，可预防百日咳约 5 年。

3. Tdap

自 Tdap 上市后，多项研究证实使用 Tdap 对青少年和成人进行加强免疫有良好的效果。J. I. Ward 等于 2005 年对 Tdap 加强接种后的保护作用进行前瞻性研究。研究显示接种 Tdap 的 1388 人中仅 1 人发生咳嗽 > 5 d，但未出现咳嗽 > 21 d 的重症百日咳病例；未使用 Tdap 加强接种而使用对照疫苗接种的人中，有 9 例咳嗽 > 5 d，是使用 Tdap 加强接种组的 7 倍，并出现多例重症百日咳。据此计算，保护率达到 92%。其他一些对青少年和成人接种 Tdap 的研究表明，对预防实验室确诊的百日咳感染的免疫效果（VE）为 92%（95% CI：32% ~ 99%）。澳大利亚研究证明，Tdap 对血清学诊断的百日咳病例的 VE 为 89%（95% CI：83% ~ 93%），对 PCR 诊断的百日咳病例的 VE 为 84%（95% CI：56% ~ 94%）。

加强免疫的时间以 12 岁左右的青少年为宜。英国的一项研究显示：4 岁儿童加强免疫 Tdap，可降低婴幼儿百日咳发病率和死亡率达 40% ~ 100%；15 岁青少年加强免疫，可降低婴幼儿百日咳死亡率达 100%。加拿大的研究也显示，以 Tdap 替代 Td 给 12 岁少年加强免疫，10 年可预防 4400 例百日咳。

父母接种 Tdap 对预防婴儿百日咳住院有潜在效果。美国研究显示，如果父母双方均在母亲孕前或母亲产前 2 周接种 Tdap，可减少 2694 ~ 9314 例 0 ~ 4 月龄婴儿因百日咳住院；如果仅母亲接种，可预防 1347 ~ 6909 例婴儿因百日咳住院。

（六）接种反应

2011 年，全国 AEFI 监测系统报告 DTaP AEFI 29 267 例，报告发生率为 41.08/100 000，其中一般反应 27 935 例，发生率 39.21/100 000；异常反应 1187 例，发生率 1.67/100 000。报告 TD AEFI 3573 例，发生率 30.27/100 000；其中一般反应 3464 例，发生率 29.34/100 000；异常反应 90 例，发生率 0.76/100 000。报告 Td AEFI 598 例，发生率 128.70/10 万；其中一般反应 588 例，发生率 126.55/100 000；异常反应 5 例，发生率 1.08/100 000。

1. 一般反应

接种 DTwP 的反应较重，改用 DTaP 后接种反应大为减少。常见的局部反应有红肿、发热和烦躁不安。局部反应往往随年龄增长和接种次数增多而增加。据报告，在接种第四剂和第五剂 DTaP 后，一过性肢体良性肿胀发生率达 2.7%，但在大多数研究中，此种并发症很罕见（＜ 1%）。肿胀通常为无痛性，有时涉及整个肢体，可自行消退，没有任何后遗症。

接种 DTaP-IPV/Hib 等联合疫苗不会发生其组成成分未引起过的不良反应。2009 年，Cochrane 评价发现，使用联合疫苗不会使严重不良反应发生率明显增加。

2. 异常反应

主要有高热惊厥、无菌性脓肿、过敏性皮疹、过敏性紫癜、过敏性休克、低张力低应答反应（又称休克样综合征）、血管性水肿等，但均极其少见。国外报道，接种 DTwP 后长时间啼哭和发热性惊厥的发生率为 ＜ 1/100 次接种；低张力低反应性发作发生率为 ＜ 1/（1000 ～ 2000）次接种。我国 2011 年 AEFI 监测资料表明，接种 DTaP 后的异常反应以过敏性皮疹为主，发生率为 1.25/100 000，其他尚有血管性水肿（0.19/100 000）、无菌性脓肿（0.11/100 000）、热性惊厥（0.04/100 000）、过敏性紫癜、过敏性休克、血小板减少性紫癜、喉头水肿等，但发生率均极低。

曾有报告接种 DTwP 后发生脑病。此后研究未证实脑病的发生与接种 DTwP 有因果关系。美国医学研究所（IOM）对接种 DTwP 与异常反应的关联见表 13-5。

表 13-5　美国医学研究所（IOM）有关 DTwP 疫苗与严重不良事件之间关系的结论

事件	结论
证据证明因果关系	变态反应、持续的哭闹、热性惊厥
证据与因果关系一致	低反应 - 低张力状态
证据不足以证明因果关系	无热惊厥、脑电图高峰节律紊乱、婴儿痉挛、雷氏综合征、婴儿猝死综合征
证据不足以得出结论	无菌性脑膜炎、慢性神经系统损伤、癫痫、多形性红斑或其他皮疹、GBS、溶血性贫血、青少年糖尿病、学习或注意力障碍、外周单神经病、血小板减少症
没有可利用的证据	自闭症

（七）注意事项

（1）疫苗使用时应充分摇匀，如出现摇不散的凝块，有异物，安瓿有裂纹，疫苗曾经冻结，标签不清和过期失效，不可使用。

（2）注射后局部可能有硬结，可用热敷逐步吸收。注射第二剂时应更换另侧部位。

（3）对 DTwP 有明确禁忌的儿童，不能用 DTaP 替代；如果确定为禁忌，应用 Td 或 Tdap 代替免疫程序中剩余的剂次。

四、疫苗应用中的常见问题

（一）不同 DTP 制剂的交替使用

目前 DTP 剂型较多，有时可能会出现疫苗供应中断或其他原因，因此，不同剂型疫苗是否能互换使用是在实际工作中经常会碰到的问题。对此国内外进行了较多研究，一致认为不同剂型的 DTP 可以互换使用。Kosuwon 选取了 330 名已按规定免疫程序完成 4 剂 DTwP 接种的 4 ~ 6 岁健康儿童，随机分成 2 组，分别用 DTwP 或 Tdap 进行第五次免疫。结果显示，加强免疫后 1 个月，2 组受试者具有保护水平的白喉、破伤风抗毒素和百日咳抗体均无显著差异，Tdap 组的局部反应发生率低于 DTwP 组。Kosuwon 认为，Tdap 可以作为完成 DTwP 后的加强免疫使用的疫苗。Ga Young Kwak 等在韩国的观察也取得类似结果。

Minh 等观察完成 DTwP 基础免疫的人用 Tdap 加强免疫的效果，他将 40 名在儿童期接受过 DTwP 基础免疫、无百日咳病史的志愿者随机分成 2 组：一组加强接种 1 剂两组分 Tdap（含 PT 25μg、FHA 25μg），另一组接种单组分 Tdap（含 PRN 20μg）为对照，分别于接种疫苗前，接种后 1 个月、4 年和 8 年采血，检测血清抗体水平和细胞介导免疫（CMT）应答。结果显示，在随访期间，2 组的抗体阳性率和 GMT 均下降，但免疫后 8 年的抗体 GMT 仍比免疫前高 3 ~ 20 倍（$P < 0.001$），接种两组分疫苗组的抗体水平明显高于对照组。目前认为，初免时接种 DTwP 的成人，加强免疫使用 Tdap 可以获得良好的免疫应答，所产生的抗体和 CMT 应答可持续 8 年。

WHO 指出，现有的有限资料并不提示 DTwP 和 DTaP 之间进行更换会影响疫苗的安全性或免疫原性。如不知道以前所用接种疫苗的类型，或该类型的疫苗不能获得，可以接种任何类型的 DTP 作为后续剂次。美国 ACIP 也建议，最好使用同一企业疫苗来完成免疫程序。然而，如果受种者不知道前 1 剂接种何种类型的疫苗，或者目前没有前种类型的疫苗，所有 DTaP 疫苗均可作为后续剂次完成免疫程序。并指出，通常情况下，疫苗接种不可因之前接种疫苗种类未知而延迟接种。

（二）对孕妇接种的一些特殊情况

（1）之前未接种 Tdap 的妇女，在孕期需进行 Td 加强免疫（如自上次接种 Td 后 > 10 年）。若孕期接种 Tdap，最好是在孕期第三阶段或后两个阶段（孕 20 周后）接种。

（2）作为预防破伤风标准伤口护理的一部分，如孕妇距上次接种 Td ≥ 5 年，则应推荐接种含 Tdap 的疫苗；若孕妇以前未接种 Tdap，需要进行 TT 加强免疫或使用 Tdap。

（3）为确保母亲和新生儿的抗破伤风免疫力，从未接种过 TT 的孕妇应接种 3 剂含 Td 的疫苗。推荐的程序是 0 周、4 周和 6 ~ 12 个月。Tdap 联合疫苗应代替 1 剂 Td 联合疫苗，最好在孕期的第三阶段或后两个阶段（孕 20 周后）接种。

（赵　亚）

第三节　含麻疹成分疫苗

含麻疹成分疫苗（MCV）有单价麻疹疫苗（MV）、麻疹 – 风疹联合减毒活疫苗（MR）、麻疹 – 流行性腮腺炎联合减毒活疫苗（MM）、麻疹 – 流行性腮腺炎 – 风疹联合减毒活疫苗（MMR）、麻疹 – 风疹 – 腮腺炎 – 水痘联合疫苗（MMRV）。目前应用最广泛的是 MMR，可同时预防麻疹、腮腺炎和风疹 3 种疾病。

麻疹、腮腺炎和风疹均是由病毒引起的经呼吸道传播可引起流行的传染病，3 种疾病均有古老的流行史。早在公元 165 年和 251 年在罗马帝国就有大规模麻疹的流行，我国在 162 年和 310 年也有流行的记载。东汉张仲景（约 150—219 年）在《金匮要略》中即有"阴阳毒"的描述，称"阳毒"表现为"面赤，斑锦纹，咽喉痛"等，类似于麻疹的临床症状。9 世纪末阿拉伯医师阿尔·拉兹（Ar Razi，约 841—926 年）首先描述了麻疹，在 10 世纪 Rhazes 认为麻疹是一种比较严重的疾病，并认识了麻疹流行的季节性，1675 年确认麻疹是一种独立的疾病。在使用疫苗前，麻疹在世界各地广泛流行，每年发生 3000 万 ~ 4000 万病例，大约有 80 万人死亡。估计在过去的 150 年，麻疹造成 2 亿人死亡，居于所有疫苗可预防疾病的首位。实施 EPI 后，麻疹的发病与死亡明显减少。1989 年的世界卫生大会及 1990 年世界儿童问题首脑会议提出了减少麻疹发病率及死亡率的目标，通过开展消除麻疹活动，目前全球麻疹的死亡人数从 2000 年的 54.2 万例降到 2011 年的 15.8 万例，下降了 71%。但是由于维生素 A 缺乏，还有将近 98% 的麻疹死亡病例发生在发展中国家的 5 岁以下儿童，仍是一个严重的公共卫生问题。

腮腺炎是一种主要影响唾液腺的病毒感染性疾病。公元前 500 年，Hippocrates 可能描述过一次腮腺炎暴发。1790 年，爱丁堡皇家协会汉密尔顿（Hamilton）发表了一篇题为"腮腺炎：一种在英格兰流行的温热症"的文章，首次指出一些腮腺炎患者会出现中枢神经系统病症，并指出成年男性感染腮腺炎后易患睾丸炎。1934 年，詹森（Johnson）和汉斯特尔（Goodpasture）首次证实腮腺炎是由病毒引起。1945 年，Habel 和 Enders 首次在鸡胚中成功培养出腮腺炎病毒。在疫苗使用前，腮腺炎在全球范围内是一种常见传染病，发病率为

0.1% ~ 1%，在某些人群中可达 6%，并经常在人群中出现暴发。

风疹是 18 世纪末被发现的，最初考虑是麻疹或猩红热的一种变异，并称为"第三种病"，直到 1814 年一位德国医师首次把本病与其他出疹性疾病区分，认为此病是一个独立的疾病，称为德国麻疹。1941 年，澳大利亚眼科医师 Norman Gregg 发现患先天性白内障的新生儿，母亲在妊娠 3 个月时曾感染风疹病毒，证实风疹可引起先天性风疹综合征（CRS），造成婴儿出生缺陷，才引起世界的广泛关注。2009 年，167 个 WHO 成员报告了 121 344 例风疹，比 2000 年 102 个成员报告的 670 894 例减少 82%。目前发展中国家每年约有 11 万婴儿患有 CRS。

一、疾病概述

（一）病原学

1. 麻疹

麻疹病毒可以很快地被热、光、酸性环境、乙醚、胰蛋白酶灭活，但可短暂（< 2 h）存活于空气或物体表面。

2. 腮腺炎

人是腮腺炎病毒唯一的宿主。在体外实验中，腮腺炎病毒在许多哺乳动物细胞和鸡胚中培养生长。腮腺炎病毒抵抗力弱，紫外线、甲醛和 56℃温度均可灭活，但 4℃时能存活数天。

3. 风疹

风疹病毒在体外的存活力弱，对紫外线、乙醚、氯化铯、去氧胆酸等均敏感。pH < 3.0 可将其灭活。不耐热，56℃ 30 min，37℃ 1.5 h 均可将其杀死，4℃保存不稳定，在 -70 ~ -60℃ 可保持活力 3 个月，干燥冰冻下可保存 9 个月。

（二）临床表现

1. 麻疹

潜伏期约 10 d（7 ~ 21 d）。在潜伏期末，患者出现高热、咳嗽、鼻炎和结膜炎等前驱症状，发热可达 39 ~ 40℃，2 ~ 3 d 后口颊黏膜上产生灰白色小点，称柯氏斑（Koplik 斑），是早期诊断麻疹的标志。发热 2 ~ 5 d 后，患者可出现典型的斑丘疹，先见于耳后、发际、前额、面、颈部，并自上而下波及躯干和四肢、手掌足底，疹间有正常皮肤。出疹时体温达到高峰，全身症状加重。皮疹出齐后体温开始下降，皮疹也依出疹顺序逐渐隐退。一般 3 d 出齐，4 d 出透，5 d 退疹，7 d 退净，疹后有褐色素沉着和糠皮样脱屑。

麻疹的严重程度差异很大，取决于宿主和环境等许多因素。严重或致死性麻疹的高危因素包括：年龄在 5 岁以下；生活在过度拥挤的环境；营养不良（通常是维生素 A 缺乏）；免疫系统疾病等。常见的并发症有肺炎、脑炎、中耳炎等，以肺炎最多见。

2. 腮腺炎

潜伏期 14 ~ 25 d，平均 18 d。多数患者无前驱期症状，少数病例在前驱期可出现倦怠、肌肉酸痛、眼结膜炎、咽炎，偶尔出现脑膜刺激症状。发病后，多数病例起病急，发病 1 ~ 2 d 后出现颧骨弓或耳后疼痛，然后唾液腺肿大，体温上升达 40℃。腮腺最常受累，通常一侧腮腺肿胀后 2 ~ 4 d 累及对侧，双侧腮腺肿胀者约占 75%。腮腺肿痛明显，有轻度触痛及感觉过敏，表面灼热，但多不发红。因唾液腺管阻塞，当进食酸性食物促使唾液分泌时疼痛加剧。腮腺肿大 2 ~ 3 d 达高峰，持续 4 ~ 5 d 后逐渐消退，有时颌下腺或舌下腺可以同时受累。颌下腺肿大时颈前下颌处明显肿胀，可触及椭圆形腺体；舌下腺肿大时，可见舌下及颈前下颌肿胀，并出现吞咽困难。

腮腺炎的并发症以脑膜炎及睾丸炎最常见，约 15% 患者可发生无菌性脑膜炎，20% ~ 50% 青春期男性发生睾丸炎，亦可引起耳聋、卵巢炎、乳腺炎、胰腺炎、流产等，但均极少见。

3. 风疹

按感染风疹病毒的时间有后天性风疹和先天性风疹 2 种，两者的临床表现不完全相同。

（1）后天性风疹：潜伏期 14 ~ 21 d。前驱期有低热和类似感冒的症状，常因症状轻微或时间短暂而被忽略。发病时以发热、皮疹及耳后、枕下及颈部淋巴结肿大和疼痛为特征，淋巴结肿大通常发生在出疹前 1 周，持续 1 周左右。皮疹在淋巴结肿大后 24 h 出现，首先在面部出现浅红色斑丘疹，24 h 内遍及颈、躯干、手臂，最后至足部。常是面部皮疹消退而下肢皮疹方现，一般历时 3 d，出疹后脱皮极少。风疹的皮疹比麻疹轻微且不融合，典型风疹的皮疹呈粉红色斑点样，易与斑块样暗红色斑丘疹样的麻疹相区别。在前驱期末和出疹早期软腭处可见红色点状黏膜疹，与其他病毒感染所致黏膜疹相似，无特异性。出疹时可伴低热，持续 1 ~ 3 d，轻度脾大常见。

并发症极少见，一般成人比儿童多见。可出现关节痛和关节炎、血小板减少性紫癜、睾丸炎、神经炎等并发症，预后均良好。

（2）先天性风疹综合征（CRS）：风疹病毒可以通过胎盘传递引起胎儿感染，发生先天畸形，胎儿致畸危险与妊娠月份密切有关。据美国儿科学会传染病委员会（AAP）调查，母亲妊娠 1 个月感染风疹病毒，胎儿致畸率为 93.3%，妊娠 2 个月为 95.2%，妊娠 3 个月为 78.0%，妊娠 4 个月为 51.1%，妊娠 > 4 个月为 6.3%。因此孕妇妊娠早期（孕 4 个月内）感染风疹病毒最危险，可发生"CRS 三联征"（失明、耳聋、先心病）和小头畸形等，甚至引起早产、死产。以上有些症状表现为迟发，可在生后 2 月至 20 年内发生。CRS 的诊断参见表 13-6。

风疹并发症主要有脑炎、心肌炎、关节炎、出血倾向等，但均极其少见。

表 13-6　美国先天性风疹综合征（CRS）病例定义的临床表现和分类标准

病例定义	病例分类
临床诊断病例定义：通常发生在婴儿期，由宫内风疹病毒感染引起，具有以下 2 类症状和体征的疾病：	疑似病例：具有相应的临床症状和体征，但尚未达到病例的标准
白内障和先天性青光眼，先天性心脏病（最常见的是动脉导管未闭或周围肺动脉狭窄），听力损害，色素性视网膜病变	可能病例：尚未经实验室确证，具有任 2 种第一类别中的症状和体征病例，或者具有 1 种第一类和 1 种第二类的症状和体征且没有病原学支持的病例
紫癜，肝脾肿大，黄疸，小头畸形，发育迟缓，脑膜脑炎，放射性骨病	确诊：临床症状和体征相吻合，且有实验室证据的病例
临床表现：任何畸形表现或者先天性风疹病毒感染的实验室证据。CRS 患儿通常具有 1 种以上和先天性风疹病毒感染有关的症状和体征。不过患儿可表现为单一的损害。听力损害为最常见的单一症状	单纯性感染：有实验室证据证实感染，但没有任何临床症状和体征的病例
诊断的实验室标准： 　分离到风疹病毒 　风疹特异性 IgM 抗体阳性 　婴儿抗体水平持续保持在较高水平，超过母传抗体消减的预期时间（如抗体滴度的下降未达到每月下降一半的速率） 　RT-PCR 检测到风疹病毒	

（三）实验室检查

麻疹、腮腺炎和风疹的实验室检测方法都包括血清学检测和病原学检测 2 种。

1. 麻疹

用 ELISA 法检测麻疹 IgM 抗体阳性或在鼻咽拭子标本中分离到麻疹病毒。

2. 腮腺炎

血清学检测特异性 IgM 抗体阳性或在唾液、尿液、脑脊液、血液中分离到腮腺炎病毒。

3. 风疹

血清学检测风疹特异性 IgM 抗体阳性，以及从风疹或 CRS 患者的鼻咽、血液、咽喉、尿和脑脊液标本中分离到风疹病毒。

二、流行病学

(一)麻疹、腮腺炎、风疹的流行病学

麻疹、风疹、腮腺炎均是经呼吸道传播的人类疾病，没有动物宿主，具有高度传染性。麻疹传染源是患者，患者在出疹前 4 d 至出疹后 4 d 均具有传染性。

风疹的传染源主要有临床患者、CRS 患儿及亚临床感染的儿童，儿童感染后 25% ~ 50% 不表现临床症状，但能从其鼻咽部分离到病毒。妊娠期妇女患病后，不论是显性还是隐性感染，均可使胎儿受感染，导致发生 CRS。

腮腺炎患者和隐性感染者均是传染源。患者自腮腺出现肿大前 6 d 至肿大后 9 d，可从唾液中分离到病毒，此期有高度的传染性。隐性感染者在流行期内可占 30% ~ 50%，也是重要传染源。

在实施接种疫苗前，人类对麻疹、腮腺炎、风疹普遍易感，每个人在进入青少年时期前，几乎均患过麻疹和腮腺炎，儿童和青少年感染风疹病毒者也较普遍。感染麻疹、风疹、腮腺炎病毒后，可获得持久的免疫力。

(二)疫苗时代的流行病学特征

广泛使用疫苗后，麻疹、风疹、腮腺炎有相似的流行特征。

1. 发病率大幅度下降，不同地区发病率悬殊

在疫苗使用前，麻疹、风疹、腮腺炎发病率极高。20 世纪 60 年代，我国年均报告麻疹病例近 500 万例。风疹、腮腺炎未列入法定传染病报告系统，据上海、北京的资料，1993 年上海市报告风疹 58 104 例（发病率 451.57/100 000）；1994 年北京市发生风疹暴发，报告 18 753 例（发病率 176.62/100 000）。1992 年全国 120 个监测点调查，腮腺炎发病率为 133/100 000。一些典型调查资料表明，腮腺炎在我国，尤其在城市和学龄前儿童中广泛流行。

随着疫苗的广泛使用，3 种疾病的发病均得到控制。2011 年全国报告麻疹 9943 例（发病率 0.74/100 000），为历史上发病最低的 1 年（图 13-5）；报告风疹 65 549 例，腮腺炎 454 386 例，均比使用疫苗前大幅度下降。

但是，不同地区的发病率有很大的差异。以麻疹为例，2011 年，发病数以新疆最多，占全国病例总数的 19.06%，其次为四川、浙江、陕西、甘肃，5 个省区的麻疹病例数占全国病例总数的 57.61%。全国有 1508 个（51.43%）县有麻疹病例报告，其中 30 个县报告 2961 例，占全国病例总数的 29.78%。

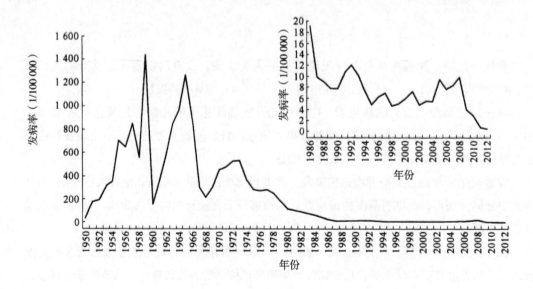

图 13-5　1950—2012 年全国麻疹报告发病率

2. 发病年龄出现"双相移位"现象，婴幼儿和成人发病增多

在使用疫苗前，发病以婴幼儿为主，由于青少年和成人在儿童时期已感染，青少年和成人发病较少。疫苗时代，发病虽仍以婴幼儿为主，但青少年和成人发病明显增多，尤其是麻疹最为明显。2011 年，全国 ≤ 1 岁和 ≥ 15 岁的麻疹病例数分别占 53.90% 和 27.58%；在 < 1 岁病例中 8 月龄以下者占 49.57%，占全部病例的 27.11%。最近美国报告亦显示，21% 的麻疹病例为 12 月龄以下婴儿，这些婴儿占住院病例的 26%。

风疹的发病年龄也出现后移。山东省调查 1999—2004 年期间，< 7 岁的风疹病例仅占总病例数的 7.93%，发病主要集中在学龄儿童，即 7 ~ 15 岁年龄组，占总病例数的 77.77%。发病高峰年龄有逐年后移趋势，15 ~ 30 岁年龄组的发病率从 1999 年的 0.06/100 000 上升至 2004 年的 0.18/100 000；发病年龄中位数也从 1999 年的 10.37 岁上升至 2004 年的 13.96 岁。

我国缺乏成人腮腺炎发病的全面资料，一些典型调查表明，腮腺炎在大、中学，甚至在部队新兵中屡有发病的报道，国外资料亦是如此。20 世纪 90 年代后期以来，美国、英国、加拿大等将 MMR 纳入 NIP 10 ~ 15 年后，均出现腮腺炎暴发。腮腺炎暴发所涉及的人群均为年龄较大的人群（非 NIP 应种对象），也有进行疫苗接种后出生的人群。如美国 2005 年 12 月艾奥瓦州出现腮腺炎流行，在 6 个月内迅速传播至 11 个州的 16 所大学，至 2006 年暑假流行终止，病例数达到 6584 例，平均发病年龄为 21 岁。英国 2004—2005 年间，病例报告总数达 56 000 例，多发生于 15 ~ 24 岁人群。沙特阿拉伯、阿联酋、约旦河西岸和加沙地区最近也有类似报道。

成人麻疹、风疹、腮腺炎发病增多已成为较普遍的趋势。其原因如下。一是进入生育年龄的母亲，多为人工免疫获得的免疫力，或者未接种麻疹、腮腺炎、风疹疫苗，母传抗体水平低，小月龄婴儿难以得到保护。二是幼年时期接种疫苗，随着受种者年龄的增长，免疫力下降或消失。美国 CDC 在腮腺炎暴发后调查，在完成 2 剂腮腺炎疫苗的受种者中，有 79% 的患者离最后 1 次接种时间超过 10 年。三是疾病发病减少，缺少因隐性感染的机会而获得免疫力。

3. 暴发是当前影响疫情的主要因素

虽然近几年来，麻疹、风疹、腮腺炎病例报告数有所下降，流行范围不断缩小，但是暴发点（村、乡或县）的疫情往往左右着整个地区（县、市或省）的流行面貌。2011 年，全国通过麻疹监测系统共报告疑似麻疹暴发疫情 127 起，其中确定为麻疹暴发 62 起，风疹暴发 41 起，排除麻疹 / 风疹暴发 1 起，另有 23 起待定。2005—2011 年全国报告风疹突发公共卫生事件 24 ～ 270 起，占传染病突发事件的 2% ～ 16%，其中 98% 发生在学校。2008—2009 年，报告腮腺炎暴发疫情约占全国传染病突发疫情的 21%，累计发病 28 497 例，其中 99% 的暴发在学校。

暴发有以下几个特点：①与前次流行间隔时间已很长，缺乏免疫力的人群积累，人群易感性高；②传染源从外地侵入；③一旦发生 2 代病例，传染源迅速扩散，流行高峰突出；④高峰后发病骤降，易感人群急剧减少；⑤发病年龄几乎集中在与 2 次流行间隔相当的年龄组；⑥暴发持续时间短，病毒从该人群中消失；⑦这些地区常是交通不便的山区或乡村，接种率或接种质量不高，人群易感性高；⑧流行范围局限。目前发生麻疹暴发的往往是一些免疫规划工作薄弱，存在免疫空白的地区。免疫空白可以是 1 个村、1 个乡或更大范围。

4. 发病者大多无免疫接种史

2011 年，我国 8 月龄至 14 岁的 4892 例麻疹病例中，有 MCV 免疫史 ≥ 2 剂、1 剂、0 剂和不详的比例分别为 7.93%、19.83%、59.26% 和 12.98%，免疫史不详或未免疫者占 72.24%。济南市 2006 年发生风疹暴发 30 起，发病 552 例，所有病例均无风疹减毒活疫苗（RV）和含风疹成分疫苗（RCV）的免疫史。

5. 流动人口发病增多

经济发达地区由于经济快速发展，人口流动频繁，麻疹发病增多，流动人口已成为这些地区发病的主要人群。2005—2007 年全国流动人口中的麻疹病例占全部病例的 23.6% ～ 37.0%。

三、疫苗应用

（一）疫苗

1. 麻疹疫苗（MV）

人类对麻疹的免疫预防经历了一个长期过程。远在 300 多年前，我国医学家叶霖所著《沙疹辑要》中，即有种疹法的记载。将轻疹患者的疹子刺破后，以棉花沾其血，贴敷于未患麻疹人之臀部或塞于鼻腔内，后者发病后病情较轻。1749 年 Home 将麻疹患者的血液或呼吸道分泌物给易感儿做皮上划痕接种，1905 年 Hektoen 用出疹后 30 h 内麻疹患者的血液给易感儿做皮下注射。因此早期应用成人或患者的全血、血浆或血清，或用胎盘血对易感儿接种是一种常用的方法。20 世纪 40 年代，开始进行疫苗研究，但均未取得成功。1954 年，Enders 和 Peebles 在人和猴子的肾组织培养物中成功分离到麻疹病毒。1963 年，经甲醛灭活并以铝作为佐剂的 Edmonston 病毒株疫苗在美国获得审批。由于灭活疫苗的免疫效果持续时间短，且许多受种者发生非典型麻疹症状，1967 年停止使用。

1960 年 Enders 和同事首先将在 1 名儿童中分离的麻疹病毒，在鸡胚成纤维细胞中适应并传代至可接受的减毒水平，制成 Edmonston B 原始 MV（简称"EdB 株"），有 96% 的受种者产生高水平抗体，但反应较重，发热率高达 80% 左右，半数儿童有皮疹，有时还可引起急性脑炎和亚急性硬化性全脑炎（SSPE），故不易推广。1960 年，Smorodintsev 等用鸡胚细胞或人羊膜细胞培养麻疹病毒制成减毒活疫苗，证明麻疹易感儿接种后能发生轻型麻疹临床症状，但无传染性，1963 年在美国首先使用，此后世界各国都相继选育了一些新疫苗株。

1957 年我国汤非凡等用 2～7 月龄胎儿的肾脏组织（3 个月内用全肾，3 个月以上仅用肾皮层组织）和猴肾单层细胞组织培养，成功分离麻疹病毒。1958 年开始研制灭活 MV，1959 年初试用于小量人群，因效果不佳而终止研究。1960 年上海生物制品研究所分离培育出沪 191 麻疹减毒株，北京生物制品研究所及长春生物制品研究所相继用 L4 株进一步传代而获得长 47 株、京 55 株。1965 年卫生部批准这 3 株减毒疫苗株用于生产疫苗。1982 年，因京 55 株免疫原性较弱，免疫持久性较短，而改用沪 191 株，此后国内只有长 47 和沪 191 两个毒株用于生产疫苗。MV 初期使用均为液体剂型，20 世纪 80 年代中期全部改为冻干剂型。

国产 MV 是将麻疹病毒减毒株接种原代鸡胚细胞，经培养、收获病毒液，加入适宜稳定剂冻干制成，为乳白色疏松体，复溶后为橘红色或淡粉红色澄清液体。主要成分为减毒的麻疹活病毒抗原，辅料包括精氨酸、味精、尿素、明胶、蔗糖、人血白蛋白。所附 MV 稀释液为灭菌注射用水。复溶后每 1 人次用剂量含麻疹活病毒应不低于 $3.0 \lg CC\ ID_{50}$。

2. 风疹疫苗（RV）

Parkman 和 Weller 于 1962 年首次成功分离风疹病毒后，世界各国开始致力于 RV 的研制。1966 年，Meyer 首先研制成功 HPV-77 株风疹病毒减毒株，并于 1969 年获准在美国使用。此后其他减毒株也相继问世，如 RA27/3 疫苗、T0-336 疫苗等。

我国于 1979 年开始从事风疹病毒的分离与鉴定研究。1980 年，对分离的 BR-1 病毒株进行系统鉴定并进行减毒。1984 年，选育成功适宜用于制造疫苗的 BRD-Ⅱ株，试制少量疫苗进行临床试验，证明此株适用于制备疫苗。1988 年用 BRD-Ⅱ株制备批量疫苗，经实验室及人群现场考核，证明疫苗安全有效。1998 年获国家批准生产文号，投入大量生产，经市场使用证明安全有效。

国产 RV 系用风疹病毒减毒株接种人二倍体或兔肾细胞，经培养、收获病毒液，加适宜稳定剂冻干制成，为乳酪色疏松体，复溶后应为橘红色澄清液体。复溶后，每 1 人次用剂量含风疹活病毒应不低于 3.2 lgCCID$_{50}$。

3. 腮腺炎疫苗（MuV）

1945 年，Habel 和 Enders 首次在鸡胚中成功培养出腮腺炎病毒，1946 年研制出试验性灭活疫苗，由于效果不理想而停止使用。1963 年，美国从 1 名叫 Jeryl Lynn Hilleman 的患者咽部分离到腮腺炎病毒，经鸡胚传代减毒，并经鸡胚细胞适应培养后获得 Jeryl Lynn（JL）株，JL 株减毒活疫苗于 1967 年被批准使用。其后苏联、南斯拉夫、日本、瑞士、比利时等国均研制成功减毒活疫苗。

我国于 20 世纪 50 年代开始进行 MuV 的研制。1956 年，从典型患者的咽部分离到腮腺炎病毒，并经鸡胚尿囊腔传代减毒培育建立了 M56-1 株。1976 年 ME 株减毒活疫苗被批准使用。1979 年上海生物制品研究所利用 JL 株经鸡胚细胞培养建立了 S79 株，其性能与 JL 株疫苗相似，1991 年北京生物制品研究所使用 S79 株制备减毒活疫苗，1997 年 S79 株减毒活疫苗获正式生产文号，目前在国内广泛应用。此外，1984 年武汉生物制品研究所建立了 Wm84 株并制备成减毒活疫苗。

国产腮腺炎疫苗是用腮腺炎病毒减毒株接种原代鸡胚细胞，经培养、收获病毒液后，加适宜稳定剂冻干制成。复溶后，每 1 人次用剂量含腮腺炎活病毒应不低于 3.7 lgCCID$_{50}$。

4. 联合疫苗

MCV 的种类较多，由于麻疹、风疹、腮腺炎均只有 1 个血清型，抗原性稳定，可以研制减毒活疫苗；3 种疾病的保护性抗原均是血溶抗原，生产及检定方法相似；3 种疾病均为急性呼吸道传染病，无中间宿主及昆虫媒介，以显性感染为主，感染后可获得较持久的免疫，因此具有制备联合疫苗的免疫学、生物学和流行病学基础。联合疫苗不影响免疫应答，不增加反应；同时，具有减少针次、父母易于接受、减少费用、简化免疫程序、可同时预防 3 种疾病的优点。因此目前国内外已广泛使用 MMR。

1971 年，MMR 在美国获得审批；1978 年，风疹病毒的 RA27/3 株代替 HPV-77 dE-5 株，成为 MMR 中的风疹病毒成分，MMR Ⅱ 获得审批。我国于 1996 年开始研发 MMR，2002 年底批准生产，目前由北京、上海生物制品研究所负责生产。MMR 发展史和成分见表 13-7、表 13-8。

表 13-7　MMR 的发展历史

疫苗	病毒分离	国外疫苗上市	国产疫苗上市
麻疹	1954 年	1963 年	1965 年
腮腺炎	1963 年	1967 年	1984 年
风疹	1962 年	1969 年	1994 年
MMR		1971 年	2002 年

表 13-8　目前国内使用的 MMR 疫苗成分

疫苗	生产商	麻疹株	腮腺炎株	风疹株
默尔康	默沙东 （MMR Ⅱ ®）	Enders Edmonston	Jeryl Lynn™	Wistar RA27/3
普祥立适	GSK	Schwarz	RIT 4385	Wistar RA 27/3
北京 MMR	天坛生物	沪 191	BRD Ⅱ	沪 S79

（二）免疫策略

WHO 确定 2015 年在全球消除麻疹。消除麻疹可分为 3 个阶段，不同阶段有不同的策略。

1. 控制阶段

控制阶段指将疾病的发病或流行控制在较低的水平，仍需要采取持续的控制措施。此阶段的策略，主要是通过婴儿达到较高的 1 剂次 MCV 常规接种率（如 $MCV_1 > 95\%$），以降低麻疹发病和死亡。对一些有大量未免疫儿童和死亡病例的地区，可针对 9 月龄至 3 ~ 5 岁儿童开展群体性接种。

2. 预防暴发阶段

当麻疹发病持续减少时，应采取积极的接种策略来提前预防暴发的发生或者完全阻断麻疹病毒传播，要求常规接种第二剂次 MCV。WHO 和 UNICEF 建议，凡是全国连续 3 年 MCV_1 接种率 ≥ 80% 的国家 / 地区，都应将 MCV_2 列入常规免疫程序。

3. 消除阶段

消除阶段是指通过努力将疾病的发病率降低为 0，这需要持续的控制措施。WHO 消除麻疹工作组（AMRO）提出消除麻疹目标时，建议采用以下策略。

（1）常规免疫：良好的常规免疫是保证 12 ~ 23 月龄儿童达到并维持高水平常规免疫接种率的关键措施。

（2）开展初始强化免疫（SIA），覆盖所有 9 月龄至 14 岁儿童：初始强化免疫是根据麻疹流行病学特征，在一定范围内、短时间内对麻疹高发人群开展的群体性接种，不考虑既往免疫史。目前国内外开展初始强化免疫的目标人群主要是 8 月龄至 14 岁所有儿童。

结合我国的实际情况，近 5 年年平均麻疹发病率 ≥ 5/100 000 的省份，或虽然发病率为 1/100 000 ~ 5/100 000，但 14 岁以下儿童麻疹病例占 70% 以上的省份，要制定具体实施方案，对 8 月龄至 14 岁儿童开展麻疹疫苗初始强化免疫活动。

（3）开展周期性的后续强化免疫：在初始强化免疫结束后，每隔 3 ~ 5 年，在一定范围内，不考虑既往免疫史，对 8 月龄至 4 岁儿童开展群体性接种。对于依靠定期 SIA 达到人群高免疫水平的国家，应使用最准确方法确定全国 MCV_1 和 MCV_2 覆盖率达到 90% ~ 95%，且至少连续 3 年，才考虑停止 SIA。

（4）应对暴发的策略：加强监测，对疑似病例开展以实验室为基础的调查，以便早期发现可能出现的暴发疫情。对可能引起暴发危险的地区，要迅速做出反应（包括扩大 MCV 的使用范围）。为保护暴发中的高危人群，可于接触后 2 d 内进行免疫，以减轻麻疹的病情，甚至可防止出现临床症状。有免疫禁忌证的个体，于接触后 3 ~ 5 d 内注射麻疹免疫球蛋白。

（5）成人免疫策略：鉴于目前在一些工业化国家青少年和成人中的易感者大量增加，麻疹、风疹、腮腺炎发病增多，建议对成人接种 MMR。英国健康保护机构鼓励地方卫生机构要在学生离校前接种 2 剂 MMR，未接种者在进入大学时应予以接种。美国大学生卫生协会建议，1956 年以后出生的所有学生，在入学前要查验接种 MMR 的证明，无免疫史或未患病者应接种 MMR。2011 年美国 ACIP 对青少年和成人接种 MMR 提出以下要求。

19 ~ 65 岁：对 1957 年前出生未接种疫苗，或 1957 年或之后出生的成人无证明接种 1 剂或多剂 MMR 者，应常规接种 2 剂 MMR 或 1 剂 MMR，除非对疫苗有医学禁忌，或实验室证明对这 3 种传染病有免疫力，或有保健医师提供的患过麻疹或腮腺炎的证明。并推荐以下成人接种第二剂 MMR。①最近接触麻疹、腮腺炎患者或本身在有麻疹、腮腺炎暴发机构的工作人员；②高等学校学生；③在卫生保健机构的工作人员；④计划进行国际旅行者；⑤曾在 1963—1967 年接种过麻疹灭活疫苗或不清楚接种麻疹疫苗类型的，应再次接种 2 剂 MMR。

我国目前尚无成人免疫方案，建议对高中一年级或新入学大学生和部队新兵接种，以及对高危人群接种，如医务人员、托幼机构工作人员等。

（三）免疫程序与应用

我国目前规定 MV、RV、MuV、MMR（国产疫苗）的初免月龄均为 8 月龄。由于麻疹发病年龄出现小月龄的趋势，世界各国均致力于母传抗体对婴儿接种 MV 干扰的研究。目前证实婴儿首次接种 MV 时，母传抗体可直接掩盖特异性 B 细胞决定簇，从而阻止与抗原结合，不能有效地被婴儿 B 细胞识别。虽然 B 细胞免疫应答受限，但可产生强烈的 T 细胞应答，当再次接种后产生的体液免疫增强提示初次免疫有效。美国规定 MMR 的初免月龄为 12 月龄，但存在麻疹流行风险时，可以提前到 6 月龄接种，但这 1 剂不纳入免疫程序，至 1 岁时仍需再接种。研究发现，美国和高地方性流行国家提前接种 MMR 的策略获得成功，在 12 月龄以下接种 2 剂疫苗的儿童中，死亡率明显下降，这个发现增强了人们对发展中国家提早实施 2 剂免疫程序的关注。我国目前 8 月龄以下婴儿麻疹发病增多，曾有学者建议将 MCV 初免月龄提前至 6 月龄。但经专家研究论证，考虑到婴幼儿免疫系统发育尚不完善、母传抗体的影响，以及免疫成功率较低等原因，仍确定初免月龄为 8 月龄。有关常规接种第二剂 MCV 的时间问题，大量研究资料证实，接种第二剂 MCV 不是加强免疫，不能产生免疫回忆反应；对于低抗体水平者（HI < 1 : 8），虽然可以提高免疫应答水平，但维持时间仅半年左右，又下跌至原来的水平。因此，2005 年，卫生部对 MV 免疫程序进行修订，将复种时间由 7 岁提前至 18 月龄，有些省市于 4 岁再复种 1 次，接种剂量也由

0.2 mL 调整到 0.5 mL。我国最终将用 MMR 替代 MV，在目前 MV 供应不足的情况下，采取过渡程序（表 13-9）。

表 13-9　扩大免疫规划过渡时期疫苗免疫程序

| 疫苗 | 接种对象 | 接种剂次 | 接种部位 | 接种途径 | 接种剂量/剂次 |
	月（年）龄				
MM（MV）	8 月龄	1	上臂外侧三角肌下缘附着处	皮下注射	0.5 mL
MMR（MR、MV）	18～24 月龄	1	上臂外侧三角肌下缘附着处	皮下注射	0.5 mL

WHO 推荐 2 剂 MMR 免疫接种程序，首剂于 12～18 月龄接种，第二剂于入学前即 5～6 岁时接种。第一剂和第二剂接种最短间隔为 1 个月，第二剂可以通过开展补充免疫活动的形式提供。

（四）禁忌证

（1）对疫苗中任何成分过敏者。

（2）白血病、淋巴瘤、严重恶性疾病，或正在接受大剂量甾体类激素、烷化剂或抗代谢物治疗的患者。

（3）免疫功能缺陷或严重低下者。

（4）轻度感染一般不视为疫苗接种的禁忌，但如患者出现高热或其他提示严重疾病的体征时，应暂缓接种。

（5）孕妇应避免接种 MCV（无论是单独接种还是与其他疫苗联合接种）。

（6）处于 HIV 早期感染和无症状的 HIV 感染者不是接种的禁忌。

（五）效果

麻疹、腮腺炎及风疹活疫苗的使用已经有 40 多年的历史，经在全球 100 多个国家 5 亿多人次的使用实践证实，MMR 安全有效。接种后 1 个月，95% 以上的受种者对 3 种疾病均可产生有效的免疫应答。接种 2 剂 MMR 者，MV 的免疫成功率为 99%，MuV 为 95%，RV 为 98%。接种 MMR 疫苗后免疫力可保持 11 年。

国产与进口 MCV 的效果无差异。在 20 世纪 60 年代曾用沪 191 株 MV 与 Edmonston 和 Schwarz 株 MV 进行比较，表明免疫原性和安全性相似。20 世纪 90 年代，国产 BRD-Ⅱ株与国际公认的 RA27/3 株 RV 进行比较，也具有同样的免疫效果。在临床试验中，＞12 月龄儿童接种单剂次 RV 后，95% 以上可产生有保护水平的风疹抗体，＞90% 的 RV 受种者产生的免疫保护至少可持续 15 年。我国使用的腮腺炎 S79 株是由 JL 株经鸡胚细胞培养建立的，其性能和效果与 JL 株疫苗相似。经对国产 MMR 和进口 MMR 比较，国产 MMR 的效果也非常理想（表 13-10）。

表 13-10　国产 MMR 与进口 MMR 和单价疫苗血清学效果比较

疫苗	麻疹阳转率（%）	GMT	腮腺炎阳转率（%）	GMT	风疹阳转率（%）	GMT
国产 MMR	100.0	41	85.7	6.1	100.0	320
进口 MMR	94.4	38	85.2	6.5	100.0	442
麻疹疫苗	100.0	28				
腮腺炎疫苗			87.5	6.2		
风疹疫苗					100.0	849

　　近年来发现，接种 1 剂 MMR，麻疹和腮腺炎循环抗体水平会随时间延长逐渐降低。大多数于腮腺炎暴发后开展的研究也表明，MuV 效果低于疫苗上市前研究的结果，并且抗体水平会在数年后出现下降的趋势。提示在缺乏重复自然暴露的情况下，无论是疫苗诱导还是自然感染获得的抗体均随时间而逐渐减少，从而导致人群中的易感者数量日益增多，如果病毒被重新引入，就可导致暴发的发生，特别是在年轻人群中。因此，接种第二剂 MCV 疫苗对提高免疫效果有重要作用。Pebody 等观察接种 1 剂 MMR 的麻疹抗体阴性率或不确定率分别是 8.5% 和 11.1%，腮腺炎分别为 14.9% 和 9.8%，风疹分别是 1.0% 和 3.6%；接种第二剂 MMR 后，麻疹抗体阴性率或不确定率分别是 0 和 1.4%、腮腺炎分别是 1.4% 和 0.9%，风疹抗体均为 0，而且接种 2 剂 MMR 后，3 种抗体 GMT 均明显高于接种 1 剂。另对 389 名儿童观察，接种 1 剂 MMR，有 41% 抗 1 种以上抗原的抗体阴性；接种第二剂 MMR 后，抗 1 种或多种抗原抗体的阴性率 < 4%。Corinne Vandermeulen 对平均年龄（19.78±1.13）岁的 160 名比利时大学生进行观察，他们曾在 12 月龄时接种过 1 剂 MMR 或在 10 ～ 12 岁时进行第二剂复种或不复种，比较接种 2 剂和 1 剂 MMR 后的抗体阳性率，麻疹阳性率分别为 77.1% 和 58.7%（P = 0.05），腮腺炎分别为 67.5% 和 55.6%（P = 0.009），风疹分别为 99.2% 和 71.4%（P = 0.008），2 剂接种组的阳性率均显著高于 1 剂接种者。2 剂接种组的麻疹和腮腺炎抗体 GMT 也显著较高，风疹抗体 GMT 虽呈现相似趋势，但无显著性统计学意义。

　　胡家瑜等选择 8 月龄已接种 1 剂 MV 并在 12 ～ 18 月龄已接种 1 剂 MMR、无 RV 和 MuV 免疫史的健康儿童 110 人，在 4 岁时接种第二剂 MMR，并在免疫前和免疫后 1 个月，检测麻疹 IgG 抗体、腮腺炎血凝抑制（HI）抗体、风疹 HI 抗体。结果显示：观察对象在 4 岁时进行第二剂 MMR 免疫前，麻疹 IgG 抗体阳性率 100.00%，风疹 HI 抗体阳性率 100.00%，腮腺炎 HI 抗体阳性率 58.18%。经第二剂 MMR 免疫后，麻疹 IgG 抗体阳性率仍为 100.00%，几何平均滴度（GMT）为 1 ∶ 2678，较免疫前 ≥ 4 倍增长率为 14.68%；风疹 HI 抗体阳性率仍为 100.00%，GMT 为 1 ∶ 611.90，较免疫前 ≥ 4 倍增长率为 50.48%；腮腺炎 HI 抗体阳性率为 98.00%，GMT 为 1 ∶ 32.49，较免疫前 ≥ 4 倍增长率为 69.09%。表明 MMR 2 剂的免疫效果较好。

接种 MMR 对控制相应疾病的效果显著。使用 MMR 的国家，3 种疾病的发病率均下降 99%，同时由这 3 种疾病引起的并发症也随之下降。芬兰 20 世纪 70 年代麻疹年发病率为 366/100 000、腮腺炎 240/100 000、风疹 104/100 000，1982 年开始实施 2 剂 MMR 免疫方案，1994 年已成功消灭芬兰本土麻疹、风疹、腮腺炎 3 种疾病。

有关接种 MMRV 或 MMR + V 的报道较多。Watson 等曾对 111 名平均为 15.7 月龄的婴儿接种 MMRV（Ⅰ组）或在不同部位同时接种 MMR 和 VarV（Ⅱ组），于接种 6 周和 1 年后进行免疫原性观察。接种后 6 周，水痘抗体阳转率为 100%，但Ⅰ组的抗体滴度比Ⅱ组低，接种后 1 年则无差异。接种后 1 年，2 组水痘抗体阳转率仍为 100%，有 22 人接触水痘患者均未发病。111 名儿童接种前麻疹、腮腺炎和风疹抗体阴性者，接种后 6 周抗体全部阳转，2 组抗体 GMT 无显著性差异。接种后 1 年，2 组麻疹、腮腺炎和风疹抗体滴度亦无显著性差异。吴艳梅等采用 Cochrane 系统评价的方法，电子检索 1990 年至 2010 年 4 月期间 Pub Med、BIOSIS Previews、CDSR、Cochrane Library、CBM、CNKI、VIP 等英文数据库，以及中国生物医学文献数据库（CBM）、中国知网（CNKI）、维普数据库（VIP）中文数据库，并辅以手工检索及追查已纳入文献的参考文献，比较 MMRV 与 MMR + V 分别接种的随机对照试验（RCT），按照评价标准，纳入 5 个 RCT，研究对象 5832 例。结果表明，接种 MMRV 和 MMR + V 的麻疹、腮腺炎、风疹抗体和水痘抗体的阳转率均无显著性差异，证实 MMR + V 分开接种与 MMRV 具有同等的免疫效果。葛兰素史克公司研制的 MMRV（Pdorlx-Tetra™）在 3000 多名儿童的 8 项研究也表明，与同时接种 MMR（Priorix™）和 VarV（Varilrix™）相比，接种 MMRV 3 年后的免疫力与分别单独接种时相似。

MV、MuV、RV、MMR 均可用于应急接种。陈超等报告，2006 年吉林省局部地区发生麻疹暴发，为遏制疫情，对全省 8 月龄至 14 岁儿童进行 MV 应急免疫，调查接种率达 98.20%，抗体阳性率为 97.62%，迅速控制了疫情上升的态势。蒋志勤报道，某小学发生腮腺炎流行，对易感学生进行 MuV 应急接种，疫情得到了控制，疫苗的保护率为 73.98%，效果指数为 3.84。陈兆斌报道，某中学发生风疹流行，在 1134 名学生中对 608 名学生应急接种 RV，接种率为 53.62%。实施应急接种后，接种组发病 37 人，其中接种 15 d 后发病仅 1 人；未接种组发病 85 人，其中接种 15 d 后发病 38 人。2 组发病差异有统计学意义，疫苗保护率为 90.0%（95% CI：87.5% ~ 92.5%）。接种疫苗 15 d 后效力愈发明显，其保护率可达 97.7% 左右。

（六）接种反应

2011 年，我国 AEFI 监测系统报告接种 MV AEFI 2079 例，报告发生率 66.51/100 000，其中一般反应 1661 例，发生率 53.13/100 000；异常反应 371 例，发生率 11.87/100 000。报告 MR AEFI 3246 例，发生率 19.89/100 000，其中一般反应 2534 例，发生率 15.52/100 000；异常反应 635 例，发生率 3.89/100 000。报告 MM 272 例，发生率 10.90/100 000，其中一般

反应 211 例，发生率 8.45/100 000；异常反应 52 例，发生率 2.04/100 000。报告 MuV AEFI 71 例，发生率 3.39/100 000，其中一般反应 62 例，发生率 2.96/100 000；异常反应 7 例，发生率 0.33/100 000。报告 RV AEFI 67 例，发生率 10.01/100 000，其中一般反应 56 例，发生率 8.37/100 000；异常反应 8 例，发生率 1.20/100 000。报告 MMR AEFI 2352 例，发生率 12.87/100 000，其中一般反应 1991 例，发生率 10.89/100 000；异常反应 295 例，发生率 1.61/100 000。

1. 一般反应

MCV 是非常安全的疫苗，接种后的一般反应通常较轻微，且为一过性。在接种后 24 h 内注射部位可能会发生轻微疼痛和压痛，有时可伴发低热和局部淋巴结肿大。在接种后 7 ～ 12 d，大约 5% 的受种者可出现 39.4℃ 的发热，持续 1 ～ 2 d，个别受种者可导致热性惊厥（发生率约为 1/3000）。2% 的疫苗受种者会出现一过性的皮疹。大多不需特殊处理可自愈，必要时可对症治疗。

2. 异常反应

已经证实与接种 MCV 有关联的异常反应有过敏性休克、过敏性皮疹、过敏性紫癜、特发性血小板减少性紫癜等，但发生率极低。据 2011 年全国 AEFI 监测资料统计，主要异常反应的发生率如表 13-11。

表 13-11　2011 年全国 AEFI 监测中的异常反应发生率（1/100 000）

疫苗	过敏性皮疹	过敏性紫癜	血管性水肿	血小板减少性紫癜	过敏性休克	热性惊厥	GBS
MV	11.13	0.13	0.06	0.10	0.06	0.16	0.03
MR	3.67	0.01	0.01	0.05	0.01	0.04	0
MM	1.80	0.08	0.04	0.04	0	0.04	0
MMR	1.40	0.05	0.06	0.03	0.01	0.04	0

曾有报道 MCV 可增加永久性神经系统后遗症、GBS、亚急性硬化性全脑炎（SSPE）和炎症性肠病或自闭症的危险，但目前尚未证实存在因果关系。

吴艳梅等采用 Cochrane 系统评价的方法，评价接种 MMRV 或 MMR ＋ V 的安全性，结果表明接种部位疼痛、红肿、硬结、皮疹发生率的差异均无统计学意义，仅接种后发热率的差异有统计学意义。

（七）注意事项

（1）使用免疫球蛋白或其他含抗体的血液制品可能中和疫苗的效力，时间可长达 3 ～ 11 个月，具体视抗体的剂量而定，接种疫苗 2 周内应避免使用血液制品。

（2）疫苗病毒对温度和光线抵抗力较弱，可迅速灭活，应注意避光保存。

（3）冻干疫苗经溶解成液体状态后，可迅速导致效价降低，必须在半小时内用完，用不完应废弃。

（4）开启安瓿和注射时切勿使消毒剂接触疫苗，用75%乙醇消毒皮肤，待干后再注射。

（5）孕妇禁用MuV和RV，育龄期妇女在接种疫苗后3个月内应避免怀孕。

（6）对患有恶性肿瘤或骨髓移植的儿童应在免疫抑制治疗停止6个月后接种疫苗，如果受种者患有严重疾病，应当推迟接种时间。活动期结核病患者要等到治疗结束后再接种。

四、疫苗应用中的常见问题

（一）HIV感染者是否可以接种MCV

全球疫苗安全咨询委员会（GACVS）对收集到的2009年2月以前有关HIV阳性儿童接种MV的文献进行研究，结果如下。

（1）这些证据不能表明HIV阳性的儿童接种MV有严重的风险。

（2）接种MV后的HIV阳性儿童死亡率高于未感染HIV且接种MV的受种儿童。应对HIV高流行人群中接种MV的儿童进行系统的追踪调查，以评估HIV感染在反应发生中所起的作用。

（3）MV在大多数HIV阳性的儿童中能产生免疫。

（4）严重免疫力低下的人群是MV的接种禁忌，这取决于风险受益比，CD4细胞水平低下的儿童可能不会从接种MV中受益。

GACVS基于文献回顾的结果认为，无必要修改WHO关于HIV阳性儿童接种MV的建议。

（二）孕妇不慎接种RV后是否必须中断妊娠

全球疫苗安全委员会（GACVS）报告在多个国家（德国、伊朗、英国、美国）都有很多关于妇女无意中接种RV后怀孕的数据，GACVS将巴西、哥斯达黎加、厄瓜多尔、萨尔瓦多、巴拉圭报告的数据考虑在内，共确认29 663名无意中接种RV的孕妇，其中3264名是风疹易感者，对2236名易感者进行随访调查。IgM试验显示，68人（3%）可能有胎儿感染，但无CRS。GACVS认为这些数据支持WHO的结论，在妇女受孕前或怀孕期间无意接种RV，对正在发育的胎儿基本无影响（即使有也微乎其微）。但已发现有胎儿感染（尽管这些感染与CRS无关），作为预防措施，在怀孕期间仍要避免接种RV。

（三）麻疹病毒抗原变异是否会影响目前使用疫苗的效果

现已发现麻疹病毒有23个基因型，广泛分布在世界各地，其中H蛋白基因和N蛋白基因的核苷酸差异达7%，而N基因羧基端的450个核苷酸的差异在不同型之间>12%。中国流行的麻疹病毒主要为H基因组的H1型，目前国内外使用的麻疹疫苗皆为A基因型。通过交叉中和试验证实，现行的MV免疫后的抗体能中和不同基因型的麻疹病毒流行株。同时也证实，麻疹病毒的遗传性状是稳定的，当前流行的野毒株与现行疫苗株虽然在抗原性上有一些差异，但这种在量上的漂移还远不能说明病毒在免疫原性及其功能上发生质的改变。因此，接种 MV 仍是当前控制和消除麻疹最有效、经济的工具。

（四）血小板减少性紫癜或血小板减少症的患者是否可以接种 MCV

有血小板减少性紫癜或血小板减少症的患者接种 MCV 后会增加发生临床血小板减少症的风险，但目前尚无接种疫苗后诱导血小板减少症患者死亡病例报告。

对这些患者是否需要接种 MCV 取决于可能感染麻疹、风疹、腮腺炎的风险，以及接种疫苗后血小板减少症复发的风险。一般情况下，接种疫苗的益处通常比潜在的风险更重要，因为感染麻疹或风疹后并发血小板减少症的风险更大，因此仍有必要接种 MCV。然而，如果接种疫苗 6 周内发生血小板减少症，是否推迟随后的 MCV 接种必须谨慎，需要寻求这些人以前接种疫苗后是否获得成功来考虑要不要接种 MCV。

（赵　亚）

第四节　b 型流行性感冒嗜血杆菌疫苗

1892 年，Pfeiffer 首次从流行性感冒（以下称"流感"）患者中分离出流感嗜血杆菌（Hi）。1931 年，Margaret Pittman 证实 Hi 有荚膜型和无荚膜型 2 种。根据磷酸多聚核糖基核糖醇（PRP）的抗原性和生化特点，有荚膜型可分为 6 个血清型（a～f 型）。在使用疫苗前，95% 严重侵袭性 Hi 疾病是由 b 型 Hi（Hib）引起，它可导致的严重疾病包括脑膜炎、肺炎、菌血症、会厌炎、心包炎等。据 WHO 估计，在使用疫苗前，每年约 300 万人患 Hib 侵袭性疾病，造成 40 万～70 万人死亡；使用疫苗后，在一些工业化国家和引入疫苗的发展中国家，Hib 侵袭性疾病的发病大为减少，芬兰等一些国家已消灭了该病。但在未引进疫苗的国家，Hib 侵袭性疾病仍是一个严重的公共卫生问题。据 WHO 估计，目前 Hib 侵袭性疾病每年仍造成 38.6 万人死亡，主要发生在发展中国家。我国于 1943 年首次报道 Hib 疾病，由于目前未将 Hib 疾病列入疫情报告，缺乏全国发病数据，但一些典型调查表明，Hib 是我国儿童细菌性肺炎和细菌性脑膜炎的主要病因。

一、疾病概述

（一）病原学

1883 年，Robert Koch 首次从结膜炎患者的脓液中发现较小的革兰阴性杆菌，鉴定为病原体。1892 年，Pfeiffer 从流感患者中分离出流感嗜血杆菌，误认为是流感的病原体，直到 1918 年流感大流行时，流感嗜血杆菌才被从导致流感的病原体中独立分开。1920 年，Winslow 等将其命名为 Hi。1931 年，Margaret Pittman 证实流感嗜血杆菌有荚膜型和无荚膜型。荚膜由 1 个核糖、1 个核糖醇和 1 个磷酸基组成，称为 PRP。PRP 有抗原性，在人体中能诱导保护性抗体。无荚膜菌株缺乏多糖荚膜，此外，尚有"不可分型"的菌株，不具有产生荚膜所需的基因。

Hib 抵抗力较弱，50 ~ 55℃加热 30 min 即可杀死，对一般消毒剂敏感，在干燥痰中生存时间不超过 48 h。

（二）临床表现

人体感染 Hib 后可出现无症状携带或上呼吸道寄居、呼吸道黏膜感染和侵袭性疾病 3 类临床表现。

1. 无症状携带或上呼吸道寄居

在有 Hib 侵袭性疾病发生的家庭或日托中心，58% ~ 91% 的密切接触者可在鼻咽腔黏膜分离到 Hib，无症状携带状态可持续数月。携带率因年龄、地区和特定情况而异，成人和婴儿低，学前儿童（3 ~ 5 岁）最高。福州对 603 名 2 ~ 3 岁健康儿童进行咽拭子培养，带菌率为 10.9%（春季）~ 36.7%（冬季）。虽然儿童带菌率较高，但仅有一小部分携带者会发展为疾病。

2. 呼吸道黏膜感染

如机体免疫系统功能减弱，呼吸道黏膜感染 Hib 后可引起一些疾病，最常见的有中耳炎、鼻窦炎、支气管炎，也可造成尿路感染等。

3. 侵袭性疾病

脑膜炎是最常见的严重 Hib 侵袭性疾病，可表现为发热、颈项强直、精神状况差。使用疫苗前，WHO 统计 5 岁以下儿童的细菌性脑膜炎病例中 60% 是由 Hib 感染引起，病死率达 5% ~ 10%，在发展中国家病死率高达 26% ~ 57%。Hib 脑膜炎后遗症发生率高达 30% ~ 40%，可有视觉障碍、智力迟钝、偏瘫、脑病、运动功能异常、癫痫及听觉障碍等后遗症。

此外，Hib 引起的侵袭性疾病还有会厌炎、关节炎和蜂窝织炎、心包炎、败血症等。

（三）实验室检查

1. 病原学检查

采集患者脑脊液、血液、尿液，肺炎患者的肺穿刺抽取液，以及败血症等其他患者的血液、脓液等标本，进行直接染色涂片或进行细菌培养，可检出病原体。

2. 血清学检查

用乳胶凝集法、反向被动血凝试验等方法检测急性期患者脑脊液、血液、尿液中的 Hib 荚膜多糖抗原，可做出快速诊断。

二、流行病学

（一）传染源

人类是唯一的宿主和带菌者，其中无症状的健康携带者是主要传染源，健康人群携带率的高低是影响 Hib 侵袭性疾病发生的重要因素。

（二）传播途径

通过呼吸道飞沫和呼吸道分泌物直接接触传播。

（三）易感人群

2 岁以下儿童是最易感人群。新生儿通过胎盘传递可获得母体血清杀菌抗体，母传抗体在 2 ～ 3 月龄开始迅速衰减，2 ～ 5 岁的儿童可逐渐产生天然抗体，因而 6 月龄至 2 岁的婴儿是 Hib 感染的高发年龄。

（四）疫苗时代的流行特征

1. 疫苗广泛使用后，Hib 发病大幅度减少

在一些常规使用 b 型流感嗜血杆菌结合疫苗（Hib）的国家，Hib 侵袭性疾病的发病率和鼻咽带菌率急剧下降。在疫苗使用前，美国每年报告 20 000 例 Hib 侵袭性疾病，5 岁以下儿童的年发病率估计为 20/100 000 ～ 88/100 000，每 200 名 5 岁以下儿童中即有 1 人发生 Hib 侵袭性疾病。使用疫苗后，美国国家传染病报告监测系统（NNDSS）、国家细菌性脑膜炎和菌血症报告系统（NBMBRS）及州级实验室监测报告表明，到 1996 年 5 月，5 岁以下儿童 Hib 疾病发病率已下降 99%，即从 41/100 000 下降至 1.6/100 000。1998 ～ 2000 年，5 岁以下儿童报告病例数仅为 197 例，其中 44% 为 6 月龄以下未完成基础接种的婴儿，年发病率为 0.3/100 000，Hib 疾病的发病率已降低 70% ～ 93%。

2. 发病年龄以 2 岁以下婴儿为主

Hib 主要感染 5 岁以下儿童，尤其是 2 岁以下婴幼儿，其中 2/3 的感染发生在 18 月龄以下的婴幼儿，50% 发生在 12 月龄以下的婴幼儿。

3. 未使用疫苗的地区是 Hib 侵袭性疾病的高发地区

据疫苗发展顾问组织（CGVD）的调查指出，在少数发展中国家，每年 Hib 的发病率高达 500/100 000 ～ 600/100 000，且病死率高。曾有人认为 Hib 疾病在亚洲不是主要问题，但近几年的调查表明，亚洲也是 Hib 疾病的高发地区。如印度对 1 月龄至 12 岁的 107 名患细菌性脑膜炎儿童进行 Hib PCR 检测，Hib 阳性率达 37%。马来西亚的 5 个治疗中心 1 年内共收治 435 例临床确诊的脑膜炎患儿，58 例进行细菌培养，Hib 感染占 48%。根据马来西亚国家卫生署统计，马来西亚每年出生 50 万 ～ 55 万新生儿，Hib 感染为 39/100 000。估计亚洲 Hib 疾病总的发病率在 40/100 000 左右，每年 5 岁以下儿童约有 15 万人发病，另有 9% ～ 12% 发生在成人，每年亚洲将有 17.5 万 ～ 20 万人发病。

4. 婴儿免疫水平低

1996年，我国在7省市对不同地区健康人群抗-Hib抗体水平研究表明，6月龄至5岁儿童平均抗体含量 < 0.15μg/mL，低于短期保护效果 ≥ 0.15μg/mL的要求；6岁至成年人达1 ~ 1.5μg/mL，具有长期保护作用。因而表明6月龄至5岁儿童自然抗体水平最低，是Hib感染的高危人群。

5. Hib疾病是一种隐藏的疾病

由于Hib疾病临床诊断困难，实验室进行Hib培养时，需要含尼克酰胺腺嘌呤二核苷酸和氯高铁血红素培养基，这种生长条件有时难以达到；同时，需要特定的温度、二氧化碳，早期未使用抗生素，并需多次培养，且大多数血培养结果仍为阴性；抗原检测和PCR检测在多数发展中国家很难做到；抗生素滥用现象严重，临床早期多次经抗生素治疗者，经血液及脑脊液（CSF）很难培养出Hib，因此Hib侵袭性疾病的真实发病常被低估，它是一种隐藏的疾病。

三、疫苗应用

（一）疫苗

1974年，纯荚膜多糖疫苗在美国研制成功。在芬兰对10万名3 ~ 71月龄儿童使用的流行病效果表明，经2剂免疫后，年龄在 ≥ 18月龄的婴幼儿可获得约90%的保护，但对 < 18月龄者无保护效果，1988年以后美国就不再使用。20世纪70年代初期，美国学者Robbins等开始研制Hib多糖-蛋白结合疫苗，1987年，第一个Hib结合疫苗（PRP-D，现已停用）在美国被批准用于15月龄以上儿童，以后其他Hib结合疫苗也陆续被批准用于2月龄以上婴儿。1997年，兰州生物制品研究所开始研制Hib疫苗，2003年12月底获得国家食品药品监督管理局颁发的新药证书和生产文号，成为国内自行研究开发的第一个批准生产的Hib结合疫苗。目前北京绿竹、云南沃森生产的Hib疫苗也已上市使用。

结合疫苗可产生T细胞依赖的免疫反应，重复接种可增强免疫应答，提高免疫原性，诱生高滴度IgG抗体，特别可使小年龄儿童产生持久的免疫力；可消除无症状携带状态，降低携带者比例，已广泛在全球一些国家使用。目前有4种结合疫苗应用于婴儿。

1. b型流感嗜血杆菌-白喉类毒素结合疫苗（PRP-D）

含有中长度的多糖与白喉类毒素载体连接，是首个在美国得到许可的Hib结合疫苗，于1987年被许可用于15 ~ 59月龄的儿童，在6月龄以下的儿童中免疫应答有限，目前已不再使用。

2. b型流感嗜血杆菌寡聚糖结合疫苗（CRM197）

含有Hib Eagan菌株的纯化PRP寡聚糖，通过还原胺化将其与纯化CRM197（1种从白喉杆菌C7中分离的白喉毒素的无毒性变体β197）连接制成，于1988年得到许可。疫苗对成人具有很好的免疫原性，对15 ~ 18月龄儿童也有很好的保护效果，但对2月龄幼儿单剂量接种后抗体上升不明显，但在 4 月龄和 6 月龄各加强免疫 1 剂后，其抗体 GMT 明显上升，1 年后抗体仍维持一定的水平。

3. b 型流感嗜血杆菌荚膜多糖 – 脑膜炎奈瑟菌 B11 菌株结合疫苗（PRP-OMP）

由 Hib Ross 菌株的纯化 PRP 与 B 群脑膜炎奈瑟菌的 B11 菌株外膜蛋白复合物共价结合而成。该疫苗于 1989 年被许可用于所有的婴儿，对 2 ～ 11 月龄的幼儿单一剂量注射即可产生一定水平的抗体。有学者认为，PRP-OMP 结合菌苗在 2 ～ 4 月龄接种 2 剂（间隔 2 月）对 18 月龄内预防 Hib 的感染有效，单剂量免疫能够提供至少 2 个月的保护。

4. b 型流感嗜血杆菌荚膜多糖 – 破伤风类毒素联合疫苗（PRP-T）

由 PRP 与破伤风类毒素（TT）共价结合而成，于 1993 年得到许可。此疫苗单一剂量注射对成人和儿童显示出良好的免疫原性，3 月龄幼儿单剂量接种后仅产生较弱抗体，但经第二剂或第三剂注射后可产生高水平抗体，尤其是第三剂免疫后，其抗体达到的保护水平明显高于 PRP-D、PAP-OMP、PRP-CMR 结合疫苗。

4 种 Hib 疫苗的特点见表 13-12。

表 13-12　4 种 Hib 疫苗比较

疫苗	载体蛋白	上市时间	特点
PRP-D	白喉类毒素	1987 年	对 6 月龄以下的婴幼儿免疫效果不佳，目前已不使用
PRP-CRM197（HbOC）	白喉毒素的无毒突变体（CRM197）	1988 年	完成 3 针基础免疫后，婴幼儿血清抗体才能达到较高的保护水平；加强免疫后，婴幼儿血清中可产生高水平的特异性抗体
PRP-OMP	B 群脑膜炎球菌外膜蛋白	1989 年	接种第一针后抗体水平明显高于其他疫苗，可提供早期免疫保护，但接种第二、三针后只能诱导出轻微的免疫应答。推荐用于 Hib 疾病高风险的早期婴幼儿接种，可快速产生保护效果
PRP-T	破伤风类毒素（TT）	1993 年	接种 2 针，抗体即可达到短期保护水平；接种第三针后，婴幼儿血清抗体显著升高，可达到较高的保护水平。加免后，可产生高水平特异性抗体

国产 Hib 疫苗是以 Hib 细菌 CPS 为抗原，TT 为蛋白质载体，用溴化氰将 Hib CPS 活化后与己二酸二肼（ADH）共价连接，使 HibCPS 上形成 6 碳连接臂（Hib-AH），在 1- 乙基 -3-（3- 二甲基氨基丙基）碳二亚胺缩合剂的作用下，使 Hib-AH 与 TT 多位点共价结合形成 Hib CPS-TT 结合疫苗。

5. 联合疫苗

目前我国应用较广的含有 Hib 的联合疫苗有 DTaP/IPV/Hib 和 DTaP/Hib，另在欧美国家还有 Hib/HepB、DTaP/HepB/Hib 和 DTaP/HepB/IPV/Hib 等联合疫苗。

（二）免疫策略

1. 婴儿实施 3 + 1 常规免疫

Hib 的发病与年龄相关。婴儿出生时可从母体获得抗 Hib-PRP 保护性抗体，至 2 ~ 3 月龄开始迅速衰减，经检测 2 ~ 12 月龄婴幼儿中近 90% 抗 -PRP 抗体水平低于 0.15μg/mL，对 Hib 细菌已无抵抗力；其中 4 ~ 18 月龄婴儿尤为脆弱，在天然获得性 Hib 抗体产生前，被动获得的母传抗体已经减少。因此，婴儿在 6 月龄以后是 Hib 感染的高危时期，为获得有效保护，免疫接种应该尽早开始，以便在发病高峰来临前安全地启动免疫应答。基础免疫需接种 3 剂，才能使机体获得持久抵御 Hib 的能力，达到疫苗的最佳效果。

完成基础免疫后需对 15 ~ 18 月龄婴儿加强 1 剂，可获得 ≥ 1.0μg/mL 的高滴度保护性抗体，至少在 8 年内抗体水平不会出现显著的降低。英国于 1992 年开始将 Hib 疫苗纳入常规免疫，仅在 2、3 月龄和 4 月龄对婴儿进行 3 剂基免程序，未使用加强剂量。尽管 Hib 相关疾病的发病率快速下降，但是，从 20 世纪 90 年代后期开始，在学龄前儿童中 Hib 病例出现小幅度增加（2002 年 0 ~ 4 岁 134 例，而 1996 年相同年龄组 31 例），Hib 疾病发病率逐年升高。经预测如不进行加强接种，Hib 发病率将由 2007 年的 0.14/100 000 上升至 2012 年的 0.72/100 000，至 2020 年则达到 5.7/100 000。于是，英国在 2003 年发起第二次追加剂量运动，给予 6 月龄到 4 岁的所有儿童追加 1 剂额外剂量的 Hib 疫苗，Hib 侵袭性疾病发病又迅速下降。因此，完成基础免疫的儿童适时进行 1 次加强免疫非常必要。有研究证实，在婴儿时期曾接受基础 - 加强免疫程序的 9 ~ 10 岁儿童的抗体滴度比未进行加强免疫的儿童高 3.6 倍。

2. 母体免疫

妇女在妊娠前或妊娠期间接种疫苗是预防新生儿疾病的潜在方法。在美国得克萨斯州和冈比亚的研究中，在妊娠晚期接种 Hib 疫苗的孕妇所生的婴儿均具有高滴度抗 -Hib 抗体。Arizona 的一项调查比较了妊娠前随机接受 Hib（PRP-CRM197 或 PRP-OMP）疫苗，或者 23 价肺炎球菌多糖疫苗（23-valent pneumococcal polysaccharide vaccine，PPV23）的妇女所生婴儿的 Hib 抗体水平。在新生儿出生时检测，接种 Hib（PRP-OMP 或 PRP-CRM197）疫苗的妇女所生的婴儿比接种 PPV23 妇女所生婴儿具有更高的抗 -PRP GMT（$P < 0.01$）。此外，在新生儿出生和 2 月龄时，抗 -Hib 滴度 > 0.15μg/mL 者，接种 Hib 疫苗妇女所生婴儿明显高于接种 PPV23 者（$P < 0.01$）。

3. 大龄儿童和成年人的免疫接种

一般来说，儿童 59 月龄以上就不需接种 Hib 疫苗。大龄儿童或成人若有引起 Hib 侵袭性疾病发生危险性增高的慢性病时，可接种单剂结合疫苗。这类人群包括功能或解剖学意义上的无脾（如镰状红细胞病、脾切除术后），免疫缺陷（特别是 IgG2 缺乏患者），癌症化疗造成的免疫抑制，感染 HIV 者等，对这些人至少要接种 1 剂 Hib 结合疫苗。曾有报告，在 15 月龄以上 HIV 感染儿童中给予 3 剂 Hib（PRP-T）疫苗接种，接种 1 月后，88%

的感染儿获得 ≥ 1.0 μg/mL 的抗 –Hib 抗体，显示疫苗可有长期保护作用。

（三）免疫程序和应用

WHO 推荐的免疫程序要求对所有婴儿（包括早产婴儿）均应按基础免疫程序的要求，在 2 月龄时开始接种 Hib 结合疫苗（单苗或联合疫苗）。通常在婴儿 6 周月龄开始注射 3 剂，在 6 月龄内完成 3 剂基础免疫，12 ～ 18 月龄时给予 1 剂加强。美国 ACIP/AAP 推荐的 Hib 疫苗常规免疫程序见表 13–13 至表 13–15。

表 13–13　美国 ACIP/AAP 推荐的不同 Hib 疫苗常规免疫程序

	年龄			
	2 月龄	4 月龄	6 月龄	12 ～ 15 月龄
PRP-OMP	第一针	第二针	–	加强 1 针
PRP-T	第一针	第二针	第三针	加强 1 针
PRP-CRM197	第一针	第二针	第三针	加强 1 针

注：Hib 结合疫苗可以交互使用。但是，在接种 1 剂 PRP-OMP 之后或之前接种任何其他结合疫苗，基本免疫程序要求续种第三针。

表 13–14　ACIP 推荐不同年龄接种 Hib 疫苗免疫程序

疫苗	接种第一剂次时的月龄	基础免疫程序	加强免疫
PRP-CRM197/ PRP-T	2 ～ 6	3 剂次，2 个月间隔	12 ～ 15 月龄
	7 ～ 11	2 剂次，2 个月间隔	12 ～ 15 月龄
	12 ～ 14	1 剂次	2 个月后
	15 ～ 59	1 剂次	
PRP-OMP	2 ～ 6	2 剂次，2 个月间隔	12 ～ 15 月龄
	7 ～ 11	2 剂次，2 个月间隔	12 ～ 15 月龄
	12 ～ 14	1 剂次	2 个月后
	15 ～ 59	1 剂次	

表 13–15　ACIP 对未完成基础免疫程序儿童的 Hib 疫苗免疫程序

当前月龄	以前免疫接种历史	推荐程序
7 ～ 11	1 剂次	7 ～ 11 月龄接种 1 剂次，12 ～ 15 月龄时加强，至少间隔 2 个月
7 ～ 11	2 剂次 PRP-CRM197 或 PRP-T	7 ～ 11 月龄接种 1 剂次，12 ～ 15 月龄时加强，至少间隔 2 个月

当前月龄	以前免疫接种历史	推荐程序
12 ~ 14	< 1 岁接种 2 剂次	1 剂任何被准许使用的结合疫苗
12 ~ 14	< 1 岁接种 1 剂次	2 剂任何被准许使用的结合疫苗，2 剂次间隔 2 个月
15 ~ 59	任何不完善的免疫程序	1 剂任何被准许使用的结合疫苗

我国目前尚无统一的 Hib 疫苗免疫程序，专家建议可以于 2 月龄开始初免，连续注射 3 剂，间隔 1 ~ 2 个月，15 ~ 18 月龄加强 1 剂；对 6 月龄内未给予基础免疫程序的儿童应进行补漏程序接种，如婴儿为 7 ~ 12 月龄应间隔 2 个月（如 7、9 月）接种 2 剂，15 ~ 18 月龄加强 1 剂；对 12 ~ 59 月龄婴儿接种 1 剂；所有 1 ~ 5 岁的儿童至少推荐接种 1 剂，为确保得到足够保护，婴幼儿需完成建议中的全部免疫程序。

接种疫苗的剂量均为 0.5 mL，于上臂三角肌皮下注射。

（四）禁忌证

（1）对疫苗中任何成分过敏者，或接种上 1 剂次 Hib 疫苗发生变态反应者。

（2）不应给年龄 < 6 周龄的婴儿接种 Hib 疫苗，因为存在潜在的免疫耐受性。

（3）轻微的疾病（如上呼吸道感染）不是接种的禁忌证。

（4）接种时有中度或严重急性疾病的儿童应暂缓接种疫苗。

（五）效果

1. 血清学效果

目前国际上以血清抗 –Hib PRP 抗体水平（抗 –Hib IgG）几何平均浓度（GMC）≥ 0.15 pg/mL 作为具有保护作用的标准，≥ 1.0 μg/mL 是有长期保护作用的标准。李忠明比较了不同 Hib 疫苗的血清学效果（表 13-16）。

表 13-16　4 种 Hib 疫苗免疫婴幼儿后血清 IgG 抗体比较

第三针免疫后		
疫苗	≥ 0.15 μg/mL 的百分率（%）	≥ 1.0 μg/mL 的百分率（%）
PRP-D	58	29
PRP-OMP	92	55
PRP-CRM197	93	75
PRP-T	98	83

李亚南等比较了国产和进口 Hib 疫苗的血清学效果。分别用安儿宝和呵儿贝 2 种 Hib 结合疫苗，对广西柳州市常住儿童于 3、4、5 月龄进行 3 针基础免疫，1 年后，进行第四剂加强免疫。分别于 3 针免疫后 1 年和加强免疫后 1 个月采血，分离血清，采用 ELISA

和体外杀菌实验（scrum bactericidal assay，SBA）检测基础免疫后 1 年和加强免疫后血清 IgG 和 SBA 抗体。结果表明安儿宝和呵儿贝 3 针免疫 1 年后，血清 IgG 抗体 GMC 分别为 3.17 μg/mL 和 3.00 μg/mL，两者差异无统计学意义；其中 IgG 抗体浓度 ≥ 1.0 pg/mL 者分别为 79%（62/78）和 76%（115/152），两者差异亦无统计学意义。加强免疫后 1 个月，2 种疫苗 IgG 抗体 GMC 分别为 71.33 μg/mL 和 65.35 μg/mL；SBA 抗体滴度分别为 5263 和 4637。以上的差异均无统计学意义，但与各自加强免疫前比较，差异均有统计学意义，证实国产疫苗与进口疫苗一样具有良好的免疫应答，并需要进行加强免疫，以获得长期的保护。

2. 流行病学效果

接种 Hib 结合疫苗能明显降低免疫儿童的 Hib 携带率。实施常规 Hib 结合疫苗接种前，英国学龄前儿童的 Hib 携带率为 8%～12%，接种后降至 1.3%。值得关注的是，接种虽不能消灭 Hib 携带状态，但能预防进一步感染，对保护易感人群有显著作用。

至 2009 年，Hib 疫苗已在世界 133 个国家被列入国家免疫规划，在引进疫苗的国家 / 地区，常规应用 Hib 结合疫苗后，Hib 相关疾病在发达和发展中国家均明显下降。

3. 免疫持久性

Makela 等对 8 年前接种过 Hib 结合疫苗或 Hib 多糖疫苗以及无接种史的 9～10 岁儿童分成 3 组。Hib 结合疫苗组 37 人，在 3～18 月龄接种过 4 剂 Hib 结合疫苗；对照组 39 人，以前未接种过任何 Hib 疫苗；Hib 多糖疫苗组 13 人，在 3～18 月龄接种过 4 剂 Hib 多糖疫苗。结果表明，接种 Hib 结合疫苗组儿童在 2～10 岁间的抗 Hib 抗体滴度水平几乎没有变化，保持在 3.4 μg/mL；对照组的抗体水平从 2 岁的 0.16 μg/mL 上升至 9～10 岁的 0.94 μg/mL。在 9～10 岁时，Hib 结合疫苗组的抗 –Hib 浓度比对照组高 3.6 倍。研究认为在婴儿期接种 Hib 结合疫苗后的免疫力至少可以维持 8 年。这种持久性依赖于 Hib 和交叉反应性细菌提供的反复抗原刺激，由于存在持久的免疫记忆，所以能对这些抗原产生强烈的记忆应答。

（六）接种反应

接种 Hib 结合疫苗发生不良反应极少见，受种者中 5%～30% 出现红肿热痛症状，但通常在 12～24 h 内自行消失，不需特殊处理。全身性反应如发热和变态反应少见，严重不良反应更为罕见。2011 年我国 AEFI 监测系统资料显示，接种 Hib 疫苗后发生 AEFI 3681 例，发生率为 25.58/100 000，其中一般反应 3395 例，发生率为 23.59/100 000；异常反应 237 例，发生率为 1.65/100 000。2010 年全国 AEFI 监测资料表明，发生的主要异常反应是过敏性皮疹，其发生率为 16.23/100 000，未见有其他异常反应报告。

顾桂东曾比较进口与国产 Hib 疫苗的安全性，2 种疫苗的不良反应均以弱反应为主，国产疫苗与进口疫苗的不良反应无显著性差异。

（七）使用注意事项

（1）以下情况者慎用：家族和个人有惊厥史者，患慢性疾病者，有癫痫史和过敏体质者。

（2）使用前应充分摇匀，如出现摇不散的凝块、异物、疫苗瓶有裂纹、标签不清或过期失效者，均不得使用。

（3）接受免疫抑制治疗或免疫缺陷患者注射本疫苗可能影响疫苗的免疫效果。

（4）本疫苗如与其他疫苗同时接种，应在不同的部位注射。

（5）在任何情况下，疫苗中的破伤风类毒素不能代替常规破伤风类毒素的免疫接种。

（6）严禁冻结。

四、疫苗应用中的常见问题

（一）多糖与寡糖

按多糖的分子大小，Hib 疫苗可分为多糖结合疫苗和寡糖结合疫苗。多糖为大分子，来源于细菌的荚膜多糖或来源于水解脱毒的肠道细菌脂多糖；寡糖为小分子，主要来源于水解脱毒的寡糖，也可以来源于进一步降解的多糖或脂多糖。从合成工艺而言，寡糖链较多糖链分子量离散程度低，均一性较好。但临床研究证实，多糖及寡糖均可提供足够的免疫原性和安全性。

（二）载体蛋白的相互干扰现象

随着越来越多的结合疫苗被研制成功，加上与现有疫苗同时接种或制成联合疫苗，接种结合疫苗的数量和载体蛋白总量不断增加，带来了不同疫苗之间、疫苗内不同抗原之间、不同的免疫程序之间的免疫应答干扰问题。已观察到 PCV7-CRM197 与 Hib-CRM197 同时接种会降低抗 -Hib 抗体 GMC，提示可能是 CRM197 剂量相关的调节性 T 细胞应答机制，或者 DT 特异性 Th 细胞竞争在起作用；PCV7-CRM197 与 Hib-CRM197 组成联合疫苗接种时，5 个血清型的抗 Pn 抗体 GMC 低于 2 种疫苗不同部位接种；与 DTaP5-IPV-Hib-T、C 群脑膜炎球菌结合疫苗（MenC-CRM197）同时接种，抗 Hib-T 应答受到影响，但这种影响可以忽略不计。英国是最早引入 Hib 结合疫苗的国家之一，婴儿期的基础免疫程序使 Hib 疾病发病率大幅下降。但使用 DTaP-Hib 后，相关的 Hib 免疫应答降低和突破性 Hib 病例数的增加，引起了人们的注意。一般认为，可能与 DTaP-Hib 取代 DTwP-Hib 和同时接种由 CRM197 作为载体的 MenC 等因素的影响有关。目前只是发现这些现象，还有待于进一步研究。

（三）T 细胞辅助的载体特异性增强

Hib-T 与 MenC-T 同时接种，可以增强抗 Hib PRP 的应答和 GMC；如果与 MenC-CRM197 同时接种，对抗 Hib-T 应答却没有增强作用。与 Hib 疫苗相似，TT 作为载体的流脑结合疫苗可以激发最强的抗多糖免疫应答，其次是 CRM197，而 DT 作为载体的免疫原性较差。与 MenC–T 同时接种，通常抗多糖和 TT 抗体应答高于与 MenC–CRM197 同时接种。

（四）早产儿是否可以接种 Hib 疫苗

早产儿通常也应按正常分娩婴儿的免疫程序接种 Hib 疫苗。一项研究显示，35 名健康早产儿（妊娠时间为 27 ~ 36 周，出生体重为 920 ~ 2550 g），分别在 2、4 月龄和 12 月龄时接种 Hib–T。尽管大多数早产儿在初免后表现出较低的免疫反应，但足以防止感染，当接种第三剂时可表现出强烈的免疫反应（89% 妊娠期 ≤ 30 周龄的早产儿抗体滴定度 ≥ 1.0 μg/mL；96% 妊娠期 > 30 周龄的早产儿抗体滴定度 ≥ 1.0 μg/mL）。

（五）血清型转换

Hib 疫苗的广泛应用是否会引起 Hi 的血清型改变？理论上，Hib 带菌率的下降可打开人咽部的生态位，导致其他 Hi 血清型造成的带菌率和疾病增加。Hib 疫苗使用后，由非血清 b 型荚膜或者不可分型 Hi 造成的疾病发病率是否改变仍然不清楚。美国 CDC 从 1998—2000 年进行的基于人群的调查显示，非 Hib 侵袭性疾病的发病率没有增加。

但是，一些研究显示在后疫苗时代非 Hib 血清型增加。对阿拉斯加居民的一项研究显示，非 b 血清型引起的侵袭性感染从每 10 万人中 0.5 例增加到了每 10 万人中 1.1 例。在澳洲 Aborigine 的儿童和英格兰的 5 个大城市地区的调查研究中，也发现类似的小幅增加。但也有不同的报道，如美国和英国的另外一些研究发现，非 Hib 型和不可分型 Hi 疾病的估计年发病率约比疫苗前时代的 Hib 相关疾病发病率降低 30 倍。以上这些现象都有待进一步深入研究。

（六）有 Hib 疫苗接种史或患病史者的预防

接种 Hib 疫苗免疫成功率不是 100%，因此不能完全保证受种者不感染 Hib，因此在家庭和幼儿园中有人患 Hib 疾病时，建议仍应接种疫苗，并同时采取药物预防措施。ACIP 和 AAP 曾建议，2 岁以内曾患侵袭性 Hib 疾病的儿童仍应进行接种，因为疾病有复发的危险。

（七）Hib 疫苗的交替使用

经正式批准上市的 Hib 疫苗可以交替使用，曾有报道交替使用疫苗比单独接种 1 种疫苗的免疫反应要高得多，已发现采用 PRP-OMP → PRP-CRM197 或 PRP-OMP → PRP-T → PRP-T 这 2 种顺序接种可产生高水平的抗 –PRP 抗体。

（赵 亚）

第十四章
高压氧治疗的操作规程和护理

第一节 高压氧舱操作规程

一、空气加压舱操作规程

高压氧治疗的程序分三个阶段：加压、稳压和减压。

（一）加压

将压缩空气加入高压氧舱内，使舱内压力逐渐升高即加压。由常压上升到所需的治疗压力的过程称为加压阶段，这个过程所需要的时间就是"升压时间"。中间暂停时间应计入"加压时间"内。

1. 加压前准备

（1）设备。

使用前应对舱体及辅助设备进行检查，勿使机器带病工作。

1）检查压缩空气和氧气量是否充足：储气量除必须满足治疗舱加压一次、过渡舱加压两次、治疗舱换气的用气量外，还应有进行一次紧急抢救开舱的用气量。确认各供氧、供气管路上的阀门是否处于正常位置，并确认无泄漏现象。

2）供、排氧系统是否正常：供排氧管道连接是否正确，内中的橡胶单向阀有无老化变形，位置是否恰当。二级减压阀是否完好，有无漏气，感压膜片有无老化龟裂，摇杆活门顶针有否偏离最佳位置（观察流量计、患者反映和自己试吸）。

3）舱门是否密封：观察窗玻璃有无裂纹，舱门与递物筒的平衡阀是否关闭。

4）控制台：打开控制台电源总开关后，依次打开各电源分开关，检查各种仪表、指示灯是否正常，检查对讲、音乐、照明、监视、测氧仪、应急电源等各系统，确认其工作状况正常。检查所有供、排气阀是否关闭。

5）微机系统：检查通电后的工作情况，选择治疗方案准备治疗。

6）空调：根据季节和患者的要求将舱内温度调整到适宜的温度（冬季 18 ~ 22℃，夏季 24 ~ 28℃）。

7）紧急排气及呼救装置是否正常。

（2）物品准备：科内应备齐抢救及检查治疗患者用品、医疗仪器、护理用具、治疗用品、消毒用品、药物、医疗表格和供氧面罩等，并定期检查、更换，使之处于良好状态。

（3）患者准备：对患者进舱治疗须知及注意事项进行宣传教育。

1）患者及陪护须知：介绍高压氧的设备及治疗情况、供氧装置与通信设备的使用方法，教会开张咽鼓管的动作，如吞咽法、咀嚼法（咀嚼糖果）、捏鼻鼓气法，首次治疗必要时给予1%呋麻合剂点鼻。介绍正确佩戴面罩、正确吸氧的方法和治疗过程中可能发生的副作用。如在治疗过程中出现任何不适症状要及时告知医护人员。

2）防火：仔细检查、认真询问、反复强调督促。

禁带火种（火柴、火机、电子用品）、易燃易爆（乙醇、发胶、塑料、一次性制品）物品入舱。禁穿易产生静电火花的化纤服装（尼龙、腈纶等），更换全棉质的病号服入舱。

2. 加压步骤及注意事项

（1）关闭舱门，通知舱内人员"升压开始"，做好调压准备。打开进气阀，关闭减压阀进行缓慢加压。

（2）升压速度原则上应先慢后快，加压太快时咽鼓管口开张不良，易造成气压伤。

在表压 0 ~ 0.03 MPa 阶段宜慢，速率为 0.003 ~ 0.006 MPa/min；在表压 0.03 ~ 0.06 MPa 时，速率为 0.006 ~ 0.008 MPa/min；在表压 0.06 MPa 时可加快，速率为 0.01 MPa/min。

升压总时间 15 ~ 20 min。

（3）不断询问和观察患者有无耳痛不适，嘱患者及时做好调压动作，若耳痛明显，暂停加压，继续做调压动作，必要时给予1%呋麻合剂点鼻，耳痛消失后继续加压。如耳痛剧烈难忍时，必须立即停止加压，并适当排气降压，消除症状，无效时应中止治疗，由过渡舱减压出舱。一般情况下，切忌强行加压，以免导致中耳气压伤和鼻旁窦气压伤的发生。

（4）升压时舱温上升，注意调节舱内的温湿度。

（5）当舱压升到预定的压力值后，立即关闭加压阀，完成加压阶段。

（二）稳压

当压力升到所需的治疗压力后使其稳定不变即稳压，也称为高压下停留。从停止升压到开始减压时止，这段时间称为"稳压时间"。严格掌握吸氧程序和吸氧间歇时间，总吸氧时间为 60 ~ 80 min。

（1）打开氧气总开关和排氧阀，通知患者正确佩戴面罩，按预定的治疗方案开始吸氧。

（2）供氧压力为高于舱内治疗压力 0.4 MPa（如治疗压力表压为 0.1 MPa 时，供氧压力在 0.55 ~ 0.6 MPa 为宜）。当氧压过低时，患者可感到吸氧费力，胸闷，有时甚至因用力呼吸出现头昏、恶心、腹痛、乏力；氧压过高时，患者可出现胸部闷胀，若瞬间氧压过高，还可导致肺泡破裂。

（3）严密观察舱内的温度、氧浓度，随时通风调节舱内温度、氧气及 CO_2 浓度，氧浓度应低于 23%，CO_2 浓度应低于 1% ~ 1.5%。

（4）时刻观察流量计，了解患者的吸氧情况，如发现吸氧不良及时提醒指导患者正确吸氧，以保证治疗效果。

（5）稳压期间，舱压波动范围不应超过 0.005 MPa，以免舱压忽高忽低引起患者不适。

（6）递物筒的使用方法。

在稳压情况下，严禁递物筒内外同时开启，递物入舱时，按以下程序操作：①确保内门和内门平衡阀关闭；②开启外门平衡气阀，使递物筒内压力降至常压；③把门打开，将物品或药品放入递物筒内；④关闭外门和外门平衡气阀；⑤开启内门平衡气阀，使递物筒内压力与舱内压力平衡；⑥打开内门，将物品或药品取出。关闭内门及内门平衡气阀。

递物出舱时，其步骤刚好相反。

（7）过渡舱的使用方法：治疗过程中舱内外医务人员换班，若患者在非规定时间内出入，可以在不影响治疗舱使用的情况下，经过渡舱自由出入，以保证治疗及抢救的需要。

如舱内患者突发事故，医护人员需进舱处理时，进舱的程序如下：①医护人员进入过渡舱，关上过渡舱外门；②加压使过渡舱压力与治疗舱压力相等；③打开两舱之间的舱门，医护人员进入治疗舱；④关闭治疗舱门与平衡气阀，过渡舱开始减压至常压，备用。

人员出舱时，程序相反。

（8）应急排气阀的使用。

一旦有危及患者生命的意外情况发生，应使用应急排气阀进行应急减压，从最高工作压力降至 0.01 MPa（表压）的时间：单、双人舱小于或等于 1.0 min，小型氧舱小于或等于 1.5 min，中型氧舱小于或等于 2 min，大型氧舱小于或等于 2.5 min。

（三）减压

从高压降到常压的过程称为"减压阶段"。这个过程所需要的时间就是"减压时间"。

（1）通知患者开始减压，自然呼吸，不得到处走动，注意防寒保暖。

（2）由于患者和医务人员在高压环境下停留了相当长的时间，机体内体液和组织中已溶解了较多的气体如氧气、氮气，若减压过快或不合理，气体会迅速脱饱和而形成气泡，有可能发生减压病。因此要严格执行减压方案。减压方法有三种。

1）等速减压法：打开减压阀，以均匀的速度进行缓慢的减压。

速度：每分降压 0.01 ~ 0.015 MPa。

常规治疗多用此法，此法减压有利于气体脱饱和，使机体充分利用吸收的氧，并使机体保持均匀的压力差，患者感觉舒适。

2）阶段减压：即减压至某一压力时，停留一段时间，此间可吸氧，然后继续减压，反复进行，形成阶梯状曲线。治疗压力较高（≥ 0.22 MPa），如治疗减压病时多采用此法减压，可有 1 个停留站（在表压 0.03 MPa 时停留 10 min）或 2 个停留站（第一站在表压 0.06 MPa 时停留 5 min，第二站在表压 0.03 MPa 时停留 10 min）。

3）吸氧减压：边吸氧边减压。

优点：吸入纯氧后，可使肺泡气之间的氮分压降到零，这样就造成了机体组织、体液和肺泡气之间氮分压最大的压差梯度。一方面，由于外界环境压力迅速下降，组织内不会形成氮气泡；另一方面，组织体液中的氮气可经血液循环及肺泡加速排出，既可保证减压的安全，又可缩短减压时间。

若减压速度过快，窦腔内压力瞬时增大，而致气体来不及排出时，气体压迫黏膜，患者出现明显的膨胀感或疼痛，有时可见血性分泌物由鼻腔、口腔流出。

快速减压不但能引起患者不适，还可致舱温过度降低达到"露点"时舱内出现"雾气"（湿度大，温度高时易出现），使患者误以为是舱内起火，引起不必要的紧张。若舱内出现"雾气"，应放慢减压速度或加入空气。

（3）医护人员的减压：医护人员进舱抢救、护理、手术时呼吸的是压缩空气，因此实际上是在高压下作业，同时在舱内停留时间较长，因此在制订或选择减压方案时，一定要根据高压下作业的时间和舱内压力两个条件进行。

1）舱内压力：治疗中若有反复升降，则以最高压力为准。在舱内时间过长时，可按照实际舱压提高 0.1 MPa 方案减压。

2）高压作业时间计算：加压和减压时间总和的一半加上稳压时间。

3）12 h 重新入舱者，减压时取第二次舱内压力。高压作业时间为两次相加，必要时适当延长。

4）受压时间长短不一，而又需同时出舱时，应按压力最高、时间最长者为准。

（4）注意减压病症状的出现，若有皮肤瘙痒及关节疼痛、头痛、腹痛等现象，应立即采取相应措施，调整减压方案。

（四）出舱后的工作

（1）检查舱内各种装置是否完好，整理舱内各种物品，打扫舱内卫生，并进行消毒处理。

（2）关闭控制台各种开关按钮，关闭总电源。

（3）排除设备在使用中出现过的故障、缺陷。

（4）做好下次治疗的供气和供氧准备。

（5）了解患者情况，有无不良反应和吸、排氧阻力如何。详细解释患者和家属所提出的问题，并做好记录，如有异常者，应留在舱旁观察，必要时留观 1 d。

（6）患者出舱后，如在 36 h 内出现急性减压病症状和体征，应按减压病处理。

（7）治疗完毕填写高压氧治疗记录并签名。

二、单人纯氧舱操作规程

单人纯氧舱一般以氧气为加压递质，安全操作极为重要，操舱人员必须坚守岗位，患者在舱内时，操舱人员不得以任何理由擅离职守。单人纯氧舱适用于昏迷、瘫痪患者及儿童的治疗，具有不受他人干扰、易隔离、可不用戴面罩、造价便宜、易于掌握和应用、移动方便等优点。

（一）设备准备

（1）氧舱整体情况：包括压力表、供排氧流量计是否正常，舱门、各阀门是否完好密封，观察窗有机玻璃是否有裂纹。

（2）打开控制台总电源开关，检查照明、测温、测湿、测氧仪、对讲等分电源开关，确认各系统工作状态正常。

（3）备足氧气，打开氧气瓶或液氧阀门，检查并调整好氧气的减压装置，使供氧压力保持在高于治疗压力的 0.4 MPa，认真查看供氧管道上有无泄漏现象。

（4）核对温度表，夏天提前开启空调制冷，将舱内温度控制在 24～26℃，冬天盖好棉被保暖。

（5）加湿装置：查看舱内湿度，检查湿化瓶内水量是否充足，需要时打开加湿开关加湿，使舱内湿度保持在 70% 以上。

（6）检查防静电装置是否完好，确认与舱体连接无断开。

（7）一切设备处于正常后，检查操作台上的供、排气开关是否关闭。

（二）患者准备

（1）对患者进舱治疗须知及注意事项进行宣传教育和指导，在高压氧治疗知情同意书上签字。

（2）确认患者没有携带各类火种和易燃、易爆物品，以及一次性制品入舱。

（3）患者必须更换科室提供的全棉服装，使用全棉被褥，严禁穿着各类化纤织品、皮毛制品衣物进入氧舱。

（4）教会患者开张咽鼓管的调压动作，如吞咽法、咀嚼法（咀嚼糖果）、捏鼻鼓气法，首次治疗必要时给予 1% 呋麻合剂点鼻。

（5）确保气管切开患者能自行咳痰，并能耐受 80 min 不吸痰，方可进入单人纯氧舱治疗。要求敞开气管切口，用特制的半圆形支架覆盖，周围 15 cm 内无遮盖物，以防堵塞气管切口造成窒息；痰多者进舱前先吸痰。

（6）躁动者双手被动防护，以防自发拔除各种管道及乱动舱内设备引起危险。

（7）体外起搏器有可能成为燃烧源并且不耐受高压，禁止将其带入舱内。可活动的义齿、义托应该卸掉，以免患者发生氧惊厥时阻塞气道。

（8）患者不应使用各类化妆品，如头油、摩丝、口红等，亦不要使用假发、发卡，建议患者用不含油的肥皂洗澡、洗头。

（9）嘱患者入舱前排空大小便。

（10）将头发全部塞入纯棉帽内并适度喷水使其潮湿，协助患者夹好防静电连接地线，入舱前开放各种引流管。然后推入担架床，锁住限位卡，关闭舱门。

（三）加压

（1）单人纯氧舱同样采取匀速加压，加压时间与多人舱相同，单人纯氧舱在加压前或过程中必须洗舱，即洗去舱内空气，使舱内氧浓度达到70％以上，以保证患者的治疗效果。洗舱方法包括间断洗舱、连续洗舱和常压门缝洗舱三种，现建议采用常压门缝洗舱法。

1）间断洗舱法：当舱内压力升到表压 0.02 ~ 0.03 MPa 时，关闭进氧阀门，打开排气阀门，将舱内空气与氧气的混合气排掉，然后关闭排气阀门，打开进氧阀门，待舱压升到表压 0.02 ~ 0.03 MPa 时再排气，共 3 次，最后将压力再升到治疗压力。

2）连续洗舱法：当舱内压力升到表压 0.02 MPa 时，继续以 150 ~ 200 L/min 流量向舱内供氧，同时打开排气阀，保持输入和排出流量相等，稳定 5 ~ 10 min，然后关闭排气阀继续升压到治疗压力。

3）常压门缝洗舱法：患者入舱后，合上舱门，使舱门与舱体端盖处留有 1 mm 的门缝，然后打开供氧阀，流量为 100 ~ 150 L/min，持续 5 min，将供氧流量调小，锁紧舱门，开始升压。

（2）锁紧舱门后通知患者开始加压，并嘱患者做耳咽管调压动作配合加压。

（3）打开进气阀进行加压，初始阶段应缓慢，严格按治疗方案掌握加压时间。

（4）加压过程中随时注意患者反应，如有耳痛，暂停加压，并让患者做调压动作，必要时适当降压待疼痛消失后恢复加压。切忌强行加压，以免导致中耳气压伤和鼻旁窦气压伤的发生。

（5）夏天开启空调调节舱内温度。

（6）加压时间一般为 15 ~ 20 min，当舱内压升至预定压力值时，关闭进气阀，进入稳压阶段。

（四）稳压吸氧

（1）稳压阶段是患者呼吸高压氧进行治疗的主要阶段，舱内氧浓度应保持在70％以上，稳压吸氧时间一般为 40 ~ 80 min。治疗过程中，应进行通风换气，稳压后每隔 20 min 换气 5 min，以降低舱内二氧化碳浓度。也可采用稳压小流量连续洗舱，即稳压后稍稍打开排氧流量计阀门，再以小流量氧流（20 L/min）始终保持舱压不变状态下换气，至减压为止。

（2）密切观察患者病情变化，吸氧反应。对气管切开患者尤应注意观察呼吸道是否通畅，有无痰堵所致的呼吸困难等情况。

（3）严密观察舱内温湿度。

（五）减压

（1）高压下吸氧结束后，通知患者开始减压，打开排气阀，严格按减压方案进行减压，减压速度一般不超过 0.01 MPa/min。

（2）随时询问患者有无不适反应。

（3）在 2 ATA 以下的压力进行治疗后，通常采用匀速减压方法减压，减压时间为 15 ~ 20 min。

（4）当舱内压力回零安全连锁装置复位后，方可打开舱门，解除舱内人体防静电连接地线，协助患者出舱。

（5）填写治疗记录。

（六）出舱后的处置

（1）询问患者在治疗过程中有无不良反应，做好记录，并交代下次治疗的有关事宜。

（2）开启加湿开关，加湿的同时置换出舱内不洁净的余气，迅速使舱内清新洁净，消毒后备用，可有效缩短下一班次治疗的等待时间。

（3）舱内如有冷凝水（夏天空调），应排空擦净。

（4）整理舱内物品，用消毒液擦洗干净，保持舱内外卫生整洁。

（5）全部治疗结束，关闭控制台各种开关按钮，关闭氧源及总电源。

三、婴儿氧舱操作规程

由于婴幼儿抵抗力和适应力较低，且不能与医护人员交流配合，故在高压氧治疗时尤其应注意各阶段的操作，并严密观察婴幼儿在治疗中的各种表现。

（一）加压前的准备

（1）清洁消毒：婴儿氧舱有机玻璃筒体用清洁全棉湿毛巾擦洗干净，筒体内的消毒采用对人体无毒、对筒体无腐蚀的消毒液，不能用消毒喷剂、乙醇或紫外线直接对有机玻璃筒体消毒。

（2）氧源准备：检查氧气瓶或系统供氧的供氧压力，确保氧源充足。

（3）检查氧舱所有仪表、检测系统、供排氧系统等部件，一切正常方可使用。

（4）婴儿进舱：提前 1 h 给婴儿喂好奶，不宜过饱，以防在舱内呕吐，换好尿布，手脚包裹妥当，头部略高，侧卧固定，婴儿所穿衣服必须是全棉制品，凡可能产生静电的化纤、丝绸、皮毛等材料一律不得进舱。将托盘拉出 1/2 左右，将婴儿置于托盘内，夹好防静电连接地线，推入舱内就位。

（5）婴幼儿治疗采用的加减压速率、治疗压力及治疗时间由医务人员按婴幼儿年龄及病情制定。

（二）加压

（1）加压前洗舱。加压前洗舱应在常压下进行，目的是用氧气置换出舱内的空气，使舱内氧浓度在加压前即可达到较高水平,其方法为:合上舱门,门缝仅留 1 mm 左右,然后打开供氧阀,流量 15 ~ 20 L/min,如此洗舱 5 min 后,舱内氧浓度可升至 50%。

(2)加压。关紧舱门,关闭排气阀,调节供氧流量计,使流量控制在 6 ~ 7 L/min,以 0.005 MPa/min 的速率进行加压,升压速度不要大于 0.01 MPa/min,加压至治疗方案所规定的压力,关闭供氧阀门。

(三)稳压吸氧

(1)当舱内压达到要求的治疗压力(≤ 0.1 MPa 表压)后,关闭供氧阀,进行稳压治疗。在稳压过程中可实行稳压换气,以稀释舱内患儿呼出的废气和提高舱内的氧浓度,稳压换气的方法是同时打开进、排气阀,使进、出流量计读数均为 7 L/min 左右,以达到舱内气体的动态平衡。每隔 20 min 进行一次换气,以保证舱内氧浓度,或采用持续小流量换气的方法进行换气。

(2)高压氧治疗氧浓度应达到 60% 以上。

(四)减压

(1)稳压治疗结束后,打开排氧阀,调节排氧流量计,控制减压速率在 0.005 ~ 0.01 MPa/min,减压末期因舱内外压差降低,故可适当开大排氧流量计,当两个压力表显示的舱压均为零值,排氧流量计浮球归零时,即可打开舱门、拉出托盘,婴儿出舱,观察无不良反应方可离开。

(2)必须注意,零表压时,婴儿不要久留舱内。

(3)治疗中如发生紧急情况应快速排气,并调节舱门紧急减压。

(五)出舱后的处置

(1)关闭氧气开关,打开供氧阀排除供氧管内余气,关闭供氧阀、供氧流量计、排氧阀、排氧流量计,使舱门处于开启状态,关闭总电源。

(2)详细填写治疗记录。

(3)做好清洁消毒。

(胡子丹)

第二节 高压氧治疗的护理

一、高压氧治疗前的护理

(1)详细了解每位患者的病情,主要检查结果与诊断,做好入舱前的各项医疗辅助检查，如测量血压、脉搏与呼吸及专科的特殊情况等，并做好记录。及时发现禁忌证，防止治疗中出现副作用及意外。

（2）协助检验科采血做检查，督促患者进餐（勿过饱）、服药、更衣、排尽大小便。对两便失禁或昏迷患者进舱前应妥善处理，备好便器。

（3）心理准备：由于高压氧治疗是在一个密闭的高压氧舱内进行，患者对此常常有一定的恐惧心理和紧张情绪，应做好宣传解释工作，详细介绍治疗环境和安全性，耐心解释高压氧治疗设备的原理，加压、稳压、减压时的感受和注意事项、出现的不适反应及预防方法，消除恐惧和疑虑等心理状态，并同时发放"患者须知"给患者，争取患者配合治疗。

（4）严守"安全第一，预防为主"的方针，重申进舱要求。舱内外严禁吸烟，仔细检查，严禁火种（如火柴、打火机、电子产品）及易燃、易爆物品（如乙醇、油脂、发胶）入舱，严禁穿着易产生静电火花的化纤服装（如尼龙、腈纶、的确良等），按要求更换全棉质的病号服入舱，严禁携带塑料制品、一次性制品入舱，防止发生火灾。

（5）教会患者预防各种气压伤的知识，对首次治疗的患者，加压前常规给予 1% 呋麻合剂点鼻，特别是教会中耳调压动作的方法及其具体要领。如吞咽法（饮水和吞咽唾液）、咀嚼法（咀嚼糖果）、捏鼻鼓气法（深吸一口气后捏住鼻孔，紧闭双唇，用力做向外呼气的动作，以增加呼吸道内压力，驱使气体进入耳咽管，使鼓膜内外压力平衡）、上、下、左、右活动上下颌关节等方法，以减少中耳气压伤。

（6）教会患者正确连接吸排氧管，正确佩戴面罩（面罩戴正、戴紧，面罩下端应压在下颌上勿包住下颌，使其与面颊部紧贴，下颌与鼻根部勿漏气），正确吸氧（呼吸呈正常速度稍用力，切忌过深、过快呼吸以引起机体不适），正确使用通信联络方法、紧急报警装置。未经许可勿乱动舱内设备。

（7）气管切开后 24 h 内不宜进舱，防止渗血与出血，防止皮下气肿与气胸。入舱前向气囊内注入适量的生理盐水，以防气囊内气体随舱内压力的变化而引起气管壁的损伤。多采取侧卧位或平卧位，头偏向一侧，保持呼吸道通畅。

（8）确保气管切开患者能自行咳痰，并能耐受 80 min 不吸痰，方可进入单人纯氧舱治疗。要求敞开气管切口，用特制的半圆形支架覆盖，周围 15 cm 内无遮盖物，以防堵塞气管切口造成窒息；痰多者进舱前先吸痰。

（9）瘫痪患者将患肢置于功能位。

（10）躁动者双手被动防护，以防自发拔除各种管道及乱动舱内设备引起危险。

（11）冬天盖好棉被保暖。

（12）纯氧舱患者将头发全部塞入纯棉帽内并适度喷水使其潮湿，固定好防静电装置。

（13）纯氧舱患者入舱前开放各种引流管（胸腔引流管除外）。

（14）检查并备齐舱内抢救药品及器材。检查供排氧系统的供排氧管、三通管和吸氧面罩是否配备齐全，连接是否正确，仔细倾听有无漏气的"咝咝"声，吸排氧阻力是否合适。检查舱内的吸引器及导管连接是否正确。

二、高压氧治疗中的护理

（一）加压

（1）开始加压后，指导协助患者做调压动作，喂水，抬举或移动患者下颌骨，协助其捏鼻鼓气，升压初期鼓膜出现压迫感，如果耳咽管口开张不良，鼓膜内外压差达 0.02 MPa，便可产生耳痛，压差达 0.06 MPa 时可使鼓膜破裂。因为气压伤最易在舱压升至 0.02～0.06 MPa 时出现，所以在此期间加压应缓慢。

（2）密切观察患者的病情变化，监测各项生命体征的变化。

1）高血压患者，随着高浓度氧的吸入，可使血管发生收缩，外周血管阻力增大，导致血压升高，应加强监测及询问有无头晕、头痛等高血压症状。

2）对原有肺功能障碍或呼吸浅弱的患者，应严密注意其呼吸频度和幅度的改变。由于加压时随着舱压的升高，呼吸气体密度增加，呼吸阻力也会相应增大，呼吸动作由常压时的被动式转为主动式，增加了呼吸的难度。

3）昏迷患者由于不能做调整咽鼓管通气的动作，应注意其面部表情，有无鼻出血等。

（3）保持呼吸道通畅，痰多有吸痰指征时及时吸痰（舱压低时用 50～100 mL 注射器或脚踏式负压吸引器吸痰，舱压达 0.03 MPa 后可使用舱内负压吸引器吸痰）。

（4）患者输液时，由于舱内加压，墨菲内滴管内气体被压缩，液平面较高，有时甚至看不到液体点滴。因此加压时宜将墨菲内滴管内液平面调到较低位，待稳压后再重新调整液平面。

（5）加压期间暂时关闭各种引流管（胸腔引流管除外），待稳压后给予开放。

（二）稳压

（1）稳压后协助患者戴好面罩或吸氧装置，随时观察吸氧情况，如吸氧不良及时做好调整。患者正确佩戴面罩。若面罩佩戴不严，一方面可导致氧气外漏，不但吸氧量不足，影响治疗效果，还会使舱内氧浓度升高，增加治疗的危险；另一方面不仅增加氮气的吸入量，还会增加减压病发生的可能。此时应指导患者尽量保持安静，正确呼吸，勿过度换气，以防导致头晕、头痛及呼吸肌疲劳。对使用有呼吸囊供氧装置的患者，应反复强调严禁拍击或挤压呼吸囊，以防造成肺气压伤。

（2）注意观察患者面部表情：有无面部肌肉抽搐，出冷汗，流涎、面色苍白、烦躁不安等氧中毒的先兆症状。如发生，嘱患者摘掉面罩，改吸空气，如在大舱，必要时医务人员进舱处理或减压出舱后再处理。纯氧舱，应适当输入氮气或空气，排出舱内氧气，降低舱内的氧浓度，并逐步减压出舱。

（3）稳压期间，舱压波动范围不应超过 0.005 MPa，以免舱压忽高忽低引起患者不适。

（4）始终保持呼吸道通畅，尤其是对气管切开患者更应严密观察，以防痰液堵塞，造成窒息（纯氧舱患者进舱前吸痰，勿覆盖气管切开口）。

（5）严密观察病情变化，为诊断和治疗提供线索，并做好治疗记录。

（三）减压

（1）减压时开放各种引流管。

（2）减压时气体膨胀，吸热舱温下降，注意保暖（有条件的开暖空调）。

（3）减压时舱内可能出现雾气，患者出现腹部不适、便意等现象，均属正常，勿紧张。

（4）减压时舱内压力降低，输液瓶内墨菲内滴管内气体膨胀，致墨菲内滴管内液平面较低。而瓶内压力高于瓶外，输液速度加快，有使气体进入血管造成气栓的可能。因此，应插入长血浆分离针头（或心内注射针头）至瓶内液平面以上，以保证排气，并夹住原通气管，防止液体从通气管喷射而出。同时调整墨菲管内的液平面到较高水平，控制滴速，或使用软包装输液袋。对静脉切开或锁骨下静脉穿刺输液者尤应密切观察，防止气栓症的发生。

（5）严密观察病情变化，如有异常及时报告。

1）特别要防止支气管痉挛或阻塞。因为肺泡内压力差若达到 10.67～13.33 kPa，即可发生肺组织撕裂，所以指导患者正常呼吸，不要屏气，不要用力咳嗽，不得挤压呼吸囊，以免造成肺气压伤。一旦发生肺气压伤，应停止减压，迅速重新升压至症状消失，报告医师紧急处理。

2）脑缺氧、脑外伤患者有脑水肿，在减压时可出现"反跳"，此时应用激素地塞米松 10 mg 静脉注射或脱水剂（甘露醇等）静点，同时缓慢减压。

3）有害气体中毒、溺水等肺水肿的患者，在减压时也可"反跳"，此时可用强心剂、利尿剂、激素等治疗。

4）手术后患者注意观察伤口情况，若有大量渗血，应采取相应措施后缓慢减压出舱。

5）应询问患者有无不适，有无皮肤瘙痒及关节疼痛、头痛、腹痛等现象，以防发生减压病。同时做好病程记录。

（四）氧舱内采血、注射药物及吸痰

1. 采血

舱内抽血检验方法与常压下相同，只是静脉血经舱内"高氧效应"后变动脉化，色鲜红，故应防止误抽动脉血。当在舱内采动脉血作血气分析时，抽完血后应把针头插入橡皮塞内，再用胶布把内外套管及针头与针管连接处缠紧，经传物筒缓慢减压取出。目的是防止气体进入注射器的动脉血内形成气泡，影响检查结果。

2. 注射给药

因为高压氧舱内压力与安瓿瓶内压力不平衡，故开启时可发生两种情况：当安瓿瓶内压力低于舱内压，开启时玻璃碎片易落入瓶内污染药品；反之玻璃易向外飞溅。为防止上述情况发生，10 mL 以上的安瓿瓶最好在舱外开启，抽好后带入或从递物筒递入；10 mL 以下的最好用消毒纱布包裹后再开启，抽取时检查安瓿瓶内有无玻璃碎片，注意要无菌操作。

3. 吸痰

舱内压低于 0.03 MPa 时用 50 ~ 100 mL 的注射器或脚踏式吸引器吸痰，舱内压达 0.03 MPa 以上时，可使用舱内负压吸引器吸痰。舱内负压吸引器是利用舱内外压差来达到吸引目的的，加压前负压装置应关闭，以免加压时漏气。舱内负压装置上应有旋塞式调节阀门及负压表。使用时由小到大逐渐打开旋塞，调节到所需的压力，即可吸引。使用时应控制好旋塞，调节好压力。旋塞开得过快过大，负压大时极易损伤鼻咽气管的黏膜组织；旋塞开得太小或负压太小，则不能达到吸引目的。吸引方法与常压下相同。

三、高压氧治疗陪舱护理

危重患者在高压氧治疗中，护理程序较多，操作复杂，因此陪舱护理必不可少。

（一）进舱前的准备

（1）全面了解入舱患者的病情，详细记录进舱前的生命体征和专科的特殊情况。

（2）备齐各种医疗仪器、治疗护理用品及药物，准备好抢救记录单，检查有无易燃、易爆品，防止误带入舱中。未配备舱外生命体征监护设备的，可将便携式生命体征监护仪安装干电池带入舱内使用。

（3）检查输液装置是否符合进舱要求，尽量使用软包装输液袋，若使用输液瓶，应将长针头插入输液瓶底部空气中，避免氧舱加压减压时输液瓶内的气压波动出现滴速变化与气栓的发生。

（4）检查患者身上各种引流管的流向、安装与连接，妥善固定各种导管。

（5）执行进舱前的医嘱，做好高压氧治疗抢救的一切准备。

（二）治疗中护理

（1）加压开始时协助患者做调压动作，密切观察患者的神志、瞳孔、呼吸、心率和血压变化。

（2）稳压后，协助患者戴好面罩或吸氧装置开始吸氧。观察吸氧情况，随时调整氧流量。

1）昏迷、危重急救、老年呼吸乏力、体质极度瘦弱的患者和儿童佩戴面罩后，可采用供氧呼吸调节器开放式一级供氧。要求面罩与面部尽量紧贴不漏气。

2）气管切开和昏迷患者的吸氧：①使用特制的吸氧头罩，将头部、颈或（和）胸部一起罩住，尽量密闭不漏气，采用一级供氧方案，亦即为零阻力状态下吸氧；②将"V"型管接一"L"型连通管直接与气管切开套管口相接，采用供氧呼吸调节器开放式一级供氧。

（3）对于不能配合使用普通面罩吸氧的儿童：①可采用婴儿氧罩，在舱内压力达到治疗压力后，将患儿放入氧气罩内，先用高流量快速给氧法，使氧罩内氧浓度在 6 min 内达到 85% 以上，然后持续低流量供氧，使氧罩内氧浓度始终保持在 85% 以上，吸氧 50 min 后待减压出舱；②使用特制的吸氧头罩，将头部、颈部一起罩住，使其密闭不漏气，罩的一端与供氧软管相连通，罩的另一端与排气管相连，将呼出的气体排出舱外。供、排氧内均无活瓣，采取直排式供氧。

（4）呼吸道的护理。

保持呼吸道通畅是保证高压氧治疗疗效必不可少的条件。重危、昏迷患者应注意以下几点。

1）昏迷患者，应防止舌后坠堵塞呼吸道。患者应取侧卧位或头偏向一侧，以防呕吐物被误吸而致呼吸道阻塞。

2）气管切开、咳嗽反射减弱、痰液不能自主排出或呼吸道分泌物增多者，应经常利用舱内负压吸引装置或气动呼吸机吸痰。

3）吸痰时舱内负压吸引负压不宜过大，吸痰时缓慢打开舱内负压吸引装置，一般负压表上不得超过 200 mmHg（26.7 kPa）。

4）由于舱内吸入高分压氧，呼吸阻力增大，患者呼吸会变慢、变浅而致通气量降低，对此，应随时调整供氧压力和流量，必要时可予以气管插管进行辅助呼吸。

5）对支气管所致痉挛导致严重呼吸困难者，应及时给予解痉药，必要时降低氧压。

6）对抢救因缺氧而致的肺水肿，仅靠负压吸引分泌物不能解决问题，应针对病因采取措施，并适当增加舱压，加大供氧量，必要时予以气管插管辅助呼吸等措施，以保证迅速纠正因缺氧而发生的肺水肿。

7）自主呼吸恢复不满意或呼吸功能衰竭的危重患者，减压时应保持有效的人工辅助呼吸，并适当减慢减压速度，防止肺气压伤的发生。

8）经鼻或口插管患者，不宜入单人纯氧舱治疗，应入多人空气舱治疗。痰多吸痰时需注意选用塑胶吸痰管，配合呼吸，吸气时插入，呼气时暂停，遇到阻力后切勿强行插入，待患者呛咳时迅速抽吸，吸痰动作一定要轻柔、彻底，应间断吸引。

（5）观察患者的生命体征并做好详细记录。注意患者是否有氧中毒的表现。

（6）严密观察静脉输液及所带导管、引流管，严防气栓症与气压伤的发生。

（7）减压时，开放所有引流管，调整墨菲内滴管的液平面。防止气体进入循环系统，若加压时向套管气囊注入气体，此时应抽出等量气体，以免气囊膨胀压迫气管黏膜。减压时，病情易发生变化，此期间应加强观察。

（三）出舱后的护理

（1）患者安全出舱后，陪舱人员应向有关人员做好交接工作，共同查看患者。

（2）陪舱人员必须完成陪舱记录的书写后方能离岗。

（3）出舱后，应将带入舱内的仪器、用具清洗整理归位。

四、婴幼儿高压氧治疗护理常规

婴幼儿高压氧治疗的护理与成人基本相同，但婴幼儿不能提供主诉，不能配合治疗，不会使用吸氧装置，因此护理上更需要耐心周到，给予更多的关怀与照顾。

（1）首先认真阅读病历，详细了解病情及治疗方案。

（2）与幼儿进行交流和互动，消除其害怕或恐惧情绪。

（3）根据年龄、身高、病情恰当选择舱型，新生儿及不会翻身的婴儿可在婴儿舱治疗。对于 4 个月以上会翻身的婴幼儿、病情欠平稳的患儿应尽量在家属陪伴下进空气加压舱或单人纯氧舱治疗。

（4）在整个治疗过程中仔细观察，防止发生各种意外，保证治疗安全、有效。

（5）减压时患儿哭闹屏气可导致肺气压伤，应暂停减压，待患儿安静后再继续减压。

（6）做好清洁消毒和各种治疗记录。

五、高压氧舱内外的清洁消毒护理常规

（1）治疗环境应保持清洁通风，每天用诗乐氏喷雾消毒，紫外线消毒每周一次。

（2）地面每天用速消净拖地两次。

（3）高压氧舱体每周擦拭两次。

（4）病号服、拖鞋每人一套固定使用，只能在本科范围内穿着，疗程结束后清洗消毒。

（5）舱内无菌操作的消毒用品为碘附和苯扎溴铵。

（6）舱内每次治疗前后，用诗乐氏消毒剂喷雾消毒，通风换气。

（7）每天治疗结束后用速消净拖地面，抹擦舱内座椅、舱壁及附属设备，舱内用诗乐氏喷雾消毒。每周彻底清洁舱内卫生一次。

（8）提倡使用一人多次性面罩和吸排氧管。每人一份，使用后自己保管。

（9）如仅吸氧面罩个人使用，而吸排氧管公用，则三通管口每次治疗后用诗乐氏喷雾消毒一次，三通管、吸排氧管每周清洗，并用戊二醛或速消净浸泡消毒一次。

（10）预定舱内手术，舱内应按手术室要求严格无菌。

（11）对危重抢救的伤病员，有伤口或气管切开者，入舱前应做彻底的舱内消毒。

（12）凡经确诊为破伤风、气性坏疽等厌氧菌感染者入舱时，应严禁带有伤口的其他人员同时入舱工作或治疗。出舱后应严格按终末隔离技术消毒处理。

1）空气消毒：每次 100 m^3 体积 12 mL 乳酸蒸 30 min 后通风，每天 1 次共 3 次。

2）地板、舱壁、舱内设备用速消净溶液擦拭，每日 1 次共 3 次。

3）舱室封闭 3 d 后进行卫生清洁，空气培养 3 次阴性后方可开放使用。

（13）每月进行空气细菌培养一次。

（胡子丹）

04 护理案例

» 01 脑出血的护理

【案例介绍】

1. 一般资料

患者×××，男，61岁，入科查体及评估：T 36.7℃、R 25次/min、P 121次/min、BP 180/117 mmHg，神志模糊，GCS 9分，自主睁眼，言语不能，四肢活动，双侧瞳孔等大等圆约3 mm，对光反射减弱。

2. 病史

既往史：高血压1年，药物控制可（具体不详）；COPD 10年余，长期呼吸机治疗；肺心病1年余。

个人史：无吸烟史，无饮酒史，无毒品接触史。

婚育史：适龄婚育。

家族史：父母已故，死因不详。

3. 医护过程

入院诊断：①左侧额颞叶脑出血；②慢性阻塞性肺疾病；③肺源性心脏病。

诊疗经过：给予告病重，吸氧，导尿，心电监护，给予止血，脱水降压及对症支持治疗。

2022-03-06全麻下行急诊手术：左侧额颞叶脑内血肿清除术+脑皮层切开术+硬脑膜修补术+颞肌颞浅动脉贴敷术+去骨瓣减压术，术后放置硬膜引流管一根引流通畅。22:08术毕安全返回病房，带入气管插管，呼吸机辅助呼吸。SIMV-PC模式，氧浓度50%，呼吸频率12次/min。T 36.5℃，R 12次/min，P 98次/min，BP 136/90 mmHg，神志镇静状态，双侧瞳孔等大等圆2 mm，对光反射减弱，头部伤口敷料清洁干燥，留置尿管、胃管。GCS评分9分，自理能力评分0分，跌倒坠床高风险，压力性损伤评分13分，管道评分1分，DVT评分4分，NRS 2002营养评分8分，于03-09拔除硬膜下引流管。

2022-03-08请呼吸科会诊是否行气管切开及调整抗生素。会诊意见及建议：患者目前神志不清，气管插管呼吸机辅助呼吸，试脱离呼吸机时SpO_2下降至70%，无法耐受，气管插管套管间断抽出较多白色黏痰，无发热、咯血等不适，建议无法拔管必要时可气管切开。

2022-03-10开始间断试脱呼吸机（试脱呼吸机期间，患者存在二氧化碳潴留）。

2022-03-12在床边局麻下行气管切开术。

2022-03-14请呼吸科会诊，血气分析提示Ⅱ型呼衰，请呼吸科会诊明确调整雾化药物及协助诊疗。会诊意见：患者有COPD，长期有呼吸衰竭，目前气管切开情况下，血气分析提示pH 7.41，PCO_2 73 mmHg，PO_2 64 mmHg，有呼衰，二氧化碳潴留。胸部CT可见肺气肿，肺间质纤维化。

处理：目前仍有呼衰，考虑脱机困难，布地奈德＋复方异丙托溴铵雾化吸入治疗，甲泼尼龙 40 mg 静脉滴注 3 ~ 5 d。

辅助检查及相关检验指标（表 15-1）：2022-03-06 头部 CT 提示额颞叶脑出血。2022-03-06 床边心电图（组）提示：①窦性心动过速；②Ⅰ度房室传导阻滞；③下壁 ST 段上抬；④V_2 导联 r 波递增不良；⑤顺钟向转位；⑥高侧壁 T 波改变。

表 15-1　检验结果

时间	PCT（0.1）ng/mL	C- 反应蛋白（0 ~ 6）mg/L
2022-03-06	< 0.05	
2022-03-07	< 0.08	9.92
2022-03-10	0.1	96.38
2022-03-13	0.3	61.44

2022-03-07 心脏彩超＋心功能测定：室间隔增厚。

2022-03-07 双下肢静脉彩色多普勒超声：右小腿部分肌间静脉增宽。

2022-03-07 头部 CT 平扫，胸部 CT 平扫（含肺、纵隔、三维重建）（第二个部位用）：①左侧颞顶叶出血术后改变，胸部 CT 轴位平扫未见明显异常；②双侧上颌窦及筛窦炎；③慢支，肺气肿、肺大疱，双肺纤维灶，双肺间质性改变；④主动脉及冠脉多发钙化；⑤双侧胸膜轻度增厚粘连。

【护理措施】

1. 治疗护理

（1）给予止血（白眉蛇毒血凝酶）、脱水（甘露醇）、预防癫痫（丙戊酸钠）、镇静（丙泊酚）、化痰雾化（溴己新、异丙托溴铵、乙酰半胱氨酸）、抗感染（哌拉西林他唑巴坦）、补液对症支持治疗。

（2）预防组织灌注不足。

1）保持静脉输液通道，遵医嘱合理用药积极行容量补充，合理安排输液顺序先晶后胶，及时应用抗生素。准确记录 24 h 出入量，发现异常，及时报告医师。

2）有创动脉压监测，保持平均动脉压（MAP）65 mmHg。

3）营养支持：鼻饲流饮食 300 mL tid；鼻饲蛋白粉一日 5 次，益生菌一袋 tid。

4）做好心搏骤停的抢救准备（床旁备好急救车、除颤仪、肾上腺素）。

（3）人工气道护理管理。

1）体位护理：床头抬高 30° ~ 45°，利于颅内静脉回流，减轻脑水肿；保持头颈部在一条直线，利于呼吸。

体位改变时对肺部血流具有明显影响，研究表明，床头抬高 30° ~ 45° 可改善肺的氧合功能，患者的肺部功能及残余容量增大，有利于通气血流比的改善，能够明显提高呼吸通气疗效，进而提高血氧饱和度，改善通气功能[1]。

2）气管套管护理：①妥善固定气管套管，松紧度能伸进一横指为宜，每 4 小时 1 次监测气囊压力，维持气囊压力 25 ~ 30 cmH$_2$O。②保持呼吸道通畅，及时清除口腔及气管内分泌物，严格无菌操作，做好手卫生；选择外径不超过气管内径 1/2 的吸痰管；吸痰前后充分吸氧；吸痰时间不超过 15 s；吸痰时严密监测生命体征；吸痰时注意吸痰管插入是否顺利，遇有阻力时应分析原因，不得粗暴操作。③气道切开处伤口消毒换药，更换时观察套管周围有无红肿、化脓、渗出。④做好基础护理，抬高患者床头 30° ~ 45°，及时翻身拍背。进食后半小时内禁止气管吸痰，体位至少保持 1 h，避免胃内容物反流。每次喂饭前评估胃内残余量。喂食速度适宜，时间控制在 15 ~ 30 min 内。

3）人工气道湿化：①病房保持室温 20 ~ 22℃，湿度 60% ~ 70%，防止吸入干燥气体造成气管内分泌物黏稠度增加。②定时雾化，乙酰半胱氨酸 0.3 g，雾化吸入 tid，利用气流将药液以气雾状喷出由气切口进入气道，可起到稀释痰液促进患者有效排痰的作用。③定时更换呼吸机湿化罐内的水，增加进入呼吸道气体湿度。

4）人工气道气囊的管理：严格交接班，气囊压力维持在 25 ~ 30 cmH$_2$O，每 4 ~ 6 h 检查一次气囊压力。

5）呼吸机相关性肺炎的预防：①保持呼吸道通畅，按需吸痰（患者无呛咳反射，胸部听诊，交接班时吸痰，根据呼吸机力学监测曲线图评估呼吸情况，进行吸痰），密切观察患者呼吸情况。②动态监测呼吸力学（潮气量、平台压、气道阻力），遵医嘱查血气，密切监测氧分压及二氧化碳分压水平，动态调整呼吸机参数，使呼吸机温度保持在 37℃，湿度达 100%，湿化罐水位保持在最佳水位线，防止黏液脱水，降低气道阻力。保持病房空气流通，湿度为 50% ~ 60%，温度保持 20 ~ 22℃。③口腔护理，每日应用 0.2% 氯己定溶液清洗口腔。

口腔病原体及分泌物是引起肺部感染的直接原因之一，口腔护理能使口咽部定植菌降至最低限度，提高口腔黏膜防御能力，降低 VAP 的发病率。

6）雾化吸入：①按医嘱将乙酰半胱氨酸加入雾化吸入器内，采用氧气驱动雾化，调整好氧流量至 6 ~ 8 L/min，雾化时间为 10 ~ 15 min，注意勿将药液溅入眼内。②采用舒适的坐位或半卧位，使药液充分达到支气管和肺部。③密切关注患者雾化吸入治疗过程中的不良反应。④雾化治疗前，应尽量清除痰液。以利于气溶胶在下呼吸道和肺内沉积，雾化后及时清理呼吸道的分泌物，使被稀释的分泌物有效地排出体外，有利于打开肺泡，增加潮气量，提高血氧饱和度及氧合指数[2]。

（4）管道护理。

1）引流管妥善固定，翻身或搬动时应防止脱出，加强看护，约束肢体，严防导管脱出。

2）更换敷料及引流管时应严格无菌操作。

3）保持引流管通畅，避免引流管扭曲、折叠阻塞，如引流不通，可轻轻向外挤压引流管或用注射器轻轻抽吸。

4）引流管开口需高于侧脑室平面 10 ～ 15 cm，以维持正常的颅内压，使脑脊液缓慢外流，术后早期应将引流袋适当挂高，减低流速，避免流速过快，使颅内压骤降。搬动患者时暂时关闭引流管。

5）记录每日脑脊液引流量，观察其颜色性状量，正常脑脊液每日分泌 400 ～ 500 mL。颅内感染者引流量可适当增加，如发现脑脊液颜色呈鲜红色，患者有意识障碍时应及时通知医师。

6）引流袋每日更换一次，引流管一般保留时间为 5 ～ 7 d，最长不超过 15 d。拔管前应夹闭 24 h，无颅内压增高症状即可拔管。

（5）预防深静脉血栓。

1）患者入院 VTE 评分为 4 分，属高危患者。

2）基础预防措施：①抬高患肢禁止腘窝及小腿下单独垫枕，加强观察；②避免下肢静脉穿刺；③运用脱水药物后，及时补充水分；④控制血糖血脂；⑤多做深呼吸及咳嗽动作；⑥进行肢体被动活动，按摩比目鱼肌和腓肠肌 30 次 /min，3 次 / 天、踝泵运动 30 次 / 组，6 组 / 天。

3）物理预防：遵医嘱为患者使用足底静脉泵、间歇充气加压装置，穿着梯度压力弹力袜，以加速血液回流，防止血液瘀滞。

4）药物预防：高危手术患者遵医嘱应用低分子肝素、利伐沙班等抗凝药物降低血液黏稠度，预防血栓形成。

2. 观察护理

（1）病情观察。

1）密切观察监测体温、脉搏、呼吸、血压、血氧饱和度每 1 小时 1 次，观察患者切口敷料情况，肢体肌力、活动情况，警惕脑出血（合理使用甘露醇）。

2）监测气道分泌物性质，警惕气道出血（吸痰时，尽量使用浅吸引，动作轻柔，调节适当负压）；上胃管，观察消化道出血情况。

3）进行操作时动作轻柔，避免因操作不当导致出血。

（2）护理风险评估（表 15-2）。

表 15-2　护理风险评估

时间项目	自理能力评分	压疮风险评分	跌倒 / 坠床风险评分	疼痛评分
入科	10	14	高	0
术后当日	0	13	中	0
术后第二日	0	13	中	0
术后一周	0	13	低	0

3. 生活护理

（1）每日做好口腔护理，会阴擦洗。

（2）保持病室环境整洁，为患者及家属提供良好的环境。

（3）保持床单位清洁干燥。

（4）生活设施齐全。

4. 心理护理

（1）鼓励患者家属，提升信心。

（2）治愈的同类疾病患者现身说法。

（3）生活上帮助患者及家属。

5. 健康教育

（1）向患者家属讲解使用药物的相关作用。

（2）讲解压疮的预防，深静脉血栓的预防方法。

（3）为患者准备营养丰富、富含维生素的食物。

【参考文献】

[1] 李西娟, 苗金红. ICU 机械通气患者实施半坐卧位的研究进展 [J]. 护理学杂志, 2015, 30 (24): 93-95.

[2] 中华医学会创伤学分会神经损伤专业组. 创伤性脑损伤患者气道雾化吸入治疗中国专家共识 [J]. 中华创伤杂志, 2020, 36 (6): 481-485.

（赵丹丹）

» 02 呼吸衰竭的护理

【案例介绍】

1. 一般资料

患者 ×××，女，46 岁，因"进展性肢体无力 17 个月，间断呼吸困难 2 个月余，加重 2 h"为主诉入院。患者 17 个月前运动后出现左下肢无力，能行走，自感不受控制，当时无呼吸困难、胸闷，无饮水呛咳、吞咽困难，无大小便失禁，无四肢抽搐、意识障碍等，于我院行肌电图示广泛神经源性损害，累及颈段、胸段、腰骶段，延髓段（可疑）（2020-07-29）；四肢深感觉径路未见异常，四肢运动传导通路未见异常（2020-07-30）。行头颅 MRI 提示部分空泡蝶鞍（2020-07-31）。查脑脊液示脑脊液蛋白 46.70 mg/dL，白细胞 0.001×10^9/L。患者出院后就诊于外院神经内科，按"格林巴利"，给予"激素 500 mg"冲击治疗，激素减量过程中出现右下肢无力，调整药物为"丙种球蛋白"治疗，效果差，双下肢无力呈进展性，双下肢瘫，活动不能，出院后给予"利鲁唑 1 片 / 次，2 次 / 日；甲钴胺 1 片 / 次，3 次 / 日"口服。出院后就诊于康复科康复治疗，住院期间出现左上肢无力，以近端重，上抬费力、握拳力弱。2 个月前患者出现闷气、呼吸困难，当时伴意识不清，于我院重症监护室抢救治疗，病情相对平稳后转入我科，给予无创呼吸机，抗感染、促排、营养神经及康复治疗等，患者病情稳定后自备呼吸机出院。2 h 前患者胸闷、呼吸困难较前明显加重，自觉喉中痰堵窒息，急呼 120 送入我院，急诊以"呼吸困难"收入我科。发病以来，神志清，精神差，大小便正常，夜眠差，体重无明显减轻。

2. 病史

既往史：2020-08-15 因"子宫出血"于我院行"宫腔镜手术 + 诊断性刮宫术"。2 个月前于我科住院时曾诊断："呼吸衰竭，肺部感染，运动神经元病，低蛋白血症，焦虑状态，围绝经期综合征"，给予呼吸机辅助通气、营养支持等治疗后病情稳定出院。否认高血压史，否认糖尿病病史；无肾脏病病史，无冠心病史，无脑血管意外疾病。否认外伤史；否认输血史，否认肝炎史，否认结核史，否认传染病病史，预防接种史不详，无食物过敏史，未发现药物过敏史。

个人史：生于原籍，否认近期外出旅居史，否认疫区久居史，否认有害物接触史，否认放射性物质接触史，否认吸烟史；否认饮酒史；否认冶游史。

婚育史：24 岁结婚，生育 1 子，配偶及子身体健康。

月经史：初潮年龄 14 岁，行经 4 ~ 5 d/ 月经周期 26 ~ 30 d，闭经年龄 45 岁，末次月经时间 2021-09-09，经量正常，经色淡红，否认痛经。

家族史：父母体健，3 弟体健，无与患者类似疾病，无家族遗传倾向的疾病，家族否认肝炎、结核等传染性疾病。

3. 医护过程

体格检查：T 36.9℃，P 142 次 /min，R 23 次 /min，疼痛 0 分，BP 154/93 mmHg。

初步诊断：呼吸衰竭；肺部感染；运动神经元病。

诊疗计划如下。

（1）患者病史完整，病情进展迅速，外院免疫球蛋白、激素等治疗效果不佳，目前考虑运动神经元病，预后极差。2 个月前患者病情已累及呼吸肌，出现呼吸困难，需要无创呼吸机辅助通气，现病情仍在进展；密切观察患者呼吸功能监测，如呼吸肌功能进一步下降，必要时给予气管插管、有创呼吸机应用。

（2）患者呼吸肌无力，自主咳痰能力差，多次吸痰，加强翻身叩背，必要时气管镜下吸痰。

（3）继续抗感染治疗，改善肺部感染，强化化痰及促排药物应用，加强气道管理。

（4）加强营养，维持电解质及内环境酸碱平衡稳定，防止并发症。

（5）患者运动神经元病，预后极差，现已累及呼吸肌，无自主咳痰能力，随时可能出现痰堵窒息危及生命，病情危重，必要时需转 ICU 科行气管插管，有创呼吸机应用、纤支镜吸痰等治疗。

入院抢救措施：立即予无创呼吸机应用，调高氧浓度，间断吸痰，急查动脉血气，心电监护，给予抗感染、抗炎、扩张气道、促排等药物应用。患者运动神经元病，预后极差，现已累及呼吸肌，无自主咳痰能力，随时可能出现痰堵窒息危及生命，病情危重。护理注意事项：关注患者氧饱和情况，注意患者出现痰堵窒息的风险较大。

目前患者呼吸困难较前缓解，间断咳嗽，可咳出少量黄黏痰，体温正常。查体：SpO_2 99%（氧流量 5 L/min），双侧瞳孔等大等圆直径约 2.5 mm，光反射灵敏。双侧眼球向各方向运动不配合，无眼震。双侧鼻唇沟对称，双侧口角对称，张口伸舌居中，双下肢肌力 0 级，左上肢肌力 2 级，右上肢肌力 3 级，双上肢腱反射正常、双下肢腱反射减弱，双侧巴氏征阴性。两肺呼吸音粗，未闻及干湿性啰音。心率 78 次/min，律齐，各瓣膜听诊区未闻及杂音。腹软，肝脾肋下未触及。双下肢无水肿。床旁彩超结果示：胆囊壁毛糙；双肾输尿管膀胱未见明显异常；二尖瓣及主动脉瓣少量反流；双下肢股总静脉、股深静脉、股浅静脉、腘静脉、大隐静脉及肌间静脉未见明显异常。生化：谷丙转氨酶 145 U/L，谷草转氨酶 68 U/L，谷氨酰转肽酶 87 U/L，葡萄糖 6.70 mmol/L，肌酐 22 μmol/L，碳酸氢根 19.3 mmol/L；血常规：中性粒细胞百分比 85.5%，淋巴细胞百分比 10.0%，中性粒细胞计数 7.33×10^9/L，淋巴细胞计数 0.86×10^9/L，C-反应蛋白 4.22 mg/L。现患者持续无创呼吸机辅助通气，呼吸肌无力，间断呼吸困难，自主咳痰能力差，间断吸痰护理，给予加强翻身叩背，必要时气管镜下吸痰，现病情仍在进展，给予密切观察患者呼吸功能，如呼吸肌功能进一步下降，必要时给予气管插管、有创呼吸机应用；加强营养，维持电解质及内环境酸碱平衡稳定，防止并发症，定期复查。

【护理措施】

1. 气道管理

患者持续无创呼吸机辅助通气，根据患者血气分析结果及时调整参数设置，及时添加呼吸机湿化用水；定时给予翻身叩背、雾化吸入、机械深度排痰促进痰液排出，必要时给予吸痰护理；定时调整呼吸机鼻面罩位置，避免受压部位产生压力性损伤。

2. 饮食护理

给予患者高热量、高蛋白、高维生素易消化饮食，确保机体所需热量，注意观察患者进食、饮水有无呛咳，避免吸入性肺炎的发生，随着患者病情的进展，给予患者留置胃管或鼻肠管，启动肠内营养，改善机体营养。

3. 皮肤护理

患者无活动能力，给予电动气垫床应用，做好七勤，保持床单位清洁干燥；每 2 h 进行翻身一次；皮肤受压部位进行中药涂擦；侧卧位时角度达 30°；受压部位垫软垫，确保足跟悬空。

4. 病情观察

观察患者意识状况、呼吸节律、频率、深度等情况，注意氧饱和度变化；帮助和鼓励患者进行有效的咳嗽，及时清理呼吸道分泌物，保持呼吸道通畅；遵医嘱给予消炎、平喘、化痰、雾化药物应用，观察用药效果；床旁备急救设备及药物。

5. 并发症预防[1]

伴有腹胀者可告知其经鼻呼吸，可保持半坐卧位或是进行肛门排气护理。若患者伴有压迫性损伤，可用水胶体敷料或泡沫敷料覆盖压迫组织，皮肤破溃者可用软膏贴敷。若合并刺激性角膜炎，可更换鼻面罩。

6. 健康指导

（1）疾病知识的介绍：向患者讲解疾病发病机制、发展和转归，语言力求通俗易懂，尤其对一些文化程度不高的老年患者应反复讲解，使患者理解康复保健的意义。

（2）保健教育：教会患者缩唇呼吸、腹式呼吸、体位引流，有效咳嗽、咳痰的技术，提高患者的自我保健及护理能力，促进康复，延缓肺功能恶化。教会患者及家属合理使用氧疗，不要自行调大或减小氧流量。

（3）对患者及家属进行强化健康教育，给患者及家属发放笔记本，执行家属结对式认知管理，由家属记录健康教育过程中讲解的无创呼吸机治疗效果、治疗原理，在持续20 min 的健康教育结束后，由家属重新回顾并向患者讲解关于无创呼吸机的治疗注意事项，避免由于操作不当引起不良反应[2]。

（4）生活指导：指导患者制定合理的活动及休息计划，教会患者减少氧耗量的活动与休息方法。注意增强体质，避免引起呼吸衰竭的各种诱因，教会患者提高预防呼吸道感染的方法，如冷水洗脸等耐寒训练。加强营养，增强体质。避免吸入刺激性气体，劝告吸烟患者戒烟。避免对机体的不良刺激，如劳累、情绪激动等。尽量减少与呼吸道感染者的接触，少去或不去人群拥挤的地方，避免交叉感染的发生。

（5）自我病情监测：学会识别病情变化，如咳嗽加剧、痰液增多、色变黄、呼吸困难加重或神志改变，应及早就医。

【小结】

呼吸衰竭（respiratory failure）简称呼衰，是指各种原因引起的肺通气和（或）换气功能严重障碍，以致在静息状态下亦不能维持足够的气体交换，导致缺氧伴（或不伴）二氧化碳潴留，从而引起一系列病理生理改变和相应临床表现的综合征。动脉血气分析可作为诊断的依据，即在海平面正常大气压、静息状态、呼吸空气条件下，动脉血氧分压（PaO_2）低于 60 mmHg，伴或不伴二氧化碳分压（$PaCO_2$）高于 50 mmHg，无心内解剖分流和原发于心排血量降低因素，即为呼吸衰竭。任何可能导致呼吸衰竭的情况都应予以评估。评估患者的临床表现，如呼吸困难程度，是否发绀，有无精神神经症状，是否有心动过速、心律失常，是否有消化道出血等；评估有无异常呼吸音，重点评估患者血气分析结果，血电解质检查结果等。此外，应评估患者的心理 – 社会状况，呼吸衰竭患者常因呼吸困难产生焦虑或恐惧。由于治疗的需要，患者可能需要接受气管插管或气管切开，进行机械通气治疗，因此加重焦虑情绪。各种监测及治疗仪器也可能加重患者的心理负担。因此应了解患者及其家属对治疗的信心和对疾病的认知程度。

【参考文献】

[1] 胡美珍. 慢性阻塞性肺疾病合并呼吸衰竭患者无创机械通气的综合护理效果分析[J]. 湖北医药学院学报，2022，41（1）：88–91.

[2] 张晓燕，焦兴爱，孙翔. 无创呼吸机联合安全护理对慢阻肺合并Ⅱ型呼吸衰竭患者的影响[J]. 齐鲁护理杂志，2019，25（11）：12–14.

（蔺海芳）

» 03　支气管哮喘急性发作期的护理

【案例介绍】

1. 一般资料

患者×××，男，52岁，因"发作性喘息伴咳嗽7 d"为主诉入院。7 d前无明确诱因出现胸闷、喘息，伴有咳嗽、咳白痰，无胸痛，无发热，冷空气、特殊气味为其诱因，晨起及活动后症状加重，无咯血，无畏寒、盗汗，无咽部不适，无鼻塞、流涕，无恶心、呕吐，无腹痛、腹泻，无尿频、尿急。在家自行口服"沙丁胺醇片（具体剂量不详）"，效果欠佳。为求进一步诊治来我院门诊，以"支气管哮喘急性发作？"收住院。患者自本次发病以来，神志清，精神、饮食、睡眠欠佳，大、小便正常，体力下降，体重无明显减轻。

2. 病史

既往史：既往体质健康，未发现药物过敏史，否认高血压史，否认糖尿病病史；无肾脏病史，无冠心病史，无脑血管意外疾病史。否认手术史；否认外伤史；否认输血史，否认献血史，否认肝炎史，否认结核史，否认传染病病史，预防接种史不详，无食物过敏史，未发现药物过敏史。

个人史：生于原籍，否认有害物接触史，否认放射性物质接触史，否认吸烟史；否认饮酒史；否认冶游史。

婚育史：24岁结婚，生育1子1女，配偶及子女身体健康。

家族史：父母健康，1弟健康，2姐健康，子女健康，无与患者类似疾病，无家族遗传倾向的疾病，家族否认肝炎、结核等传染性疾病。

3. 医护过程

体格检查：T 36.4℃，P 82 次 /min，R 25 次 /min，疼痛 0 分，BP 141/91 mmHg，血氧饱和度 96%。神志清晰，双肺呼吸音弱，双肺可闻及广泛喘鸣音，无胸膜摩擦音。叩诊心脏相对浊音界正常，心率 80 次 /min，律齐，各瓣膜听诊区未闻及病理性杂音。腹部平坦，无腹壁静脉曲张，未见胃肠型及蠕动波。腹软，全腹无压痛、反跳痛及肌紧张，肝脾肋下未触及，未触及包块，墨菲征阴性。无移动性浊音，肝肾区无叩击痛。肠鸣音 4 次 /min，肠鸣音正常，双下肢无水肿。

辅助检查。ECG：①窦性心律；②正常范围心电图，总胆红素 23.0μmol/L，间接胆红素 17.4μmol/L，尿酸 563μmol/L，血常规、电解质、肌钙蛋白、BNP、甲功三项等未见异常。肺功能检查：①极重度混合性通气功能障碍，小气道功能减低；②肺弥散功能正常；③肺总量减少，肺残气正常，肺残气 / 肺总量增加；④万托林气雾剂支气管舒张试验阳性。

目前诊断：①支气管哮喘急性发作期；②高尿酸血症。

诊疗计划如下。

（1）完善入院相关检查，如血常规、肝肾功、电解质、心肌酶、血培养、痰病原学、胸部 CT、肺功能、心电图等。

（2）患者社区获得性感染，致病菌以肺炎链球菌、流感嗜血杆菌及支原体多见，给予左氧氟沙星抗感染，氨溴索及桉柠蒎肠溶剂祛痰。

（3）待肺功能回报后给予雾化布地奈德及静脉滴注甲泼尼龙抗感染治疗，雾化特布他林舒张气道治疗；必要时给予多索茶碱针舒张气道；规律吸入药物应用。

（4）低流量吸氧，注意休息，避免剧烈运动，加强饮食，向患者及家属交代病情，密切观察患者病情变化。

护理给予遵医嘱用药、氧气吸入、雾化吸入。

【护理措施】

1. 心理护理

善于发现患者各种心理变化，查找出现负性情绪的原因，引导患者克服困难，提高对负性情绪的认识，实施认知疗法、行为疗法与人本主义疗法等护理措施给予综合性心理干预[1]。对于焦虑、恐惧的心理，主要是通过建立一个良好的注意环境及保持护患的良好沟通进行心理疏导。护理人员与家属一起给予患者舒适安静的环境，并且要帮助患者熟悉医院的环境，尽快适应治疗及生活环境。要经常并且主动与患者进行交流，对患者的心理疑虑给予讲解、安慰及理解，耐心地倾听患者的倾诉。为了使患者产生安全感及信赖，护理人员要给予其强有力的心理支持，并且关心及体贴患者，通过讲解成功的病例鼓励其要勇敢地面对生活，消除其心理负担。针对抑郁的患者，护理人员要与患者之间保持密切的交谈，使患者将心理的愁闷尽情地宣泄，解除其感情的压抑，同时在患者病情好转时要及时转告，并且动员家人尽可能多地照顾陪伴患者，给予精神上的支持。对于悲观绝望的患者，家属要主动配合护理人员，给予心理安慰、生活指导及精神调养。为患者提供一个安静、温湿度适宜的休养环境，并保持室内空气新鲜，给予患者同情和理解，保护患者的隐私。指导患者对疾病有一个正确的认识，使心情保持平静，在精神上摆脱悲观的心理，积极面对疾病。

2. 吸氧护理

呼吸困难是患者的最主要症状，也是最难受的症状。当患者入院后，我们即安置患者舒适的体位，根据患者呼吸困难的程度，给予鼻塞或面罩吸氧。根据患者呼吸状况随时调节氧流量。一般鼻导管吸氧 2 ~ 4 L/min，面罩吸氧 6 ~ 10 L/min，冬天注意加温加湿给氧，避免干燥和寒冷气流刺激加重支气管痉挛。对用鼻导管给氧者，应保持鼻腔清洁，要插入足够深度，并应固定好，切忌脱落，每 24 h 置换消毒鼻导管，以防感染。面罩给氧简便，患者易于接受。吸氧前嘱咐患者及其家属勿随意调节氧流量，禁止在病房内吸烟，以保证用氧安全及疗效。

3. 用药护理

支气管哮喘急性发作患者因呼气延长，摄入困难，同时大量出汗，导致其电解质和机体水分出现大量的流失，遵医嘱每日静脉输液 3000 ~ 5000 mL。输液速度 40 ~ 60 滴/min，注意用药之间的前后顺序、间隔时间，以保证疗效。静脉滴注茶碱类药物时，告知患者及其家属不能随意调节输液滴速，以免滴速过快引起胃肠道症状如恶心、呕吐及心血管症状如心动过速、心律失常、血压下降等。当我们对患者采取静脉输入时，应该注意观察患者是否出现消化道出血，神志、精神是否正常，同时要在其吸入激素时，让患者及时地进行洗脸、漱口，将气道分泌物进行及时清除，合理吸氧，引流痰液，对呼吸机的功能报警装置和参数都进行仔细观察，随时调整。

4. 生活护理

保持室内空气清新。室内温度保持在 20 ~ 22℃，湿度 50% ~ 70%，为了保证患者处于宽松舒适状态，应该让他们更换棉质衣服，采用湿式清扫。保持口腔清洁，及时擦干汗液，加强后半夜床旁巡视，一旦患者出现胸闷、喷嚏、流泪、鼻咽痒的情况，为了避免哮喘的发作，应该在第一时间对其进行解痉处理，鼓励患者多咳嗽，定时叩背。支气管哮喘急性发作期患者病情重，在做好治疗和基础护理的同时，更应该做好健康教育。同时待病情稳定后，向患者及家属介绍病情的治疗、护理、发展及转归的过程，帮助患者了解本病发生的诱因、病因及预后等。日常护理过程中提醒患者需注意饮食搭配，保证蛋白质、糖类等营养物质合理摄入的同时，需以清淡、温和食物为主，切忌食用生冷、海鲜等易引起过敏的食物[2]。去除室内诱发因素，精神放松，保证充足的睡眠和休息时间，提高抗病能力，增强体质。

【小结】

支气管哮喘是一种常见的呼吸道疾病，具有反复性、长期性、周期性等特点，目前尚无有效的根治措施，最终影响患者的生活质量[3]。对哮喘急性发作期患者实施全方位护理干预，可以防止哮喘进一步加重，有效缓解症状，降低了住院费，缩短了病程，提高了患者的满意度。

【参考文献】

［1］胡进梅. 心理护理在老年支气管哮喘中的应用体会［J］. 广东医学，2016，37（z1）：280–281.

［2］徐洁，李晓明，王欣. 基于 FMEA 模式的康复护理对支气管哮喘急性发作患者的疗效［J］. 临床与病理杂志，2022，42（1）：166–171.

［3］廖国霞. 实施临床护理路径对支气管哮喘患者治疗依从性的影响分析［J］. 中国实用医药，2015，10（36）：236–237.

（蔺海芳）

» 04　慢性阻塞性肺疾病的护理

【案例介绍】

1. 一般资料

患者×××，男，58 岁，因"反复咳嗽、咳痰、胸闷 30 余年，加重 3 d"为主诉入院。30 余年来反复出现咳嗽，咳白痰，常在受凉后及冬春季节反复发作，咳嗽呈阵发性或间断性，晨起及夜间明显，咳痰多为白色黏痰，每年发作时间持续约 3 个月，活动时胸闷、气喘，逐渐加重，曾在当地医院诊断为"支气管哮喘；慢性阻塞性肺疾病；肺源性心脏病；心功能不全"，经舒张支气管等药物治疗后症状可减轻。院外使用"布地格福"治疗，病情稳定。3 d 前上述症状再发，吸入药物无缓解，今为诊治来我院，门诊以"支气管哮喘慢性阻塞性肺疾病肺源性心脏病心功能不全"收住院。患者自发病以来，意识清醒，精神尚可，睡眠可，食欲差，大便正常，小便正常，近半年体重无明显变化。

2. 病史

既往史：既往体质虚弱，自诉从小有支气管哮喘病史，未正规治疗。否认高血压史，否认糖尿病病史；无肾脏病史，无冠心病史，无脑血管意外疾病史。否认手术史；否认外伤史；否认输血史，否认献血史，否认肝炎史，否认结核史，否认传染病病史，预防接种史不详，无食物过敏史，未发现药物过敏史。

个人史：生于原籍，否认近期外出旅居史，否认有害物接触史，否认放射性物质接触史，有吸烟史 30 余年，10 支／日；否认饮酒史；否认冶游史。

婚育史：24 岁结婚，生育 1 子，配偶已故。

家族史：父已故，3 兄 1 弟 1 妹，子健康，无与患者类似疾病，无家族遗传倾向的疾病，家族否认肝炎、结核等传染性疾病。

3. 医护过程

体格检查：T 36.3℃，P 108 次 /min，R 20 次 /min，疼痛 0 分，BP 117/75 mmHg。

初步诊断：①慢性阻塞性肺疾病（肺源性心脏病，心功能不全）；②支气管哮喘。

诊疗计划：①完善入院相关检查，如血常规、电解质、心肌酶、动脉血气分析、痰病原学及胸部 CT、肺通气功能等；②患者此次加重原因考虑为细菌感染，常见致病菌为流感嗜血杆菌、铜绿假单胞菌及卡他莫拉菌，故给予哌拉西林他唑巴坦抗感染；③茶碱针、雾化舒张气道，低流量吸氧。

查体：双肺呼吸音粗，未闻及干湿性啰音，无胸膜摩擦音。心律齐。腹部平坦，腹软，全腹无压痛，反跳痛及肌紧张，肠鸣音正常，双下肢无水肿。

辅助检查。CT 示：①双肺慢支、肺气肿，散在肺大疱；②双肺尖、右中肺、左上肺及双肺下叶多发慢性炎性伴机化性改变；③双侧胸膜增厚伴钙化；④心影增大，心包积液，请结合临床。心电图示：①窦性心律；②完全性右束支阻滞；③心电轴右偏；④ T 波改变。酸碱度 7.390 6，二氧化碳分压 48.5 mmHg，氧分压 72.557 mmHg，脑利钠肽 1029 μg/mL。超敏肌钙蛋白 0.042 ng/mL。谷丙转氨酶 28 U/L，碱性磷酸酶 99 U/L，谷氨酰转肽酶 48 U/L，总胆红素 26.4 μmol/L，直接胆红素 9.6 μmol/L，间接胆红素 16.8 μmol/L，总蛋白 65.6 g/L，白蛋白 42.2 g/L，球蛋白 23.4 g/L，白球比 1.80，总胆汁酸 6.84 μmol/L，谷草 / 谷丙 1.57，尿素 8.91 mmol/L，肌酐 69 μmol/L，尿酸 236 μmol/L，胱抑素 C 0.78 mg/L。葡萄糖 4.18 mmol/L，乳酸脱氢酶 215 U/L，乳酸脱氢酶同工酶 I60 IU/L，α - 羟丁酸脱氢酶 167 U/L，肌酸激酶 96 U/L，肌酸激酶同工酶 24 U/L，钾 4.60 mmol/L，钠 135.0 mmol/L，氯 97.0 mmol/L，钙 2.33 mmol/L，镁 0.87 mmol/L，磷 1.38 mmol/L，碳酸氢根 36.0 mmol/L，血浆渗透压 306 mmol/L。

患者老年男性，咳嗽、胸闷入院，既往慢支、哮喘多年，此次再发多合并感染，患者有肺部结构性疾病，考虑多合并阴性菌感染，予以哌拉西林他唑巴坦抗感染治疗，注意留取痰培养；患者胸闷，予以甲泼尼龙抗炎平喘，茶碱平喘、雾化布地奈德舒张气道治疗；患者院外吸入布地格福药物治疗，嘱继续吸入；患者 BNP 高，现已合并肺源性心脏病，予以强心利尿药物治疗；继续观察病情变化。患者咳嗽、咳痰、胸闷稍减轻，精神可，饮食睡眠可。

【护理措施】

1. 与气体交换受损相关的护理

（1）病室内环境安静、舒适，空气舒适，保持温度 20 ~ 22℃和湿度 50% ~ 60%。卧床休息，协助患者生活需要减少氧耗。协助患者身体采取前倾位，使辅助呼吸肌参与呼吸。

（2）监测患者的血压、呼吸、脉搏、意识状态、持续血氧饱和度，观察患者咳嗽、咳痰的情况，痰液的量、颜色及形状，呼吸困难有无进行性加重。针对咳嗽症状可采用中医耳穴贴压。患者行坐位，消毒耳郭及周围皮肤，使用探棒按压耳部相关穴位以寻找敏感点，将王不留行籽消毒处理后贴至所选耳穴，手指按压片刻，力道由轻至重，以患者自感酸、胀、麻为宜，双耳交替进行，每个穴位按压 3 min，每日 2 ~ 3 次，每周更换 3 次王不留行籽，干预 8 周[1]。

（3）氧疗的护理：向患者说明氧疗的重要性、注意事项和正确使用方法。告知患者持续低流量吸氧能改善缺氧，可采用鼻导管吸氧，氧流量为 2 L/min，每天 15 h 以上，并根据动脉血气分析结果及时调整吸氧浓度和流量，注意保持吸入氧气的湿化，现患者 SO_2 为 95%。

（4）在病情允许的情况下指导患者进行呼吸功能锻炼，如缩唇呼吸、腹式呼吸等，以加强胸、膈呼吸肌肌力和耐力，改善呼吸功能，每日 3 ~ 5 次，每次 5 ~ 10 min。

（5）按医嘱给予支气管舒张气雾剂、抗生素等药物，并注意用药后的反应。哌拉西林他唑巴坦、氨茶碱两组液体按时输入，无不良反应。

2. 与清理呼吸道无效相关的护理

（1）指导定期（每 2 ~ 4 h）进行数次随意的深呼吸（腹式呼吸），吸气末屏气片刻，然后进行咳嗽；嘱患者经常变换体位有利于痰液咳出。

（2）减少尘埃与烟雾刺激，避免诱因，注意保暖。

（3）保持每天饮水 1.5 ~ 2 L 以上，因足够的水分可保证呼吸道黏膜的湿润和病变黏膜的修复，利于痰液稀释排出。

（4）按医嘱给予雾化吸入，但要注意无菌作，湿化的时间每日 2 次，每次 20 min。

3. 与营养失调相关的护理

（1）指导患者进高热量、高蛋白、高维生素的软食，避免食用产气（豆类、土豆、胡萝卜、汽水等）及易引起便秘（油煎食物、干果、坚果等）的食物，少量多餐；告诉患者餐后不要平卧，有利于消化。

（2）便秘时，嘱多饮水，多食纤维素多的食物和水果。

（3）良好的进餐环境，进食时半卧位，餐前、餐后漱口，促进食欲。必要时口腔护理。

（4）必要时静脉输液补充营养。

4. 健康指导

医护人员通过现场演示的方式教会患者呼吸功能锻炼，即腹式呼吸法和缩唇呼气法，它们能加强胸、膈呼吸肌的肌力和耐力，简便易行[2]。

（1）腹式呼吸法：指吸气时让腹部凸起，吐气时腹部凹入的呼吸法。初学者以半卧位最适合。两膝半屈（或在膝下垫一个小枕头）使腹肌放松，两手分别放在前胸和上腹部，用鼻子缓慢吸气时，膈肌松弛，腹部的手有向上抬起的感觉，而胸部的手原位不动；呼气时，腹肌收缩，腹部的手有下降感。患者可每天进行练习，每次做 5 ~ 15 min，每次训练以 5 ~ 7 次为宜，逐渐养成平稳而缓慢的腹式呼吸习惯。需要注意的是，呼吸要深长而缓慢，尽量用鼻而不用口。

（2）缩唇呼气法：就是以鼻吸气、缩唇呼气，即在呼气时，收腹、胸部前倾，口唇缩成吹口哨状，使气体通过缩窄的口型缓缓呼出。吸气与呼气时间比为 1 ∶ 2 或 1 ∶ 3。要尽量做到深吸慢呼，缩唇程度以不感到费力为适度。每分钟 7 ~ 8 次，每天锻炼两次，每次 10 ~ 20 min。

【小结】

慢性阻塞性肺疾病是一个慢性的发展性的疾病，多为老年人。患者对疾病的不理解及病情的反复，容易使患者出现焦虑、抑郁、紧张、恐惧、悲观失望等不良心理，护理人员应针对病情及心理特征及时给予精神安慰、心理疏导，介绍类似疾病治疗成功的病例，强调坚持康复锻炼的重要性，以取得主动配合，树立战胜疾病的信心。

【参考文献】

［1］廖秋萍. 穴位敷贴联合耳穴贴压对 COPD 稳定期患者咳嗽症状及肺功能的影响［J］. 中国中医药现代远程教育，2022，20（3）：123-125.

［2］魏秀超，常翠欧，阳晓丽. 品质链护理服务模式在老年慢性阻塞性肺疾病患者中的应用［J］. 齐鲁护理杂志，2022，28（1）：89-92.

（蔺海芳）

» 05　胸腔积液的护理

【案例介绍】

1. 一般资料

患者 ×××，男，63 岁，因"发热、咳嗽、咳痰 10 余天，胸闷 2 h"为主诉入院。10 余天前无明显诱因出现发热，体温最高达 38.5℃，伴畏寒、无寒战，伴间断咳嗽、咳痰，咳黄黏痰，痰中等量，伴有右侧胸痛，吸气或咳嗽时胸痛明显，无胸闷，无咳血、盗汗，无腹痛、腹泻，无尿急、尿频、尿痛，无皮疹。在社区医院静脉输注"青霉素"治疗，效果欠佳。2 h 前感胸闷明显，活动后明显加重，为进一步治疗，急诊以"胸闷"收住院。患者自发病以来，意识清醒，精神尚可，睡眠可，食欲差，大便正常，小便正常，近半年体重无明显变化。

2. 病史

既往史：既往体质健康，否认高血压史，否认糖尿病病史；无肾脏病史，无冠心病史，无脑血管意外疾病史。否认手术史；否认外伤史；否认输血史，否认肝炎史，否认结核史，否认传染病病史，预防接种史不详，无食物过敏史，未发现药物过敏史。

个人史：生于原籍，否认近期外出旅居史，否认疫区久居史，否认有害物接触史，否认接触史，否认吸烟史；否认饮酒史；否认冶游史。

婚育史：24 岁结婚，生育 2 女，配偶及女身体健康。

家族史：父母已故，1 姐已故，1 姐体健，女健康，无与患者类似疾病，无家族遗传倾向的疾病，家族否认肝炎、结核等传染性疾病。

3. 医护过程

入院体格检查：T 36.3℃，P 78 次 /min，R 20 次 /min，疼痛 0 分，BP 128/70 mmHg。双肺呼吸音粗，未闻及干湿性啰音，无胸膜摩擦音。叩诊心脏相对浊音界正常，心率 70 次 /min，律齐，各瓣膜听诊区未闻及病理性杂音。腹部平坦，无腹壁静脉曲张。双下肢无水肿。

辅助检查：胸腔积液生化示，总蛋白 43.5 g/L，腺苷脱氨酶 82.5 U/L，乳酸脱氢酶 947 U/L。癌胚抗原 4.29 ng/mL。凝血酶原时间 11.8 s，PT 活动度 100.15％，国际标准化比值 0.96，纤维蛋白原 5.29 g/L，部分凝血酶原时间 32.7 s，凝血酶时间 16.5 s，D- 二聚体 2.65 μg/mL。CT 示：①考虑右肺上叶后段及右肺下叶前底段炎性改变，不排除局部占位可能，建议抗炎后复查及结合 CT 增强扫描协诊；②双肺肺气肿；③右侧胸腔积液邻近肺组织膨胀不全，建议复查；④右肺叶间裂稍增厚；⑤左肺下叶后基底段局部机化性改变；⑥考虑所扫肝节点状钙化灶。

初步诊断：胸闷查因——肺炎并胸腔积液？

诊疗计划：①完善入院相关检查，如血常规、电解质、心肌酶、痰病原学及胸部 CT 等。②患者社区起病，常见致病菌为肺炎链球菌、流感嗜血杆菌及非典型病原体，故给予抗感染；监测体温，必要时退热药物应用。

患者胸部 CT 及胸腔彩超示胸腔积液，为明确胸腔积液性质及缓解胸闷症状，告知患者及家属行胸腔穿刺置管引流术的必要性及注意事项，经患者及家属同意并签字，术前血压 139/87 mmHg，于床旁协助医师行右侧胸腔穿刺置管引流术，置管刻度 12 cm，手术过程顺利，患者无不适，术中共引流出淡黄色清亮液体约 100 mL，连接引流袋，留取适量标本送检常规、生化、病理等检查，穿刺点给予无菌敷贴加压包扎，引流管妥善固定。嘱患者保持穿刺区域清洁干燥，安静卧床休息，若有不适及时告知医护人员，术后血压 135/83 mmHg。

治疗上：患者老年男性，因发热、咳嗽、咳痰 10 余天，胸闷入院，CT 示肺部阴影并胸腔积液，考虑炎症阴影？占位？考虑阴性菌，不典型病原体不能除外，应用哌拉西林他唑巴坦联合左氧氟沙星抗感染治疗，注意留取痰及胸水病原学检查；患者咳嗽、咳痰、胸闷，且 CT 示肺气肿、慢性支气管炎，应用雾化、茶碱平喘、热毒宁清热解毒治疗；已行胸腔穿刺引流，留取病理学检查协助诊断，继续观察病情变化。现患者胸闷症状缓解，咳嗽、咳痰症状减轻。

【护理措施】

1. 改善呼吸功能

保持室内空气新鲜，温湿度适宜；保持患者安静，避免剧烈吵闹，以减少氧的消耗。体位：半卧位，利于呼吸，平卧时垫高肩颈部。经常变换体位以减轻肺瘀血，防止肺不张。给氧：根据缺氧程度选择不同的给氧方式。饮食：宜给易消化、富有营养的食物；耐心喂食，防止呛咳；少量多餐，避免过饱影响呼吸。按医嘱准确使用抗生素，以消除肺部炎症。

2. 保持呼吸道通畅

鼓励患者进行有效咳嗽，翻身、拍背每 2 ~ 4 h 一次；雾化吸入每日 2 次或 8 h 一次；保证液体的摄入量，多喂温开水，利于痰液排出。

3. 术前护理

术前因患者对留置导管认识度不足，护理人员需在使用导管治疗前做好患者的心理安抚，向患者讲解实施胸腔置管的方法、目的及必要性。

4. 术中护理

（1）体位护理：术中不可出现频繁体动、烦躁不安的情况以免对胸壁组织造成损伤。注射药物后要帮助患者变换体位，3 ~ 6 次 / 天，促进积液吸收，鼓励患者自己完成变换体位的动作，但是要告知患者需要在医护人员的指导下进行，帮助完成时动作应轻柔，以免弄疼患者。

（2）导管护理：将引流导管固定，以防导管出现弯折扭曲、脱落等，对治疗结果不利。为了确保导管畅通性，还可每日使用 20 ~ 30 mL 0.9％氯化钠溶液冲洗导管。此外，整个操作过程需严格按照无菌操作，以免出现感染。同时，治疗时为患者使用沙培林后，需适当给予沐舒坦片，帮助患者排痰。

（3）引流护理：引流护理操作时要规范、到位，按照患者的实际情况确定需引流的胸腔积液量，但需注意的是在引流初期，最大引流量不得超过 500 mL，此后根据患者实际情况适当增加引流量，适度引流可避免患者因胸腔压力不足而出现不良反应。

（4）心理护理：患有恶性胸腔积液的患者容易产生悲观、失望、恐惧、害怕等心理，给予心理护理可消除患者的心理压力。护理人员需多与患者交流、沟通。此外，插管后，患者会有疼痛感，护理人员还应增加病房巡视次数，告知其插管后疼痛属于正常反应，多给予心理上的支持与安慰。协助取平卧或半卧位休息，介绍注意事项；密切观察患者反应，如有异常通知医师；术后做好引流液性质的记录，标本送检；观察穿刺部位有无渗血渗液。

5. 管道护理

保持引流管通畅，妥善固定，防止受压、扭曲，要保持引流袋的位置一定要比穿刺点的位置低，促进引流物的流出及引流物倒流入胸腔发生意外和感染[1]；定时准确记录单位时间内引流的量、颜色，并观察有无血凝块，渗液较多时，每 15 ~ 30 min 观察记录一次，并计算累计量。

6. 健康教育

（1）促使治疗方案的有效执行：向患者及家属解释本病的特点及目前的病情。

（2）休息与活动：指导患者合理安排休息与活动，逐渐增加活动量，避免过度劳累。

（3）加强营养：向患者及家属讲解加强营养为胸腔积液治疗的重要组成部分，需合理调配饮食，进高能量、高蛋白、富含维生素的食物，增强机体抵抗力。

【小结】

胸腔积液是临床上常见的一种疾病，研究发现目前我国每年约有 782 万患者因各种疾病导致发生胸腔积液[2]。在正常机体中，肺和胸壁之间有一个潜在的腔隙称为胸膜腔，胸膜腔的脏层胸膜和壁层胸膜表面有一层很薄的液体，在呼吸运动时起润滑作用。任何因素使胸膜腔内液体形成过快或吸收过缓，均可形成胸腔积液，临床表现以呼吸困难最为常见，与胸腔积液的量有关，胸腔闭式引流术是常见的治疗方式，护理上应该多关注管道的护理，注意引流液的量、质、色并做好记录。

【参考文献】

［1］张爱兰，裴永菊，单海娟. 负压式胸腔穿刺导管包用于恶性胸腔积液引流的疗效［J］. 中国实用医刊，2014，41（22）：113-114.

［2］张颖. 优质护理服务对胸腔穿刺置管引流治疗结核性包裹性胸腔积液患者的影响［J］. 河北医药，2016，38（13）：2072-2074.

（蔺海芳）

» 06 急性化脓性扁桃体炎的护理

【案例介绍】

1. 一般资料

患者 ×××，男，33 岁，因"发热 3 d"为主诉入院。3 d 前无明显诱因出现发热，体温最高 39℃，发热无明显规律，伴畏寒，无寒战，伴咽干、咽痛，偶有咳嗽，咳少量黄痰，无鼻塞、流涕，无胸痛、胸闷，无咳血、盗汗，无腹痛、腹泻，无尿急、尿频、尿痛，无肌肉、关节疼痛，无皮疹等症状。口服"阿莫西林、头孢、蓝芩、布洛芬"效果欠佳，仍反复发热，最高体温波动于 38 ~ 39℃。至我院发热门诊就诊，查血常规 +C- 反应蛋白：白细胞 10.18×10^9/L，中性粒细胞比率 66.7%，中性粒细胞数 6.79×10^9/L，单核细胞计数 1.17×10^9/L，单核细胞百分比 11.5%，C-反应蛋白 45.77 mg/L。门诊以"发热"为诊断收住院。患者自发病以来，意识清醒，精神尚可，睡眠可，食欲减退，大便正常，小便正常，近半年体重无明显变化。

2. 病史

既往史：既往体质健康，否认高血压史，否认糖尿病病史；无肾脏病史，无冠心病史，无脑血管意外疾病史。否认手术史；否认外伤史；否认输血史，否认献血史，否认肝炎史，否认结核史，否认传染病病史，预防接种史不详，无食物过敏史，未发现药物过敏史。

个人史：生于原籍，否认有害物接触史，否认放射性物质接触史，吸烟10余年，平均20支/天；否认饮酒史；否认冶游史。

婚育史：未婚。

家族史：父母体健，1姐健康，无与患者类似疾病，无家族遗传倾向的疾病，家族否认肝炎、结核等传染性疾病。

3. 医护过程

体格检查：T 38.9℃，P 103次/min，R 19次/min，疼痛0分，BP 138/76 mmHg。

查体：咽黏膜充血，红肿，扁桃体Ⅱ度肿大，可见脓苔，双肺叩诊呈清音，双肺呼吸音粗，未闻及干湿性啰音，无胸膜摩擦音。叩诊心脏相对浊音界正常，心率88次/min，律齐，各瓣膜听诊区未闻及病理性杂音。腹部平坦，无腹壁静脉曲张，未见手术疤痕，未见胃肠型及蠕动波。腹软，全腹无压痛，反跳痛及肌紧张，肝脾肋下未触及，未触及包块，墨菲征阴性。无移动性浊音，肝肾区无叩击痛。肠鸣音3次/min，肠鸣音正常，双下肢无水肿。

辅助检查。血凝：纤维蛋白原 5.20 g/L。甲、乙型流感病毒抗原阴性（-）。肝肾功、超敏肌钙蛋白、心肌酶未见明显异常。随机血糖：葡萄糖 6.58 mmol/L。电解质：钠 133.0 mmol/L，磷 0.78 mmol/L。心电图：①窦性心律；②正常范围心电图。降钙素原（电发光）0.075 ng/mL。外周血细胞形态及性质分析：淋巴细胞15%，红细胞形态大致正常。血小板散在易见，量不少。呼吸道病原学检测、甲功三项、传染病未见明显异常。胸部CT：①左肺下叶后底段机化性改变；②心包少量积液；③所扫肝脏囊肿。

患者目前诊断：发热——急性化脓性扁桃体炎？肺部感染？

诊疗计划：入院后完善相关检查明确诊断，暂给予左氧氟沙星抗感染、热毒宁针清热解毒，患者咽干、咽痛明显，给予雾化布地奈德抗炎、蒲地兰利咽消肿；密切监测患者体温及症状变化，及时对症处理。

【护理措施】

1. 心理护理

急性化脓性扁桃体炎患者多为年轻人，其心理比较复杂，对疾病缺乏认知，因此容易产生焦虑、紧张的负面情绪，这时护理人员需主动与患者进行交谈，面带微笑，语气和蔼，掌握患者的心理状态，找到引起负面情绪的根本原因，以此为依据制定心理疏导，将疾病的相关知识告知患者，例如疾病的产生原因、治疗方法、护理内容等，提高患者对疾病的认知，可以通过发放宣教手册、播放视频等形式宣教，改善患者焦虑、抑郁的不良情绪，提高治疗依从性及治疗信心[1]。

2. 用药护理

遵医嘱全身使用抗生素，必要时使用解热镇痛药。

3. 环境及饮食护理

保持室内空气流通，温湿度适宜。嘱患者尽量少说话，进食前后漱口，指导其选用口含片含服，以消炎止痛，建议患者采取听音乐等方式分散注意力以缓解疼痛。尽量进温度适宜软食或流质饮食，多饮水，加强营养并保持大便通畅。

4. 发热护理

观察患者体温变化，局部红肿及疼痛程度。体温过高者给予物理降温。

5. 病情观察

观察患者有无一侧咽痛加剧、语言含糊、张口受限、一侧软腭及腭舌弓红肿膨隆、悬雍垂偏向对侧等扁桃体周围脓肿表现，同时还应仔细观察患者尿液，发现异常及时联系医师给予处理。

6. 健康指导

（1）该病可通过飞沫或直接接触传染，发病期间患者应适当隔离。

（2）养成良好生活习惯，睡眠充足，劳逸结合，根据气候变化及时增减衣物，防止受凉及劳累过度。注意口腔卫生，经常漱口，可以用苏打水或者硼酸水让患者在饮食后漱口，每天 4 ~ 5 次[2]。

（3）饮食宜清淡富于营养，戒烟酒，少食辛辣刺激性食物。

（4）加强身体锻炼，提高机体抵抗力。

（5）对频繁发作，即每年有 5 次或以上的急性发作或连续 3 年平均每年有 3 次或以上发作的急性扁桃体炎或有并发症者，建议在急性炎症消退 2 ~ 3 周后行扁桃体摘除手术。

【小结】

急性化脓性扁桃体炎是临床常见的上呼吸道感染疾病，好发于春秋两季，儿童及青少年是其高发人群。本病通常预后良好，但易反复发作。

【参考文献】

［1］张玉明. 针对性的护理在急性化脓性扁桃体炎护理中的效果［J］. 实用临床护理学电子杂志，2020，5（8）：150–151.

［2］王芳，申媛媛，陈瑞. 口腔护理在改善急性化脓性扁桃体炎预后中的应用效果［J］. 世界最新医学信息文摘（连续型电子期刊），2021，21（27）：327，329.

（蔺海芳）

» 07 冠状动脉粥样硬化性心脏病的护理（1）

【案例介绍】

1. 一般资料

患者×××，男，53岁，以"发作性胸闷半年，再发伴胸痛2周"为主诉入院。半年前无明显诱因突感胸闷，伴轻度呼吸困难，持续3～5 min可缓解，无明显胸痛、心悸、颈部紧缩感及肩背部放射痛，无发热、咳嗽、咳痰、咯血，无头晕、头痛、恶心、呕吐，未在意。此后上述症状反复于活动及劳累后再发，性质同前，就诊于当地医院，给予中药治疗（具体不详），效果欠佳。2周前活动后上述症状再发，伴胸骨后疼痛，休息后可缓解，就诊于当地医院行冠脉造影示：RCA全程散在钙化斑块，近中段最重处狭窄90%，可见左前降支拟行显影，LM未见明显狭窄，LAD全程可见钙化斑块形成，近段最重处狭窄约95%，中段可见弥漫性狭窄最重处约80%，LCX全程钙化斑块，近段最重处狭窄约90%，中远段最重处约85%，冠脉分布呈右优势型，建议行冠脉搭桥术，患者及家属考虑后要求出院。2 h前活动后上述症状再发，为求进一步诊治来我院，门诊以"冠状动脉粥样硬化性心脏病"收入院。本次发病以来，神志清楚，精神可，饮食、睡眠尚可，大便正常，小便正常，体重无明显改变。

2. 病史

既往史：既往体健，无高血压史，无糖尿病病史；无肾脏病史，无脑血管意外疾病史。否认手术史；否认外伤史；否认输血史，否认献血史，否认肝炎史，否认结核史，否认传染病病史，预防接种史不详，无食物过敏史，未发现药物过敏史。

个人史：生于原籍，久居当地，无长期外地居留史，否认疫区久居史，无有毒、有害物接触史，否认放射性物质接触史，无吸烟史；无饮酒史；无冶游史。

婚育史：已婚，22岁结婚，生育2子，配偶及儿子身体健康。

家族史：父母已故，具体原因不详。有2弟1姐，均体健。无家族遗传倾向的疾病。

3. 医护过程

入院体格检查：T 36.3℃，P 73次/min，R 20次/min，疼痛0分，BP 131/65 mmHg，H 173 cm，Wt 95 kg。

初步诊断：冠状动脉粥样硬化性心脏病，稳定型心绞痛，心功能Ⅱ级（CCS分级）。

诊疗计划：①给予完善心脏彩超、胸部CT、生化化验等检查；②给予抗血小板聚集、调脂稳定斑块、β-受体阻滞剂、逆转心肌重构、营养心肌、改善循环、活血化瘀、保护胃黏膜等药物应用；③完善检查，必要时行64排冠脉CT检查或冠脉造影术了解冠脉病变程度；④对症支持治疗；⑤低盐低脂清淡饮食。

经患者及家属同意后行冠状动脉造影术，手术记录如下。

麻醉方式：局部麻醉。

手术方式：seldinger's法穿刺右桡动脉。

手术简要经过：多体位造影示LM正常，LAD近中段70%～99%弥漫性狭窄，D1开口及近段99%狭窄，D2开口90%局限性狭窄，LCX近段70%～80%弥漫性狭窄，远段70%～95%弥漫性狭窄；RCA近段60%～80%弥漫性狭窄，冠脉分布呈右优势型。冠脉三支病变。主任、副主任医师共同讨论，并与患者家属沟通患者病情，再次建议冠脉搭桥术，患者及家属拒绝，要求行PCI治疗。遂对LAD行支架植入术，置入药物涂层支架4枚，D2行血管成形术。目前情况：T 36.2℃，P 60次/min，R 20次/min，BP 112/80 mmHg。结束手术，拔出动脉鞘管，局部敷料包扎止血，平车返回病房治疗。

术后处理措施：心电监护，抗血小板聚集、调脂、营养心肌等治疗，预防急性亚急性血栓形成。

术后诊断：冠状动脉粥样硬化性心脏病。

术后应当特别注意观察事项：注意观察心率、血压；右桡动脉穿刺点有无渗血及血肿形成。

【护理措施】

协同护理方案制订：责任护士向患者、家属进行协同护理相关知识健康教育，包括相关的基本知识、具体实施策略及在护理过程中患者和家属应承担的任务和注意事项，提高患者和家属对该护理方式的认同度。根据患者的疾病特点、自理能力、个性化护理需求及客观限制因素进行综合评估，然后在充分考虑各方面因素的基础上制订切实可行的协同护理方案[1]。

1. 休息与活动

12 h内绝对卧床休息，24 h行床上肢体活动，3 d可在病房内走动，4～5 d逐步增加活动量。

2. 饮食护理

在最初2～3日应以流质为主，以后随着症状的减轻而逐渐过渡到低盐低脂、低胆固醇清淡饮食，提倡少量多餐。

3. 保持大便通畅

了解患者的日常排便习惯、排便次数及形态，指导患者养成每日定时排便的习惯，多食蔬菜和水果等粗纤维食物；每日行腹部环形按摩以促进肠蠕动；嘱排便时避免用力。

4. 病情观察

监测心电图、血压、呼吸、意识、心率、心律等，若发现心律失常、心力衰竭和休克等早期征象应立即报告医师并协助抢救。随时监测血压变化，严格控制静脉输液量和滴数。

5. 健康指导

（1）运动指导：适当有规律地运动，避免剧烈活动。

（2）生活指导：合理膳食，均衡营养，低脂肪、低胆固醇饮食，戒烟限酒。

（3）避免危险因素：积极治疗梗死后心绞痛、高血压、糖尿病、高脂血症，保持情绪稳定，避免精神紧张、激动，避免寒冷，保持大便通畅。

（4）用药指导：嘱患者随身携带"保健盒"，定期复查，有危险征兆时立即就诊。

（5）心梗发作急救：立即就地休息；呼救，切忌勉强步行；吸氧；舌下含服硝酸甘油、异山梨酯，可连续多次服用，亦可舌下含服速效救心丸、复方丹参滴丸等扩冠脉药物；必要时拨打 120 急救电话。

【小结】

冠状动脉粥样硬化性心脏病是指冠状动脉粥样硬化，使血管狭窄、阻塞，导致心肌缺血缺氧，甚至坏死而引起的心脏病。引起动脉硬化的原因是多方面的，目前认为主要和下列因素有关：血脂异常、高血压、吸烟、糖尿病、肥胖、缺少活动、家族史等。因此，良好的饮食习惯，适当的运动，健康的生活方式，戒烟限酒，保持心情愉悦能有效预防冠心病。医护人员通过协同护理方式给予患者更多的情感支持和鼓励，并促进家属、亲友与患者之间的交流沟通，可以有效缓解患者负性情绪，增强患者战胜疾病的信心[2]。

【参考文献】

［1］贾雯鼎，张梦影，成乐，等. 协同护理方式在冠心病患者中的应用［J］. 齐鲁护理杂志，2022，28（1）：69–71.

［2］SCHOELLES K. Disappearance of the National Guideline Clearing-house［J］. Ann Intern Med，2019，171（1）：71.

（蔺海芳）

» 08　冠状动脉粥样硬化性心脏病的护理（2）

【案例介绍】

1. 一般资料

患者 ×××，女，80 岁，因"发作性胸闷、胸痛 12 年，再发 3 d"为主诉入院。12 年前无明显诱因出现胸闷、胸痛，伴气短，无明显肩背部放射不适，无头晕、眼花，无黑蒙，无意识丧失，曾在 2009 年 5 月于外院行冠脉造影检查，提示左主干短小无狭窄，前降支中段管壁不光滑狭窄约 40%，回旋支远段狭窄约 40%，右冠脉狭窄 60%。口服"拜阿司匹林片，晚 1 片，瑞舒伐他汀片，晚 1 片，美托洛尔片，早、晚各 25 mg"，症状仍有间断发作。近 3 d 无明显诱因上述不适症状再发，症状性质同前，伴头晕，持续时间几分钟至数小时不等，为进一步诊断治疗来我院就诊，门诊以"冠心病，心律失常"收入我科。本次发病以来，神志清楚，精神可，饮食、睡眠尚可，大便正常，小便正常，体重无明显改变。

2. 病史

既往史：既往患"眩晕、右侧大脑动脉狭窄"1 年；"高血压"病史 2 年，最高 200/90 mmHg，平时服用缬沙坦、施慧达降压；无糖尿病病史，有"高脂血症"病史 6 年，未正规治疗；否认肾脏病史，无呼吸系统疾病病史，无消化系统疾病病史，右侧膝关节骨性关节炎病史 7 月，其他系统回顾正常。30 年前曾行"子宫次全切除术"，20 年前曾因"甲状腺肿"行"甲状腺切除术"（具体不详）；无外伤史。否认输血史，否认献血史，否认肝炎史，否认结核史，否认传染病病史，预防接种史不详，无食物过敏史，对"磺胺类"药物过敏，具体表现不详。

个人史：生于原籍，久居当地，无长期外地居留史，无有毒、有害物接触史，否认放射性物质接触史，无吸烟史；无饮酒史；无冶游史。

婚育史：已婚，20 岁结婚，生育 2 子 2 女，配偶已故，具体不详，子女身体健康。

月经史：13 岁，行经 3 ~ 5 d/月经周期 28 ~ 30 d，50 岁绝经，既往月经规律，经量正常，色暗红，无痛经史，无流产史，无难产史。

家族史：父母已故，具体原因不详。有 1 兄已故，具体不详。无家族遗传倾向的疾病。

3. 医护过程

体格检查：T 36.3℃，P 67 次 /min，R 20 次 /min，疼痛 0 分，BP 151/49 mmHg。

双肺呼吸音清，未闻及干、湿性啰音及胸膜摩擦音。心率 56 次 /min，律不齐，未闻及杂音及心包摩擦音。双下肢无水肿。

辅助检查。心肌酶：乳酸脱氢酶 268 U/L，肌酸激酶 39 U/L。脑利钠肽 132 μ g/mL。血常规：白细胞 9.83×10^9/L，淋巴细胞计数 3.33×10^9/L，单核细胞计数 0.71×10^9/L，嗜酸性粒细胞计数 0.76×10^9/L。胸部 CT：同 2022-01-07 CT 对比，①双肺慢性间质炎性改变，不除外间质纤维化，较前相仿；②双侧胸膜增厚；③主动脉及冠脉粥样硬化；④纵隔内淋巴结增大；⑤甲状腺右叶结节伴钙化，请结合超声检查。

初步诊断：①冠状动脉粥样硬化性心脏病，稳定型心绞痛，心功能 Ⅱ 级（NYHA 分级）；②心律失常（频发室性早搏，阵发性心房颤动）；③脑动脉多发狭窄、右侧大脑中动脉重度狭窄 – 闭塞；④高血压 3 级（很高危）；⑤颈椎病；⑥高脂血症；⑦甲状腺术后；⑧（右）骨性关节炎；⑨失眠症；⑩子宫术后。

诊疗计划：①完善心脏彩超、胸部 CT、生化化验等检查；②给予抗血小板聚集、调脂稳定斑块、β – 受体阻滞剂、逆转心肌重构、营养心肌、改善循环、活血化瘀、保护胃黏膜、降压、抗心律失常等药物应用；③监控血压；④对症支持治疗；⑤低盐低脂清淡饮食。

入院后完善相关检查检验，给予抗血小板聚集、调脂稳定斑块、β-受体阻滞剂、逆转心肌重构、营养心肌、改善循环、活血化瘀、保护胃黏膜、降压、抗心律失常等药物应用，患者神志清，精神可，饮食、夜眠欠佳，胸闷、胸痛症状较前减轻，给予继续观察患者病情变化，不适处理。

【护理措施】

1. 卧床与休息

心绞痛发作时要绝对卧床休息，严密监护，应保持环境安静。心绞痛发作时立即停止活动，同时舌下含服硝酸甘油，疼痛稳定后，可做适当的体力活动。观察抗心绞痛类药物的不良反应。如亚硝酸类用药后常有头痛、头胀、面红、头昏等血管扩张作用的表现。对此药物敏感者易发生直立性低血压。了解患者心理状态，消除不良情绪，避免各种诱因，加强生活护理。

2. 饮食护理

给予低脂、低胆固醇、高维生素、易消化的清淡饮食，少量多餐，不宜过饱，禁烟酒。

3. 病室环境

室温不宜过冷过热，因冷与热会增加心脏负担，心绞痛易发作。

4. 病情观察

遵医嘱给予氧气吸入，观察用氧效果。给予监测心率、心律，疼痛部位、性质、持续时间及用药后是否好转；夜间应加强巡视，因心绞痛常在夜间及清晨发作；疼痛性质发生变化或心绞痛增频、加重，若患者疼痛持续 15 min 以上或服药不缓解，应及时通知医师。

5. 健康指导

（1）合理饮食：低脂、低热量、低胆固醇易消化饮食，多食蔬菜、水果等清淡食物，戒烟酒。严禁暴饮暴食或过饱，不饮浓咖啡和浓茶。

（2）心态平衡：避免紧张、焦虑、情绪激动和发怒，保证充足睡眠。

（3）保持大便通畅：大便时切忌用力。

（4）介绍心绞痛的预防方法，发作时立即停止活动，就地休息。舌下含服硝酸甘油、硝苯地平或速效救心丸，如频繁发作应立即去医院就诊。

（5）做好心理护理，心绞痛发作患者有濒死恐惧感，要关心安慰患者，解除思想顾虑。

（6）教会患者使用硝酸甘油及其保管方法，熟悉药物的副作用，并告知其随时携带。

（7）坚持按医嘱服药，家庭备有急救药物。

6. 针对性护理

（1）多形式宣教：评估患者对冠心病的认知，制定针对性计划。开展讲座，1 次 / 周，发放宣传手册、播放视频，提高自我管理水平。以一对一形式指导患者进行康复锻炼。

（2）针对性心理护理：了解患者心理状态，分析其负面情绪成因（疾病认知度低、经济及家庭状况等）。列举成功治疗案例，增加患者信心。鼓励家属、亲友多探视及陪伴，予以患者精神支柱。

（3）针对性睡眠护理：指导采取半卧位睡眠，保持室内温湿度适宜，减少噪音，做到"四轻"，将利尿剂、中枢兴奋药物白天应用，通过温水泡脚，按摩足底涌泉穴、头部印堂穴等方式促进睡眠。

【小结】

冠状动脉粥样硬化性心脏病是指冠状动脉粥样硬化使血管腔狭、阻塞和因冠状动脉功能性改变导致心肌缺血缺氧或坏死而引起的心脏病，统称冠状动脉性心脏病，简称冠心病，亦称缺血性心脏病，可分为稳定型心绞痛、不稳定型心绞痛和急性心肌梗死。冠状动脉粥样硬化性心脏病（冠心病）是临床常见的心脏病，其发病率、并发症及病死率高[1]，患者多为老年人，常合并其他疾病，增加了治疗难度，延长了治疗时间[2]。

【参考文献】

［1］潘媛媛，彭羽. 循证护理对老年冠状动脉粥样硬化性心脏病患者生活质量和心理状况的影响［J］. 实用医院临床杂志，2017，14（2）：93-96.

［2］王霞. 综合护理干预在冠状动脉粥样硬化性心脏病心绞痛患者临床治疗中的应用分析［J］. 中国医学工程，2016，24（8）：127-128.

（蔺海芳）

» 09　妊娠合并肺动脉高压的护理

【案例介绍】

1. 一般资料

患者×××，女，28岁，以"停经32^{+4}周，胸闷气短1月，加重2周"为主诉入院。患者四月前无明显诱因出现心慌、胸闷、干咳，躺下后症状加重，不能从事一般体力活动，四月底上述症状加重，夜间不能平卧，伴有气促、呼吸困难及双下肢水肿，五月初开始出现夜间不能入眠，端坐呼吸，尿量有所减少，到当地医院治疗，无明显好转，为进一步治疗转入我院。

急诊以"妊娠合并心功能不全、妊娠合并先天性房间隔缺损、妊娠合并肾积水、妊娠合并肺动脉高压危象"收治产科。经产科高危送往手术室行"剖宫产术"，术毕转入我科，麻醉未醒状态，带入气管插管接呼吸机辅助呼吸。

2. 病史

既往史：否认高血压、心脏病、糖尿病、脑血管疾病史，预防接种随当地进行，否认手术、外伤、输血史，否认食物、药物过敏史。

个人史：生于原籍，久住本地，否认吸烟史，否认饮酒史。

婚育史：已婚。

家族史：父母体健。家族中无类似疾病发生，否认家族遗传史。

3. 医护过程

入院体格检查：T 37℃，P 105 次/min，R 12 次/min，BP 115/69 mmHg。发育正常，2020-05-08 10：10 经产科高危送往手术室行"剖宫产术"，术毕转入我科，麻醉未醒状态，带入气管插管接呼吸机辅助呼吸。2020-05-08 12：30 患者清醒，肌力恢复，给予拔除气管插管，给予面罩吸氧 5 L/min。入科立即完善血常规 +CPR、血沉、PCT、肝肾功、电解质、病毒快检、凝血四项、心脏超声及肺部 CTA 等检查。心脏超声提示：右房、右室腔增大，重度肺动脉压增高（85 mmHg），房间隔缺损。2020-05-09 11：00 患者甲床及口唇发绀，指脉氧测不出，给予无创面罩接呼吸机辅助呼吸。2020-05-10 22：48 患者烦躁，诉胸闷气憋明显，给予气管插管，呈镇静状态。肺动脉 CTA 提示：左上肺小面积肺栓塞，未见纤维化改变。2020-05-11 08：51 患者全身散在花斑，氧饱和在 55%～60%，遵医嘱给予吗啡、甲强龙、呋塞米对症处理。血常规：血红蛋白 106 g/L，红细胞 4.0×10^{12}/L，白细胞 14.79×10^9/L。2020-05-11 00：05～11：30 床旁 ECMO 置管，采用 V-A-ECMO 心脏功能支持。2020-05-11 12：30 右侧颈内中心静脉置管，持续监测 CVP。2020-05-18 12：50 拔除气管插管，给予无创面罩接麻醉机辅助呼吸。2020-05-19 14：10 送往导管室行"右心漂浮导管植入术"。2020-05-19 15：30 术毕安返病房，接压力传感器持续监测肺动脉压。2020-05-27 11：52 病情平稳，拔除 ECMO 置管及右心漂浮导管。2020-05-31 12：30 双下肢超声显示：左侧动脉血栓形成。治疗用药：拜瑞妥，克塞，而在护理每班监测腿围，观察记录血液循环。2020-06-08 19：00 拔除空肠营养管、尿管、CVC 导管、ART 导管。2020-06-16 16：00 好转出院。

【护理措施】

1. 治疗护理

（1）用药护理：曲前列尼尔治疗产后肺动脉高压，给药方式只能连续皮下或静脉输注，患者开始使用静脉微量泵泵入，后期使用皮下泵入，根据患者病情随时调整用药剂量，从 0.5 mL/h 逐渐调至 12 mL/h，住院期间使用药物在严密观察下，患者并未发生不良反应。

（2）高热护理：降低体温，常采用的有一般物理降温，如冰袋、冰枕，患者住院期间还使用降温毯，若腋表温度 > 38.5℃遵医嘱给予药物降温，如肛门塞吲哚美辛栓等。30 min 后复测体温。

（3）疼痛护理：按三阶梯止痛原则遵医嘱使用止痛药物，指导患者家属正确用药并观察疗效及副作用，针对不良反应及时采取有效的措施。采取转移注意力的方法，如看手机、听音乐等，增加患者对疼痛的耐受力。在医师的指导下进行止痛治疗，不能擅自调整止痛药的剂量。

（4）预防感染的护理，预防肺部感染：保持呼吸道通畅，采取有利于呼吸的体位，气管插管期间注意呼吸机相关性肺炎的预防，及时倾倒冷凝水及抬高床头30°，鼓励患者多咳嗽排痰，必要时给予雾化吸入。做好痰液的细菌培养。

ECMO感染的预防：VA-ECMO最常出现的感染并发症是菌血症和败血症，ECMO的运行时间越长，感染率越高。ECMO运行14 d后，超过53%的成年患者出现感染。出现感染并发症的患者死亡率达60%。嘱患者保持良好的心情，大便通畅。

（5）ECMO管路的护理：稳妥固定，保证管路不要被覆盖，更换体位时需多人，避免管路的拖出及移位，置管后使用记号笔在穿刺外10 cm管道相对应的皮肤处做标记；避免管路进入空气，严防空气栓塞；将管路简洁化，保证膜肺一侧的气体压力低于另一侧的血流压力；避免直接通过体外循环回路采取血标本，保持侧支循环通畅，观察侧支有无动静脉混合现象，静脉管路有无抖动——提示容量不足或者管道打折，轻度脱出，患者住院期间未发生与ECMO管路相关并发症。

（6）右心漂浮导管的护理：使用右心导管进行实时监测肺动脉压力，并进行药物治疗调整，在置管期间严密观察感染等并发症，并给予血流动力学监测。

2. 观察护理

严密观察神志和生命体征（体温、脉搏、呼吸、血压），以及各种炎性指标的情况，还有感染预防及控制的情况。

3. 生活护理

（1）饮食护理：给予患者清淡优质蛋白饮食，避免辛辣刺激的食物，以防加重感染，但同时又要补充机体抗感染所需要的能量，所以应食用优质蛋白的食物，如鸡蛋、牛奶等。

（2）皮肤护理：患者全身管路较多，在保证管路的安全前提下积极主动预防各类压力性损伤，患者汗液较多，在保证患者安全的前提下及时做到患者皮肤的清洁。

4. 心理护理

患者是新手妈妈，要与家属做好沟通，告知家属患者的病情变化，取得家属的配合和同意，并鼓励家属树立战胜疾病的信心，保持乐观的态度去照顾患者。

5. 健康教育

嘱患者避免着凉，注意多休息。要采取正确的方法去处理。

【小结】

妊娠合并肺动脉高压的流行病学发病率为1.1/100 000，到目前为止妊娠合并肺动脉高压尚无统一的诊断标准。约60%的妊娠合并肺动脉高压患者在孕前即诊断出肺动脉高压，约30%的患者在妊娠过程中诊断出肺动脉高压。在我国妊娠合并肺动脉高压常见于先心病患者，特别是艾森曼格综合征患者，亦有小部分结缔组织病患者，特别是系统性红斑狼疮。这两类疾病在妊娠前往往不容易发现，妊娠后症状明显加重，心功能急剧减退，死亡发生率达30%~50%。所以建议肺动脉高压患者应采取积极有效的避孕措施，禁止妊娠，除非经肺血管、产科和麻醉的专家团队全面评估后判断可以妊娠，亦必须在严密观察下，定期检查。妊娠和分娩对肺动脉高压的影响：妊娠生理变化对肺动脉高压患者最重要的影响是血容量、心排出量的增加，全身血管阻力的下降及高凝状态等，导致了肺动脉高压加重，甚至出现肺动脉高压危象及急性右心衰竭。孕期外周血管阻力下降，对于双向分流的患者，可以增加右向左的血流，从而加重原有的缺氧，进一步加重肺血管收缩。低氧血症还可引起子宫收缩而致流产、早产、胎儿缺氧、胎儿生长受限，甚至胎死宫内。此外，25%~50%肺动脉高压的患者，肺微循环和弹性动脉内都发现有血栓形成，而妊娠期血液的高凝状态，分娩过程中大量组织因子的释放，进一步导致血栓性疾病发生增加。

【参考文献】

［1］肖笛，张耀月，贺芳．妊娠合并遗传性出血性毛细血管扩张症相关重度肺动脉高压1例［J］．中华妇产科杂志，2022，57（02）：139-141.

［2］荆志成．推动肺循环领域学科建设提高我国肺血管和右心疾病诊治水平［J］．中华心血管病杂志，2022，50（01）：4-7.

［3］张君，逯伟达，李敏，等．妊娠合并肺动脉高压患者剖宫产围产期并发症的危险因素分析［J］．中华心血管病杂志，2022，50（01）：43-48.

［4］姚泽洪，张军．妊娠合并先天性心脏病相关肺动脉高压的诊疗进展［J］．中华围产医学杂志，2021，24（10）：783-788.

（梁　敏）

» 10　喉癌合并主动脉瓣重度狭窄（TAVI）的护理

【案例介绍】

1. 一般资料

患者×××，男，78岁，以"咳嗽，咳痰4年，加重伴声音嘶哑1年余"为主诉入院。患者自述于4年前受凉后出现咳嗽，咳痰，黄色浓痰，有发热，无咳血，痰中带血丝，盗汗，乏力，就诊于当地医院，完善相关检查（具体不详），诊断为"慢性阻塞性肺疾病"，予药物对症治疗（具体不详）。3 年前患者开始出现活动后气短，反复低热，体温在 38℃左右，口服药后可好转，患者就诊于我院耳鼻喉科，完善相关检查后诊断为"慢性阻塞性肺病，冠心病，稳定型心绞痛，高血压，2 型糖尿病"（给予解痉平喘，化痰，降压，冠心病二级预防等对症处理后症状好转后出院）。此后症状间断出现，性质同前，多发于冬季。

2. 病史

既往史：平素健康状况良好，否认高血压，否认糖尿病史，否认脑血管疾病史，否认消化道溃疡病史，无肝炎史、结核史、伤寒史，预防接种史不详，否认手术、外伤、输血史，否认食物或药物过敏史。

个人史：生于原籍，久住本地，有吸烟史，否认饮酒史。

婚育史：已婚，一儿一女，配偶体健。

家族史：父母已故，两弟两妹，家族中无类似疾病发生，否认家族遗传史。

3. 医护过程

入院体格检查：T 36.5℃，P 81 次 /min，R 25 次 /min，BP 122/80 mmHg。于 2021-06-17 在全麻下行支撑喉镜下喉部活组织检查，暂时性气管切开术，手术顺利，术中出血不多。2021-06-20 患者高龄，合并基础病较多，病情为重，需转入我科观察加强治疗。患者主动脉瓣重度狭窄，喉部肿物待排及气管切开处痰液较多，痰为黄色带血丝黏痰。全院会诊意见：患者主动脉瓣狭窄手术有指征，但年龄高，心肺功能差，不能耐受常规心外手术，建议行 TAVI 手术。2021-06-30 已完善主动脉 CTA，冠脉 CTA，心脏超声等相关检查。2021-07-03 行"经导管主动脉瓣植入术，主动脉造影术，暂时性经静脉起搏器系统的置入，股动脉造影术"。患者术中间断出现 Ⅱ～Ⅲ度房室传导阻滞，术后间断起搏心率，有行"永久起搏器植入术"指征。2021-07-05 19：30 在局麻下行双腔永久起搏器置入术。2021-07-07 我科已完善相关治疗，诊断明确，患者心功能有所好转，病情趋于稳定，目前患者针对喉癌需转入肿瘤一科进一步处理。2021-07-09 患者出现气切处出血，痰痂及血凝块阻塞，并出现心跳加快，血压升高，病情变化较大，危及生命，转回我科加强治疗。患者气切套管已置入多日，套管内壁有痰痂附着影响通气，向家属交代病情，给予更换气切套管。进一步完善喉镜检查，支气管镜，未见明显异常，更换带内芯的气管套管。2021-07-14 诊断喉恶性肿瘤，全院会诊治疗方案：①首先给予放疗治疗；②先行全喉切除 + 颈淋巴结清扫术。病情稳定后转肿瘤一科进一步放疗治疗（2021-07-15）。

【护理措施】

1. 治疗护理

（1）用药护理。

1）抗凝用药：机械瓣需终生抗凝。

定期复查：术后半年内，每个月复查凝血酶原时间，半年后，每 6 个月定期复查，患者及家属要学会看凝血检查结果。

自我监测：出现牙龈出血，口腔、鼻腔出血，皮肤青紫等抗凝过量或出现下肢冷、疼痛、皮肤苍白等抗凝不足的表现立即就诊，尤其是注意呼吸道炎症、牙周炎、泌尿系统感染等症状，对于不明原因发热及时就诊。

需要家属叮嘱按时吃药、吃饭，注意大便通畅，必要时可应用药物，减轻因排便不畅给心脏带来的负担。

2）给予患者冠心病二级预防，抑酸护胃，降低心肌耗氧等药物治疗。

3）盐酸坦索罗辛和非那雄胺均为一天一次口服。

4）给予患者孟鲁司特钠改善小支气管。

5）给予控制心率，调节血脂，改善患者脑循环，抗血小板聚集，抗血栓形成等药物。

（2）恶性心律失常患者护理。

1）严格交接班，正确识别患者心电图，发生异常及时告知。

2）准备抢救仪器及物品如抢救药品、除颤仪、临时起搏器、体外起搏电极等。

3）遵医嘱给药，观察药物效果和副作用并监测。若发生室扑或室颤立即行非同步直流电复律。

（3）疼痛护理：按三阶梯止痛原则遵医嘱使用止痛药物，指导患者家属正确用药并观察疗效及副作用，针对不良反应及时采取有效的措施。采取转移注意力的方法，如看手机，听音乐等，增加患者对疼痛的耐受力。在医师的指导下进行止痛治疗，不能擅自调整止痛药的剂量。

（4）预防感染的护理：与留置尿管、临时起搏器、深静脉置管有关。

1）注意无菌操作，在吸痰、更换引流操作时防止污染。

2）深静脉置管，临时起搏器，桡动脉测压管等护理，定时、及时更换贴膜，消毒伤口，发现红肿热痛及时拔除，拔管之后进行导管尖端细菌培养。每隔三天或必要的时候更换敷料，实现无菌操作，避免感染。如有心包和胸腔引流置管，严密观察切口是否红肿，观察引流液颜色、量等。

3）做好口腔护理、皮肤护理、尿道口护理及呼吸道管理。

4）定时检测体温变化。

5）遵医嘱定点抗生素治疗。

（5）心力衰竭患者的容量管理。

1）遵医嘱做好护理相关记录——24 h出入量。入量记录细则：固体食物含水量折算，流质食物含水量折算，24 h饮水量；24 h静脉输入量，皮下注入液体量，24 h口服药液量，输血量等。出量记录细目：24 h尿量，渗出液剂量，汗液，粪便含水量，呼吸道失水，呕吐物含水量，穿刺液，引流液，抽血量等。

2）遵医嘱针对患者医嘱入量进行合理分配，随时对患者出入量变化进行调整并与医师及时沟通。

2. 观察护理

包括各项生命体征的观察，呼吸系统、循环系统、消化系统及特异性指标的观察及监测：每 4 h 监测血气，定时监测血常规、凝血状态。血栓的观察：模肺、管道、三通阀、导管接头处是否有血栓，双下肢动脉搏动、皮温、肤色。

3. 生活护理

（1）卧床休息。

（2）严密床旁检测心电、血流动力学。

（3）超声心动图：包括肺部超声，评估心腔大小、收缩功能和室壁活动及肺水肿情况。

（4）中心静脉压插管或 Swan-Ganz 导管有助于监测血流动力学状态。

（5）血压、血气分析、电解质监测。

（6）气道的护理。

4. 心理护理

与家属做好沟通，告知家属患者的病情变化，取得家属的配合和同意，并鼓励家属树立战胜疾病的信心，保持乐观的态度去照顾患者。

5. 健康教育

嘱患者避免着凉，注意多休息。

【小结】

随着我国老龄化社会的发展趋势，老年瓣膜退行性病变发病率不断增加，其中主动脉瓣狭窄已逐渐成为这一人群最常见的瓣膜性心脏病。对严重主动脉瓣狭窄患者，外科主动脉瓣置换术曾经是唯一可以延长生命的治疗手段，但老年患者常因高龄、体质弱、病变重或合并其他疾病而禁忌手术。发达国家的统计表明，约 1/3 的重度主动脉瓣狭窄患者因为手术风险高或有禁忌证而无法接受传统的外科开胸手术。对于这些高危或有心外科手术禁忌的患者，现在经导管主动脉瓣置入术则可以作为一种有效的治疗手段。TAVI 最早开始于2002 年。新近研究表明，对不能手术的严重主动脉瓣狭窄患者，TAVI 与药物治疗相比可降低病死率，并显著提高患者的生活质量。该技术通过股动脉送入介入导管，将人工心脏瓣膜输送至主动脉瓣区打开，从而完成人工瓣膜置入，恢复瓣膜功能。手术无须开胸，因而创伤小、术后恢复快。患者合并喉癌，免疫力低下，术后除了心血管相关的护理，对于气道的护理要求也非常严格，然而这种介入手术的操作非常复杂，而且需要心脏内科、心脏外科、医学影像科室、麻醉科和重症监护等多科室的团结协作，事先制定周密的诊治计划。

【参考文献】

［1］魏家富，杨皓然，彭勇，等．球扩式瓣膜 Prizvalve® 经导管主动脉瓣膜系统治疗重度主动脉瓣狭窄的初步研究［J］．中华心血管病杂志，2022，50（02）：137-141.

［2］冯天捷，宋光远，赵杰，等．经导管主动脉瓣植入术后左束支起搏的临床应用初探［J］．中华心血管病杂志，2022，50（02）：142-149.

［3］中华医学会心血管病学分会，中华心血管病杂志编辑委员会．经导管主动脉瓣植入术后抗血栓治疗中国专家共识［J］．中华心血管病杂志，2022，50（02）：117-131.

［4］荆志成．推动肺循环领域学科建设提高我国肺血管和右心疾病诊治水平［J］．中华心血管病杂志，2022，50（01）：4-7.

（梁　敏）

» 11　爆发性心肌炎的护理

【案例介绍】

1. 一般资料

患者×××，女，61岁，以"晕厥2次伴恶心、呕吐"为主诉入院。患者自述于2 d前无明显诱因出现晕厥，伴黑蒙，意识丧失，伴大汗，无头痛、胸闷气短，无咳粉红色泡沫样痰，持续数秒后可自行恢复，后伴恶心、呕吐，呕吐物为胃内容物，未在意未行就医。1 d前无明显诱因再次出现晕厥，性质同前，持续数秒后自行清醒，遂急诊就诊于我院急诊抢救室，完善心电图检查，Ⅱ，Ⅲ，AVF导联ST段抬高，$V_1 \sim V_4$导联ST段改变。肌红蛋白188 μg/L，肌钙蛋白I 8.7 μg/L，肌酸激酶706.35 IU/L，肌酸激酶同工酶16.8 ng/mL，请心内科会诊，考虑"急性心肌梗死"，患者不适症状超过30 h，超过急诊行冠脉造影时间窗，治疗以三联抗凝，冠心病二级预防，考虑患者病情危重，转入CCU治疗。入科后再次明确诊断为爆发性心肌炎。

2. 病史

既往史：平素健康状况良好，否认高血压，否认糖尿病史，否认脑血管疾病史，否认消化道溃疡病史，无肝炎史、结核史、伤寒史，预防接种史不详，否认手术、外伤、输血史，否认食物或药物过敏史。

个人史：生于原籍，久住本地，有吸烟史，否认饮酒史。

婚育史：已婚，一女儿，配偶体健。

家族史：父母已故，两弟，家族中无类似疾病发生，否认家族遗传史。

3. 医护过程

入院体格检查：T 36.5℃，P 108次/min，R 30次/min，BP 90/54 mmHg。患者2022-03-05凌晨2点入科，入科后患者未诉明显不适，于2022-03-06 17：55，患者突发腹胀、恶心、呕吐不适，立即给予患者心电图检查，提示前壁导联较前有弓背向上抬高，较前有动态演变，20：40 前往导管室行动脉造影检查，造影结果示患者前降支远端 60％ 管状狭窄，右冠中远段 30％ 局限性狭窄，其余血管无明显狭窄，术后返回病房，患者仍间断恶心呕吐。2022-03-08 15：39 患者心电监测示：室速，然后转为室颤，立即给予患者 200 J 电除颤一次，其后持续给予患者气管插管，心外按压，肾上腺素、多巴胺、去甲肾药物维持等抢救措施，16：07 给予患者建立 ECMO 管路，16：40 ECMO 运转，患者心律恢复自主窦性心律，17：20 给予患者建立 IABP 仪辅助治疗。

【护理措施】

1. 治疗护理

（1）用药护理。

1）抗病毒治疗：所有病毒性爆发性心肌炎患者均应尽早接受联合抗病毒治疗，阻断病毒对心肌的直接作用。可用帕拉米韦 10 mg/kg，也可联合应用鸟苷酸类似阿昔洛韦（针对 EB 病毒）和更昔洛韦（针对巨细胞病毒）。

2）免疫调节治疗：阻断爆发性心肌炎发病中的免疫介导机制，有助于减轻炎症。①目前国内外主张应用大剂量糖皮质激素，甲强龙 10 ～ 30 mg/（kg·d），认为可抑制免疫反应，减轻免疫损伤，消除心肌和传导系统炎症和水肿；②丙种球蛋白：1 ～ 2 g/kg 调节免疫治疗，持续使用 5 ～ 7 d。

3）心衰处理和辅助循环支持：爆发性心肌炎常合并心力衰竭，早期治疗常包括机械通气（正压呼吸）、正性肌力药物和血管扩张剂等。①多巴酚丁胺：2.5 ～ 5 μg/（kg·min）持续微量泵泵点或静脉点滴；②米力农 0.3 μg/（kg·min）强心；③洋地黄在这类患儿中的应用有其特殊性，因心肌炎时，心肌的应激性增高，易发生洋地黄中毒而出现心律失常，故应选用快速洋地黄制剂且剂量为常规饱和量的 2/3；④维生素 C 100 ～ 200 mg/kg，加入葡萄糖注射液 20 ～ 50 mL 静脉注射。

（2）恶性心律失常患者护理。

1）严格交接班，正确识别患者心电图，发生异常及时告知。

2）准备抢救仪器及物品如抢救药品、除颤仪、临时起搏器、体外起搏电极等。

3）遵医嘱给药，观察药物效果和副作用并监测。若发生室扑或室颤立即行非同步直流电复律。

（3）疼痛护理：按三阶梯止痛原则遵医嘱使用止痛药物，指导患者家属正确用药并观察疗效及副作用，针对不良反应及时采取有效的措施。采取转移注意力的方法，如看手机、听音乐等，增加患者对疼痛的耐受力。在医师的指导下进行止痛治疗，不能擅自调整止痛药的剂量。

（4）预防感染的护理。

1）加强手卫生意识，在患者周边拉警戒线，无关人员不得接触患者。

2）导致 ECMO 患者继发感染的最大风险因素是长时间 ECMO 血管插管，应保证管路的密闭性，防止逆行感染。

3）气管插管、IABP导管、中心静脉导管和动脉测压导管、尿管等多管路都增加患者继发感染的风险，严格手卫生是预防患者发生院内感染的首要任务。

（5）ECMO管路的护理。

1）ECMO使用期间既要预防血栓，同时也要防止出血风险，遵医嘱定时监测患者凝血相关检验，及时送检，发现异常及时告知医师做好抢救的配合工作。

2）严密巡视各管路的固定是否抖动及血栓形成情况。

3）稳妥固定，管路不要被覆盖，更换体位时需多人协助避免拖拉拽；用记号笔在穿刺外10 cm管道相对应的皮肤处做标记。

4）避免管路进入空气。

5）管路简洁化，保证膜肺一侧的气体压力低于另一侧的血流压力，避免直接通过体外循环回路采取血标本，保持侧支循环通畅，观察侧支有无动静脉混合现象，静脉管路有无抖动——提示容量不足或者管道打折及轻度脱出。

（6）心力衰竭患者的容量管理。

1）遵医嘱做好护理相关记录——24 h出入量。入量记录细则：固体食物含水量折算，流质食物含水量折算，24 h饮水量；24 h静脉输入量，皮下注入液体量，24 h口服药液量，输血量等。出量记录细目：24 h尿量，渗出液剂量，汗液，粪便含水量，呼吸道失水，呕吐物含水量，穿刺液，引流液，抽血量等。

2）遵医嘱针对患者医嘱入量进行合理分配，随时对患者出入量变化进行调整并与医师及时沟通。

（7）床旁置入ECMO管路预充的配合与观察。

1）ECMO管路预充前准备，正确评估患者使用合适管路预充，确保管路无气泡，严格无菌操作，确保患者安全。

2）正确连接ECMO管路的氧源、气源、电源及参数调节，确保仪器正常运转。

3）协助术者完成置管，严格无菌操作。

4）确保患者术中安全，严密监测患者各项生命体征，必要时遵医嘱给予患者约束确保术中安全。

2. 观察护理

包括各项生命体征的观察，呼吸系统、循环系统、消化系统及特异性指标的观察及监测：每2 h监测ACT，随时监测血气、血常规、凝血状态。血栓的观察：模肺、管道、三通阀、导管接头处是否有血栓，双下肢动脉搏动、皮温、肤色。

3. 生活护理

（1）卧床休息。

（2）严密床旁检测心电、血流动力学。

（3）超声心动图：包括肺部超声，评估心腔大小、收缩功能和室壁活动及肺水肿情况。

（4）中心静脉压插管或 Swan-Ganz 导管有助于监测血流动力学状态。

（5）血压、血气分析、电解质监测。

4. 心理护理

与家属做好沟通，告知家属患者的病情变化，取得家属的配合和同意，并鼓励家属树立战胜疾病的信心，保持乐观的态度去照顾患者。

5. 健康教育

嘱患者避免着凉，注意多休息。

【小结】

爆发性心肌炎主要由病毒感染诱发，是一种以心肌组织严重水肿和功能障碍为特征的疾病。这种疾病起病隐匿，恶化迅速，患者很快会出现顽固性休克或致死性心律失常，病死率较高，且以猝死为主。在临床实际工作中，爆发性心肌炎很容易被误诊，原因主要有以下方面：①临床表现缺乏特异性。爆发性心肌炎早期症状不典型，多以心外表现首发，常表现为乏力、咽喉不适、发热等上呼吸道症状或恶心、呕吐等消化道症状。如果有这些症状的患者，都进行心肌酶等检查，又有过度检查之嫌。②爆发性心肌炎病情变化、发展快，少数早期及晚期患者表现出心脏病变时已经达到严重心力衰竭或心源性休克，起病急骤、进展迅速，医护人员常来不及诊断，患者便已经死亡。③从爆发性心肌炎患者心内膜、心肌、心包或心包穿刺中检测出病毒、病毒基因片段或病毒蛋白抗原及实验室分离病毒的阳性率较低。

【参考文献】

［1］沈菲，杨芳，华雨，等. 1 例重症爆发性心肌炎发生电风暴及应用体外膜肺氧合的护理报告［J］. 护理实践与研究，2021，18（12）：1893-1895.

［2］李云. V-A ECMO 联合 CRRT 治疗急性爆发性心肌炎合并多脏器功能衰竭患者的护理［J］. 齐鲁护理杂志，2020，26（07）：118-120.

（梁　敏）

» 12　心肌梗死后心脏破裂合并心源性休克的护理

【案例介绍】

1. 一般资料

患者 ×××，男，59 岁，以"间断胸闷、气短 3 d，加重 1 d"为主诉入院。

完善相关检查后明确诊断：冠状动脉粥样硬化心脏病，急性冠脉综合征，急性广泛前壁高侧壁心梗，急性心力衰竭失代偿期，心脏破裂，心源性休克，心功能 Killip 分级 Ⅳ，心律失常，频发房早，室性心动过速，频发室性早搏，肺部重症感染，非感染性多脏器功能不全，肝功能不全，肾功能不全，凝血功能异常，低蛋白血症。患者于 3 d 前爬楼梯时出现心前区发闷样不适，持续时间不详，伴气短不适，休息后较前缓解，未在意，故未就诊。1 d 前再次出现胸闷、气短不适，伴呼吸困难、心悸，夜间不可平卧，睡眠差，故今晨就诊于我院急诊科，心内科会诊，诊断"急性冠脉综合征，心源性休克"，暂不行冠脉造影术，后收住我科进一步治疗。

2. 病史

既往史：平素健康状况良好，否认高血压，否认糖尿病史，否认脑血管疾病史，否认消化道溃疡病史，无肝炎史、结核史、伤寒史，预防接种史不详，否认手术、外伤、输血史，否认食物或药物过敏史。

个人史：生于原籍，久住本地，有吸烟史，否认饮酒史。

婚育史：已婚，一儿子，配偶体健。

家族史：父母已故，一弟，家族中无类似疾病发生，否认家族遗传史。

3. 医护过程

入院体格检查：T 36.5℃，P 136 次 /min，R 29 次 /min，BP 80/45 mmHg。完善相关检查后明确诊断：冠状动脉粥样硬化心脏病，急性冠脉综合征，急性广泛前壁高侧壁心梗，急性心力衰竭失代偿期，心脏破裂，心源性休克，心功能 Killip 分级 Ⅳ，心律失常，频发房早，室性心动过速，频发室性早搏，肺部重症感染，非感染性多脏器功能不全，肝功能不全，肾功能不全，凝血功能异常，低蛋白血症。因患者已过 STEMI 急诊手术时间窗，且入院后生命体征在大剂量血管活性药物支持下不能维持，给予患者气管插管呼吸机辅助呼吸并植入 ECMO + IABP 改善维持生命体征，在血管活性药物 + ECMO + IABP + 气管插管呼吸机辅助呼吸支持下生命体征稍稳定，但患者出现急性肝肾功能不全并凝血功能障碍。联系肾病科、感染科、营养科会诊协助诊疗，并给予患者床旁 CRRT 支持治疗，根据患者病情调整抗凝、保肾、保肝、抗血小板、抗感染等治疗后，患者病情逐渐改善，成功拔除 ECMO + IABP + 气管插管后好转出院。

【护理措施】

1. 治疗护理

（1）用药护理。

1）血管活性药物使用的管理。①血管活性药物通过中心静脉输注，各类药物与管路明确标识，不宜与其他液体同通道输注；②多种血管活性药物同时输注需逐步调节速度，切忌大起大落，严禁在血管活性药物通路推注药物，严密监测患者用药后反应；③停用血管活性药物必须先回抽 5 ~ 10 mL 血液丢弃后再用肝素封管，管路阻塞或打折后需释放压力后再与患者连接；④严密监测血压、心律、心率、尿量、末梢温度、酸碱平衡、皮肤情况等指标。

2）左西孟旦药物的使用监护。①加强巡视：密切观察患者心率、血压的变化。在给药期间平均心率缓慢增加，在用药期间注意观察患者是否有头痛、低血压、眩晕、恶心等症状，如出现以上症状，嘱患者不要突然改变体位，以免出现直立性低血压而发生意外；②左西孟旦需连续使用 24 h，微量泵开通后要时刻检查药物是否有渗漏；③用药部位选择及注意事项：左西孟旦在使用时需单独泵入，连续使用 24 h。及时观察患者用药疗效。

观察患者用药 24 h 后症状、体征较用药前有无明显好转。本药最常见的副反应有头痛、头晕、恶心和低血压，还可以引起低血钾、室性早搏。

（2）恶性心律失常患者护理。

1）严格交接班，正确识别患者心电图，发生异常及时告知。

2）准备抢救仪器及物品如抢救药品，除颤仪、临时起搏器、体外起搏电极等。

3）遵医嘱给药，观察药物效果和副作用并监测。若发生室扑或室颤立即行非同步直流电复律。

（3）疼痛护理：按三阶梯止痛原则遵医嘱使用止痛药物，指导患者家属正确用药并观察疗效及副作用，针对不良反应及时采取有效的措施。采取转移注意力的方法，如看手机，听音乐等，增加患者对疼痛的耐受力。在医师的指导下进行止痛治疗，不能擅自调整止痛药的剂量。

（4）预防感染的护理。

1）加强手卫生意识，在患者周边拉警戒线，无关人员不得接触患者。

2）导致 ECMO 患者继发感染的最大风险因素是长时间 ECMO 血管插管，应保证管路的密闭性，防止逆行感染。

3）气管插管、IABP 导管、中心静脉导管、中线导管和动脉测压导管、尿管等多管路都增加患者继发感染的风险，严格手卫生是预防患者发生院内感染的首要任务。

（5）ECMO 管路的护理。

1）ECMO 使用期间既要预防血栓，同时也要防止出血风险，遵医嘱定时监测患者凝血相关检验，及时送检，发现异常及时告知医师做好抢救的配合工作。

2）严密巡视各管路的固定是否抖动及血栓形成情况。

3）稳妥固定，管路不要被覆盖，更换体位时需多人协助避免拖拉拽；用记号笔在穿刺外 10 cm 管道相对应的皮肤处做标记。

4）避免管路进入空气。

5）管路简洁化，保证膜肺一侧的气体压力低于另一侧的血流压力，避免直接通过体外循环回路采取血标本，保持侧支循环通畅，观察侧支有无动静脉混合现象，静脉管路有无抖动——提示容量不足或者管道打折及轻度脱出。

（6）心力衰竭患者的容量管理。

1）遵医嘱做好护理相关记录——24 h出入量。入量记录细则：固体食物含水量折算，流质食物含水量折算，24 h饮水量；24 h静脉输入量，皮下注入液体量，24 h口服药液量，输血量等。出量记录细目：24 h尿量，渗出液剂量，汗液，粪便含水量，呼吸道失水，呕吐物含水量，穿刺液，引流液，抽血量等。

2）遵医嘱针对患者医嘱入量进行合理分配，随时对患者出入量变化进行调整并与医师及时沟通。

（7）床旁置入IABP及ECMO管路预充的配合与观察。

1）ECMO管路预充前准备，正确评估患者使用合适管路预充，确保管路无气泡，严格无菌操作，确保患者安全。

2）正确连接ECMO管路的氧源、气源、电源及参数调节，确保仪器正常运转。

3）协助术者完成置管，严格无菌操作。

4）确保患者术中安全，严密监测患者各项生命体征，必要时遵医嘱给予患者约束确保术中安全。

2. 观察护理

包括各项生命体征的观察，呼吸系统、循环系统、消化系统及特异性指标的观察及监测：每2 h监测ACT，随时监测血气、血常规、凝血状态。血栓的观察：模肺、管道、三通阀、导管接头处是否有血栓，双下肢动脉搏动、皮温、肤色。

3. 生活护理

（1）饮食护理：给予患者清淡优质蛋白饮食，避免辛辣刺激的食物，以防加重感染，但同时又要补充机体抗感染所需要的能量，所以应食用优质蛋白的食物，如鸡蛋、牛奶等。

（2）皮肤护理：患者全身管路较多，在保证管路的安全前提下积极主动预防各类压力性损伤，患者汗液较多，在保证患者安全的前提下及时做到患者皮肤的清洁。

4. 心理护理

与家属做好沟通，告知家属患者的病情变化，取得家属的配合和同意，并鼓励家属树立战胜疾病的信心，保持乐观的态度去照顾患者。

5. 健康教育

嘱患者避免着凉，注意多休息。要采取正确的方法去处理。

【小结】

心脏破裂是急性心肌梗死患者早期死亡的主要原因之一，排在第二位。

1. 心脏破裂的四大特点

关于心脏破裂的发病、临床表现、诊断分型、治疗及预后，聂绍平教授概括了四大特点。

（1）发病凶险，临床预后极差，心脏破裂发病突然，病情迅速恶化，患者随即猝死。心室游离壁破裂（FWR）最为常见，占心脏破裂的90%左右，70%的FWR表现为猝死。

（2）缺乏上游预警，早期诊断困难，现有的研究方法无法建立心脏破裂的有效预警体系，仅通过回顾性研究发现了一些特异性较差的相关因素。心脏破裂的临床表现不典型，特征性较差。①症状：可见反复或迁延性剧烈胸痛、心包压塞症状、低血压、短时间内意识丧失等，很多患者无明显症状；②体征：心音减弱、心界扩大、血压迅速下降；③大量心包积液；④无特异性生物标记物。在诊断方面，心室造影仅可诊断明显心脏破裂，且可行性低，其缺点包括：①有创检查，需将患者转入导管室，转运过程风险较高；②对破裂口的观察多受到体位影响，可能漏诊；③仅能检出破裂口大、出血量多的心脏破裂。而无创影像学检查早期诊断心脏破裂极为困难，包括超声心动图、心脏核磁共振、心脏 CT 等。某些特殊类型的病例不易诊断。例如，心肌壁内夹层出血，其特点是：疼痛剧烈、无心包积液、诊断困难、易漏诊误诊。

（3）分类和分型多样，但临床价值有限，按照破裂的部位分为：①心室游离壁破裂，占 2/3，左室游离壁破裂为主，多发生在急性心梗后 1 ~ 5 d，导致心脏压塞和死亡（> 90%），患者多在 1 h 内猝死；②室间隔破裂，占 20%，高峰期是急性心梗后 3 ~ 7 d；③乳头肌断裂，占 5% ~ 10%，高峰期是急性心梗后 2 ~ 7 d，90% 的患者 1 周内死亡。FWR 按照破裂口病理形态和发病时间又可分为多种亚型，按照破裂出血情况可分为井喷型和渗出型。而根据 FWR 发病特征进行临床分型更为合理：①猝死型，突发严重心脏压塞和电机械分离，多于 1 h 内死亡；②不稳定型，超声心动图发现中到大量心包积液，心脏压塞症状明显，伴血流动力学不稳定，常需心包穿刺、急诊手术等；③稳定型（亚临床型），超声心动图发现中到大量心包积液，心脏压塞症状不明显，血流动力学稳定。

（4）发病机制不清，缺乏明确指南共识。心脏破裂的发病机制研究仍以动物实验为主，缺乏循证医学证据，诊疗无明确共识。2017 ESCSTEMI 指南仅有间断描述，无明确推荐。

2. 心脏破裂的急诊救治

心脏破裂的救治面临诸多困难和挑战，救治手段包括手术治疗、心包穿刺、封堵治疗和循环辅助。

（1）手术治疗是首选方案：手术治疗可明显降低 FWR 和室间隔穿孔（VSR）患者的死亡率，可有效解除 VSR 的左向右分流，从而减少心衰和心源性休克的发生。早期的 STEMI 指南推荐心脏破裂患者接受紧急心脏修复手术治疗（Ⅰ类推荐）。目前手术治疗面临很多困难，例如，风险高、难度大、术后死亡率仍然高、手术时机仍存在争议等。2017 ESCSTEMI 指南提到，延期手术可能造成室间隔穿孔的扩大，患者可能在等待手术中死亡；对于积极治疗无缓解的严重心衰患者，应尽早手术；对于积极治疗后心衰症状好转的患者，可考虑择期手术治疗。

（2）心包穿刺：心包积血和心包填塞可导致重度休克，通常是致命的。心包穿刺缓解心包填塞，稳定血流动力学，可为进一步治疗赢得时间。FWR 的特点是心室壁各层逐层破裂，部分破裂口可被形成的血栓和心包膜封闭，这一特点为心包穿刺、稳定血流动力学后的即刻手术赢得了时间。临床经验提示，发现少量至中量心包积血，若经内科治疗血流动力学尚可维持，且病情无明显恶化，可考虑暂不行急诊心包穿刺引流，密切观察病情变化。

一定量的心包积血所致的心包正压可能有利于心脏破裂的止血，为保守治疗赢得时间。

（3）循环辅助装置，2017 ESCSTEMI 指南建议血流动力学不稳定或心源性休克的机械并发症患者使用 IABP 治疗（Ⅱa 类）。心脏破裂合并心源性休克患者应积极使用循环辅助装置，推荐 IABP 和 ECMO，Impella 是否可用于心脏破裂患者未来值得关注。

（4）经皮封堵治疗：经皮封堵治疗主要用于急性心梗后室间隔破裂的患者。急性心梗 3 周后行室间隔破裂封堵术安全可行。2017 ESCSTEMI 指南指出，随着封堵装置的发展，经皮室间隔封堵术未来可能成为手术治疗的替代方法。

【参考文献】

［1］CONDELLO I, LORUSSO R, SANTARPINO G, et al. Perioperative incidence of ECMO and IABP on 5901 mitral valve surgery procedures［J］. Journal of cardiothoracic surgery, 2022, 17（1）: 38.

［2］SHIBASAKI I, MASAWA T, ABE S, et al. Benefit of veno-arterial extracorporeal membrane oxygenation combined with Impella（ECpella）therapy in acute coronary syndrome with cardiogenic shock［J］. Journal of cardiology, 2022, 80（2）: 116-124.

［3］SALGUERO M V, CHAN K, GREELEY S A W, et al. Novel KDM6A Kabuki Syndrome Mutation With Hyperinsulinemic Hypoglycemia and Pulmonary Hypertension Requiring ECMO［J］. Journal of the Endocrine Society, 2022, 6（4）: bvac015.

［4］张兰芳，贾辛未. 超声心动图下老年急性心肌梗死并心包积液 1 例［J］. 中国循证心血管医学杂志，2021, 13（07）: 882.

（梁　敏）

» 13　房间隔缺损的护理

【案例介绍】

1. 一般资料

患者 ×××，12 岁，主诉：活动后黑蒙、耳鸣、心慌及胸膜 1 次；间断胸闷、心慌 2 月余。

现病史：患儿母亲代诉，患儿于 2 月前在学校活动后出现眼前发黑、耳鸣、心慌，并出现口唇及颜面部发紫，持续不详，休息后缓解；此后间断无诱因出现短暂胸闷、心慌，持续时间不等，休息后缓解；近 1 月内患儿症状加重，每日发作，均休息后好转。2021-11-09 家属携患儿于外院就诊，完善心脏 B 超提示卵圆孔未闭；心电图提示窦性心律不齐；建议手术治疗。于 2022-01-05 来我院门诊，完善心脏 B 超提示房间隔缺损（继发孔型，双孔），肺功能检查提示轻度阻塞性通气功能障碍；建议患儿行手术治疗；患儿日常无呼吸急促，无哭闹后口唇及四肢发绀。今患者为求进一步诊治，于我院就诊，我科门诊诊察患儿后，急诊以"房间隔缺损"收住我科。

2. 病史

既往史：平素健康状况良好，无肝炎史、结核史、伤寒史，按计划接受预防接种，无手术史、外伤史、输血史，否认食物或药物过敏史。

个人史：第 1 胎第 1 产，足月产顺产，出生体重 3300 g，出生时无窒息、产伤史，Apgar 评分不详，母妊期健康状况：健康，口服叶酸。生后混合喂养，12 月断奶。2 月抬头，5 月坐，12 月走，12 月会说简单话，7 月出牙，无异嗜癖，无不良习惯。学习成绩好，行为表现正常。

家族史：父母体健，父母非近亲结婚；否认家族性遗传病史，家族中无类似患者，兄弟姐妹 1 人，均体健。由父母照顾。

3. 医护过程

体格检查：T 36.8℃，P 89 次 /min，R 19 次 /min，BP 93/61 mmHg，Wt 33 kg，疼痛 0 分，H 151 cm。

专科检查：胸廓无畸形，胸部局部无隆起或凹陷，胸壁无静脉曲张，无皮下气肿，无胸骨压痛，无胸骨叩痛。呼吸运动正常，呼吸节律均匀整齐，呼吸频率正常，肋间隙正常，语颤两侧对称，无胸膜摩擦感，无皮下捻发感，双肺叩诊呈清音，呼吸音正常，未闻及啰音，未闻及胸膜摩擦音，无呼气延长，语音传导对称。心前区无隆起，心尖冲动正常，其他部位无异常搏动。心尖冲动位置在左第 V 肋间锁骨中线内 0.5 cm。未触及震颤，未触及心包摩擦感，相对浊音界正常，心率 89 次 /min，心音正常，心律齐，各瓣膜听诊区未闻及心脏杂音，无 P2 亢进，未闻及额外心音，未闻及奔马律，未闻及心包摩擦音。脉率 89 次 /min，节律规则，无周围血管征。

辅助检查：2022-01-05，本院心脏 B 超，先天性心脏病：房间隔缺损（继发孔型、双孔）。

诊疗经过：患儿于 2022-01-06 入院，入院后患儿无心慌，无四肢冰凉，无咳嗽，无吸气困难，无发热，无头晕、恶心，无鼻塞、流涕。遵医嘱给予一级护理，尽快完善各项术前检查。各项辅助检查均支持诊断，完善术前准备，于 2022-01-10 15 时 52 分在全麻下行经皮房间隔缺损封堵术。术后患儿全麻未醒，带气管插管安返重症监护室进一步治疗，于 2022-01-11 由重症监护室转入我科，立即通知医师，遵医嘱给予心电监护、指脉氧监测及低流量吸氧 1 ～ 2 L/min，给予强心、利尿、化痰等对症治疗，告知患儿家属术后注意事项。遵医嘱除去患儿右侧股静脉穿刺处加压包扎物，穿刺局部无渗血，无血肿，右足无疼痛、无麻木感，双侧足背动脉搏动一致，右下肢皮温及皮肤颜色与左下肢一致，嘱患儿避免剧烈运动，防止穿刺处局部渗血。2022-01-12 患儿生命体征平稳，遵医嘱停止心电监护、指脉氧监测，于 2022-01-14 复查心脏彩超和胸片，均未见明显异常，切口愈合良好，于 2022-01-15 患儿痊愈出院。

【护理诊断】

1. 术前诊断

（1）焦虑：与家属担心疾病预后有关。

（2）营养评分 2 分，低于机体需要量：与疾病本身有关。

（3）知识缺乏：缺乏与疾病术前相关的知识。

2. 术后诊断

（1）有跌倒坠床的危险：与麻醉后反应和吃利尿药有关。

（2）知识缺乏：缺乏疾病相关术后护理知识。

（3）营养评分 2 分，低于机体需要量；与术后创伤有关。

【护理措施】

1. 术前护理

（1）焦虑：与家属担心疾病预后及手术风险大有关。①评估患儿家长焦虑原因、程度；②介绍病区环境、作息时间、医务人员，消除家长的陌生感；③耐心向家长介绍疾病相关知识，消除心里紧张和顾虑，使其积极配合治疗；④介绍检查、化验、治疗、操作的注意事项；⑤患儿家长介绍成功病例，减轻患儿家长的焦虑情绪。

（2）营养评分 2 分，低于机体需要量：①提供可口的、不油腻的、高营养的、易于咀嚼的食物，如鱼、蛋，注意少量多餐。②当患者感到恶心、呕吐时，暂停进食；指导患者进食易消化的优质蛋白、新鲜水果蔬菜，以补充维生素类。③加强口腔护理，保持口腔湿润、清洁，以增进食欲。

（3）知识缺乏：缺乏与疾病相关的知识。①向家长介绍房间隔缺损相关知识。②告知家长预防交叉感染相关知识。③告知患儿家属以健康指导预防呼吸道感染的重要性，避免不必要的外出，注意保暖；在病区内勿和其他患儿玩耍，避免交叉感染。④遵医嘱给予营养指导，增加机体抵抗力。

2. 术后护理

（1）有跌倒坠床的危险：与麻醉后反应和吃利尿药有关。①执行基础护理及标准，预防性干预措施；②在床头腕带上做明显标记；③加强对患儿夜间巡视；④将两侧床栏全部拉起，并用餐板遮挡；⑤告知家长预防患儿坠床的相关知识。

（2）知识缺乏：缺乏疾病相关术后护理知识。①告知患儿家长疾病的相关知识；②行各项治疗时应积极给予健康教育与指导；③教会患儿家长自我评估，出现不适及时报告；④告知患儿家长疾病的原因及恢复时间与过程。

（3）营养评分 2 分：低于机体需要量，与术后创伤有关。①提供可口的、不油腻的、高营养的、易于咀嚼的食物，如鱼、蛋，注意少量多餐。②当患者感到恶心、呕吐时，暂停进食；指导患者进食易消化的优质蛋白、新鲜水果蔬菜，以补充维生素类。③加强口腔护理，保持口腔湿润、清洁，以增进食欲。

【小结】

先天性心脏病是先天性畸形中最常见的一类。轻者无症状，查体时发现，重者可有活动后呼吸困难、发绀、晕厥等，年长儿可有生长发育迟缓等症状。房间隔缺损是一种常见的先天性心脏畸形，目前手术及介入治疗方法较成熟，经过治疗后一般可以治愈。

房间隔缺损在所有先天性心脏病中占 30% ~ 35%，其病因与遗传和环境等多种因素有关[1]。临床多采用开胸手术治疗，但创伤大，术后恢复慢，预后不佳，目前，超声心动图辅助下的封堵术被应用于 ASD 治疗中，手术用时短，创伤小，超声心动图贯穿手术全程，保障了各项操作的精准实施，有利于血液循环路径的恢复[2]。随着医学科技的发展，可通过密切监测患儿病情变化，发现异常积极采取措施，使并发症得到有效控制。我们认真仔细观察病情，积极预防并发症，提高救治率，这不仅需要医师精湛的医疗技术，还需要护理工作人员及时发现病情变化，做出准确的初步判断，运用娴熟的护理技术配合医师，并做好术后护理工作，以促进患者能早日康复。通过认真观察病情，有效的护理措施，积极预防并发症的发生，做好患儿及家长的心理护理，减轻患儿及家长的精神负担，建立温馨的护患关系，使患儿在术后能克服病症的困扰，早日康复。

通过这个护理案例，笔者对房间隔缺损有了更深的了解，房间隔缺损封堵术需要在患者大腿根部股静脉手术，这些位置有穿刺口，术后需要用纱布块压迫穿刺口 6 h。这些静脉系统虽然术后不易出现血栓，但是也需要仔细观察出血量。一旦有异常，需要立即告知医师。房间隔缺损封堵术虽然是微创手术，术后伤口很小，但也需要认真护理。手术后患儿如果需要活动，也要缓慢活动，避免剧烈运动，封堵伞才刚放进去还没有完全被心内膜覆盖，剧烈运动容易让封堵伞移位，危害很大。

在护理过程中，笔者认为今后应该加强对先天性心脏病的健康宣教，让家属了解疾病机理及各种治疗的目的，与家属建立良好的护患关系，取得家属的配合，加速患儿康复。家长焦虑，我们应更加耐心地去讲解疾病的相关知识，提供优质的护理服务，缓解家长的焦虑情绪，从而提高满意度[3]。多数患儿家长对小儿先天性心脏病的知识匮乏，不理解疾病的机理及治疗目的[4]，从而产生恐惧、焦虑心理，甚至影响医患之间的信任[5]。护士也要做到及时发现和解答家属的疑虑，以取得家属的配合。

为了更好地服务于患儿，我们需要不断地学习，不断地充电，更加精细化护理，满足患儿及家长的需求，提高家长的满意度[6]。

【参考文献】

[1] 姚晨阳. 超声心动图在先天性心脏病房间隔缺损封堵术中的应用 [J]. 山东医学高等专科学校学报，2021，43（05）：394-395.

[2] 赵方方. 超声心动图在房间隔缺损封堵术中的应用 [J]. 河南医学研究，2019，28（02）：383-384.

［3］黄秀华，胡春梅，杜娜，等. 肺动脉吊带合并气道狭窄患儿围手术期的呼吸道护理［J］. 护士进修杂志，2015（17）：1614-1616.

［4］杨玉霞，傅丽丽，顾莺. 先天性心脏病患儿家长健康教育需求的调查分析［J］. 全科护理，2014，12（9）：845-846.

［5］周彩峰，谢俊房，武恒双，等. 家庭亲密度适应性与先天性心脏病术后患儿父母焦虑、抑郁的相关性分析［J］. 中国实用护理杂志，2014，30（11）：32-35.

［6］陈瑶瑶，黄鹏，肖冬玉，等. 精细化护理在婴幼儿先心病围手术期中的应用［J］. 国际护理学杂志，2017，36（6）：777-780.

（马依拉·买买提）

» 14　先天性心脏病的护理

【案例介绍】

1. 一般资料

患者×××，男，6个月余，主诉：发现先心病6个月。

患儿母亲代诉：患儿于6月前，出生15 d后因"黄疸"就诊于当地医院，诊断为生理性黄疸，故未行特殊治疗，在院期间医师听诊发现患儿有心脏杂音，行心脏彩超检查提示先天性心脏病，因当地治疗条件有限，未明确诊断，医师建议患儿随访，出生4个月后，再次携带患儿前往医院复查心脏超声提示法洛四联症，明确诊断后，患儿家属因自身原因未及时前往上级医院，今患者为求进一步诊治，于我院就诊，门诊以"法洛四联症"收住我科。

2. 病史

既往史：平素健康状况良好，无肝炎史、结核史、伤寒史，预防接种史不详，无手术史、外伤史、输血史，否认食物或药物过敏史。

个人史：第2胎第2产，足月产剖宫产，出生体重3200 g，出生时无窒息、产伤史，Apgar评分不详。母妊期健康状况：健康，曾口服叶酸，口服量为1次/片，1次/天。生后母乳喂养，6月添加辅食，未断奶。3月抬头，无异嗜癖，行为表现正常。

家族史：父母体健，父母非近亲结婚；否认家族性遗传病史，家族中无类似患者，哥哥1人，体健。由父母照顾。

3. 医护过程

专科检查。胸廓无畸形，胸部局部无隆起或凹陷，胸壁无静脉曲张，无皮下气肿，无胸骨压痛，无胸骨叩痛。心前区无隆起，心尖冲动正常，其他部位无异常搏动。心尖冲动位置在左第Ⅴ肋间锁骨中线内0.5 cm。可触及震颤，未触及心包摩擦感，相对浊音界正常，心率 127 次 /min，心律齐，胸骨左缘第三四肋间可闻及 4/6 级收缩期杂音，无 P2 亢进，未闻及额外心音，未闻及奔马律，未闻及心包摩擦音。

辅助检查：（2021 年 11 月外院）心脏彩超结果提示法洛四联症；（2022-01-19 本院）血常规提示白细胞 13.88×10^9/L。

病程：患儿于 2022-01-20 以"法洛四联症"收住我科，入院查体示 T 37.2℃、P 127 次 /min、R 34 次 /min、BP 81/46 mmHg，Wt 8 kg，疼痛 0 分，H 72 cm，BMI 15 kg/m^2，体表面积 0.38 m^2，营养 2 分，心理健康，康复筛查阴性。本院行心脏彩超检查提示先天性心脏病，法洛氏四联症，卵圆孔未闭，动脉导管未闭（细小），冠状静脉窦增宽，提示残存左上腔静脉。给予明确诊断为法洛四联症、动脉导管未闭、中央型房间隔缺损（卵圆孔型）、永存左上腔静脉、先天性心脏畸形。病程中患者神志清晰，精神好，睡眠好，食欲好，偶有咳嗽，无咳痰，无呼吸急促，有哭闹后口唇及四肢发绀，大小便正常。遵医嘱给予雾化吸入及间断低流量吸氧治疗。于 2022-01-25 在全麻下行法洛四联症全部修补术、房间隔缺损修补术、动脉导管结扎术，手术顺利，术后转往 ICU。于 2022-02-03 病情平稳转入我科，遵医嘱给予心电监测指脉氧监测及低流量吸氧 1 ～ 2 L/min，患儿留置中心静脉置管，固定好，通畅，经医师评估患儿呼吸道情况，遵医嘱给予患儿经口鼻吸痰每日 3 次，术后加强肺部护理，给予强心、利尿、抗感染、适当补液维持内环境稳定等治疗。患儿于 2022-02-07 T 37.7℃，给予物理降温，医师拔除患儿中心静脉置管，2022-02-10 患儿体温降至正常，经过治疗，于 2022-02-13 痊愈出院。

【护理诊断】

1. 术前护理诊断

（1）活动无耐力：与疾病引起氧的供需失衡有关（2022-01-20）。

（2）营养失调：低于机体需要量（2022-01-20）。

（3）知识缺乏：缺乏法洛四联症疾病的相关知识（2022-01-20）。

（4）有感染的风险：与疾病引起患儿机体免疫力低下有关（2022-01-20）。

（5）有坠床的风险：与患儿年龄较小有关（2022-01-20）。

2. 术后护理诊断

（1）清理呼吸道低效：与患儿痰液黏稠不易咳出有关（2022-02-03）。

（2）体温过高：与感染有关（2022-02-07）。

（3）有管路滑脱的风险：与患儿留置中心静脉置管有关（2022-02-03）。

（4）潜在并发症：窒息 / 误吸（2022-02-03）。

【护理措施】

术前护理措施如下。

1. 活动无耐力：与疾病引起氧的供需失衡有关（2022-01-20）

护理目标：住院期间患儿活动耐力增加。

护理措施如下。

（1）遵医嘱给予间断低流量吸氧，保证氧的供给，改善缺氧症状。

（2）在护理操作时动作轻柔，尽量避免患儿长时间哭闹。

（3）卧床休息及喂奶时保持头高脚低位或半卧位。

（4）保持病室环境安静和舒适，护理操作尽量集中。

效果评价：术前患儿不发生缺氧（2022-01-25）。

2. 营养失调：低于机体需要量（2022-01-20）

护理目标：住院期间满足患儿的营养需求。

护理措施如下。

（1）积极治疗原发病。

（2）定期监测患儿的体重变化，记录患儿入量。

（3）合理喂养，提供良好的喂养环境。

效果评价：术前患儿体重未减轻（2022-01-25）。

3. 知识缺乏：缺乏法洛四联症疾病的相关知识（2022-01-20）

护理目标：3日内掌握疾病术前相关知识。

护理措施如下。

（1）做好疾病相关知识的健康宣教，告知家长吸氧的重要性，保证氧的储备。

（2）告知家长预防交叉感染的相关知识，勿串病房，减少与他人接触。

效果评价：家长掌握疾病术前相关知识（2022-01-23）。

4. 有感染的风险：与疾病引起患儿机体免疫力低下有关（2022-01-20）

护理目标：住院期间患儿不发生感染。

护理措施如下。

（1）遵医嘱给予雾化吸入及静脉抗感染治疗，预防肺部感染。

（2）防止患儿感冒，接触患儿勤洗手，保持病床干净整洁，避免感染。

效果评价：术前患儿未发生感染（2022-01-25）。

5. 有坠床的风险：与患儿年龄较小有关（2022-01-20）

护理目标：住院期间患儿不发生坠床。

护理措施如下。

（1）建立高危跌倒/坠床标识，使用床档。

（2）保持病房地面干燥清洁，家属抱患儿时注意观察脚下。

（3）家属不在时嘱咐护士或同病房家属帮忙看护。

效果评价：术前患儿未发生坠床（2022-01-25）。

术后护理措施如下。

1. 清理呼吸道低效：与患儿痰液黏稠不易咳出有关（2022-02-03）

护理目标：住院期间保持患儿呼吸道通畅。

护理措施如下。

（1）抬高床头，保持呼吸道通畅，遵医嘱给予持续低流量吸氧。

（2）遵医嘱给予雾化吸入，稀释痰液，雾化后叩背排痰，促使痰液排出。

（3）遵医嘱给予贝莱口服液 2 mL tid 口服。

（4）必要时给予经口鼻吸痰，最好在雾化后吸痰，吸痰时双人操作，动作轻柔，避免损伤鼻黏膜。

效果评价：住院期间患儿气道通畅（2022-02-13）。

2. 体温过高：与感染有关（2022-02-07）

护理目标：患儿 5 日内体温降至正常。

护理措施如下。

（1）定期监测患儿体温，如有异常及时通知医师。

（2）嘱家长给患儿温水擦浴，物理降温。

（3）医师考虑体温升高与导管相关，拔除患儿中心静脉置管，继续观察。

效果评价：患儿体温降至正常（2022-02-10）。

3. 有管路滑脱的风险：与患儿留置中心静脉置管有关（2022-02-03）

护理目标：患儿带管期间不发生脱管。

护理措施如下。

（1）妥善固定，标识清楚。

（2）观察穿刺部位有无渗血渗液，如有污染及时更换。

（3）告知家长预防导管脱出的方法及带管注意事项。

（4）班班交接管路情况。

效果评价：带管期间患儿未发生脱管（2022-02-07）。

4. 潜在并发症：窒息／误吸（2022-02-03）

护理目标：患儿住院期间不发生窒息／误吸。

护理措施如下。

（1）密切观察患儿呼吸的节律、频率及缺氧症状。

（2）指导正确喂养方法，防止呛奶。

（3）合理安排吸痰时间，避免喂奶后吸痰。

效果评价：住院期间患儿未发生窒息／误吸（2022-02-13）。

【小结】

法洛四联症（TOF）是一种常见的先天性心脏畸形，其基本病理为室间隔缺损、肺动脉狭窄、主动脉骑跨和右心室肥厚。法洛四联症是遗传和环境因素等复杂关系相互作用的结果，在儿童发绀型心脏畸形中居首位，表现为发绀、呼吸困难、缺氧发作和蹲踞。手术方法主要有姑息手术及根治手术。当体循环血氧饱和度降至75％～80％时必须手术干预，缺氧发作的出现通常认为是手术指征。法洛四联症患儿的预后主要取决于肺动脉狭窄程度及侧支循环情况，重症者有 25% ~ 35% 在 1 岁内死亡，50% 患者死于 3 岁内，70% ~ 75% 死于 10 岁内，90% 患者会夭折，主要是由于慢性心肌缺氧引起红细胞增多症，导致继发性心肌肥大和心力衰竭而死亡。未经手术治疗的极少数病例虽然能生存到 40 岁以上，但绝大多数未经手术治疗的患者在童年期死亡，因此手术治疗至关重要。

法洛四联症是一种常见的发绀型先天性心脏病，由于小儿循环呼吸功能差，术后极易出现严重心肺肾等并发症，因此术后做好各项护理措施，可降低术后并发症的发生，提高手术的成功率。通过对这一例法洛四联症患儿的整体护理，笔者对法洛四联症疾病的相关知识有了更深刻的认识，同时将理论知识与临床实践相结合，进一步掌握了围术期护理的重点。但是对该患儿的护理过程中也有不足的方面：①患儿术后返回病房时，医师评估呼吸道情况，开具医嘱吸痰 tid，但在执行医嘱的过程中，我们要动态评估患儿呼吸道情况，最好能先肺部听诊，判断气道有无痰液，以及痰液的部位、深浅，以便更有效地吸痰；②患儿年龄较小，气道的生理解剖与成人有差异，在下吸痰管时有一定难度，操作时一定要掌握技巧，动作轻柔，避免鼻黏膜出血；③婴幼儿吸痰负压要 < 300 mmHg（40.0 kPa），我们在吸痰前一定要检查负压，避免压力过大损伤鼻黏膜。在今后护理类似疾病的患儿时，我们要吸取经验，改善之前的不足，为患儿提供更优质的护理。

法洛四联症是一种复杂先心病，存在多种畸形[1]，相比单纯先心病，不仅手术难度大，对护理的要求也是极高，加上患儿年龄小，更是难上加难[2]。正确的护理方法对患儿的早日痊愈起着至关重要的作用[3]，因此，我们护理人员要掌握护理复杂先心病的要求。法洛四联症是发绀型先心病，患儿有哭闹后口唇及甲床发绀，术前吸氧治疗是很有必要的[4]，在宣教时要告知家长吸氧的重要性，并且要避免患儿长时间哭闹增加氧耗引起缺氧[5]，同时还要告知家长术前注意预防感染，避免感冒。术后呼吸道管理、循环系统的护理、引流管的护理、保持正确体位、饮食管理等也是非常重要的[6~8]，尤其是呼吸道的管理，良好的气道管理可有效缩短住院天数，降低术后并发症的发生[9]。我们要不断提升自己，为患儿提供优质的护理服务，提升家长的满意度。

【参考文献】

［1］阳建平. 小儿先天性心脏病常见并发症的护理及体会［J］. 实用临床护理学电子杂志，2016，1（3）：140-141.

［2］陈明宝，莫绪明，戚玉东，等. 8 公斤以下婴儿法洛四联症根治围术期治疗及并发症分析［J］. 中国心血管病研究，2016，14（2）：164-166.

［3］石磊，徐红亮，张金涛，等. 不同年龄法洛四联症根治手术的围术期临床结果［J］. 中华实用儿科临床杂志，2015，30（23）：1785-1787.

［4］杨贵红，肖剑锋，罗金文. 早期呼吸功能锻炼联合经鼻高流量氧疗对法洛四联症手术患儿康复及肺功能的影响［J］. 医学临床研究，2019，36（9）：1709-1711.

［5］石磊，徐红亮，张金涛，等. 不同年龄法洛四联症根治手术的围术期临床结果
［J］. 中华实用儿科临床杂志，2015，30（23）：1785-1787.

［6］韩佳佳，刘秀萍，王亚萍. 预见性护理用于先天性心脏病术后患儿护理中的价值
［J］. 中西医结合心血管病电子杂志，2020，8（34）：153-154.

［7］王敏. 围术期饮食护理对小儿先天性心脏病手术的影响［J］. 健康必读，2020，
（25）：166-167.

［8］王琳华，王亚萍，刘秀萍. 优质护理在小儿先天性心脏病术后护理中的应用
［J］. 中西医结合心血管病电子杂志，2020，8（34）：155，157.

［9］陈伟. 精细化护理对先天性心脏病患儿术后并发症和舒适度的影响分析［J］. 中
国社区医师，2020，36（28）：184-185.

（马依拉·买买提）

» 15 冠状动脉造影术的护理

【案例介绍】

1. 一般资料

患者×××，男，46岁，因"间断胸痛1年余，再发加重1h"为主诉入院。患者1年前无明显诱因出现胸痛，位于胸骨后，伴胸闷、气短及左上肢放射不适，无颈部紧缩感及肩背部放射痛，无发热、咳嗽、咳痰、咯血，无头晕、头痛、恶心、呕吐，持续十余分钟可自行缓解，未予正规治疗，症状间断发作，1h前无明显诱因上述症状再发，较前加重，持续不缓解，今为求进一步诊治来我院，诊以"冠状动脉粥样硬化性心脏病"收入院。本次发病以来，神志清楚，精神可，饮食、睡眠尚可，大便正常，小便正常，体重无明显改变。

2. 病史

既往史：患"高血压病"4年余，最高180/100 mmHg，现服"氨氯地平贝那普利片"，自行血压控制尚可，患"胰腺炎"7月余，患"高脂血症"多年，无糖尿病病史；无肾脏病史，无脑血管意外疾病史。否认手术史；否认外伤史；否认输血史，否认献血史，否认肝炎史，否认结核史，否认传染病病史，预防接种史不详，无食物过敏史，未发现药物过敏史。

个人史：生于原籍，职员，久居当地，无长期外地居留史，无有毒、有害物接触史，否认放射性物质接触史，有吸烟史20年，每日10支；偶有饮酒；无冶游史。

婚育史：已婚，24岁结婚，生育1女，配偶身体健康，子女身体健康。

家族史：父母已故，具体原因不详。有 2 兄 2 姐，余均体健。无家族遗传倾向的疾病。

3. 医护过程

体格检查：T 36.2℃，P 85 次 /min，R 19 次 /min，疼痛 0 分，BP 133/82 mmHg。

初步诊断：①冠状动脉粥样硬化性心脏病，劳力性心绞痛，心功能Ⅰ级（NYHA 分级）；②高血压病；③慢性胰腺炎；④高脂血症。

诊疗计划：①完善心脏彩超、胸部 CT、生化化验等检查；②治疗上给予抗凝、抗血小板聚集、调脂稳定斑块、β–受体阻滞剂、逆转心肌重构、营养心肌、改善循环、活血化瘀、保护胃黏膜、降压、降糖等药物应用；③完善检查，必要时行 64 排冠脉 CT 检查或冠脉造影术了解冠脉病变程度；④监控血压；⑤监控血糖；⑥对症支持治疗；⑦低盐低脂清淡饮食。

患者诉头晕症状较前好转。双肺呼吸音清，未闻及干、湿性啰音及胸膜摩擦音。心前区无异常隆起及凹陷，心尖冲动不能明视。心尖冲动于左侧第五肋间锁骨中线内 0.5 cm，未触及心前区震颤及心包摩擦感。叩诊心脏相对浊音界无明显扩大。心率 81 次 /min，律齐，未闻及杂音及心包摩擦音。毛细血管搏动征阴性。腹部平坦，全腹柔软，无压痛及反跳痛，无波动感及振水音，腹部未触及包块。肝脏、脾脏肋下未触及，Murphy 征阴性。叩诊腹部呈鼓音，肠鸣音 4 次 /min。双下肢无水肿。游离三碘甲状原氨酸 6.70 pmol/L，游离甲状腺素 16.17 pmol/L，促甲状腺激素 0.06 mIU/L，甘油三酯 2.15 mmol/L，总胆固醇 5.91 mmol/L，高密度脂蛋白胆固醇 0.96 mmol/L，非高密度脂蛋白胆固醇 4.95 mmol/L，肝肾功能、电解质、血常规、血糖等检查未见异常。心脏彩超：二尖瓣少量反流，左室舒张功能减退。双肾血管彩超：右肾囊肿前列腺体积增大。甲状腺彩超：甲状腺左叶无回声结节（TI–RADS 分级 2 级）。颈部血管彩超：双侧颈动脉内中膜增厚并斑块右侧锁骨下动脉斑块。肝胆胰脾彩超：肝、胆、胰、脾未见明显异常。泌尿系统彩超：右肾结石。上腹部 CT：右肺上叶后段实性粟粒结节，冠脉钙化斑，右肾囊肿。

患者择期在局部麻醉下经右桡动脉行冠状动脉造影术，术后穿刺局部敷料包扎止血，安返病房。术后处理措施：监护 6 h，抗血小板聚集、调脂、营养心肌等治疗。术后应当特别注意观察事项：注意观察心率、血压；右桡动脉穿刺点有无渗血及血肿形成。

【护理措施】

1. 术前准备

（1）配合医师完善术前常规检查，包括：①术前查三大常规、肝肾功能及电解质、出凝血时间、感染因子、心肌酶谱、脑钠肽；②X 线胸片；③心电图；④心脏彩超等。

（2）药物准备：CAG 是相对安全的有创性检查，但有时因病变严重、离子紊乱或操作不当可在术中、术后发生严重心律失常、严重并发症而危及生命。因此在术前应备好各种抢救药品并口服波立维、拜阿司匹林（替格瑞洛），术前口服负荷量各 300 mg，如使用替格瑞洛口服 180 mg/ 次。

（3）皮肤准备：股动脉穿刺者应双侧腹股沟备皮，备皮时应注意防止损伤局部皮肤。

（4）心理护理：CAG 及 PCI 在我国尚未普及并有创伤性，多数患者对该技术缺乏了解，普遍存在思想顾虑，因此与患者交流，说明 CAG 及 PCI 的必要性、操作过程与方法，帮患者树立信心，消除患者的思想顾虑和恐惧心理[1]。

（5）术前训练：由于摄 X 线片时要求患者憋气，摄片后要求患者进行强有力咳嗽，以利造影剂从冠状动脉中排出，因此，要求患者术前训练憋气和强有力的咳嗽。选择股动脉穿刺患者，术后需卧床 24 h，因此患者应先适应床上排便。

（6）术前常规做碘过敏试验（静脉注射 1 mL 原液，15 ~ 20 min 观察心率、血压及全身症状）。

2. 术后护理

（1）术后严密监护，注意患者的生命体征，患者回病房后立即行 ECG 监测，应注意有无并发症的发生。术后鼓励患者多饮水，护士应说明饮水目的、药物代谢的途径及时间，告知饮水的具体方法[2]，一般量为 6 ~ 8 h 内饮水 1000 ~ 2000 mL，以使注入体内的造影剂通过肾脏排泄。

（2）注意穿刺处有无渗血及血肿，观察末梢循环及桡动脉搏动情况。有些患者因压迫不彻底或因应用肝素或制动不够而发生局部出血或血肿，严重时可导致休克，因此 1 h 内每 15 min 观察 1 次，无异常每 2 ~ 4 h 观察 1 次。如有渗血、血肿及前臂肿胀明显等情况，应及时通知医师处理。

（3）注意观察指端血运及足背动脉搏动情况，因穿刺股动脉植入动脉鞘管，可有股动脉血栓形成。如术侧足背动脉搏动明显减弱或较术前减弱，应考虑股动脉血栓形成，结合肢体皮肤温度及颜色，迅速做出判断，及时发现并通知值班医师。血管应用抗凝剂时要特别注意有无穿刺部位出血及皮下血肿情况。除注意局部穿刺部位出血外，还要观察身体各部位有无出血倾向，尤其是消化道溃疡出血。如有神志障碍与脑占位体征显示颅内出血的可能，血压逐渐下降是内出血的征兆，应注意观察。

（4）股动脉穿刺患者术后要绝对卧床，拔除鞘管后术侧肢体制动 24 h，对某些老年人可因卧位时下肢静脉回流缓慢，加上弹力绷带加压包扎影响静脉回流，可导致下肢深静脉血栓形成。特别是术侧肢体，多在术后 24 ~ 28 h，患者可有一侧肢体肿胀，皮肤略显紫癜，但足背动脉搏动良好，必要时 B 超可证实诊断。应及时发现并通知医师及时处理。

（5）患者冠脉介入治疗（PCI）术后用药指导：术后患者坚持口服抗血小板药，服药期间注意用药反应，密切观察有无皮下或牙龈出血及白细胞减少、粒细胞缺乏等。因此患者应 1 ~ 2 周复查 1 次血常规和出凝血时间，如有异常遵医嘱调整用药。术后应长期随访患者。

【小结】

选择性冠状动脉造影术（CAG）是经外周动脉穿刺、插管送导管前端至左右冠状动脉开口处，通过造影准确地了解冠状动脉病变的部位、狭窄度和远端的冠状动脉血流通畅情况，并测定左室功能。

【参考文献】

［1］郑瑛. 经桡动脉冠状动脉造影术围术期的综合护理［J］. 河南外科学杂志，2021，27（1）：182-183.

［2］高瑞雪，李明子. 术后不同饮水方法对减轻冠状动脉介入术后造影剂相关性肾损伤的效果及护理［J］. 中华护理杂志，2009，44（4）：293-296.

（蔺海芳）

» 16　永久性起搏器植入术的护理

【案例介绍】

1. 一般资料

患者×××，女，86岁，因"间断头晕、乏力、胸闷1月余"为主诉入院。1月余前无明显诱因突感头晕、乏力、胸闷，无明显胸痛、心悸、颈部紧缩感及肩背部放射痛，无头痛、恶心、呕吐，无晕厥、黑蒙，未在意。1月余来上述症状间断于活动后再发，并逐渐加重，近1周来轻微活动即可诱发，伴气短。今为求进一步诊治来我院，门诊测血压240/100 mmHg，遂以"高血压"收入院。本次发病以来，神志清楚，精神可，饮食、睡眠尚可，大便正常，小便正常，体重无明显改变。

2. 病史

既往史：患"高血压病"5年，血压最高180/80 mmHg，未治疗，血压未监测。患"胆囊结石"多年，未治疗。无糖尿病病史；无肾脏病史，无冠心病史，无脑血管意外疾病史。否认手术史；否认外伤史；否认输血史，否认献血史，否认肝炎史，否认结核史，否认传染病病史，预防接种史不详，无食物过敏史，未发现药物过敏史。

个人史：生于原籍，久居当地，无长期外地居留史，无有毒、有害物接触史，否认放射性物质接触史，无吸烟史；无饮酒史；无冶游史。

婚育史：已婚，22岁结婚，生育2子2女，配偶已故，具体不详，子女身体健康。

月经史：13岁，行经3～5 d/月经周期28～30 d，50岁绝经，既往月经规律，经量正常，色暗红，无痛经史，无流产史，无难产史。

家族史：父母已故，具体原因不详。有1兄1姐，均已故。无家族遗传倾向的疾病。

3. 医护过程

体格检查：T 36.3℃，P 41次/min，R 20次/min，疼痛0分，BP 243/80 mmHg。

初步诊断：①心律失常（三度房室传导阻滞）；②高血压3级（很高危）；③冠状动脉粥样硬化性心脏病，稳定型心绞痛，心功能Ⅲ级（CCS分级）；④胆囊结石。

诊疗计划：①完善心脏彩超、胸部CT、生化化验等检查；②给予调脂稳定斑块、β-受体阻滞剂、逆转心肌重构、营养心肌、改善循环、活血化瘀、保护胃黏膜、降压等药物应用；③完善检查，择期行心脏永久起搏器植入术；④对症支持治疗；⑤低盐低脂清淡饮食。

患者神志清，精神可，饮食、夜眠尚可，头晕、乏力、胸闷症状较前有所减轻。

查体：R 17次/min，T 36.4℃，BP 155/72 mmHg，双肺呼吸音清，未闻及干、湿性啰音及胸膜摩擦音。心率39次/min，律齐，未闻及杂音及心包摩擦音。双下肢无水肿。急查结果回示：脑利钠肽818μg/mL。肾功能：胱抑素C 1.18 mg/L。D二聚体1.07μg/mL。血常规、CRP、电解质、心肌酶、肌钙蛋白均未见明显异常。入院后完善相关检查检验，给予调脂稳定斑块、逆转心肌重构、营养心肌、改善循环、活血化瘀、保护胃黏膜、降压、利尿等药物应用，患者症状较前好转。

辅助检查。尿微量白蛋白26.90 mg/L。超敏肌钙蛋白0.021 ng/mL。白蛋白35.5 g/L。葡萄糖3.59 mmol/L。同型半胱氨酸51.0μmol/L。脑利钠肽926μg/mL。血常规、CRP、血沉、PCT、肝肾功、电解质、糖化血红蛋白、心肌酶、血凝、D-二聚体、术前八项、甲功三项、甲状腺抗体三项均未见明显异常。CT示：①双肺上散在肺大疱；②右肺中叶内侧段、左肺上叶舌段及双肺下叶条索慢性炎性改变，建议随诊复查；③右侧叶间裂及双侧胸腔积液；④心脏增大，主动脉及冠脉粥样硬化，建议结合CTA检查；⑤左侧部分肋骨陈旧性骨折？请结合临床；⑥考虑胆囊结石，建议结合超声检查；⑦右肾低密度灶，建议结合增强检查。双肾、肾血管彩超示：双肾囊肿；双肾动脉主干及起始部阻力指数偏高。乳腺彩超示：双侧乳腺腺体结构紊乱（请结合临床）。腹部彩超示：胆囊结石并囊壁毛糙。心脏彩超示：左心收缩功能正常低值；三尖瓣及主动脉瓣少量反流；二尖瓣中量反流；左室舒张功能减退；心动过缓。颈部血管彩超示：双侧颈动脉内中膜增厚并斑块；右椎动脉阻力指数增高（建议进一步检查排除颅内病变）；右侧锁骨下动脉斑块。积极与患者家属沟通病情，择期行起搏器安置术。

择期在局部麻醉下行经右锁骨下静脉起搏器安置术，术后伤口处给予无菌敷料覆盖，加压包扎，安返病房。术后处理措施：局部沙袋加压6 h，右上肢制动72 h。

【护理措施】

1. 术前护理

（1）心理护理：安慰患者，稳定情绪，消除恐惧心理。

（2）向患者介绍手术的大致方法、过程及术中配合要点。

（3）完善各项检查，了解脏器功能。长期服用阿司匹林的患者术前停药1周方可手术。手术部位备皮（范围是上至下颌，下至乳头，双侧至腋中线，包括腋下），并清洁皮肤。

（4）术前禁食 6 h，防止呕吐引起误吸。

（5）使用留置针建立静脉通路并保持通畅。

（6）术前遵医嘱予镇静剂，如地西泮及预防性使用抗生素。

2. 术后护理

（1）术后返回病房立即做十二导联心电图，持续心电监护 24 h，密切观察起搏器的起搏功能、体温、心率、心律的变化，发现异常及时报告医师。

（2）活动与休息：术后卧床休息 1～3 d，防止电极移位。如患者卧床导致腹胀、腹痛、排尿困难等可抬高床头 30°～60° 或取左侧卧位。勿用力咳嗽，必要时用手按压伤口。鼓励并指导患者做下肢活动，防止下肢静脉血栓形成。第一次起床活动，动作应缓慢，防止摔倒。埋入起搏器的一侧手臂在 1～2 周内不要高举，但可以轻微活动手臂。

（3）伤口护理：伤口沙袋压迫 8 h，观察伤口有无渗血、血肿，术肢有无肿胀、皮温、颜色有无异常，按无菌原则定期更换敷料，一般术后 7 d 拆线。

（4）预防感染：术后遵医嘱给予抗生素 3～5 d。注意观察体温的变化。

（5）观察并发症：起搏器植入术后易发生电极移位、起搏感知障碍、伤口出血、感染及心肌穿孔等并发症，故术后应观察心电变化，监测生命体征及心脏压塞等症状，以便及早发现、及时处理。

3. 健康指导

（1）告诉患者起搏器的设置频率及使用年限。

（2）教会患者自己数脉搏，每天在静息情况下计数脉搏 1～2 次，与医师告知的脉搏比较，如出现脉搏明显过快、过慢（低于起搏频率 5 次 /min 以上）或有头晕、疲乏、晕厥等不适时应及时就医。

（3）装有起搏器的一侧上肢应避免做过度用力或幅度过大的动作，如打网球、举重物等，避免影响起搏器功能。

（4）不可靠近的设备及场所：广播电视发射天线的限制区域、发电厂的限制区域、工业用电磁炉、大型电机、电锯、除草机、床垫式或枕式磁疗仪、高压电力传出线、电弧焊接设备、工业磁铁。

（5）需要注意的设备及场所：发动状态下的汽车引擎、电子防盗装置、电子安检系统、家用电磁炉。不要使用在身上通电的仪器及产生强磁场的器械，如电浴盆、电针灸、高频治疗仪、磁力按摩仪等。

（6）有影响的机械设备或治疗方法：核磁、电刀、除颤仪、冲击波碎石仪、放疗、透热疗法、经皮电神经刺激。

（7）使用移动电话：将电话与起搏器部位保持一定距离（22 cm 以上），建议用未安装起搏器一侧的耳朵接听移动电话。

（8）一旦接触某种环境或电器后出现胸闷、头晕等不适，应立即离开现场或不再使用该种电器。

（9）妥善保管起搏器卡，注明起搏器类型、品牌、有关参数、安装日期等，外出时随身携带，便于出现意外时为诊治提供信息。

（10）定期随访，测试起搏器功能。出院后分别于第 1、3、6 月各复诊 1 次，情况稳定后每半年随访 1 次，在电池耗尽之前及时更换起搏器。

4. 延续性护理

建立微信交流群：由善于沟通、细致、耐心的护理人员组建微信群，每天在微信交流群中下发协助护理方案，收集患者日常护理信息，不断对方案进行调整。在群中用图片、文字、视频等多种方式进行术后健康宣教，普及相关护理知识，提醒日常活动注意事项及自我监测方法等。在群中鼓励患者之间进行交流，分享彼此术后生活心得，欢迎提出各类问题并及时进行解答。在群中设立健康生活打卡活动等，帮助患者建立健康生活习惯，获得生活乐趣，重拾乐观生活信心[1]。

5. 出院随访

每周进行 1 次电话随访，每个月进行 1 次家访，共随访 6 个月。随访中了解患者具体情况并进行针对性指导，要收集患者出院后自我护理能力、自我约束能力、心理状态等情况，根据信息对护理方案进行调整。家访过程中与患者进行交流谈心，安抚患者情绪，鼓励其积极生活。家访过程中与患者家属进行交流，向其介绍相关护理方案，以期协助共同完成日常护理工作。

【小结】

人工心脏起搏器是由脉冲发生器定时发放一定频率的脉冲电流，通过导线和电极传到心肌，局部心肌被兴奋并向周围传导，最终使整个心房或心室兴奋产生收缩活动，维持心脏泵血功能。起搏器治疗的适应证常见的有：病窦综合征，房室传导阻滞，颈动脉窦过敏综合征和血管迷走性晕厥，肥厚型梗阻性心肌病。但在临床工作中，由于患者对起搏器工作原理了解不深，术后注意事项掌握不全面，加之对植入的起搏器产生自身本能排斥感，这些都引起患者焦虑甚至恐惧心理，严重影响了生活质量，因此给予患者有效的护理措施是十分必要的[2]。

【参考文献】

［1］李明. 延续性护理在永久性人工心脏起搏器安置术患者中的应用［J］. 中国实用乡村医师杂志，2021，28（4）：62-64，68.

［2］王晓庆，李凤慧，王萍，等. 延续性护理干预对永久人工心脏起搏器植入患者生活质量的影响［J］. 中国医药导报，2016，13（32）：145-149.

（蔺海芳）

» 17　扩张型心肌病的护理

【案例介绍】

1. 一般资料

患者×××，男，67岁，因"发作性胸闷2年余，再发伴咳嗽4 d"为主诉入院，患者于2年余前因过度劳累出现间断胸闷，伴出汗、乏力，无胸痛，无头痛、头晕，无恶心、呕吐，无咳血，无腹痛、腹泻等不适，休息后可缓解，症状持续数分钟，曾就诊于我院，行冠脉造影提示血管无异常，心脏彩超提示心脏大，射血分数低（具体不详），诊断为扩张型心肌病，给予住院治疗后症状缓解出院，院外未坚持口服药物治疗。其后上述症状在劳累时反复出现，曾于2019年4月、2019年10月、2020年11月、2020年12月、2021年1月、2021年3月在我院住院治疗。4 d前因受凉，出现胸闷、乏力、心悸症状，伴咳嗽、咳白色黏痰，流清涕，休息后可稍缓解，为进一步诊断治疗来我院就诊，门诊以"①扩张型心肌病心功能不全心功能Ⅲ级（NYHA分级）；②肺部感染"收入我科。本次发病以来，神志清楚，精神尚可，食欲缺乏，夜眠欠佳，大便正常，小便正常，体重无明显改变。

2. 病史

既往史：既往患慢性阻塞性肺病病史，有高血压史10年，血压最高达180/140 mmHg，口服"沙库巴曲缬沙坦钠片"治疗，自诉血压控制可，无糖尿病病史；无肾脏病史，无冠心病病史，无脑血管意外疾病史。否认手术史；有外伤史，外伤致第五跖骨基底骨折病史3月余；否认输血史，否认献血史，否认肝炎史，否认结核史，否认传染病病史，预防接种史不详，无食物过敏史，未发现药物过敏史。

个人史：生于原籍，退（离）休人员，久居当地，无长期外地居留史，无有毒、有害物接触史，否认放射性物质接触史，偶有吸烟；无饮酒史；无冶游史。

婚育史：已婚，有性生活史，28岁结婚，生育1子，配偶身体健康，子身体健康。

家族史：父母已故，具体原因不详。有2弟1妹，其中1弟患有高血压，余均体健。无家族遗传倾向的疾病。

3. 医护过程

体格检查：T 36.5℃，P 78次/min，R 20次/min，疼痛0分，BP 117/57 mmHg。

初步诊断：①扩张型心肌病心功能Ⅲ级；②心律失常室性自搏阵发性室上性心动过速；③高血压病3级（极高）；④慢性阻塞性肺疾病；⑤陈旧性第五跖骨基底骨折；⑥肺部阴影。

诊疗计划：①心电监护，鼻导管吸氧，告病危；②立即给予强心、利尿、扩血管、舒张气道、祛痰等药物，纠正心衰症状；③进一步完善心脏彩超、胸部CT、生化化验等检查；④给予营养心肌、活血化瘀、β - 受体阻滞剂、改善心肌重构、降压等药物应用积极治疗原发病；⑤抗生素应用防止肺部感染；⑥低盐低脂。

注意事项：监测患者生命体征，告知患者及家属病情及相关可能出现的风险，签署病危通知书。

患者诉胸闷、气短，咳嗽、咳黏痰，无明显胸痛，无颈部紧缩感及肩背部放射痛，无发热、咯血，无头晕、头痛、恶心、呕吐。双肺呼吸音粗，可闻及双肺湿性啰音，无胸膜摩擦音。心前区无异常隆起及凹陷，心尖冲动不能明视。心尖冲动于左侧第五肋间锁骨中线外 0.5 cm，未触及心前区震颤及心包摩擦感。叩诊心脏相对浊音界无明显扩大。心率：78 次 /min，心律不齐，未闻及杂音及心包摩擦音。毛细血管搏动征阴性。腹部平坦，全腹柔软，无压痛及反跳痛，无波动感及振水音，腹部未触及包块。肝脏、脾脏肋下未触及，Murphy 征阴性。心电图示：①窦性心律（心率 82 次 /min，注：参考值 60 ~ 100 次 /min）；②左心房异常；③一度房室阻滞；④频发室性早搏部分呈成对出现，建议动态心电图 24 h 室性早搏定量分析；⑤ ST 段压低，T 波改变。急查生化检查示：脑利钠肽 > 4953 μ g/mL；超敏肌钙蛋白 0.052 ng/mL；肌酸激酶 49 U/L，肌酸激酶同工酶 7 U/L，钾 4.40 mmol/L；部分凝血酶原时间 41.8 s，凝血酶时间 17.9 sec，D- 二聚体 0.97 μ g/mL；白细胞 9.38×10^9/L，中性粒细胞计数 7.63×10^9/L，淋巴细胞计数 0.90×10^9/L，单核细胞计数 0.72×10^9/L。现诊断为：扩张型心肌病，给予 ARNI、β - 受体阻滞剂、螺内酯药物治疗，改善心肌重构，观察病情变化，患者腹部湿性啰音，考虑肺部感染，给予抗感染治疗。

【护理措施】

1. 心理护理

心肌病患者多较年轻，病程长、预后差，故常产生紧张、焦虑心理，在护理中对患者应多关心体贴，帮助其消除悲观情绪，增强治疗信心[1]。

2. 卧床与休息

注意保持休息环境安静、整洁和舒适，避免不良刺激。对失眠者酌情给予镇静药物。休息时无明显症状的早期患者，可从事轻工作，避免紧张劳累。心力衰竭患者经药物治疗症状缓解后可轻微活动，护士应根据病情协助患者安排有益的活动，但应避免剧烈运动。合并严重心力衰竭、心律失常及阵发性晕厥的患者应绝对卧床休息，以减轻心脏负荷及心肌耗氧量。

3. 饮食护理

给予低脂、高蛋白和富含维生素的易消化饮食，避免刺激性食物。每餐不宜过饱，以免增加心脏负担。对心功能不全者应予低盐饮食。同时耐心向患者讲解饮食治疗的重要性，以取得患者配合，此外，应戒除烟酒。

4. 协助做好生活护理

对长期卧床及水肿患者应注意皮肤清洁干燥，注意翻身和防止压疮。保持大小便通畅，勿用力、勿屏气。

5. 观察护理

密切观察病情，对危重患者应监测血压、心率及心律。当出现高度房室传导阻滞时，应立即通知医师，并备好抢救用品、药物和尽快完成心脏起搏治疗前的准备。密切观察生命体征，防止猝死。

6. 对症护理

（1）遵医嘱予心电监护，观察并记录精神状态、呼吸、心律、心率、血压和脉搏氧饱和度的变化；遵医嘱行 18 导联 EKG，观察 EKG 变化。心电图可有各种心律失常，以室性期前收缩最多见，心房纤维颤动次之。不同程度的房室传导阻滞，右束支传导阻滞常见。广泛 ST-T 改变，左心室肥厚，左房肥大，由于心肌纤维化可出现病理性 Q 波，各导联低电压。

（2）给氧，呼吸困难者取半卧位，予以持续吸氧，氧流量视病情酌情调节。对心力衰竭者可作 ABG，了解治疗效果。

（3）限制水钠摄入。对合并水肿和心力衰竭者应准确记录 24 h 液体摄入量和出量，限制过多摄入液体，每天晨起测量体重。在利尿治疗期间，应观察患者有无乏力、四肢痉挛及脱水表现，定时复查血电解质浓度，警惕低钾血症，必要时补钾。对大量胸、腹腔积液者，应协助医师穿刺抽液，减轻压迫症状。

（4）预防和控制感染：呼吸道感染是心肌病患者心力衰竭加重的一重要诱因。故护理中应注意预防呼吸道感染，尤其是季节更换和气温骤变时。对长期卧床者应定时翻身、拍背，促进排痰。饭后漱口，保持口腔清洁。此外，在心导管等有创检查前后应给予预防性抗生素治疗，预防感染性心内膜炎等。

（5）预防血栓栓塞：对心肌病患者，尤其是扩张型及限制型心肌病患者，应密切观察有无脑、肺和肾等内脏及周围动脉栓塞，评估意识、肌力、呼吸、胸痛、末梢循环及足背动脉搏动情况，必要时给予长期抗凝治疗。

7. 常见并发症的护理

（1）心力衰竭：观察神志、呼吸、咳嗽咳痰、尿量等情况，早期发现心衰表现，处理按心力衰竭护理常规。

（2）栓塞：多发生于心肌纤维化及收缩力下降合并心房颤动久卧不动或用利尿药的患者。对 DCM 合并心力衰竭，尤其伴心房颤动及既往有栓塞史者，在无禁忌时应给予抗凝治疗，如阿司匹林和华法林，服华法林每日或隔日查 PTINR。饮食应避免含 VitK 丰富的食物（特别是绿色蔬菜），避免剧烈活动。防止受伤，如发现有牙龈、鼻子、小便等出血时，应立即报告医师。

（3）心律失常及猝死：心律失常多为窦性心动。

【小结】

扩张型心肌病（DCM）是一种常见心肌疾病，属于一种原因不明的原发性心肌，表现为左或右心室或双侧心室扩大，并伴心室收缩功能衰退[2]。扩展性心肌病常伴有充血性心力衰竭，由于该病表现为进行性加重，目前在治疗上仍是医学界的一大挑战，总体治愈可能性小，有赖于长期护理控制。

扩张型心肌病分为三个阶段。

1. 心衰前期

基本无症状，偶在严重呼吸道感染时或心脏超负荷时出现窦性心动过速，治疗后很快痊愈，CXR 或心脏彩超结果提示心脏轻度扩大。

2. 心衰期

以左心功能不全开始发展至左心衰 – 左右心衰 – 右心衰。除心衰症状外，可有心绞痛、体或肺循环栓塞的症状和体征及严重心律失常导致的晕厥，该期经系统正规抗心衰治疗后，症状可以缓解。

3. 难治性心衰期

正规治疗后心衰难以控制，心功能严重减退至 Ⅱ ~ Ⅳ 级（NYHA），此期易反复肺部感染，突发阿 – 斯综合征或猝死。

【参考文献】

［1］武晓燕. 心理护理和健康教育对扩张型心肌病并心衰患者的疗效［J］. 国际护理学杂志，2019，38（5）：610–611.

［2］陈华. 循证护理在扩张型心肌病合并右心衰竭患者规范化护理中的应用［J］. 首都食品与医药，2021，28（6）：159–160.

（蔺海芳）

» 18 胃炎的护理

【案例介绍】

1. 一般资料

患者 ×××，女，52 岁，以"腹胀 10 余天"为主诉入院。10 余天前患者无明显诱因出现腹胀，进食后加重，时有心慌、盗汗，无明显腹痛，无反酸、胃灼热、厌油腻，无恶心、呕吐、腹泻、呕血、黑便，无乏力、发热、胸闷、胸痛、头痛、黑蒙、晕厥，无大便发白，就诊于外院，行肠镜检查未见明显异常（未见报告单），至诊所给予口服胃药（具体不详）治疗，症状缓解不明显。今为进一步治疗来我院，门诊以"腹胀"收入我科。发病来，患者神志清，精神一般，食欲尚可，睡眠差，大便不成形，小便正常，体重近期变化不明显。已行营养风险筛查，评分为 1 分，无营养风险。

2. 病史

既往史：糖尿病病史 6 年，应用胰岛素控制血糖，自诉血糖控制可。无"高血压病"，无"肝炎"病史，无"结核"病史，无其他传染病病史，无外伤手术史，无输血史，预防接种随社会进行（随社会进行史不详），无食物过敏史，无药物过敏史。

个人史：出生于原籍，无长期外地居住史；无特殊生活习惯，无吸烟史，无饮酒嗜好，无药物嗜好，无粉尘，工业毒物、放射性物质接触史，无冶游史。

婚育史：适龄结婚，配偶健康，育 2 子。

月经史：14 岁，4 ~ 5 d/26 ~ 28 d，50 岁，月经中等，色暗红，无痛经，孕 2，产 2，足月顺产。

家族史：父已故，母已故，3 姐 1 弟均健在，无类似疾病，无家族遗传倾向疾病。

3. 医护过程

入院后积极完善相关检查。心脏彩超示：左室舒张功能减低。心电图示：①窦性心动过缓；②ST–T 异常，结合临床。胸片未见明显异常。葡萄糖 7.53 mmol/L，糖化血红蛋白（胶乳免疫比浊法）6.7%，血常规、肝肾功能、凝血功能、甲状腺功能均无明显异常，肿瘤标记阴性，幽门螺杆菌抗体阳性，胃镜示食管炎、浅表性胃炎。全腹部增强 CT 示：结肠憩室。给予抑酸、维持水电解质平衡及对症支持治疗，目前病情平稳，未诉腹痛腹胀，血糖控制平稳，饮食、睡眠可。

出院医嘱：①注意休息，糖尿病饮食；②院外继续服药，半月后消化科门诊抗 Hp 治疗；③如有不适，及时就诊。

【护理措施】

1. 治疗护理

（1）用药护理：急性发作期不宜服用稀盐酸，服用时宜用吸管送至舌根部咽下，避免接触牙齿，服后用温开水漱口；保护胃黏膜药物，应于饭前和睡前服用，促进胃排空药物应饭前服用且不宜与阿托品等解痉药合用。幽门螺杆菌感染者，可用抗生素如呋喃唑酮、克拉霉素、阿莫西林等治疗。

（2）疼痛护理：胃痛时给热敷或用解痉剂。胃酸缺乏时，口服胃蛋白酶合剂；胃酸过多给制酸药物如法莫替丁、奥美拉唑等。

（3）消除可能致病的因素，如节制饮酒，避免对胃有刺激的饮食和药物，积极治疗口腔及咽喉部慢性病患。

2. 观察护理

（1）对胆汁反流性胃炎者，应注意腹痛部位和性质，是否进食后加剧，有无胆汁性呕吐和食管炎的表现。

（2）有无贫血、厌食、消瘦、呕吐和胃潴留等症状。

（3）有无黑便、呕吐咖啡样胃内容物等消化道出血的表现。

3. 生活护理

（1）给易消化、无刺激性饮食。萎缩性胃炎给刺激胃液分泌的食物如肉汤等，肥厚性胃炎禁用酸性食物或脂肪丰富的食物。

（2）保持口腔清洁，注意口腔卫生，饭前饭后漱口。必要时口腔护理，每日两次。

4. 健康教育

（1）主要病因：尚未完全明了，一般认为由饮酒、吸烟，常食刺激性食物、药物及咽喉部上呼吸道的慢性炎症等诱发患病。十二指肠液或胆汁反流致病者，免疫因素及幽门螺杆菌感染等是直接病因；心力衰竭或门脉高压使胃黏膜缺氧、营养障碍致胃黏膜变性。胃酸缺乏使细菌易于生长繁殖等，也可引起慢性胃炎。

（2）临床表现：浅表性胃炎症状不明显。肥厚性胃炎有消化不良、食欲不振、厌食、恶心、呕吐、嗳气、反酸、上腹部闷胀或疼痛等症状，部分患者可发生消化道出血。萎缩性胃炎往往出现贫血、腹胀、营养不良等。

（3）并发症：胃溃疡，胃癌。

（4）主要检查：纤维胃镜检查及胃液分析，血清学检查。

（5）主要治疗：主要采取消除病因、缓解症状、控制胆道系统感染、防止胆汁反流、纠正低胃酸症及短期抗菌治疗。

（江　艳）

» 19　消化道出血的护理

【案例介绍】

1. 一般资料

患者×××，男，66 岁，以"黑便 1 d"为主诉入院。1 d 前患者无诱因出现黑便 1 次，成形，量不详，伴头晕、心慌、乏力，无腹痛、腹胀、恶心、呕吐，无发热、咳嗽、咳痰，至当地医院行血常规示：白细胞 6.0×10^9/L，红细胞 3.07×10^{12}/L，血红蛋白 76 g/L，血小板 182×10^9/L（外院，2022-04-08），未给予相关诊治，今为进一步治疗，门诊以"消化道出血"收入我科，自发病来，患者神志清，精神差，饮食差，睡眠差，大便如上，小便正常，体重较前变化不详。已做营养风险筛查，评分为 1 分，无营养风险。

2. 病史

既往史: 既往高血压病史约 7 年,目前口服"硝苯地平缓释片",血压控制可;4 年前因冠心病行冠脉支架置入术,术后长期口服"氯吡格雷、阿托伐他汀钙、硝酸异山梨酯片、比索洛尔"等药物;2 型糖尿病病史约 3 年,长期口服"恩格列净、格列苯脲",血糖控制可;10 月前脑梗死病史,未遗留明显后遗症;无"肝炎"病史,无"结核"病史,无其他传染病病史,无外伤手术史,有输血史,预防接种随社会进行(随社会进行史不详),无食物过敏史,无药物过敏史。

个人史: 出生于原籍,无长期外地居住史;无特殊生活习惯,无吸烟史,无饮酒嗜好,无药物嗜好,无粉尘、工业毒物、放射性物质接触史,无冶游史。

婚育史: 适龄结婚,配偶健康,育 1 子 1 女。

家族史: 父已故,母已故,具体不详,1 姐 1 弟已故,余 1 哥 2 弟健在,无类似疾病,无家族遗传倾向疾病。

3. 医护过程

入院后实验室检查示,2022-04-10 糖化血红蛋白(胶乳免疫比浊法)8.0% 偏高,2022-04-10 总蛋白(双缩脲方法)53.6 g/L 偏低,白蛋白(溴甲酚绿法)31.2 g/L 偏低,尿素(酶法)12.50 mmol/L 偏高,肌酐(酶法)90.9 μmol/L,2022-04-09 白细胞 7.54×10^9/L,淋巴细胞百分比 19.40% 偏低,红细胞 2.80×10^{12}/L 偏低,血红蛋白 71.0 g/L 偏低,血小板 171×10^9/L。晨起复查示:2022-04-10 白细胞 13.61×10^9/L 偏高,淋巴细胞百分比 10.10% 偏低,中性粒细胞百分比 84.70% 偏高,中性粒细胞 11.54×10^9/L 偏高,血红蛋白 78.0 g/L 偏低,血小板 175×10^9/L。心电图检查示:①窦性心律;②一度房室传导阻滞;③部分导联 ST 段改变。治疗上给予禁食水、抑酸、补液、营养支持、维持水电解质平衡等对症支持治疗,鉴于患者冠心病、冠脉支架置入术后,建议给予去白细胞悬浮红细胞输注纠正贫血,与患者及家属沟通后,表示同意,后患者未再黑便,停氯吡格雷 1 周后,胃镜检查示食管炎浅表性胃炎十二指肠球部溃疡(A2)。胸腹部 CT 示:肺内少许炎症性改变;双肺小结节,请随访。升主动脉增宽,主动脉及冠脉走行区可见致密影;肝囊肿;右肾囊肿;胆囊大,胆囊底局部壁厚。请结合临床必要时进一步检查,注意随诊复查。CT 示胆囊底部壁厚,联系肿瘤外科会诊后考虑胆囊腺肌症可能,建议患者定期彩超随访,必要时行胆囊切除术。患者经给予抑酸、补液、营养支持、维持水电解质平衡等治疗,未再黑便,复查血常规示血红蛋白较前无下降,考虑出血停止,目前一般情况暂稳定,患者头晕、食欲缺乏、乏力较前减轻,无腹痛、腹胀、恶心、呕吐,体温正常,大便未排,小便可。

出院医嘱: 嘱患者院外注意休息、饮食,继续抑酸及保护黏膜药物应用,择期根除幽门螺杆菌,定期复查血常规、肝肾功能、电解质、胃镜、胸腹部 CT 等相关检查,心内科随诊,不适随诊。

【护理措施】

1. 治疗护理

（1）卧床休息，注意皮肤的护理，保持病房安静、整洁，必要时吸氧。

（2）禁食，记24 h出入水量，观察便血量、颜色及性质，及时告知医师。

（3）保证静脉输液通畅，监测生命体征。

（4）如患者有烦躁不安、四肢湿冷、血压下降、脉快而弱、肠鸣音活跃等活动性出血的指征，及时通知医师，并保持静脉通路通畅。

（5）遵医嘱正确给药，确保每日液体顺利输入，保证有效循环血容量，观察用药后效果及不良反应。

2. 观察护理

（1）观察患者大便颜色、量、性质，有无鲜红色血便，及时告知医师处理。

（2）观察患者的生命体征，尤其脉搏、血压的变化，若脉搏快而弱、血压急剧下降，提示有大出血现象，尽快采取抢救措施。

（3）观察患者有无头晕、心悸、乏力、气短、四肢湿冷、烦躁不安、脉搏细速等休克症状。

（4）监测患者血红蛋白、红细胞计数、血细胞比容的变化，观察患者有无继续出血现象。

3. 生活护理

禁食，做好口腔护理。嘱咐患者每日用温盐水漱口，必要时做口腔护理。

4. 心理护理

向患者及家属介绍有关疾病的知识，解除恐惧，稳定情绪。

5. 健康教育

（1）主要病因：常见的是结肠、直肠癌，占下消化道出血的30%~50%，其次是肠道息肉、炎症性病变和憩室。随着内镜检查治疗的广泛开展，医源性下消化道出血发生率也有所增长，占1%~5%。

（2）临床表现：便血，发热、贫血，头晕、出汗、虚脱、休克等循环衰竭表现。

（3）并发症：失血性休克。

（4）主要检查：常规血、尿、粪便及生化检查、结肠镜检查、X线钡剂造影、小肠镜、胶囊内镜等。

（5）主要治疗：积极控制出血；治疗原发病；必要时手术治疗。

（江　艳）

» 20　急性胰腺炎的护理

【案例介绍】

1. 一般资料

患者×××，女，72岁，以"腹痛1 d"为主诉入院。1 d前患者无明显诱因出现腹痛，全腹痛，无他处放射，伴食欲缺乏、腹胀、反酸，恶心、呕吐，呕吐物为胃内容物，无发热、腹泻，无胸闷、胸痛、咳嗽、咯血，无夜间阵发性呼吸困难，未诊治，疼痛症状持续不缓解，今日就诊于本院，门诊查血常规 + C- 反应蛋白：白细胞 8.52×10^9/L，中性粒细胞百分比 91.8%，中性粒细胞 7.82×10^9/L，血红蛋白 140.0 g/L，血小板 270×10^9/L；C- 反应蛋白定量 8.27 mg/L。胰腺炎指标：α- 淀粉酶 4260.3 U/L，脂肪酶 9939.1 U/L。电解质示：钾 3.68 mmol/L，钠 131.0 mmol/L，氯 94.7 mmol/L。门诊以"急性胰腺炎"收住我科，发病来，神志清，精神差，未饮食，睡眠差，大便未解，小便正常，近期体重变化不详。

2. 病史

既往史：20余年前因盆腔囊肿行手术治疗；3年前因胆囊结石行胆囊切除；曾反复因鼻息肉行手术治疗，无"高血压病"，无"糖尿病"病史，无"肝炎"病史，无"结核"病史，无其他传染病病史，无输血史，预防接种史不详，无食物过敏史，无药物过敏史。

个人史：出生于原籍，无长期外地居住史；无特殊生活习惯，无吸烟史，无饮酒嗜好，无药物嗜好，无接触史、工业毒物、粉尘、放射性物质接触史，无冶游史。

婚育史：适龄结婚，配偶健康，育2子。

月经史：14岁，4 ~ 5 d/26 ~ 28 d，50岁，月经中等，色暗红，无痛经，孕2，产2，足月顺产。

家族史：父母已故，死因不详，配偶已故，1哥1弟已故，余2哥1姐2妹均体健，2子体健，无类似疾病，无家族遗传倾向疾病。

3. 医护过程

入院后积极完善相关检查。心电图大致正常。心脏彩超示：左室舒张功能减低，二、三尖瓣少量反流。肝胆胰脾肾彩超示：胰腺回声欠均匀。甲状腺彩超：甲状腺双侧叶囊实性结节（TI-RADS 3类）。白细胞 12.59×10^9/L，中性粒细胞百分比 84.10%，中性粒细胞 10.57×10^9/L，血红蛋白 118.0 g/L，α- 淀粉酶（速率法）1482.0 U/L，脂肪酶 > 1250.00 U/L，天门冬氨酸氨基转移酶（IFCC MDH 法）342 U/L，肌酸激酶（IFCC 酶偶氮联速率法）37.2 U/L，肌酸激酶同工酶（免疫抑制法）6.2 U/L，乳酸脱氢酶（IFCC 乳酸底物法）241.1 U/L，乳酸脱氢酶同工酶1（化学抑制法）21.0 U/L。胸 + 全腹部增强 CT

示：符合胰腺炎表现，腹腔渗出；双肾囊肿；胆囊术后改变；肝内外胆管轻度扩张；腹部部分小肠扩张，内短浅气液平面影；子宫未见显示；盆腔积液；两肺微小结节；两下肺渗出性改变；双侧胸膜增厚，左侧胸腔少量积液；主动脉及冠状动脉管壁钙化；请结合临床必要时进一步检查，随诊复查。胆管水成像："急性胰腺炎"病例，肝内外胆管轻度扩张。ANAs-15 项：抗 SS-A（WB）阴性，抗 Ro-52（WB）阳性（＋＋）AU/mL，抗 SS-B（WB）阴性。自免肝：抗核抗体 IgG 阳性 AU/mL，Ro-52（WB）阳性（＋＋）。复查胸 + 全腹部 CT 示：符合胰腺炎表现，腹腔渗出；双肾囊肿；胆囊术后改变；肝内外胆管轻度扩张；两肺微小结节；两下肺渗出性改变；双侧胸膜增厚，左侧胸腔少量积液；主动脉及冠状动脉管壁钙化；甲状腺低密度灶。对比 2022-04-17 片，胰腺周围渗出较前增多，两肺渗出较前吸收减少，左侧胸腔积液较前增多，余所示大致同前，请结合临床必要时进一步检查，随诊复查。复查血常规：白细胞 7.50×10^9/L，中性粒细胞百分比 75.20%，红细胞 3.70×10^{12}/L，C- 反应蛋白定量 76.88 mg/L，血沉 32.00 mm/h。生化：丙氨酸氨基转移酶（IFCC LDH 法）45 U/L，天门冬氨酸氨基转移酶（IFCC MDH 法）28 U/L，白蛋白（溴甲酚绿法）32.3 g/L，总胆红素（钒酸盐法）15.5 μmol/L，直接胆红素（钒酸盐氧化法）8.6 μmol/L，碱性磷酸酶（IFCC 法）179.8 U/L，L- γ - 谷氨酰基转移酶（IFCC 速率法）617.9 U/L，血清 UREA/CREA 比值 7.48，钾（离子选择电极法）3.20 mmol/L，钠（离子姓名选择电极法）136.7 mmol/L，胰腺炎指标：α - 淀粉酶（速率法）114.5 U/L，脂肪酶 185.10 U/L。ANAs-15 项：抗 SS-A（WB）阴性，抗 Ro-52（WB）阳性（＋＋）AU/mL，抗 SS-B（WB）：阴性。给予书面告病危、心电监护、吸氧、禁食水、抑酸、抗感染、抑制胰酶分泌、补液、营养支持、维持水电解质平衡及通便等对症支持治疗。患者目前病情平稳，进食后无反酸、胃灼热，无恶心，无头晕、心慌，无发热，小便正常，大便通畅，夜间睡眠可。

出院医嘱：①清淡饮食，禁食辛辣刺激、生冷食物，暂禁食肉蛋奶等。②院外继续服药：艾司奥美拉唑 20 mg，1 次 1 粒，1 d 2 次（饭前）；复方消化酶 1 次 1 粒，1 d 3 次（饭后）；双歧杆菌四联活菌片，1 次 3 片，1 d 3 次（饭后温水服用，冷藏保存）。③1 周后复查血常规、肝肾功能、电解质、血淀粉酶、血脂肪酶、肝胆胰脾彩超等，1 月后复查上腹部 CT，甲状腺功能，自免肝。④如有不适，及时就诊。

【护理措施】

1. 治疗护理

（1）急性期禁食、禁水，必要时进行胃肠减压，以改善胃肠过度胀气。建立静脉通道，给予胃肠外营养，并给予抗炎、止血、抑酸治疗。急性期后可先进少量清流食，如米汤、藕粉、杏仁茶等。若无腹痛、发热等不良反应，则可逐渐增加低脂饮食。

（2）胰腺炎患者的腹痛症状轻重不一，轻者上腹钝痛，能耐受；重者呈绞痛、钻痛或刀割样痛，常呈持续性伴阵发性加剧。疼痛部位通常在中上腹部，如胰头部炎症为主，常在中上腹偏右；如胰体尾炎症为主，常在中上腹及左上腹，并向腰背放射。疼痛在弯腰或坐起前倾时减轻。出血坏死型可出现全腹痛、压痛和反跳痛。镇痛可用地西泮与哌替啶肌注。一般镇痛剂多无效。吗啡不宜应用。

2. 观察护理

（1）监测生命体征及血清淀粉酶（正常值小于 120 U/L），观察腹痛、恶心、呕吐、黄疸等症状，给予对症处理。

（2）准确记录 24 h 出入量，包括胃肠减压引流及呕吐量，并注意观察性状。若有出血等异常要及时通知值班医师。

（3）监测血电解质及酸碱平衡情况，尤其注意血糖变化，因为有些重症胰腺炎 β 细胞遭破坏，胰岛素分泌减少，导致少数患者出现永久性糖尿。

（4）注意患者有无抽搐，因为急性胰腺炎患者常可伴发低钙血症。必要时给予静脉缓慢推注葡萄糖酸钙。

（5）如果患者出现急腹症应及时通知家属，征得家属同意并签字后积极手术治疗。

（6）治疗过程中应警惕消化道出血、休克、急性呼吸衰竭、急性肾衰竭、循环衰竭等情况，若有应及时对症处理。

3. 生活护理

嘱患者卧床休息，保持环境安静、整洁。备好各种抢救设备。

4. 心理护理

护理过程中要观察患者的心理变化，给予患者安慰和鼓励，帮助患者完成各项检查并能配合治疗。在病情许可的条件下，针对患者的情况进行卫生宣教。

5. 健康教育

（1）疾病知识指导：向患者及家属介绍本病的主要诱发因素和疾病的过程，教育患者积极治疗胆道疾病，注意防治胆道蛔虫。

（2）生活指导：指导患者及家属掌握饮食卫生知识，患者平时应养成规律进食习惯，避免暴饮暴食。腹痛缓解后，应从少量低脂、低糖饮食开始逐渐恢复正常饮食，应避免刺激性强、产气多、高脂肪和高蛋白食物，解除烟酒，防止复发。

（江　艳）

» 21　肝硬化的护理

【案例介绍】

1. 一般资料

患者×××，男，35岁，以"发现肝功能异常2d"为主诉入院。2d前患者体检肝功能示：丙氨酸氨基转移酶146 U/L；天门冬氨酸氨基转移酶134 U/L；总蛋白67.6 g/L；白蛋白34.2 g/L；总胆红素27.1μmol/L；直接胆红素12.2μmol/L；碱性磷酸酶193.6 U/L；L-γ-谷氨酰基转移酶169.6 U/L；乙肝DNA 1.47×10⁷ IU/mL；凝血酶原时间15.5 s；凝血酶原活动度63.3%。血常规示：白细胞4.28×10⁹/L；中性粒细胞百分比60.7%；血红蛋白141.0 g/L；血小板115×10⁹/L；乙肝表面抗原阳性；乙肝核心抗体阳性。腹部彩超示：肝硬化声像图，脾大，门静脉内径增宽，胆囊壁略增厚，胆囊结石（本院，2022-04-22）。无腹痛、腹胀、恶心、呕吐、反酸、胃灼热，无头晕、心慌、胸闷。今为进一步治疗，门诊以"肝硬化"收入我科，自发病来，患者神志清，精神差，饮食可，睡眠可，大小便正常，体重较前变化不详。已做营养风险筛查，评分为0分，无营养风险。

2. 病史

既往史：既往发现乙肝病史8年，5年前因肝损伤住院治疗，后长期口服恩替卡韦，未正规复诊，具体不详；无"高血压病"，无"糖尿病"病史，无"结核"病史，无其他传染病病史，无外伤手术史，无输血史，预防接种随社会进行（不详），无食物过敏史，无药物过敏史。

个人史：出生于原籍，无长期外地居住史；无特殊生活习惯，无吸烟史，无饮酒嗜好，无药物嗜好，无粉尘、工业毒物、放射性物质接触史，无冶游史。

婚育史：适龄结婚，配偶健康，育2子。

家族史：父健在，母健在，1姐健在，无类似疾病，无家族遗传倾向疾病。

3. 医护过程

入院后实验室检查示：2022-04-24糖类抗原19-9 61.06 U/mL偏高，甲胎蛋白10.92 ng/mL，非小细胞肺癌相关抗原21-1 5.80 ng/mL偏高，癌胚抗原5.31 ng/mL偏高。心电图检查示：大致正常心电图。治疗上护肝、抗病毒等对症支持治疗。胸腹部CT示：肺部平扫未见明显异常；肝硬化，脾大，少量腹腔积液；肝内小圆形低密度灶。囊肿？胆囊增大，壁略厚；胆囊内小隆起影，息肉？副脾；腹腔、腹膜后数个淋巴结影，部分稍大。请结合临床，必要时进一步检查。胃镜检查示：食管炎、胃溃疡、十二指肠球炎。胃镜检查提示胃溃疡，未见明显食管胃底静脉曲张。复查肝功能示转氨酶较前下降，目前一般情况暂稳定，患者无腹痛、腹胀、恶心、呕吐，无头晕、心慌、胸闷，体温正常，大小便可。

出院医嘱：嘱患者院外注意休息、饮食，继续护肝及抗病毒药物应用，1月后复查血常规、肝肾功能、电解质、凝血功能、腹部彩超、乙肝 DNA 等相关检查，不适随诊。

【护理措施】

1. 治疗护理

（1）肝功能代偿期，注意休息；失代偿期患者绝对卧床休息。

（2）给予高热量、高蛋白、高维生素、低脂、易消化饮食，晚期肝功能不良者给予低蛋白饮食。有腹腔积液时给予低盐或无盐饮食，忌酒、咖啡等刺激性饮料及食物。

（3）大量腹腔积液时取半坐卧位，按医嘱给予利尿剂，必要时放腹腔积液。首次放腹腔积液应在 1000 mL 左右，以后每次不超过 3000 mL；反复抽腹腔积液可引起电解质紊乱和蛋白质丢失，甚至诱发肝昏迷。

（4）皮肤护理：保持皮肤清洁，水肿时给予气垫床应用，用软枕及海绵垫托起阴囊，定时翻身，预防压疮发生。

2. 观察护理

（1）肝功失代偿期大量腹腔积液时，注意观察尿量；应用利尿剂时，注意观察有无电解质紊乱；肝昏迷前期不宜用利尿剂，以防血氨增高引起肝昏迷。

（2）定时观察生命体征变化。

3. 生活护理

（1）应保证充足的睡眠，饮食起居要有规律。

（2）肝硬化代偿期的患者可适当从事较轻的工作，注意劳逸结合，以不感到疲劳为原则。

（3）肝硬化失代偿期患者应多卧床休息，卧床可增加肝脏的血流量，利于受损肝脏的恢复。

（4）有并发症患者要卧床休息或绝对卧床休息。肝硬化并大量腹腔积液患者应半卧位休息，使膈肌下降，利于呼吸，减少呼吸困难和心悸，并抬高下肢减轻下肢水肿。

4. 心理护理

肝硬化患者大多病程较长，病情迁延不愈，并发症多，病死率高，患者有焦虑、恐惧、悲观心理。家庭社会成员应关心、体贴患者，耐心细致地做好患者的心理护理，告知患者只要听从医务人员的指导，可以延缓并发症的发生或达到终生不发生严重并发症，提高患者的生活质量。

5. 健康教育

（1）主要病因及诱发因素：乙型病毒性肝炎所致的肝硬化最为常见，其次还见于血吸虫病、胆汁淤积、循环障碍、工业毒物或药物、营养障碍等因素。

（2）临床表现：①代偿期症状轻，常见乏力、食欲减退，腹胀不适、恶心、上腹隐痛、轻微腹泻等；②失代偿期症状显著，有消瘦、乏力、精神不振、面色晦暗黧黑、不规则低热、水肿、夜盲或厌食、腹泻、腹胀、鼻出血、牙龈出血、皮肤紫癜、肝掌、蜘蛛痣、脾肿大、腹腔积液等。

（3）并发症：上消化道出血、肝性脑病、感染、肝肾综合征、原发性肝癌、电解质紊乱。

（4）主要检查：肝功能试验、免疫学检查、腹腔积液检查、胃镜及 B 超检查。

（5）治疗：目前尚无特效治疗，对于代偿期患者，治疗旨在延缓肝功能失代偿、预防肝细胞肝癌；失代偿期主要是对症治疗，抢救并发症。如腹腔积液的患者应限制水钠摄入，应用利尿剂，定期输注白蛋白、血浆、新鲜血等；对顽固性腹腔积液可用腹腔积液回输；门脉高压症，可行手术治疗。

（6）预防指导。

1）指导患者合理饮食，食管胃底静脉曲张者应食清淡、易消化、温凉饮食，忌食辛辣刺激性食物，禁食粗糙、较硬的食物，进食时要细嚼慢咽，防止食管胃底静脉破裂出血。

2）向患者详细介绍所用药物的名称、剂量、给药时间和方法，教会其观察药物的疗效和不良反应。

3）安慰患者保持心情愉快，避免忧虑和发怒，指导家属理解和关心患者，给予精神支持和生活照顾。细心观察、及早识别病情变化。例如当患者出现性格、行为改变等可能为肝性脑病的前驱症状时，应及时就诊。

4）对意识障碍的患者应采取约束带、床档等保护性措施，防止坠床。

5）注意观察患者鼻、牙龈、胃肠等有无出血倾向，若有呕血及便血，及时通知医师。

6）保持皮肤清洁、干燥，每日温水擦身，预防皮肤破损或继发感染。皮肤瘙痒者勿用手抓挠，以免皮肤破损。

7）半年或 1 年体检一次。患者感到有任何不适时，应立即来院就诊。

（江　艳）

» 22　肝癌的护理

【案例介绍】

1. 一般资料

患者 ×××，男 58 岁，以"恶心 4 月余"为主诉入院。4 月余前患者无明显诱因出现恶心，伴反酸，厌油腻，无发热、胃灼热、呕吐、腹痛、腹胀、腹泻、呕血、黑便，无小便发黄、皮肤黏膜及巩膜黄染，上述症状持续不缓解，遂就诊于我院门诊。查肝胆胰脾肾彩超示：肝内多发实性占位，肝实质光点增粗。肝功能：ALP 242.2 U/L，GGT 158.4 U/L。

为进一步诊治来我院就诊，门诊以"肝占位性病变"收入我科。患者自发病来，神志清，精神可，饮食睡眠可，大小便正常，体重近 3 月减轻 3 kg。

2. 病史

既往史：10 年前因外伤致肠断裂行手术治疗，致骨盆骨折，未手术。无"高血压病"，无"糖尿病"病史，无"肝炎"病史，无"结核"病史，无其他传染病病史，无输血史，预防接种随社会进行，无食物过敏史，无药物过敏史。

个人史：出生于原籍，无长期外地居住史；无特殊生活习惯，无吸烟史，无饮酒嗜好，无药物嗜好；无工业毒物、粉尘、放射性物质接触史；无冶游史。

婚育史：23 岁结婚，配偶健康，育 1 子 1 女。

家族史：父已故，死因不详，母健在，1 弟 2 妹健在。1 子 1 女体健，无类似疾病，无家族遗传倾向疾病。

3. 医护过程

入院诊断：肝肿瘤。

入院后积极完善相关检查，全腹部增强 CT 示：考虑肝占位并肝内转移可能性大；腹膜后多发稍大淋巴结；盆腔少量积液；前列腺增生、钙化；左肺上叶少许炎性改变，两肺小结节，骨盆部分骨局部形态不佳；双侧股骨颈滑囊疝表现；考虑胸椎椎体血管瘤。多肿瘤标记物，糖类抗原 242：509.53 U/mL；糖类抗原 19-9：＞ 1000 U/mL；癌胚抗原：28.00 mg/mL；甲胎蛋白：283.001 U/mL；糖化血红蛋白未见明显异常。心脏彩超：左室舒张功能减低。

于 2022-04-02 行：①超选择性动脉造影术；②动脉药物灌注术；③动脉栓塞术。术后给予积极抑酸、保肝及对症支持治疗。患者仍间断发热，腹痛症状较前明显好转，食欲可，大小便正常，夜间睡眠可。

出院后嘱：①注意休息，清淡优质蛋白饮食；②院外继续服药，监测体温变化，定期复查血常规、肝肾功能、上腹部增强 CT 等；③如有不适，及时就诊。

【护理措施】

1. 治疗护理

（1）疼痛护理：指导并协助患者减轻疼痛，教会患者一些放松和转移注意力的技巧，如做深呼吸、听音乐、与病友交谈等，有利于缓解疼痛。保持环境安静、舒适，减少对患者的不良刺激和心理压力。尊重患者，认真倾听患者述说疼痛的感受，及时做出适当的回应，可以减轻患者的孤独无助感和焦虑，使其保持稳定的情绪而有助于减轻疼痛。按医嘱采取镇痛措施：可采用患者自控镇痛（PVA）法进行止痛。

（2）临终护理：对于肝癌晚期的患者，尤应注意维护患者的尊严，耐心处理患者提出的各种要求，并积极协助处理患者出现的各种不适症状，以稳定患者的情绪。此外，应给患者亲属以心理支持和具体指导，提高家庭的应对能力，鼓励家庭成员多陪伴患者，减轻患者的恐惧并稳定患者的情绪。

2. 观察护理

观察疼痛特点：注意经常评估患者疼痛的强度、性质、部位及伴随症状，及时发现和处理异常情况。

3. 心理护理

充分认识患者的心理反应，给予正确的心理疏导，减轻患者的恐惧，使患者接受疾病诊断的事实，并配合治疗和护理。对于那些由于极度恐惧而可能有危险行为发生的患者，应加强监控，并尽快与其亲属沟通，取得配合，避免意外发生。与患者建立良好的护患关系，多与患者交谈以深入了解其内心活动，鼓励患者说出内心感受，给予适当的解释。

4. 健康教育

（1）疾病预防指导：注意饮食和饮水卫生，做好粮食保管，防霉去毒，保护水源，防止污染。应用乙型和丙型病毒性肝炎疫苗，预防病毒性肝炎和肝硬化。积极宣传和普及肝癌的预防知识，定期对肝癌高发区人群进行普查，以预防肝癌发生和早期诊治肝癌。

（2）患者一般指导：向患者和家属介绍肝癌的有关知识和并发症的识别，以便随时发现病情变化，及时就诊。按医嘱服药，忌服损肝药物。指导患者保持乐观情绪，建立积极的生活方式，有条件者可参加社会性抗癌组织活动，增加精神支持，以提高机体抗癌功能。保持生活规律，注意劳逸结合，避免情绪剧烈波动和劳累，以减少肝糖原分解，减少乳酸和血氨的产生。

（3）饮食指导：指导患者合理进食，饮食以高蛋白、适当热量、高维生素为宜，避免摄入高脂、高热量和刺激性食物，使肝脏负担加重。有恶心、呕吐时，服用止吐剂后少量进食，增加餐次，尽量增加摄入量。如有肝性脑病倾向，应减少蛋白质摄入。戒烟酒，减轻对肝损害。

（江　艳）

» 23　缺血性肠病的护理

【案例介绍】

1. 一般资料

患者×××，女，71岁，以"便血1d"入院。1d前患者无明显诱因出现便血，为洗肉水样，共10余次，伴恶心、呕吐，共呕吐4次，为黄绿色液体，伴腹痛、头晕、食欲缺乏、乏力，无发热、反酸、胃灼热、腹胀、呕血、黑便，无心悸、出汗、胸痛等症状，就诊于当地医院给予对症治疗（具体不详），上述症状持续不缓解，为进一步诊治来我院，急诊以"便血"收入我科。发病来，患者神志清，精神差，饮食、睡眠差，大便如上所述，小便可，体重近期无明显变化。

2. 病史

既往史：有"高血压病"病史8年，口服药物治疗（具体不详）；40余年前左侧股骨骨折行手术治疗，有输血史；40余年前行"阑尾切除术"；6年前双膝关节滑膜炎行手术治疗；无"糖尿病"病史，无"肝炎"病史，无"结核"病史，无其他传染病病史，有输血史，预防接种随社会进行，无食物过敏史，有"青霉素，头孢类"药物过敏史。

个人史：出生于原籍，无长期外地居住史；无特殊生活习惯，无吸烟史，无饮酒嗜好，无药物嗜好；无工业毒物、粉尘、放射性物质接触史；无冶游史。

婚育史：22岁结婚，配偶健康，育2子。

月经史：18岁，4～5 d/26～28 d，43岁，月经中等，色暗红，无痛经，孕2，产2，足月顺产。

家族史：父母已故，死因不详，1妹1弟2姐健在，2子体健，无类似疾病，无家族遗传倾向。

3. 医护过程

入院诊断：①便血，缺血性肠病？消化道溃疡？消化道肿瘤？②高血压病。

入院后积极完善相关检查。血常规：白细胞 $10.01 \times 10^9/L$，中性粒细胞百分比 89.40%，中性粒细胞 $8.95 \times 10^9/L$，C-反应蛋白定量 15.56 mg/L。凝血功能：D-二聚体测定 3.13 mg/L，DDU 纤维蛋白（原）降解产物 27.5 μg/mL。电解质：钾 3.42 mmol/L，钠 132.1 mmol/L；肌钙蛋白 I、心肌酶谱、血淀粉酶、脂肪酶、肾功能、肝功能、血脂血糖、糖化血红蛋白、血沉、甲三项、多肿瘤标记物未见明显异常。上腹+下腹+盆腔平扫+增强 CT：乙状结肠、降结肠、横结肠及肝区结肠局部管壁略增厚，部分管壁周缘渗出改变。胆囊体积增大，呈皱褶改变。双侧肾盂、左侧输尿管上段略扩张，盆腔积液。请结合临床，必要时进一步检查。胃镜：食管炎，慢性萎缩性胃炎伴糜烂。结肠镜：缺血性结肠炎。治疗上给予抑酸、抗感染、改善循环、营养对症、维持水电解质平衡等对症治疗。患者一般情况可，无腹痛腹泻，大便成形，夜间睡眠可。查体，神志清，精神尚可，自诉大便转黄，成形，下腹部偶有腹痛。

出院后嘱患者：①注意休息，少渣饮食；②院外继续用药，1月后消化科门诊抗 Hp 治疗，3月后复查肠镜；③如有不适，及时就诊。

【护理措施】

1. 治疗护理

（1）腹痛护理：腹痛可给予解痉剂，严重者可给予哌替啶。

（2）发热护理：高热者可给予吸氧、解热药或给予物理降温。

2. 观察护理

（1）观察呕吐情况，纠正水、电解质紊乱及酸中毒，补充营养及热量。

（2）观察大便的颜色、次数、量、性状，保持肛周皮肤清洁。

3. 生活护理

（1）饮食护理：给予禁食，腹胀或呕吐严重者给予胃肠减压。

（2）皮肤护理：保持肛周皮肤清洁。

4. 心理护理

消除患者及家属的恐惧心理，配合各项检查，如保守治疗无明显效果应行手术治疗。

5. 健康教育

（1）主要病因：急性出血性坏死性肠炎的病因尚未完全阐明。

（2）临床表现：腹痛、腹泻、便血，恶心、呕吐，全身不适、软弱、发热，体检可有腹部膨隆，有时可见肠型。

（3）并发症：肠穿孔，反复大量肠出血并发出血性休克，肠梗阻、肠麻痹等。

（4）主要检查：腹部 X 线平片、B 超检查结合血常规、粪便、尿常规、结肠镜检查。

（5）主要治疗。一般治疗：禁饮食、胃肠减压、抗感染、维持水电解质及酸碱平衡及静脉营养支持等治疗。纠正水电解质紊乱，可根据病情确定输液总量和成分。迅速补充有效循环血容量抗休克。应用抗生素、肾上腺皮质激素、抗毒血清，对症治疗，必要时手术治疗。

（6）预防指导：告知患者及患儿家长注意饮食卫生。不食腐败变质食物，避免暴饮暴食和过食生冷油腻食物。及时治疗肠道寄生虫病。

（江　艳）

» 24　克罗恩病的护理

【案例介绍】

1. 一般资料

患者 ×××，女，58 岁，以"确诊克罗恩病 1 年余，加重 2 月余"为主诉入院。1 年余前患者因腹痛就诊于外院，行小肠镜示小肠多发溃疡，考虑克罗恩病，规律口服甲泼尼龙片（4 mg/ 片），12 片 / 天，每周减 1 片，减至 1 片后停药；硫唑嘌呤，一次 50 mg，一天两次治疗。间断发作肠梗阻，2 月前患者无明显诱因出现腹痛，为脐周部阵发性疼痛，具体性质描述不清，持续数分钟可自行缓解，伴腹胀、恶心、乏力，停止排便排气，无发热、呕吐、反酸、胃灼热、放射痛、胸闷、心悸、心前区疼痛等不适，来我院急诊，查腹部平片示考虑肠梗阻，给予抑酸、抗感染、补液等治疗，进一步行小肠 CT 示：回肠多发壁稍厚并明显强化，考虑炎性。肝囊肿。胆囊壁局部增厚，胆囊结石。左肾囊肿。请结合临床，注意随诊复查，必要时进一步检查。可行单克隆抗体治疗，因查 EB 病毒 DNA 1.39×10^4 IU/mL，院外口服抗病毒药物 1 月后复查 EB 病毒 DNA $< 5.0 \times 10^2$ IU/mL；为进一步诊治，门诊以"克罗恩病"收入我科，患者自发病以来，神志清，精神欠佳，饮食、睡眠欠佳，大小便未见明显异常，体重无明显增减。

2. 病史

既往史：无高血压、冠心病、糖尿病病史，无肝炎、结核等传染病病史及接触史，无手术、外伤史，无输血、献血史，无药物及特殊食物过敏史，预防接种史随社会进行，其他系统回顾无明显异常。

个人史：出生于原籍，无长期外地居住史；无特殊生活习惯，无吸烟史，无饮酒嗜好，无药物嗜好，无工业毒物、粉尘、放射性物质接触史，无冶游史。

婚育史：24 岁结婚，配偶健康，夫妻感情好，育 2 女。

月经史：14 岁，4 ~ 5 d/26 ~ 28 d，50 岁，量少，色暗红，无痛经史，白带无异常，孕 2 产 2，无流产史，无产后出血及产褥感染史。

家族史：父已故，原因不详，母健在，2 姐 1 妹 4 弟均健在，无类似疾病，无家族遗传倾向疾病。

3. 医护过程

入院后完善相关检查检验。心电图示：①窦性心动过缓；②部分导联 ST 段轻度改变。血常规示：白细胞 4.03×10^9/L，单核细胞百分比 10.20%，血红蛋白 111.0 g/L，血小板 229×10^9/L；C– 反应蛋白定量 5.73 mg/L；N– 末端脑钠肽前体 373.808 μg/mL。电解质：钾（离子选择电极法）3.87 mmol/L，钠（离子选择电极法）147.5 mmol/L，钙（偶氮砷Ⅲ法）2.18 mmol/L。血沉 28.00 mm/h。血脂：总胆固醇（酶法）3.69 mmol/L，甘油三酯（氧化酶法）2.39 mmol/L；肾功能、胰腺炎指标、肌钙蛋白、心肌酶、肝功能、人脂蛋白磷脂酶 A_2 未见明显异常。患者克罗恩病，行激素及免疫抑制剂治疗，效果欠佳，反复发作肠梗阻，昨日行英夫利西单抗治疗，输注过程顺利，输注后无不适。患者未诉明显不适，无发热、恶心、呕吐、腹痛等不适。出院医嘱：院外易消化饮食，避免过粗糙、过烫、过饱饮食，注意保暖，避免受凉，2 周后来院再次行英夫利西单抗治疗，如有不适，请随时来院就诊。

【护理措施】

1. 治疗护理

（1）为患者提供舒适安静的环境，嘱患者多休息，避免劳累。

（2）定时室内通风，保持空气新鲜。

（3）减少乳制品及纤维素的摄入，给予高营养低渣饮食，多补充维生素及微量元素。

2. 观察护理

（1）腹痛：绝大多数患者均有腹痛。性质多为隐痛、阵发性加重或反复发作，以右下腹多见。观察腹痛的部位、性质、持续时间，腹部体征的变化，及时发现、避免肠梗阻等并发症的发生，协助患者采取舒适体位。

（2）腹泻：为本病常见症状，多数每日大便 2 ~ 6 次，可为糊状或水样，一般无脓血或黏液。观察患者大便的量、色、性状及有无肉眼脓血和黏液，是否有里急后重等症状，及时通知医师给予药物治疗。

（3）便血：与溃疡性结肠炎相比，便血者较少，量一般不多。

（4）腹块：部分病例出现腹块，以右下腹和脐周多见。

（5）全身症状：发热、营养不良、全身性病变等。观察患者生命体征变化，尤其是体温变化，遵医嘱应用物理降温及药物降温。

评估患者营养状况，监测血电解质及血清蛋白变化，观察患者有无皮肤黏膜干燥。

3. 生活护理

可进食的患者给予高热量、优质蛋白质及各种维生素，以促进营养物质的代谢。

4. 心理护理

解除恐惧，稳定情绪。

5. 健康教育

（1）主要病因：其发病机制未明，可能与环境、遗传、感染、免疫等多方面因素有关。其中 CD 多见于青年人，可侵及全胃肠道的任何部位，包括口腔、肛门，病变呈节段性或跳跃性分布，并可侵及肠道以外，特别是皮肤、关节。

（2）临床表现：发热、恶心、呕吐、腹痛、腹泻、排便困难、脓血便、里急后重等消化道症状，严重时可出现消化道梗阻、穿孔、腹腔脓肿、肠瘘、出血，甚至癌变。

（3）并发症：肠梗阻可反复、急性穿孔、肛门区和直肠病变、瘘管、中毒性巨结肠和癌变等营养不良是 IBD 患者最常见的全身症状之一，有资料显示其发生率可达 85%。

（4）主要检查：血液检查；粪便检查；免疫学检查；X 线胸部平片、CT、磁共振、小肠造影、超声内镜下检查。

（5）主要治疗：迄今尚无根治办法，现治疗以药物治疗为主，包括 5-ASA、激素、免疫抑制剂、生物制剂等，若出现肠腔狭窄、梗阻、瘘管等并发症时，可能需要手术治疗。克罗恩病（CD）的治疗目标最初为临床缓解，后主张达到黏膜愈合，近年来深度缓解作为一个新的治疗目标被提出。

1）氨基酸水杨酸类。

2）肾上腺皮质激素类，常用剂量泼尼松（强的松）每天 30 ~ 60 mg，用药 10 ~ 14 d 症状缓解后可逐渐减量。

3）免疫抑制剂，对磺胺类或肾上腺皮质激素治疗无效者，可改用或使用其他免疫抑制剂。

4）抗生素治疗。

5）肠道益生菌。

6）生物治疗。大量研究已证实，生物制剂具有迅速诱导并长期维持黏膜愈合的作用，CD 患者英夫利昔单抗 5 mg/kg 在第 0、2、6 周和此后每 8 周维持治疗，第 26 周后患者基本上都达到临床缓解，黏膜愈合率为 30.1%。

（江 艳）

» 25 结肠息肉的护理

【案例介绍】

1. 一般资料

患者 ×××，女，58 岁，以"大便次数多 1 年余"入院。1 年余前无明显诱因出现大便次数增多，最多 5 ~ 6 次 / 天，为黄色成形便，无黏液脓血，无里急后重，无腹痛、腹胀、反酸、胃灼热、恶心、呕吐，无咳嗽、咳痰，无血便等症状。为诊治，1 月前至外院查肠镜示：结肠多发息肉。今为行结肠息肉切除术入住我科。自发病以来，神志清，精神可，饮食、睡眠可，小便正常。体重无明显变化。已行营养风险筛查，评分为 0 分，无营养风险。

2. 病史

既往史：高血压病史 10 余年，长期口服缬沙坦胶囊、贝尼地平片，自诉血压控制可；无糖尿病史，无肝炎病史，无结核病史，无其他传染病病史，无手术外伤史，无输血史，预防接种随社会进行，预防接种史不详，无食物过敏史，无药物过敏史。

个人史：出生于原籍，无长期外地居住史，无特殊生活习惯。无吸烟史，无饮酒嗜好，无药物嗜好，无接触史，无冶游史。

婚育史：适龄结婚，配偶健康，育 1 女。

月经史：14 岁初潮，50 岁绝经，月经中等，色暗红，无痛经，孕 1，产 1，足月顺产。

家族史：父母已故，2 兄健在，1 姐健在，无类似疾病，无家族遗传倾向疾病。

3. 医护过程

入院后积极完善相关检查，于 2022-04-08 行内镜下结肠息肉切除术，患者准备：嘱患者禁烟、禁酒，术前 12 h 禁食，8 h 禁水，减少胃液的分泌。术后给予抑酸、抗感染及对症支持治疗，患者一般情况可，无腹痛、腹胀，无黑便，夜间睡眠可。出院后嘱患者注意休息，无渣饮食，禁食生冷、辛辣及刺激食物；注意领取病理结果，1 年后复查肠镜；如有不适，及时就诊。

【护理措施】

1. 治疗护理

（1）用药护理：术后禁食期，给予补液，按医嘱使用质子泵抑制剂和抗生素，观察用药期间患者的不良反应。

（2）排便护理：保持大便通畅，防止便秘等增加腹压的因素，可给予缓泻药如适量乳果糖，使大便稀软，以防干硬大便摩擦创面或使焦痂过早脱落导致大出血。

2. 观察护理

（1）严密观察生命体征变化，特别是血压、脉搏的变化，可以直接反应是否有活动性出血及出血程度。

（2）观察有无腹痛及腹痛的部位、性质、程度和持续时间。

（3）观察呕吐及大便的次数、量、性质及伴随症状，如有黑便、剧烈腹痛、呕血等立即与主管医师联系，以便采取必要的治疗措施。

3. 生活护理

（1）饮食护理：根据医嘱为患者提供相应的健康宣教，一般情况需禁食 24 ~ 72 h，根据医嘱静脉补充营养。24 h 后按"全流质饮食—无渣半流质—半流质—软食"的顺序进食，少量多餐，2 周后普食。限制豆制品及乳制品 2 ~ 4 d，以减少肠道内气体。恢复期患者避免粗糙、过硬及高纤维素的食物，忌烟酒。

（2）活动指导：患者返回病房后，平卧位休息，根据息肉类型和数量及是否出现并发症决定卧床休息时间，一般卧床休息 24 ~ 72 h。2 周内避免剧烈活动、屏气动作和热水浴预防出血。1 月内避免重体力劳动。加强心理护理。

（3）皮肤护理。

4. 心理护理

详细向患者及家属讲解内镜下消化道息肉治疗的方法、并发症及术前、术后的注意事项，让患者及家属了解治疗的必要性，了解内镜下消化道息肉治疗是一种较外科手术痛苦小、创伤小、疗效好的技术，消除其疑虑，取得配合，以良好的情绪接受治疗。

5. 健康教育

（1）主要病因：消化道息肉的形成原因尚未完全明确，可能与遗传、炎症、肥胖等有关。

（2）临床表现：早期无明显症状，约半数患者在胃钡餐造影、胃镜检查或其他原因而手术时意外发现。症状以上腹部不适与隐痛最常见，偶有恶心和呕吐。

（3）并发症：癌变、出血。

（4）主要检查：X 线钡餐检查、胃肠镜检查。

（5）主要治疗：内镜下息肉切除、外科手术。

（6）预防指导： 告知患者日常饮食以软食为好，禁食生硬、辛辣、粗糙等刺激性食物及易产气食物，忌饮酒、浓茶、咖啡。注意饮食卫生，养成良好的饮食习惯，勿暴饮暴食，进食要细嚼慢咽。保持良好心态，生活要有规律，适当的体育锻炼，增强体质，注意劳逸结合，保持大便通畅，多饮水。教会患者及家属早期识别异常情况及应急措施，如：出现胸痛、腹痛、恶心、呕吐或便血，立即卧床休息，保持安静，减少身体活动，立即到就近医院就诊。根据病情督促其定期复查。

（江 艳）

» 26　胃息肉的护理

【案例介绍】

1. 一般资料

患者×××，女，47岁，以"发现胃息肉4月余"为主诉入院。4月余前患者行胃镜检查示：食管炎，食管乳头状瘤（已钳除），食管黏膜下隆起（平滑肌瘤可能），胃多发息肉，浅表性胃炎伴糜烂（本院，2021-12-10），无腹痛、腹胀、恶心、呕吐，无反酸、胃灼热，无发热，无咳嗽咳痰，无呕血及黑便，今为行息肉切除，门诊以"胃息肉"收入我科。自发病来，患者神志清，精神可，饮食、睡眠可，大小便正常，体重较前变化不详。

2. 病史

既往史：无"高血压病"，无"糖尿病"病史，无"肝炎"病史，无"结核"病史，无其他传染病病史，无外伤手术史，无输血史，预防接种史不详，无食物过敏史，无药物过敏史。

个人史：出生于原籍，无长期外地居住史；无特殊生活习惯，无吸烟史，无饮酒嗜好，无药物嗜好，无工业毒物、粉尘、放射性物质接触史，无冶游史。

婚育史：26岁结婚，配偶健康，育1女。

月经史：14岁，4～5 d/26～28 d，45岁，月经中等，色暗红，无痛经，孕1，产1，足月顺产。

家族史：父已故，母健在，配偶体健，1哥1姐均体健，1女体健，无类似疾病，无家族遗传倾向疾病。

3. 医护过程

入院后积极完善相关检查；心脏彩超＋甲状腺彩超：三尖瓣少量反流，甲状腺左侧叶结节（TI-RADS 3类），血常规、肝肾功能、血脂血糖、凝血功能、甲状腺功能均正常，肿瘤标记阴性。胸＋全腹部增强CT检查：左肺上叶斑片状及点片状模糊影，建议抗感染治疗后复查。肺内微小结节，肺内索条。两侧胸膜局限性增厚。肝多发囊肿。左肾小囊肿。

请结合临床，必要时进一步检查，随访复查。幽门螺杆菌抗体分型示：细胞毒素弱阳性，空泡毒素弱阳性，尿素酶 B 弱阳性，尿素酶 A 阴性。于 2022-04-15 行食管平滑肌瘤内镜下剥离术＋止血术，胃多发息肉内镜下黏膜切除术＋高频电切除术＋止血术，患者准备：嘱患者禁烟、禁酒，术前 12 h 禁食，8 h 禁水，减少胃液的分泌。术后给予抑酸、保护胃黏膜、营养支持及对症治疗，病理示（胃体）符合息肉；（距门齿约 23 cm 门齿食管）梭形细胞肿瘤，其他间叶组织来源不除外，建议免疫组化，已加做免疫组化，结果未回示。患者目前一般情况可，未诉特殊不适，大便黄色，夜间睡眠可。

出院医嘱：①注意休息，清淡饮食，禁食生冷、辛辣刺激食物；②院外继续服药，半月后消化内科门诊抗 Hp 治疗，3 月后复查胸部 CT，1 年后复查胃镜；③如有不适，及时就诊。

【 护理措施 】

1. 治疗护理

用药护理：术后禁食期，给予补液，按医嘱使用质子泵抑制剂和抗生素，观察用药期间患者的不良反应。

2. 观察护理

（1）严密观察生命体征变化，特别是血压、脉搏的变化，可以直接反映是否有活动性出血及出血程度。

（2）观察有无腹痛及腹痛的部位、性质、程度和持续时间。

（3）观察呕吐及大便的次数、量、性质及伴随症状，如有黑便、剧烈腹痛、呕血等立即与主管医师联系，以便采取必要的治疗措施。

3. 生活护理

（1）饮食护理：根据医嘱为患者提供相应的健康宣教，一般情况需禁食 24 ～ 72 h，根据医嘱静脉补充营养。24 h 后按"全流质饮食—无渣半流质—半流质—软食"的顺序进食，少量多餐，2 周后普食。限制豆制品及乳制品 2 ～ 4 d，以减少肠道内气体。恢复期患者避免粗糙、过硬及高纤维素的食物，忌烟酒。

（2）活动指导：患者返回病房后，平卧位休息，根据息肉类型和数量及是否出现并发症决定卧床休息时间，一般卧床休息 24 ～ 72 h。2 周内避免剧烈活动、屏气动作和热水浴预防出血。1 月内避免重体力劳动。加强心理护理。

4. 心理护理

详细向患者及家属讲解内镜下消化道息肉治疗的方法、并发症及术前、术后的注意事项，让患者及家属了解治疗的必要性，了解内镜下消化道息肉治疗是一种较外科手术痛苦小、创伤小、疗效好的技术，消除其疑虑，取得配合，以良好的情绪接受治疗。

5. 健康教育

（1）主要病因：消化道息肉的形成原因尚未完全明确，可能与遗传、炎症、肥胖等有关。

（2）临床表现：早期无明显症状，约半数患者在胃钡餐造影、胃镜检查或其他原因而手术时意外发现。症状以上腹部不适与隐痛最常见，偶有恶心和呕吐。

（3）并发症：癌变、出血。

（4）主要检查：X线钡餐检查、胃肠镜检查。

（5）主要治疗：内镜下息肉切除、外科手术。

（6）预防指导：告知患者日常饮食以软食为好，禁食生硬、辛辣、粗糙等刺激性食物及易产气食物，忌饮酒、浓茶、咖啡。注意饮食卫生，养成良好的饮食习惯，勿暴饮暴食，进食要细嚼慢咽。保持良好心态，生活要有规律，适当体育锻炼，增强体质，注意劳逸结合，保持大便通畅，多饮水。教会患者及家属早期识别异常情况及应急措施，如出现胸痛、腹痛、恶心、呕吐或便血，立即卧床休息，保持安静，减少身体活动，立即到就近医院就诊。根据病情督促其定期复查。

（江　艳）

» 27　TIPS 的护理

【案例介绍】

1. 一般资料

患者×××，男，66岁，因"食欲缺乏、腹胀10余天"入院。10 d前患者无明显诱因出现食欲缺乏，饮食量减少为原来的1/2，有腹胀，进食后加重，排气后稍好转，伴乏力，无腹痛、反酸、胃灼热、恶心、呕吐、厌油，排气排便停止，无头晕、心慌、胸闷，至当地诊所给予对症治疗，具体不详，腹胀症状稍好转，仍食欲缺乏，今为进一步治疗，门诊以"食欲缺乏待查"收入我科。自发病来，患者神志清，精神差，饮食差，睡眠可，大小便正常，体重较前稍下降，具体不详。已行营养风险筛查，营养风险评分为1分，暂无营养风险。

2. 病史

既往史：高血压病病史10余年，口服"缬沙坦、美托洛尔"治疗，支气管炎病史6年，现未应用药物治疗。无"糖尿病"病史。无"肝炎"病史。无"结核"病史，无其他传染病病史，无外伤史，无输血史，预防接种随社会进行，无食物过敏史，对"磺胺类"过敏。

个人史：出生于原籍，无长期外地居住史，无特殊生活习惯，已戒烟，饮酒20余年，约100 g/d，无药物嗜好，无接触史，无冶游史。

婚育史：适龄结婚，配偶（健康），育2子1女。

家族史：父已故，母已故。兄已故，姐健在。无类似疾病。无家族遗传倾向疾病。

3. 医护过程

入院体格检查：T 36.5℃，P 62 次 /min，R 18 次 /min，BP 118/74 mmHg，神志清，精神差，全身皮肤黏膜及巩膜无明显黄染，双肺呼吸音清，双肺未闻及湿性啰音，心率 62 次 /min，律齐，各瓣膜听诊区未闻及病理性杂音，腹平坦，软，上腹部压痛，无反跳痛，肝脾肋缘下未触及，墨菲征阴性，移动性浊音阴性，肠鸣音活跃，双下肢无水肿。

入院后实验室检查。血常规示：白细胞 4.38×10^9/L，中性粒细胞百分比 58.20%，血红蛋白 139.0 g/L，血小板 109×10^9/L，C- 反应蛋白定量 48.03/L。凝血功能示：凝血酶原时间（光学凝固法）15.1 s，凝血酶原活动度 63.5%，国际标准化比值（PT）1.24，D- 二聚体测定 2.61 mg/L，血沉 45.00 m/h，N- 末端脑钠肽前体 221.812μg/mL。肝功能示：丙氨酸氨基转移酶（IFCC LDH 法）100 U/L，天门冬氨酸氨基转移酶（IFOC MDH 法）112 U/L，白蛋白（澳甲酚绿法）28.6 g/L，总红素（钒酸盐法）33.4μmol/L，直接胆红素（钒酸盐氧化法）17.1μmol/L，碱性磷酸酶（IFCC 法）205.1 U/L，L-γ 谷氨酰基转移酶（IFCC 速率法）100.4 U/L，尿酸（URO–PAP 法）546.0μmol/L，肌钙蛋白 I、肿瘤标志物未见明显异常。心电图检查示：①窦性心律；②心房内传导延迟；③ ST–T 呈缺血型改变；④ Q–T 间期延长。腹部平片检查示：腹部肠管内少量积气，腰椎退行性变。请结合临床，必要时进一步检查。泌尿系统彩超示：前列腺体积增大、盆腔积液。心脏彩超示：左室舒张功能减低。肝胆胰脾肾彩超示：腹腔积液、肝实质光点致密，胆囊壁增厚。胸、腹部、盆腔 CT 示：肝硬化、腹腔积液表现；脂肪肝；肝右叶异常强化灶，血管瘤？前列腺增生、钙化；慢性肺气肿、肺大疱表现，局部支气管扩张，两肺微小结节；两肺少许炎性改变；主动脉及冠状动脉管壁钙化；请结合临床必要时进一步检查，随诊复查。胃镜示：食管炎浅表性胃炎伴糜烂。上腹部 MRI 平扫＋增强示：①肝脏形态异常、肝瘀血表现，考虑肝窦阻塞综合征可能大，请结合临床；②肝硬化、腹腔积液；③门静脉周围水肿；④胆囊壁增厚。追问病史，患者诉近 2 月自行服土三七，结合患者上腹部 MRI 提示肝硬化肝窦阻塞症，不排除土三七等含吡咯烷类生物碱药物引起肝叶小静脉及肝小静脉管腔狭窄、闭塞、血流障碍而引起。告知患者及其家属可行 TIPS 治疗或应用抗凝药物治疗，患者及其家属要求行 TIPS 手术治疗。于 2022–03–07 局麻下行颈静脉肝内门腔静脉分流术＋经皮静脉球囊扩张术＋肠系膜上动脉造影＋肝动脉造彩＋下腔静脉造影。术后给予抗凝、保肝、抑酸、预防肝性脑病等对症治疗。患者诉食欲好转，无腹痛、恶心、呕吐，体温正常，大小便正常。复查白蛋白较前升高，腹腔积液明显减少，一般情况可。嘱患者院外注意休息、饮食，院外继续口服抗凝、护胃、保肝药物应用，定期复查，不适随诊。

手术简要经过：患者平卧于手术台上，右侧腹股沟区及右侧颈部常规消毒铺巾，穿刺右侧股动脉，导入 5.0 F 血管鞘，置入 C2 导管及泥鳅导丝，导管配合下，导丝选入肠系膜上动脉，导管跟进，首推造影证实，接高压注射器造影，延迟显影门静脉，正位造影门静脉显影清晰，门静脉分支无明显增粗，未见侧支循环血管显影。成功穿刺右侧颈静脉，导入 5.0 F 直管鞘，经鞘手推造影证实，置入泥鳅导丝，导丝选入下腔静脉，置换造影导管，造影证实下腔静脉血流通畅，退出血管鞘，置入穿刺长鞘，导丝选入下腔静脉顺利，手推造影可见下腔静脉显影，置入穿刺针，自下腔静脉向门静脉左支方向穿刺肝脏，逐渐缓慢后退穿刺针，边退针边回抽，回抽到血液后停止，成功穿刺门静脉左支，手推造影可见门静脉显影，置入泥鳅导丝至门静脉 – 肠系膜上静脉，置入金标猪尾导管，接高压注射器造影，造影示门静脉主干及左右支显影清晰，血流速度慢，未见侧支循环静脉显影，连接测压管，所测门静脉压力为 43.5 cmH$_2$O，交换加硬导丝，穿刺长鞘送入门静脉，穿刺长鞘送入门静脉困难，置换球囊预扩分流道，成功将穿刺长鞘送入门静脉，交换加硬导丝，置入金标猪尾导管，造影再次定位，置入 8 mm × 8 cm × 2 cm 的覆膜支架，置入 8 mm × 6 cm 的球囊对肝内段进行扩张，复查造影，支架位置可，置入金标猪尾导管，接高压注射器造影，见支架位置可，血流通畅，复测门静脉压力 24.5 cmH$_2$O，回退导管至右心房，所测右心房压力为 11.5 cmH$_2$O，经股动脉血管鞘，置入 C2 导管及泥鳅导丝，导管配合下，导丝选入肝动脉，导管跟进，连接高压注射器，造影示肝功能显影清晰，无造影剂外溢。拔除穿刺长鞘及血管鞘，股动脉穿刺点压迫止血 15 min，穿刺处加压包扎，术毕，安返病房。术后处理措施：术后 24 h 制动，常规预防感染、护肝、利尿、预防肝性脑病及对症支持治疗。术后注意观察事项：注意观察足背动脉搏动，注意观察腹部体征及穿刺点情况，监测肝功能变化情况。

【护理措施】

1. 治疗护理

（1）用药护理：预防分流通道血栓的形成，低分子肝素及氯吡格雷应用，预防肝性脑病给予保肝应用。

（2）心包填塞：为 TIPS 操作时器械损伤右心房所致。如发生应紧急做心包引流或心包修补术。

（3）腹腔内出血：严密观察生命体征，穿刺处加压包扎固定好，足背动脉搏动良好。绝对卧床 24 h。

（4）感染：术前给予抗生素预防感染，观察体温变化。

（5）肝性脑病：严密观察患者神志及精神状况。保持大便通畅。给予保肝药物应用。

2. 观察护理

严密观察患者神志及生命体征变化，监测肝肾功能、血氨等。

3. 生活护理

（1）饮食护理：术前给予高热量、高维生素、适量脂肪、优质蛋白、易消化为主饮食，以含有各种氨基酸且产氨相对少的牛奶、蛋、鱼等动物蛋白食物为佳，肝功能异常或血氨高者需低蛋白饮食，有腹腔积液者限制水、钠摄入。术前 4 ~ 6 h 禁食、禁水，术前两天低蛋白饮食，避免应用含氨浓度高的血制品。术后给予清淡易消化少渣流质饮食，限制蛋白质摄入，一周内禁止高蛋白饮食。

（2）皮肤护理。穿刺部位的观察及护理：穿刺处有无渗血，绷带加压包扎是否固定好，足背动脉搏动及下肢皮肤温度情况。

4. 心理护理

讲解术后注意事项及相关知识，消除紧张情绪。

5. 健康教育

（1）嘱患者注意休息，进食清淡易消化食物，限制蛋白质摄入，术后一周内禁止高蛋白饮食。

（2）术后抗凝药物指导，保持大便通畅，定期复查凝血功能，多注意并发症的预防。

（3）测量腹围和体重：每天测腹围一次，每周测体重一次，术后三个月、六个月、一年复查。有异常及时就诊，做好随访。

（4）术后随访：随访造影修正术是 TIPS 技术的组成部分之一，是在术后半年内支架假性内膜增生趋于稳定阶段所实施的一项对肝内分流道的必要检查与维护措施；此后，分流道内径及血流动力学将趋于稳定，再狭窄或闭塞的机会将明显减少，对避免危及生命的静脉曲张大出血的发生具有十分重要的临床预防意义。

（江　艳）

» 28　单孔胸腔镜下右肺下叶切除术 + 纵隔淋巴结清扫术的护理

【案例介绍】

1. 一般资料

患者 ×××，女，61 岁，主诉：发现肺占位一周。

现病史：患者自述 1 周前因行眼部手术行术前检查，X 线示右肺下叶基底段病灶，CT 示右肺下叶内基底段病灶。无明显诱因，否认咳嗽，否认咳痰，否认上述症状进行性加重，否认咯血，无胸壁疼痛，否认发热，否认胸闷，否认气短，否认声音嘶哑，否认恶心，否认呕吐，否认呃逆，否认上腹部疼痛，否认背痛，否认饮水呛咳，否认头晕、乏力，否认双下肢水肿，否认颜面、颈部水肿，患者于 2022-03-15，为进一步诊断治疗入我院，门诊以"右肺下叶占位"收住，发病以来患者精神欠佳，睡眠尚可，食欲欠佳，大便干燥，每日一次，小便正常，否认体重有明显变化。

2. 病史

既往史：平素健康状况体健，否认病毒性肝炎、肺结核、伤寒、疟疾病史，高血压病史 7 年余，厄贝沙坦氢氯噻嗪片 12.5 mg/ 次，1 次 / 日，苯磺酸氨氯地平片，0.5 mg/ 次，1 次 / 日，糖尿病史 7 年余，口服瑞格列奈 3 次 / 日，0.1 mg/ 次，高血脂病史，否认脑血管疾病、心脏病史，否认精神病史、地方病史、职业病史。否认外伤、输血、中毒、有手术史，2022-03-08 于外院行眼部"去硅油"手术，否认药物、食物过敏史，预防接种史不详。

个人史：居住情况较好，无疫区、疫情、疫水接触史，无化学物质、放射物质、有毒物质接触史，无冶游、吸毒史，无吸烟、饮酒史。

婚育史：已婚。2 子 1 女，配偶已故。顺产 3 胎，流产 1 胎，早产 0 胎，死产 0 胎。

家族史：父母已故，父亲直肠癌去世，母亲死因不详，无家族类似遗传病史。

3. 医护过程

T：36.6℃，P：78 次 /min，R：25 次 /min，BP：156/89 mmHg，H：163.0 cm，Wt：57.0 kg。

发育正力型，营养良好，正常面容，安静表情，自主体位，神志清醒，检查合作。

全身皮肤黏膜色泽未见异常，未见皮疹、黄染、出血点，未见脱屑、紫癜。毛发分布正常，皮肤温、湿度正常，弹性正常，未见水肿、肝掌、蜘蛛痣。

全身浅表淋巴结未及肿大。

肺脏：呼吸运动对称，肋间隙正常；语颤两侧对称，无胸膜摩擦感，无皮下捻发感；叩诊呈清音。肺下界肩胛下角线：右 10 肋间，左 10 肋间。移动度：右 6 cm，左 6 cm。呼吸规整，正常呼吸音，无啰音，无呼吸延长，语音传导对称，无胸膜摩擦音。

心脏：心尖冲动未见异常，心前区无隆起，其他部位无异常搏动；心尖冲动在左第 5 肋间锁骨中线内 1 cm，未及震颤，未及胸膜摩擦感；叩诊相对浊音界正常；心率 78 次 /min，心律齐，心音 S1 正常，S2 正常，A2 = P2，S3 无，S4 无。无额外心音，无奔马律，无开瓣音，无杂音，无心包摩擦音。

腹部：外形腹部平坦、对称，腹式呼吸正常，未见胃型，未见肠型，未见蠕动波，未见腹壁静脉曲张，未见手术瘢痕，脐正常，无疝。无腹肌紧张，未触及压痛，未触及反跳痛，未触及液波震颤，未触及振水声，未触及腹部包块。肝脏未触及。胆囊未触及，Murphy 征（−）。肾脏未触及，输尿管压痛点（−），肋脊点（−），肋腰点（−）。叩诊示肝浊音界存在，位于右锁骨中线第 V 肋间，肝区未及叩击痛，Traube 区未见异常，移动性浊音（−），双侧肾区未及叩痛。听诊示肠鸣音正常，未闻及血管杂音。

脊柱及四肢，脊柱未见异常，棘突未触及，未及叩痛，活动正常。四肢未见异常，关节无红肿、强直，下肢静脉无曲张，未见杵状指趾，肌肉无压痛，无萎缩。

神经系统。①浅感觉：痛、温觉未及异常，触觉未及异常，位置觉未及异常。②运动：肌张力正常，无肢体偏痛，肌力 V 级。③反射。浅反射：腹壁反射正常。深反射：肱二头肌反射正常，肱三头肌反射正常，膝腱反射正常，跟腱反射正常。④病理反射：Hoffmann 征（−），Babinski 征（−），Kerning 征（−）。

专科检查：营养良好，全身浅表淋巴结未触及肿大。胸廓未见异常，胸骨未查及压痛，呼吸运动对称，腹式呼吸未见异常，肋间隙未见异常，语颤两侧对称，未触及胸膜摩擦感，未触及皮下捻发感。双侧叩诊呈清音，呼吸规整，可闻及少量痰鸣音，未闻及呼气延长，语音传导对称。心尖冲动未见异常。心率 80 次 /min，心律齐，未闻及病理性杂音。

入院诊断：右侧下叶肺占位性病变。

【护理措施】

1. 术前护理

（1）术前一天访视患者，护理人员来到患者身边，介绍手术室环境、麻醉方法、手术流程，减少患者因对手术的陌生而产生的焦虑。并向患者讲解手术的目的、注意事项、可能达到的预期效果等，树立其面对疾病治愈的信心。耐心倾听患者的顾虑，尽量回答患者的疑问，多与患者进行有效沟通，鼓励其讲述心理感受，排除疑虑，减少其不良情绪。

（2）手术当日巡回护士提前 30 min 调节手术室内的温度及湿度至适宜范围。

（3）手术体位既要符合手术要求，又能使患者舒适安全。各种垫子要柔软、安放舒适，各隆突部位贴好保护膜以防局部压伤。

（4）手术器械及用物的准备：准备摄像系统，荧屏监视器，冷光源和光缆，吸引系统，高频电刀系统，超声刀，胸腔镜手术基本器械。熟练掌握手术的各种仪器设备的性能、操作程序、正确的使用方法及清洁、保养、消毒。

2. 术中护理

（1）皮肤完整性受损：手术时间长，手术体位特殊，在为患者摆放体位时，搬动患者动作轻柔，避免拖拉硬拽、防止摩擦力和剪切力损伤皮肤，易受压部位注意保护，防压疮。保持床铺平整、清洁、干燥，消毒、冲洗时提醒医师不要浸湿，若浸湿及时更换。为规避植入物使用高频电刀的风险，使用电刀前正确粘贴负极片，粘贴处皮肤完整，肌肉丰富。使用正确大小的负极板，禁止剪裁，确保电流回路。将红霉素眼药膏均匀地涂抹在双眼球前部，保护眼睛，降低暴露性角膜炎的发生。

（2）根据手术需要调节手术台倾斜方向和高度。器械护士提前 30 min 洗手上台，检查手术器械，协助医师消毒铺巾。巡回护士协助器械护士将各仪器连接、调节好并与器械护士一起检查器械性能并清点器械敷料。

（3）预防低体温的发生：室温调节 22℃ ~ 25℃，湿度 40% ~ 60%。术前盖棉被，术中非手术区域覆盖被单或使用暖风机保暖。静脉输入液体使用液体加温仪。同时注意保护好患者的隐私，遮挡其私处，避免不必要的暴露。

（4）无瘤技术：器械护士提前洗手上台，整理无菌器械台，相对划分有"有瘤区"和"无瘤区"，将用于肿瘤区和正常组织区的器械分开放置使用，当肿瘤切除后，所有接触过肿瘤的器械均放置于"有瘤区"，严禁再使用于正常组织，以免将器械上的肿瘤细胞带入其他组织，更换新器械后再使用。

（5）术中密切观察手术进行情况和监测患者生命体征，随时做好各项工作，协助麻醉师使患者平稳顺利度过手术。

（6）做好约束，预防坠床，患者躺在手术床上后，护士应在旁守候，清醒合作患者应做好宣教，必要时对肢体保护性约束。摆放体位时应与麻醉医师配合，手术床两边均有工作人员保护，防止更换体位时坠床。躁动患者必须采用约束带严防坠床。

3. 术后护理

（1）引流管护理：严格执行无菌操作，防止发生切口感染或尿道口逆行性感染。正确连接引流管与引流袋，维持引流通畅，不可受压、折曲、阻塞、漏气。过床时防止管道脱落。

（2）观察切口敷料渗液、渗血情况，引流管的量及性质。各种导管固定牢固避免脱出。

（3）胸腔闭式引流管：观察引流置入长度，维持引流系统的密闭，水封瓶置于低于患者胸部 60 ~ 80 cm。

（4）转运途中严密观察病情，强化安全评估意识，提高安全转运意识。

（5）与接收科室做好交接工作。

【小结】

患者入室后监测生命体征：BP 150/85 mmHg，心率 80 次 /min，患者入室后积极配合各项治疗。手术时长 2.5 h，术后切口皮肤及周围敷料干燥无潮湿，术后观察患者全身皮肤完好、无压痕。术中患者生命体征平稳，满足患者组织灌注。全程监测体温 36 ~ 36.6℃，未出现低体温现象。术后，妥善固定各管路，安返 PACU。术中所采取的护理措施均有效。

【参考文献】

［1］常建华，游庆军，等. 小切口电视胸腔镜辅助与传统开胸肺癌根治术的比较［J］. 中国微创外科杂志，2007，7（5）：412-414.

［2］张小龙. 电视胸腔镜肺段切除术治疗早期非小细胞肺癌的研究进展［J］. 中国胸心血管外科临床杂志，2012，19（2）：177-180.

［3］潘慕文，洪文娇. 电视胸腔镜下自发性气胸手术医治的配合［J］. 家庭护士，2006，4（3）：20-21.

［4］郑绘. 胸腔镜下肺大疱切除术的护理配合［J］. 临床护理杂志，2006，5（4）：48-49.

（王若梅）

» 29　右侧蝶骨嵴脑膜瘤切除术 + 开颅颅内减压术的护理

【案例介绍】

1. 一般资料

患者 × × ×，女，50 岁，主诉：间断头痛 2 月。

现病史：患者自述，近 2 个月无明显诱因出现间断头痛不适，位于额部，呈蒙胀感、沉重感，休息时可减轻。近 1 月症状加重，严重时伴有恶心、呕吐不适，呕吐物为胃内容物。否认头晕，否认四肢抽搐，否认意识障碍。于 2022-03-17 就诊于外医院，完善脑 MRI 平扫 + 增强提示右侧蝶骨嵴脑膜瘤。今为求进一步诊疗来我院，门诊以"右侧蝶骨嵴脑膜瘤"收入我科，病程中患者神志清，精神尚可，饮食、睡眠可，大小便正常，近期体重未见明显变化。

2. 病史

既往史：平素健康状况体健，否认病毒性肝炎、肺结核、伤寒、疟疾病史，否认高血压、糖尿病、高血脂病史，否认脑血管疾病、心脏病史，否认精神病史、地方病史、职业病史。否认外伤、输血、中毒、手术史，否认药物、食物过敏史，预防接种史不详。

个人史：出生在新疆某县，久居新疆，居住情况较好，无疫区、疫情、疫水接触史，无化学物质、放射物质、有毒物质接触史，无冶游、吸毒史，无吸烟、饮酒史。

婚育史：已婚。育 1 子，配偶体健。妊娠 1 次，顺产 1 胎，流产 0 胎，早产 0 胎，死产 0 胎。

家族史：父母已故，父亲死因不详，母亲死因不详，无家族类似遗传病史。

3. 医护过程

T：36.8℃，P：100 次 /min，R：25 次 /min，BP：136/79 mmHg，H：168.0 cm，Wt：67.0 kg。

发育正力型，营养良好，正常面容，安静表情，自主体位，神志清醒，检查合作。

肺脏：呼吸运动对称，肋间隙正常；语颤两侧对称，无胸膜摩擦感，无皮下捻发感；叩诊呈清音。肺下界肩胛下角线：右 10 肋间，左 10 肋间。移动度：右 6 cm，左 6 cm。呼吸规整，正常呼吸音，无啰音，无呼吸延长，语音传导对称，无胸膜摩擦音。

心脏：心尖冲动未见异常，心前区无隆起，其他部位无异常搏动；心尖冲动在左第五肋间锁骨中线内 1 cm，未及震颤，未及胸膜摩擦感；叩诊示相对浊音界正常；心率 100 次 /min，心律齐，心音 S1 正常，S2 正常，A2 = P2，S3 无，S4 无。无额外心音，无奔马律，无开瓣音，无杂音，无心包摩擦音。

专科检查：神志清，精神可，步入病房，言语流利，查体合作。双侧瞳孔等大等圆，直径约 3 mm，对光反射灵敏，双眼活动自如，双眼睑闭合有力，双侧额纹对称，颈软无抵抗，四肢肌力 5 级，肌张力正常，生理反射存在，双侧 Babinski 阴性。

辅助检查：脑 MRI 平扫＋增强（2022-03-17 外院）提示右侧蝶骨嵴脑膜瘤。

入院诊断：①右侧蝶骨嵴脑膜瘤；②脑受压。

【护理措施】

1. 术前护理

（1）术前一天访视患者，护理人员来到患者身边，介绍手术室环境、麻醉方法、手术流程，减少患者因对手术的陌生而产生的焦虑。并向患者讲解手术的目的、注意事项、可能达到的预期效果等，树立其面对疾病治愈的信心。耐心倾听患者的顾虑，尽量回答患者的疑问，多与患者进行有效沟通，鼓励其讲述心理感受，排除疑虑，减少其不良情绪。严密观察患者生命体征和神志、瞳孔、肢体活动情况。

（2）手术当日巡回护士提前 30 min 调节手术室内的温度及湿度至适宜范围。

（3）手术体位既要符合手术要求，又能使患者舒适安全。各种垫子要柔软、安放舒适，各隆突部位贴好保护膜以防局部压伤。

（4）手术器械及用物的准备：准备动力系统，超声系统，高频电刀，手托，显微镜，吸引系统，神经外科手术基本器械。熟练掌握神经外科手术的各种仪器设备的性能、操作程序、正确的使用方法及清洁、保养、消毒。

2. 术中护理

（1）皮肤完整性受损：手术时间长，在为患者摆放体位时，搬动患者动作轻柔，避免拖拉硬拽，防止摩擦力和剪切力损伤皮肤，易受压部位注意保护，防压疮。保持床铺平整、清洁、干燥，消毒、冲洗时提醒医师不要浸湿，若浸湿及时更换。为规避植入物使用高频电刀的风险，使用电刀前正确粘贴负极片，粘贴处皮肤完整，肌肉丰富。使用正确大小的负极板，禁止剪裁，确保电流回路。将红霉素眼药膏均匀地涂抹在双眼球前部，保护眼睛，降低暴露性角膜炎的发生。

（2）根据手术需要调节手术台倾斜方向和高度。器械护士提前 30 min 洗手上台，检查手术器械，协助医师消毒铺巾。巡回护士协助器械护士将各仪器连接、调节好并与器械护士一起检查器械性能并清点器械敷料。

（3）预防低体温的发生：室温调节 22℃～25℃，湿度 40%～60%。术前盖棉被，术中非手术区域覆盖被单或使用暖风机保暖。静脉输入液体使用液体加温仪。同时注意保护好患者的隐私，遮挡其私处，避免不必要的暴露。

（4）无瘤技术：器械护士提前洗手上台，整理无菌器械台，相对划分有"有瘤区"和"无瘤区"，将用于肿瘤区和正常组织区的器械分开放置使用，当肿瘤切除后，所有接触过肿瘤的器械均放置于"有瘤区"，严禁再使用于正常组织，以免将器械上的肿瘤细胞带入其他组织，更换新器械后再使用。

（5）术中密切观察手术进行情况和监测患者生命体征，随时做好各项工作，协助麻醉师使患者平稳顺利度过手术。

（6）做好约束，预防坠床，患者躺在手术床上后，护士应在旁守候，清醒合作患者应做好宣教，必要时对肢体保护性约束。摆放体位时应与麻醉医师配合，手术床两边均有工作人员保护，防止更换体位时坠床。躁动患者必须采用约束带严防坠床。

3. 术后护理

（1）引流管护理：严格执行无菌操作，防止发生切口感染或尿道口逆行性感染。正确连接引流管与引流袋，维持引流通畅，不可受压、折曲、阻塞、漏气。过床时防止管道脱落。

（2）观察切口敷料渗液、渗血情况，引流管的量及性质。

（3）各种导管固定牢固避免脱出。

（4）转运途中严密观察病情，强化安全评估意识，提高安全转运意识。

（5）与接收科室做好交接工作。

【小结】

患者入室后监测生命体征：BP 110/65 mmHg，心率 98 次 /min，患者入室后积极配合各项治疗。手术时长近 6 h，术后切口皮肤及周围敷料干燥无潮湿，术后观察患者全身皮肤完好、无压痕。术中患者生命体征平稳，满足患者组织灌注。全程监测体温 36 ~ 36.6℃，未出现低体温现象。术后，妥善固定各管路，安返 PACU。术中所采取的护理措施均有效。

【参考文献】

［1］龚进红，吴国燕，杨艳琴. 颅内脑膜瘤 122 例围手术期的护理［J］. 中国误诊学杂志，2010，10（23）：5734.

［2］刘辉，刘疆. 脑膜瘤切除术围手术期的护理体会［J］. 中国实用神经疾病杂志，2010（06）：22–23.

［3］王丹玲，赵丽萍，陶英群，等. 舒适护理理念在脑膜瘤手术患者围术期护理中的应用及效果［J］. 中国医药导报，2013，10（20）：120–122.

［4］杨玉花，连慧静. 巨大脑膜瘤全切除手术的护理配合体会［J］. 长治医学院学报，2008，22（06）：471–472.

［5］李啸波，李骥波. 11 例脑膜瘤切除术护理配合体会［J］. 中华医院感染学杂志，2011，21（06）：1210.

［6］翁雪珍. 脑膜瘤手术的护理［J］. 基层医学论坛，2012，16（03）：404.

（王若梅）

» 30 尺桡骨骨折的护理

【案例介绍】

1. 一般资料

患者 ×××，女，主诉：跌伤致右腕部肿痛，伴活动受限半小时。

现病史：患者于追赶公交车时不慎滑倒，右手掌撑地，即感右腕部肿胀，畸形，活动受限明显。当时无昏迷、呕吐，无腹痛、腹泻，于我院急诊就诊。摄片示右尺桡骨远端粉碎性骨折，门诊行石膏固定术后，以"右尺桡骨远端粉碎性骨折"收入院进一步治疗。病程中患者食可纳，大小便正常。

2. 医护过程

专科检查：右前臂远端肿胀，畸形，皮下瘀青。尺桡骨远端压痛，以及明显骨擦感，腕部活动受限，手指皮肤感觉、活动正常，桡动脉搏动存在。

辅助检查：右腕关节正侧位示右尺桡骨远端粉碎性骨折。

诊疗计划：入院完善相关治疗，拟 2011-10-13 全麻下行切开复位内固定术。术前准备：①术前晚 8：00 禁食，22：00 禁水；②佩戴手环；③心理护理，控制情绪，避免不良刺激；④注意休息，保证足够睡眠。

病程记录：患者入院一般情况佳，予以二级护理，普适，以及相关入院指导，得到理解和配合。完善相关术前准备后于 2011-10-13 全麻下行切复位内固定术。19：30 安返病房。即测 T 37℃，R 21 次 /min，P 84 次 /min，BP 140/80 mmHg。术后按全麻术后予以消炎、消肿治疗。2011-10-14 术后第一天，查体患者切口恢复良好，无红肿及渗液，右上肢末梢血运循环感觉良好，各手指活动自如。患者于 2011-10-17 出院，期间未发生任何并发症及皮肤问题。

【护理措施】

护理诊断 1：焦虑恐惧。①与环境陌生、日常生活改变有关；②与意外伤害、创伤疼痛有关；③对病情的认知不足。

护理措施 1：①热情接待患者，介绍病区环境、病友、医务人员，建立良好的医务关系，创建安静舒适的生活环境；②讲解疾病的发生、发展与转归，提高对疾病的认识能力；③观察患者情绪反应，鼓励患者叙述恐惧心理，利用松弛方法来缓解恐惧。

护理评价 1：患者情绪稳定，1 d 后能主动与医务人员沟通，积极配合治疗。

护理诊断 2：知识缺乏。缺乏尺桡骨骨折手术治疗及术后自我护理的知识。

护理措施 2：①讲解疾病的定义、临床表现、并发症；②讲解手术治疗的重要性及术后护理的相关知识及饮食指导；③讲解术后药物治疗的目的性及其作用；④术后抬高患肢，以利于血液淋巴回流，减轻疼痛。

护理评价 2：患者对疾病治疗相关知识及护理有了进一步了解，能积极配合治疗。

护理诊断 3：有切口感染的危险。①与切口渗血、手术创伤有关；②生活卫生习惯不当。

护理措施 3：①注意无菌观念，保持手术切口敷料及周围皮肤清洁干燥；②遵医嘱予抗感染药物治疗；③注意饮食卫生，加强营养，多饮水，养成良好的个人卫生习惯。

护理评价 3：术后体温正常，切口敷料干洁固定，无红肿渗血。

护理诊断 4：潜在并发症——肢体畸形和功能障碍。

护理措施 4：①根据患者的病情及运动需要制定适合患者的运动计划，帮助患者认识活动与疾病康复关系，积极配合锻炼。②术后教患者握拳，伸指，分指，手指屈伸，对指，对掌，鼓励其主动练习体位（腕部的屈伸主动练习，腕屈曲抗阻练习，在颈部吊带的固定下下床活动）。注意观察患者的身心反应，以促进血液循环。③对患者在练习过程中取得进步和成绩及时给了鼓励和赞扬，增强其康复信心，向患者讲述功能锻炼的重要性，病情稳定后指导患者进行主动活动。

护理评价 4：发挥患者的主动活动，家属及患者掌握功能锻炼的方法。按计划进行功能锻炼。

护理诊断 5：躯体移动障碍——与患肢疼痛、肢体固定有关。

护理措施 5：①加强生活护理，将床头铃放置随手可及之处，水杯等生活用品整齐排放在易取之处；②指导缓解疼痛方法，如听音乐、转移注意力等。

护理评价 5：患者及家属对指导方法表示满意。

术后健康宣教：①正确饮食：多食高蛋白、高维生素、含钙丰富的饮食，多喝牛奶；②加强功能锻炼，促进恢复；③继续口服抗生素，抗炎对症处理；④门诊定期换药复查，避免右手提拉重物。

（谢晶晶）

» 31　头颈部挫伤的护理

【案例介绍】

1. 一般资料

患者 ×××，男性，50 岁，于 2021-01-09 急诊收入院，患者在工地不慎被起重机的铁钩撞伤头颈部致晕厥跌倒，晕厥大约 10 min，即发觉颈背侧和头颅疼痛，头颅前上侧出血，无明显视物模糊，无口吐白沫，无呼吸困难，无四肢抽搐，无大小便失禁。遂由工友送至我院急诊就诊，后患者出现四肢麻痹无力、活动困难并尿潴留，急查颈胸椎 MR 考虑 C4/5 颈髓挫伤，拟"①头颈部外伤；②颈髓损伤并高位截瘫"收住我科。入院以来，患者精神、食欲、睡眠差，未解大小便。

2. 医护过程

入院体检：T 37.2℃，P 75 次 /min，R 20 次 /min，BP 161/82 mmHg。被动体位，神志清楚，表情痛苦。全身皮肤、黏膜无黄染，头颅前上侧、左侧鼻唇沟和左颧骨部分皮肤破损、出血。头颅五官无畸形。双侧瞳孔等大等圆，直径约 3.0 mm，对光反射灵敏。鼻腔及外耳道无异常分泌物。鼻旁窦无压痛。唇无发绀，咽不红，扁桃体无充血肿大。颈软，甲状腺不大，气管居中，颈静脉无怒张，肝颈回流征（-）。胸廓无畸形，呼吸运动对称，语颤对称，双肺叩诊音清，双肺呼吸音清，未闻干、湿啰音。心界无扩大，HR 75 次 /min，律齐整，各瓣膜听诊区未闻病理性杂音。下腹饱满，可触及膨胀的膀胱，无腹胀，腹壁表浅静脉无扩张。未见胃型、肠型及蠕动波。腹肌无强直，全腹未触及肿块。无压痛和反跳痛。肝脾肋下未触及。Murphy 征（-），下腹部叩诊呈浊音。移动性浊音（-）。肝区肾区无叩击痛。肠鸣音正常。

专科检查：C7 水平面可见明显软组织肿胀，压痛（+），颈胸椎生理弯曲存在，四肢肌力约 I 级，双下肢肌张力稍偏高，四肢麻木，双上臂皮肤触觉、痛觉减弱，双前臂和双手皮肤触觉、痛觉明显减弱，双侧腹股沟之双膝皮肤痛觉、触觉减弱，双膝以下皮肤痛、触觉明显减弱。睾丸感觉存在，提睾反射、腹壁反射、肱二头肌和肱三头肌反射、双膝反射未引出，病理征未引出。急查颈胸椎 MR 考虑 C4/5 颈髓挫伤。医师考虑诊断：①头颈部挫伤；② C4/5 脊髓挫伤；③高位截瘫。

诊断：①头颈部挫伤；② C4/5 脊髓挫伤；③高位截瘫。

【护理评估】

呼吸系统：R 20 次 /min，颈软，甲状腺不大，气管居中，颈静脉无怒张，肝颈回流征（-）。胸廓无畸形，呼吸运动对称，语颤对称，双肺叩诊清音，双肺呼吸音清，未闻干、湿啰音。

循环系统：心界无扩大，HR 75 次 /min，律齐整，各瓣膜听诊区未闻病理性杂音。

消化系统：患者食欲差，下腹饱满，可触及膨胀的膀胱，无腹胀，腹壁表浅静脉无扩张。未见胃型，肠型及蠕动波。腹肌无强直，全腹未触及肿块，无大便失禁。

泌尿系统：无小便失禁，但不能自行小便，需人帮助，留置导尿管。

生殖系统：睾丸感觉存在。

神经系统：C7 水平面可见明显软组织肿胀，压痛（+），颈胸椎生理弯曲存在，四肢肌力约 I 级，双下肢肌张力稍偏高，四肢麻木，双上臂皮肤触觉、痛觉减弱，双前臂和双手皮肤触觉、痛觉明显减弱，双侧腹股沟之双膝皮肤痛觉、触觉减弱，双膝以下皮肤痛、触觉明显减弱。患者 C4/5 颈髓挫伤，容易发生膈神经麻痹而发生窒息。

心理系统：患者是家庭的支柱，对家庭经济来源有一定影响；患者愈后情况差，家人有轻度焦虑。

【护理诊断及措施】

1. 窒息

患者 C4/5 颈髓挫伤，容易发生膈神经麻痹而发生窒息。

措施：床边备气管切开包、氧气筒，必要时使用呼吸机，出现异常情况立即切开气管或呼吸机辅助。

2. 压疮

患者四肢麻木，双上臂皮肤触觉、痛觉减弱，双前臂和双手皮肤触觉、痛觉明显减弱，双侧腹股沟之双膝皮肤痛觉、触觉减弱，双膝以下皮肤痛、触觉明显减弱。

措施：①保持床铺清洁、松软、清洁、干燥，对于骨隆突处加以保护，有气垫床等，间歇性压迫，两到三小时翻身一次；②搬动患者时要轻柔；③保持皮肤清洁，每天用清水清洁皮肤两次；④受压部位要经常按摩，改善局部血液循环。

3. 误吸：与术后麻醉及进食有关

措施：患者术毕回病房，去枕平卧位，头颈两侧分别用两个沙袋固定，禁食禁饮六小时。观察患者呼吸情况，如有不适及时通知医师，床边备气管切开包及吸痰机，协助患者吸痰。

4. 有营养失调：低于机体需要量的危险，与吞咽困难造成进食减少有关

措施：向患者饮食宣教，可进食清淡营养温冷的流质饮食，提供每日足够热量，术后 6 h 进食流质食物，进食要小量，吞咽慢，避免流入气管引起呛咳。术后两天开始提供高蛋白、高维生素的食物，补充患者身体所需。

5. 便秘、尿潴留：与患者脊髓神经损伤、体液摄入不足、饮食及不活动有关

措施：观察患者有无腹、胀肠蠕动减少，帮患者按摩腹部刺激肠蠕动，鼓励患者多饮水，进食些水果及蔬菜。少食多餐，并向患者进行排便训练，餐后 30 min 做腹部按摩，根据医嘱给予灌肠及泻药。

观察膀胱有无膨胀，尿潴留要留置尿管，鼓励患者多饮水，每天 2000 mL，以稀释尿液，预防尿道感染，每日膀胱冲洗 1 ～ 2 次及会阴部的抹洗。

【护理措施】

1. 保持有效的气体交换：给予低效性呼吸，床边准备好气管插管及气管切开包

（1）呼吸：观察患者有无呼吸费力张口状急速呼吸或发绀。

（2）手术局部：观察有无肿胀，切口敷料有无渗透。

（3）引流：观察引流管是否通畅，引流物的量和色泽，若有大量血性液体或有脑脊液流出，应及时通知医师，采取有效措施预防。

2. 脊髓损伤

（1）观察患者皮肤的颜色、温度和有无体温调节障碍。

（2）搬运患者时应避免脊髓损伤。

（3）失用性肌萎缩和关节僵硬：康复护理和功能锻炼是预防脊髓损伤后患者因长期制动可导致失用综合征，故尽量促使患者早期活动和功能锻炼。

（4）保持适当体位，预防畸形：瘫痪肢体保持关节功能位，防止关节屈曲、过伸或过展，可用矫正鞋或支足板预防足下垂。

（5）病情允许者可予以翻身，注意采取轴式翻身，避免颈部扭曲。

3. 促进患者感觉和运动功能的恢复

（1）采取合适体位，定时进行全身所用关节的全范围被动活动和按摩，每日数次，以促进循环，预防关节僵硬和挛缩。

（2）颈部制动：用沙袋固定在颈两侧。

（3）加强锻炼：指导患者捏橡皮球。

（4）肺部感染等并发症的预防和护理。

（5）深呼吸训练。

（6）雾化吸入：以利于分泌物的排除及抗菌。

4. 基础护理

（1）定期帮助患者翻身。

（2）保持床单的整洁和干燥。

（3）保持尿道通畅，维持正常的排尿功能或建立膀胱的反射性排尿功能。

（4）保持患者大便通畅。

5. 健康教育

（1）安全指导：指导患者及家属评估家庭环境的安全性、有无影响患者活动的障碍物等。

（2）选择高低适当的枕头，保持颈部及脊柱正常的生理弯曲，避免颈部长期悬空、屈曲或仰伸。

（3）加强功能锻炼：进行颈部及上肢活动或体操锻炼，以使颈部肩部肌放松，改善局部血液循环。

（4）定期复查：告知患者如何识别并发症。若患者患肢肿胀或疼痛明显加重等应立即到医院复查并评估功能恢复情况。

（5）向患者指导颈部运动功能恢复，指导颈箍的使用，颈箍固定 2～3 个月，制动颈部，防止颈部扭曲。

（6）指导患者进食高蛋白及高维生素食物，少量多餐，鼓励患者多喝水，多食蔬果。

（7）指导患者练习床上起坐、轮椅、助行器等上下床和行走方法。

T12 椎管内占位即椎管内肿瘤，是骨科及神经外科常见病及多发病之一，占神经系统肿瘤的 10%～15%，其危害性极大。手术切除是椎管内肿瘤的唯一有效治疗方法，因椎管内良性肿瘤占大多数，因此手术全切除或部分切除可获痊愈或好转。

【护理评价】

（1）患者皮肤是否完整，有无压疮或感染的发生。

（2）患者能否维持正常有效呼吸。

（3）患者是否摄入足够的液体和饮食，保持理想体重，维持正常大便形态。

（4）患者四肢感觉活动能力是否逐渐恢复正常。

（5）患者的并发症要及时发现并处理。

（6）患者掌握足够的功能锻炼和康复知识。

（7）患者有无脊髓损伤失用性肌萎缩关节僵硬等并发症。

（谢晶晶）

» 32 胸椎管占位的护理

【案例介绍】

1. 一般资料

患者 ×××，男，51 岁，主诉：腰部疼痛不适 8 月余。

现病史：患者约 8 月前无明显诱因出现沿腰带行走方向疼痛感，伴小便不畅，开始未引起重视，此后症状有所好转，近 3 月来自觉腰背部疼痛感，偶有双下肢放射性疼痛，无麻木及无力感。10 d 前在外院行 MRI 检查示：T12 椎体水平椎管内占位性病变，遂来我院就诊，门诊以 "T12 椎管内占位" 收入院，起病来，患者精神、饮食、睡眠、体力尚可，大小便正常。

2. 病史

既往史：无特殊，否认家族遗传病史，药物过敏史。

3. 医护过程

（1）病情评估。

身体评估：T 36.5℃，P 86 次 /min，BP 133/89 mmHg，神清，精神可，头颅无畸形，浅表淋巴结无肿大，颈软无抵抗感，双肺呼吸音清，未闻及明显病理性干湿啰音，心率齐，腹平软，肝脾肋下未及，移动性浊音阴性，生理反射存在，病理反射未引出。

专科检查：脊柱无明显压痛及叩击痛，会阴区及双下肢无麻木感，双下肢肌力及感觉运动尚可。

心理评估：患者心态较好，积极配合治疗。此外，有点担心手术愈后效果。

社会评估：患者是一名供电公司职工，家庭经济状况尚可，家庭和睦。

初步诊断：T12椎体水平椎管内占位性病变（髓外硬膜下）。

诊疗计划及护理：①骨外科常规护理。二级护理，普食。②完善相关检查，做好术前准备。③用药。倍能、佩罗欣——消炎；特耐——止疼；澳苷——营养神经；积华尤敏——护脑。

（2）相关检查。

X线检查示：①右侧第三四后肋间隙结节样高密度影，考虑钙化灶可能；②心、膈影未见明显异常；③所及胸椎诸椎体边缘轻度骨质增生，各椎体间隙大致等高。

MRI检查示：T12椎体平面椎管内左侧脊髓外硬膜下见一类圆形占位性病变，邻近脊髓呈明显右侧受压推移表现蛛网膜下隙局限性增宽，病灶大小约为13 mm×16 mm×15 mm（上下×前后×左右）。

血常规及尿常规：正常。

心电图：窦性心律，正常心电图。

【护理措施】

（1）2021-01-31下午2点患者步行入院，意识清楚，告知卧床休息，禁烟酒。诺顿评分为20分。拟于下周一手术，行术前准备。2021-02-01患者自诉担心手术效果。

护理诊断：焦虑，与担心手术的风险及效果有关。

护理目标：患者焦虑减轻，以积极的心态迎接手术。

护理措施：①护理人员主动与患者交谈，向患者介绍该手术的麻醉方式、手术方法、术后康复程序及注意事项；②向患者介绍手术成功病例，使患者树立信心，积极配合手术治疗；③保持环境安静整洁，该病房虽为三人间，但目前只住一人，患者有良好的休息环境。

护理评价：患者自述焦虑症状减轻，积极面对手术。

（2）2021-02-02患者自诉腰痛难忍，晚上无法入睡。

护理诊断：疼痛，与疾病有关。

护理目标：患者自觉疼痛症状减轻。

护理措施：①转移患者注意力，告知患者听音乐，看电视等，家属照顾，陪其聊天，营造良好的入睡环境；②必要时遵医嘱用止疼药，遵医嘱肌内注射特耐40 mg，每天两次。

护理评价：患者疼痛有所减轻，可以耐受。

（3）2021-02-05患者拟于次日在全麻下行T12椎管内肿瘤切除植骨融合内固定术。

护理诊断：知识缺乏。缺乏与手术相关的知识。

护理目标：患者了解手术前的有关准备、麻醉方式等。

护理措施：①告知患者手术方式为全麻，晚上十点后禁食禁水；②备皮，扩大手术视野，防止感染，刮净患者腰背部的汗毛，嘱患者洗澡，剪指甲，换一套清洁的病员服；③导尿，因患者为全麻，防止术中出现尿潴留或尿失禁，需要给患者上尿管；④备血，术前备压积红 2 U，防止术中失血过多；⑤术日晨换一套干净的床单被套，备好心电监护和氧气。

护理评价：患者对手术前的准备有所了解，以积极的心态面对手术。

（4）2021-02-06 下午 3 点患者在全麻下行 T12 椎管内肿瘤切除植骨内固定术，现安返病房，意识清楚，伤口敷料干燥，T 36.5℃，P 68 次 /min，R 20 次 /min，BP 118/80 mmHg，SpO_2 100%，给氧 2 L/min，腰背部置引流管一根，接引流袋，尿管通畅，输液通畅。

术后用药：抗感染——倍能，佩罗欣；脱水消肿——甘露醇；止血——氨甲苯酸；营养神经——澳苷；护脑，活血化瘀——积华尤敏；护胃——悦康；补液——林格氏。

护理诊断：疼痛，与手术创伤有关。

护理目标：患者伤口疼痛症状有所减轻。

护理措施：①告知患者 6 h 后开始饮水，进食少量流质饮食，根据具体情况逐渐增量，进食清淡、高蛋白、高维生素，有营养的食物。多吃蛋类、鱼类、瘦肉及新鲜蔬菜、水果等。②去枕平卧于硬板床，不要坐起，更不能下床活动。③遵医嘱肌内注射止疼药（特耐），一天两次。④环境：安静整洁，患者能安静休息。

护理评价：患者疼痛症状减轻，能积极配合治疗。

（5）2021-02-07 协助患者轴线翻身，诺顿评分为 4 + 4 + 1 + 3 + 4 = 16 分，双下肢感觉运动存在，停氧及心电监护。尿量为 2400 mL，引流袋内约 100 mL，颜色为洗肉水样。

护理诊断：有感染的危险，与手术创伤及留置尿管有关。

护理目标：患者无感染症状发生。

护理措施：①严密观察伤口敷料是否干燥，有无渗血出现，如有及时报告医师。②防止逆行性尿路感染，每日清洁尿道口，更换引流袋，必要时行膀胱冲洗。鼓励患者多饮水，定时放尿，尽早拔除尿管，使其及早恢复排尿功能。③引流管的护理。妥善固定引流管，防止扭曲，30 ～ 60 min 挤压引流管一次，确保引流通畅。观察并记录引流液的颜色、性状、量，每天更换引流袋，引流袋不能高于床旁，防止逆行感染。④保持病房内温度、湿度适宜，每日定时开窗通风。⑤用药。应用抗感染药如倍能和佩罗欣。

护理评价：患者无感染症状发生。

（6）2021-02-08 患者尿管已拔出，伤口敷料干燥，引流袋内液体为淡红色，引流量约为 100 mL，给予间断轴线翻身。

护理诊断：潜在并发症，脑脊液漏。

护理目标：患者无此并发症。

护理措施：①观察患者有无低颅内压症状，如头痛、头晕、血压偏低、恶心呕吐等症状。②观察引流液颜色和切口敷料渗液颜色，若引流液为透明清亮液体，切口敷料渗液为无色，考虑为脑脊液漏的可能，立即夹闭引流管，取俯卧位，切口处压沙袋，通知医师处理。该患者无此症状发生。

护理评价：患者没有发生脑脊液漏的情况。

（7）2021-02-09 患者引流管已拔出，重新更换伤口敷料，有少许渗液产生。嘱患者平卧于床上，适当进行功能锻炼。

护理诊断：躯体活动障碍。与卧床时间长致肌无力有关。

护理目标：患者能自主进行功能锻炼。

护理措施如下。

1）卧床期间要练习提肛肌、腹肌，活动关节，主动进行肌肉的收缩练习。

2）经常改变受压部位，特别是骶尾部不能长期受压。头颈肩在一条直线上，协助轴线翻身。每 2 h 翻身一次。

3）康复功能锻炼：早期（术后 2 ~ 7 d）。①股四头肌等长收缩运动。术后第二天开始练习，方法是护理人员立于患者的患侧，将右手置于患侧肢体腘窝处，左手置膝关节上，手心相对。嘱患者膝关节伸直，患肢下压护理人员的右手后放松，护理人员的左手则明显感到髌骨上下抽动一次。如此反复进行下压 - 放松运动，股四头肌能得到较好的等长收缩锻炼。一般指导患者 2 ~ 3 次后就能很好地掌握动作的要领，然后进行主动的练习。重复 20 次（组），逐渐递增至 40 次（组），每天 2 ~ 3 组。②脚趾屈曲与背伸运动。主要是最大限度屈伸患肢小关节，并带动小腿肌肉运动。避免髋关节内外旋。每个动作保持 10 s，重复 20 次（组），每天 2 ~ 3 组。③臀收缩运动。患者平卧，收缩臀肌保持 10 s，放松；双手着力。做抬臀运动，保持 10 s。重复 20 次（组），每天 2 ~ 3 组。④直腿抬高运动（主动为主，被动为辅）。抬高 ≤ 30°，保持时间 10 s，逐渐增加到 20 s。同时进行深呼吸练习。练习的频率和强度一般为每间隔 1 ~ 2 h，练习 5 ~ 10 min。以自己不感觉十分疲劳为度。术后第三天可以在医师的指导下坐起，进行轻度屈髋练习，时间不宜过长，一般限定在半小时之内。

4）待患者病情许可的条件下，患者可在家属或者医务人员的扶助下，下床活动，慢慢地让患者能够脱离家属的帮助，自己下床活动，但是活动的力度及数量，应该遵循循序渐进的原则，不应过于剧烈，以防伤口裂开。功能锻炼应根据患者的具体情况按照个体化、安全和循序渐进的原则进行。

（8）2021-02-10 患者情况稳定，积极进行康复锻炼，以积极的心态等待病理检验结果。

出院指导：①饮食。加强营养，给予高蛋白质、高热量、高维生素及粗纤维的饮食，以利于肠蠕动，保持大便通畅。如鸡蛋、牛奶、豆制品、谷类、坚果类、新鲜蔬菜、水果等。②休息。养成良好的作息习惯，早睡早起，保持心情愉快，禁烟禁酒，适当运动，如散步，打太极等，半年内不能做重体力劳动，尤其是不能使腰部负重。③三个月后复查，如有不适，随时就诊。

（谢晶晶）

» 33　新型冠状病毒肺炎确诊者的护理

【案例介绍】

1. 一般资料

患者×××，男，35岁，患者主诉咽部不适4 d，伴鼻塞3 d入院，患者于2021-01-11无明显诱因出现咽部不适，测体温37.2℃，无畏寒、寒战，未予处理，体温自行降至正常，2021-01-12出现鼻塞，经流行病学调查，患者有明确的新型冠状病毒肺炎患者密接史，2021-01-12凌晨2：00左右采集拭子检测新冠病毒，核酸检测结果回报为阳性，2021-01-13被转运至市外院隔离治疗，为进一步诊治于2021-01-15凌晨01：00转运至我院，门诊以"发热待查"收入院。患者自发病以来精神、饮食、睡眠尚可，二便正常。查体：咽部充血，双侧扁桃体不大，余未见异常。

2. 病史

既往史：患者既往有高脂血症2年，否认结核、肝炎等传染病史，否认高血压、糖尿病、冠心病等慢性病史，否认手术、外伤、输血史；否认食物、药物过敏史。

个人史：生于原籍，否认吸烟史、饮酒史，未接种新冠肺炎疫苗。

婚育史：已婚已育，育有1子。

家族史：父母健在，父母均有高血压病，家族中无传染病遗传史。

密接史：患者爱人及母亲为新型冠状病毒肺炎确诊患者，均已隔离治疗。

3. 医护过程

患者入科后生命体征平稳，急查肺CT、血常规、新冠抗体等、新冠核酸（鼻咽拭子、口咽拭子、肛拭子各2份），新冠核酸结果回报：2次咽拭子及鼻拭子均阳性，2次肛拭子均阴性。初步诊断为：新型冠状病毒肺炎（轻型）；高甘油三酯症。先后多次经全院及外院专家会诊，给予中西医相结合，连花清瘟胶囊、非诺贝特胶囊及中药方剂口服，干扰素雾化抗病毒等对症治疗。2021-01-17肺CT出现双下肺斑片状磨玻璃影，考虑病情由轻型进展为普通型，先后给予痰热清、利巴韦林、血必净等治疗，经治疗后肺部病灶逐渐减轻；2021-01-25出现肝功能损伤，随即调整用药，加用保肝药物治疗；于2021-02-06、2021-02-08 2次采口咽、鼻咽及肛拭子查新冠病毒核酸均阴性。2021-02-08、2021-02-09 2次采患者居住环境物表查新冠病毒核酸均阴性，患者无发热、无鼻塞、无咽部不适等症状，肺部CT示病灶较前继续吸收，肝功能明显好转，经专家会诊，考虑结合第八版新冠肺炎诊疗指南，符合出院标准，继续医学隔离观察14 d。

【护理措施】

1. 治疗护理

（1）用药护理：密切观察患者应用中药方剂及干扰素等抗病毒药物的疗效及不良反应，根据患者的情况调整药物剂量及应用方法。

（2）消毒隔离。

1）病房日常消毒：患者单人单间隔离，有条件的应安排在负压病房，病房每天使用紫外线消毒机进行空气消毒2次，每次至少60 min；床单位消毒使用消毒湿巾进行擦拭，做到单人、单床、单包装；病房及病房外走廊24 h开窗通风，保持空气流通，禁止使用管道空调设备；每天2次用含氯消毒剂（浓度为2000 mg/L）进行喷洒，每24 h更换消毒液；每个病房内设施专用，如桌椅、电视机遥控器、拖把等。

2）分泌物消毒：患者产生的呕吐物或分泌物如大小便等，一定要盛放在污染容器中，加盖，用含氯消毒剂（浓度为20 000 mg/L）进行浸泡消毒，作用60 min后弃去。尤其是处理完突发的呕吐物后，一定要及时对地面周围进行消毒，消毒位置一定要加宽2 m[1]。

3）终末消毒：患者出院后护士要用3%的过氧化氢（20 mL/m²）超低容量喷雾，对病房喷雾消毒后，使用床单位臭氧消毒对床单位消毒60 min，同时打开紫外线照射消毒，关闭病室门窗封闭1 h。消毒结束后，护士再进行开窗通风，并对留观病房的环境和物体表面进行终末消毒，墙面、地面、物体表面使用2000 mg/L含氯消毒剂擦拭消毒。地面消毒先由外向内喷洒一次，喷药量为100～300 mL/m²，待室内消毒完毕后，再由内向外重复喷洒一次。消毒作用时间应不少于30 min。仪器设备根据材质选择1000 mg/L含氯消毒剂或75%酒精擦拭消毒。卫生间使用2000 mg/L含氯消毒剂擦拭消毒。病室内医疗废物和生活垃圾装入双层医疗废物袋内，鹅颈结式封口后，医疗废物袋外喷洒1000 mg/L含氯消毒剂，转出时外面再套医疗废物袋，有明显新冠字样。终末消毒结束后，采集环境物品表面，进行核酸检测[2]。

（3）生命体征监测：密切观察患者生命体征的变化，尤其是体温、脉搏氧的变化，做好记录，有异常及时报告医师。

（4）供氧护理：根据患者情况间断吸氧1～2 L/min，保持供氧通畅，以利于改善肺功能。

2. 观察护理

观察患者生命体征的变化，尤其是体温和血氧合数值，同时观察患者静脉血指标及肺部影像学的情况，以及精神状况、睡眠、食欲及排便情况，注意观察患者情绪等方面的变化。

3. 生活护理

做好患者的健康指导，保证充分的睡眠，加强营养支持，给予高热量、高蛋白、高维生素、易消化的饮食。轻症患者鼓励每日保证充足饮水量，适量进食水果。重症患者根据医嘱给予肠内或肠外营养支持。可进行适度的有氧运动，不可劳累，避免心肌受损。

4. 心理护理

隔离易产生恐惧、焦虑、愤怒、孤独、睡眠障碍等问题，正确评估患者心理状态类型与需求。评估患者认知改变、情绪反应和行为变化，给予患者心理调适等干预措施。提供恰当情感支持，鼓励患者树立战胜疾病的信心。提供连续的信息支持，消除不确定感和焦虑[3]。

5. 健康宣教

告知患者做好自身防护，勤洗手，多通风，不到人员密集及空气不流通的地方，公共场所戴口罩，不随地吐痰；合理安排饮食及适量参加运动，增强身体抵抗力。根据天气，合理添加衣物，注意休息，预防感冒。若有不适随诊。

【小结】

新型冠状病毒肺炎轻型、普通型患者，因临床症状较轻微，只要做到早发现、早诊断、早隔离，采用中西医相结合的方法按疗程治疗，做好日常消毒隔离，生活垃圾及分泌物、排泄物的正确处理，同时与患者多沟通，做好心理护理，给予情感支持，鼓励患者树立战胜疾病的信心，就能帮助患者尽快康复，回归正常的工作和生活。

【参考文献】

[1] 张林，马思玥，石磊. 新冠肺炎患者收治病区消毒隔离的专家共识 [J]. 护士进修杂志，2020，35（21）：1959-1963.

[2] 曹英，黎一群. 新型冠状病毒肺炎隔离病房感染防控的体会 [J]. 临床实用医学，2020，21（5）：14-15.

[3] 刘琦，张光银，刘学政. 轻型和普通型新冠肺炎患者焦虑症状的诊疗建议 [J]. 精神医学杂志，2020，33（3）：177-179.

（杨海燕）

» 34 新型冠状病毒肺炎无症状感染者的护理

【案例介绍】

1. 一般资料

患者×××，男，34岁，主因归国入境10 d行新型冠状病毒核酸检测阳性2 h入院，患者缘于2021-06-25从苏丹归国，归国后接受定点隔离观察，其中4次核酸检测结果均为阴性，患者有明确的新型冠状病毒肺炎患者密接史，2021-07-06核酸检测结果呈阳性，患者无发热、咽痛、咳嗽、腹痛、腹泻和味觉、嗅觉改变等，为进一步诊治转运至我院，门诊以"新型冠状病毒肺炎无症状感染者"收入院。患者自发病以来精神、饮食、睡眠好，二便正常。

2. 病史

既往史：患者既往体健，否认结核、肝炎等传染病史，否认高血压、糖尿病、冠心病等慢性病史，否认手术、外伤、输血史；否认食物药物过敏史。

个人史：生于原籍，否认吸烟史、饮酒史，已接种新冠病毒疫苗。

婚育史：已婚未育。

家族史：父母体健，家族中无传染病遗传史。

密接史：患者同飞机归国人员有新型冠状病毒肺炎确诊患者，均已隔离治疗。

3. 医护过程

患者入科后，完善相关检查，血结果、肺 CT 未见异常，给予连花清瘟胶囊口服、灭菌注射用水、干扰素压力泵吸入、中药方剂口服、胸腺法新皮下注射等药物清热解毒、增强免疫力治疗。患者病情平稳，体温正常，血氧监测正常，无明显临床症状，肺部 CT 无急性渗出病变，至 2021-08-12 新型冠状病毒核酸检测结果连续 7 次为阴性，经专家会诊，考虑结合第八版新冠肺炎诊疗指南，符合出院标准，同意办理出院。

【护理措施】

1. 治疗护理

（1）西医治疗计划：给予患者灭菌注射用水、干扰素压力泵吸入抗病毒、胸腺法新皮下注射增强免疫力治疗，保持呼吸道通畅，鼓励患者多做深呼吸，改善肺通气。

（2）中医治疗计划：中医辨证上肺脾气虚，气阴两虚，应以扶正解毒、清热除湿为主要治责。给予连花清瘟胶囊，中药方剂口服为主。

（3）消毒隔离。

1）病房日常消毒：患者单人单间隔离，有条件的应安排在负压病房，病房每天使用紫外线消毒机进行空气消毒 2 次，每次至少 60 min；床单位消毒使用消毒湿巾进行擦拭，做到单人、单床、单包装；病房及病房外走廊 24 h 开窗通风，保持空气流通，禁止使用管道空调设备；每天 2 次用含氯消毒剂（浓度为 2000 mg/L）进行喷洒，每 24 h 更换消毒液；每个病房内设施专用，如桌椅、电视机遥控器、拖把等。

2）分泌物消毒：患者产生的呕吐物或分泌物如大小便等，一定要盛放在污染容器中，加盖，用含氯消毒剂（浓度为 20 000 mg/L）进行浸泡消毒，作用 60 min 后弃去。尤其是处理完突发的呕吐物时，一定要及时对地面周围进行消毒，消毒位置一定要加宽 2 m[1]。

3）终末消毒：患者出院后护士要用 3% 的过氧化氢（20 mL/m^2）超低容量喷雾，对病房喷雾消毒后，使用床单位臭氧消毒对床单位消毒 60 min，同时打开紫外线照射消毒，关闭病室门窗封闭 1 h。消毒结束后，护士再进行开窗通风，并对留观病房的环境和物体表面进行终末消毒，墙面、地面、物体表面使用 2000 mg/L 含氯消毒剂擦拭消毒。地面消毒先由外向内喷洒一次，喷药量为 100 ～ 300 mL/m²，待室内消毒完毕后，再由内向外重复喷洒一次。消毒作用时间应不少于 30 min。仪器设备根据材质选择 1000 mg/L 含氯消毒剂或 75% 酒精擦拭消毒。卫生间使用 2000 mg/L 含氯消毒剂擦拭消毒。病室内医疗废物和生活垃圾装入双层医疗废物袋内，鹅颈结式封口后，医疗废物袋外喷洒 1000 mg/L 含氯消毒剂，转出时外面再套医疗废物袋，有明显新冠字样。终末消毒结束后，采集环境物品表面，进行核酸检测[2]。

2. 观察护理

严密观察患者生命体征的变化，尤其是体温和血氧合数值，同时观察患者静脉血指标及肺部影像学的情况，以及精神状况、睡眠、食欲及排便情况，患者的情绪等方面的变化。

3. 生活护理

做好患者的健康指导，保证充分的睡眠，加强营养支持，给予高热量、高蛋白、高维生素、易消化的饮食。鼓励患者每日保证充足饮水量，适量进食水果。可进行适度的有氧运动，不可劳累，避免心肌受损。

4. 心理护理

此类患者会因隔离和疾病本身产生紧张、害怕、焦虑、抑郁等一系列的负面情绪，医护人员要多与患者进行沟通，了解其心理问题及心理变化，有针对性地对患者进行心理辅导，向患者讲解该病的治疗过程及预后，消毒隔离的重要性及方法，同时鼓励患者通过视频、打电话等方式多与亲人、朋友交流，疏导不良情绪，使患者能更好地配合治疗，早日康复[3]。

5. 健康宣教

告知患者做好自身防护，勤洗手，多通风，不到人员密集及空气不流通的地方，在公共场所戴口罩，不随地吐痰；合理安排饮食及适量参加运动，增强身体抵抗力。根据天气，合理添加衣物，注意休息，预防感冒。若有不适随诊。

【小结】

新型冠状病毒肺炎无症状感染者，因临床症状不明显，只要做到早发现、早诊断、早隔离，采用中西医相结合的方法按疗程治疗，做好日常消毒隔离，生活垃圾及分泌物、排泄物的正确处理，同时与患者多沟通，给予情感支持，鼓励患者树立战胜疾病的信心，就能帮助患者尽快康复。

【参考文献】

［1］张林，马思玥，石磊. 新冠肺炎患者收治病区消毒隔离的专家共识［J］. 护士进修杂志，2020，35（21）：1959-1963.

［2］曹英，黎一群. 新型冠状病毒肺炎隔离病房感染防控体会［J］. 临床实用医学，2020，21（5）：14-15.

［3］周书洁，黄薛冰. 新冠患者心理应对反应及策略［J］. 中国心理卫生杂志，2020，31（3）：248-250.

（杨海燕）

» 35　水痘的护理

【案例介绍】

1. 一般资料

患者×××，男，20岁，患者主因皮疹5 h入院，患者缘于2019-01-14中午发现前胸、后背出现皮疹、疱疹，伴瘙痒，伴咳嗽、咳白痰，体温37.5℃，无其他不适，为进一步诊治来我院，患者近日有水痘患者接触史，门诊以"水痘"收住院。患者自发病以来，精神睡眠可，饮食欠佳，二便正常。

2. 病史

既往史：患者既往体健，否认特殊疾病史，否认慢性病史，否认手术、外伤、输血史；否认食物、药物过敏史。

个人史：生于原籍，否认吸烟史、饮酒史。

婚育史：未婚未育。

家族史：父母体健，家族中无传染病遗传史。

密接史：患者近日有水痘患者接触史。

3. 医护过程

患者入科后，T 38℃，P 90次/min，BP 130/68 mmHg，精神好，前胸、后背可见散在皮疹、疱疹，部分疱疹晶莹透亮，咽部稍充血，其余查体未见异常。患者主诉：咳嗽、咳少量白痰，皮肤瘙痒，无其他不适，完善相关检查后给予痰热清清热解毒，阿昔洛韦抗病毒治疗，密切观察病情变化。于2019-01-18患者体温正常，查体：前胸、后背可见散在皮疹，部分疱疹已结痂或疱皮脱落，咽部无充血，无不适症状。于2019-01-21，患者全身仅有少许结痂皮疹，大部分痂皮脱落，近期体温正常，双肺呼吸音无异常，无其他不适，患者已治愈，达到出院标准。

【护理措施】

1. 治疗护理

采用中西医结合治疗，以抗病毒为主，给予阿昔洛韦片口服，结合痰热清清热解毒等药物治疗，高热者适量给予退热药物，瘙痒明显给予口服抗组胺药物。观察皮肤水疱破溃情况，水疱壁完整者局部可涂炉甘石洗剂，并发局部感染者涂莫匹罗星软膏等[1]。

2. 一般护理

保持病房空气新鲜，温度、湿度适宜；注意卧床休息，保证充足睡眠，每日多饮水，加强口腔护理，每日用淡盐水漱口 2 ～ 3 次；患者饮食宜清淡，多吃水果蔬菜，不宜进食辛辣刺激的食物，以易消化、营养丰富的流食或半流食为主。

3. 发热护理

体温 ≤ 38.5℃ 的患者多饮水，以温水擦拭身体物理降温，避免用酒精擦拭，避免糖皮质激素；体温 ≥ 38.5℃ 的患者根据医嘱可以适量应用退热药物，同时密切监测体温变化，及时监测电解质和脱水情况，及时更换内衣及床单、被褥，保持床单位整洁干爽。

4. 隔离消毒

由于水痘传播的途径为呼吸道和接触传播，传染性很强，所以住院患者必须采取单人单间隔离，至疱疹全部结痂或出疹后 7 d 为宜，住院期间禁止探视，做好病房空气消毒，每日紫外线灯照射，定期做空气细菌培养，保证空气消毒的有效性[2]。

5. 皮肤护理

皮疹受累皮肤面积较大时，易发生细菌感染，应注意局部卫生，保持皮肤清洁干燥。观察皮肤水疱破溃情况，水疱壁完整者局部可涂炉甘石洗剂，并发局部感染者涂莫匹罗星软膏等。水疱破溃处避免沾水，水疱自行结痂脱落，切勿抓挠、抠去痂皮，避免形成瘢痕。鼓励勤换内衣裤，勤洗手，剪短指甲，避免用手揉眼睛而引发病毒性角膜炎，早晚用清水洗脸，切勿涂抹护肤品等[3]。

6. 心理护理

医护人员要多与患者沟通，要态度和蔼，热情认真，操作熟练，使患者能安心治疗，向患者讲解此病的发病、治疗、护理等相关知识，使患者放松心情，消除隔离和疾病本身带给患者的紧张情绪，使患者更好地配合治疗，早日康复。

7. 病情观察

成人水痘易出现皮疹，继发细菌感染、肺炎、脑炎、肝炎等并发症，所以需要密切观察患者生命体征的变化，注意皮疹的发展及再感染情况。

8. 健康宣教

日常生活要做到勤洗手、戴口罩、多通风，合理安排作息时间，适度锻炼，增强免疫力，避免到人员密集、空气不流通的场所。通过多种形式了解水痘的相关知识，从而正确地认识水痘，预防水痘。

【小结】

水痘是由水痘 – 带状疱疹病毒感染引起的传染性疾病，多见于儿童，近年来成人也趋于多发，可能的原因是部分患者在接种水痘减毒疫苗多年后，其免疫力逐渐消失，而再次成为水痘的易感者[4]。水痘是一种传染性较强的疾病，直接接触或飞沫、唾液等均可传染，所以要注意避免交叉感染，严格执行消毒隔离制度，才能有效地阻止水痘的传播。在护理工作中要做好患者的心理护理，同时给予患者情感支持，帮助患者消除痛苦和担忧，更好地配合治疗和护理。

【参考文献】

［1］陈秀容，王珊莲，廖秀英. 20例大学生水痘护理体会［J］. 中国校医，2011，25（11）：844.

［2］方婧. 心理护理对水痘隔离患者的影响分析［J］. 中国校医，2017，31（8）：589，591.

［3］陈月昙，朱宝钦. 14例成人水痘护理的心理体会［J］. 当代护士，2008（4）：48.

［4］徐小文，严义忠，钟佳梅. 成人水痘23例的护理［J］. 中国误诊学杂志，2008，8（10）：2507.

（杨海燕）

» 36 卡介苗反应的护理

【案例介绍】

1. 一般资料

患者×××，男，4个月零3 d，于2022-03-03在××医院知情同意下补种卡介苗，经工作人员确认留观30 min后，自行离开接种门诊。

2. 病史

既往史：否认发热，否认严重慢性病慢性疾病的急性发作期、免疫缺陷、免疫功能低下或者正在接受免疫机制治疗，否认手术、外伤、输血史，否认食物、药物过敏史，否认对疫苗和疫苗成分过敏，既往未发生过疫苗严重过敏反应，否认有未控制的癫痫、脑病及其他进行性神经系统疾病。

个人史：生于××市，与父母居住本地，婴儿，因出生体重不足2500 g，未及时接种卡介苗。

家族史：父母体健。家族中无类似疾病发生，否认家族遗传史。

3. 医护过程

于2022-03-24来我院门诊，测体温36℃，呼吸正常，发育正常，营养良好，由家长抱着，神志清楚，精神可，家长口述接种卡介苗后20 d出现左上臂注射部位化脓，局部周围有少量湿疹，暴露注射部位，化脓部位约0.3 mm，伴局部湿疹，湿疹部位约长5 cm，宽4 cm。腋下淋巴结无肿大。

首先对婴儿家长进行心理疏导，告知患者这属于疫苗接种后的正常反应，无须紧张，即刻用炉甘石原液进行贴敷，20 min后，痒感减轻。

【护理措施】

1. 治疗护理

（1）用药护理：需准备湿疹膏备用，接种部位周围出现湿疹，除化脓部位，少量涂抹湿疹膏。

（2）高热护理：如出现发热，未伴其他症状，常采用的有物理降温，如冰冰贴、温水擦浴等，若腋表温度 > 38.5℃应遵医嘱给予药物降温，30 min后复测体温。

（3）疼痛护理：一般不会出现接种部位的疼痛。

2. 观察护理

接种部位局部皮肤出现红肿和硬块，中间逐渐软化成白色的小脓包，而后可自行吸收消退或穿破表皮形成浅表溃疡，但直径不超过0.5 cm。溃疡处有些脓液，然后逐渐结痂，痂皮脱落后会留下1个永久性的疤痕。

3. 生活护理

（1）饮食护理：给予婴儿母乳喂养，因孩子出现湿疹，婴儿母亲尽量避免进食辛辣刺激食物。

（2）皮肤护理：左侧上臂化脓部位局部，用干棉签轻轻沾一下，避免用消毒液进行消毒处理，勤换贴身衣物，保持周围皮肤的清洁，嘱患者及家属勿用手刺激，防止再次感染。避免摩擦，适当沐浴。

4. 心理护理

嘱患者不必紧张，保持乐观的态度。

5. 健康教育

嘱婴儿家长避免让孩子着凉，保持周围皮肤的清洁，注意多休息。正常饮食，要采取正确的方法去处理。

【小结】

1. 告知内容

（1）疾病知识：结核病是由结核杆菌感染所致的传染病，主要由开放性结核患者咳嗽、打喷嚏及大声说话时通过空气传播。全身脏器均可感染，以肺结核多见。被感染的患者会有咳嗽、倦怠、午后发烧、血痰和体重减轻的现象。小儿患病在早期常没有明显的症状，部分患儿表现为长期不规则低热、食欲不好、消瘦、盗汗、哭闹或反复呼吸道感染。我国1/3左右的人口已感染了结核分枝杆菌，受感染人数超过4亿，是世界上22个结核病高负担国家之一。

（2）疫苗知识：卡介苗是一种减毒的活菌疫苗，为国家免疫规划疫苗，由政府提供免费接种。一般在结核病病例较多的国家，主张新生儿在还没有感染时接种卡介苗，以增强新生儿对结核病的抵抗力。一般在出生后 24 h 内接种，以降低结核病的发病和死亡，尤其是大大降低粟粒性结核病和结核性脑膜炎的发病率。卡介苗保护率约在 80%。接种程序为出生时接种 1 剂。

（3）注意事项。

1）对于有免疫缺陷、恶性疾病（如恶性肿瘤、白血病、淋巴瘤等）及应用类固醇、烷化剂、抗代谢药物或放射治疗而免疫功能受到抑制者不能接种；正处于发热、患急性传染病或急性传染病病愈不到 2 周的儿童应推迟接种。

2）疫苗接种后 2 周左右局部可出现红肿浸润，逐渐形成白色小脓疱，可供预防接种门诊存档自行吸收或穿破表皮形成浅表溃疡，一般 8 ~ 12 周后结痂，一般不需处理，注意局部清洁。如遇局部淋巴结肿大软化形成脓疱，应及时到医院就诊。

3）接种时请带上儿童预防接种证和本告知书。接种后请在休息室留观 30 min。

一般说来，接种卡介苗不会引起发热等全身反应。最常见的反应是注射后 2 周左右，先在局部皮肤出现红肿和硬块，中间逐渐软化成白色的小脓包，而后可自行吸收消退或穿破表皮形成浅表溃疡，但直径不超过 0.5 cm。溃疡处有些脓液，然后逐渐结痂，痂皮脱落后会留下 1 个永久性的疤痕。这种反应持续 2 ~ 3 个月，也有孩子持续 6 个月左右才能形成卡疤。也可以认为这是正常反应。

2. 讨论：出现卡介苗接种反应如何处理

（1）出现小水疱或者小脓疱，可用 0.2% 安尔碘涂抹，使其收干结痂；发生大水疱或大脓疱，先用灭菌注射器抽取渗液后再涂 0.2% 安尔碘，必要时可用 5% 硼酸软膏涂敷，严防继发感染。

（2）局部溃疡：可用异烟肼粉（如无粉剂，可用异烟肼药片压碎成粉末使用）撒于溃疡面，用无菌纱布包扎；如有混合感染时，可撒些消炎药粉并用无菌纱布包扎，视溃破情况，可每日或隔 1 ~ 2 日换药 1 次，换药前用 3% 硼酸溶液或盐水冲洗溃疡面。

（3）淋巴结肿大超过 1.0 cm，皮色正常未形成溃疡时：局部可适当热服，每日 3 ~ 4 次，每次 10 min，早期热敷常能使肿大的淋巴结自行消散。同时口服异烟肼，剂量为 10 mg/kg 体重，每日 1 次，直至淋巴结缩小稳定时止，一般服 3 ~ 4 个月。

（4）若局部淋巴结继续增大，可口服异烟肼：小儿每日按体重 8 ~ 10 mg/kg，一日总量不超过 0.3 g，顿服，或加用利福平；局部用异烟肼粉末或加用利福平涂抹，最好采用油纱布，起初每天换药 1 次，好转后改为 2 ~ 3 d 换药 1 次。大龄儿童可以采用链霉素局部封闭。

（5）淋巴结有波动感，皮色暗红色，提示脓肿形成：可在局麻下用粗针头将脓液抽出，用异烟肼液（5% 异烟肼溶液 2 mL）冲洗，同时注入链霉素 10 mg/kg，必要时隔 7 ~ 10 d 重复抽脓、冲洗，如无脓液抽出则可停止。抽脓、冲洗治疗过程中，暂时停服异烟肼，待脓液排净后，再口服异烟肼（剂量同前）6 ~ 8 周。此时应禁止热敷（因易致破溃）和切开引流（因不易收口）。

（6）淋巴结有溃破倾向时：应及时切开引流，因为切开引流的切口常较自然破溃的破口整齐，引流通畅，愈合较快。已溃破时，应作扩创术。两者都需将坏死组织彻底刮除，再用凡士林纱布蘸链霉素粉、异烟肼粉或碘仿甘油作引流，并用5%异烟肼软膏或20%对氨基水杨酸钠软膏外敷，每2～3 d换药1次，直至创口愈合为止。

（7）局部溃疡或淋巴结溃疡在治疗时，如肉芽组织生长过多，会影响创面愈合，可用枯矾少许撒于创面上包好，创面即成清洁的较浅溃疡，再以1%金霉素软膏外敷，创面渐平，且肉芽组织不再增生而收口。也可用硝酸银棒腐蚀或剪除，在创面上撒布对氨基水杨酸钠粉亦可。

（8）窦道型：如淋巴结溃成瘘时，可用5%异烟肼软膏或20%对氨基水杨酸钠软膏局部涂敷，通常1～3个月方可痊愈。

（赵　亚）

» 37　5个月婴儿口服脊髓灰质炎减毒活疫苗的护理

【案例介绍】

1. 一般资料

患者×××，女，5个月零15 d，于2022-04-23在××医院知情同意下口服脊灰减毒活疫苗第三剂次。

2. 病史

既往史：接种时否认有鹅口疮、肛周脓肿，否认发热，否认严重慢性病慢性疾病的急性发作期、免疫缺陷、免疫功能低下或者正在接受免疫机制治疗，否认手术、外伤、输血史，否认食物、药物过敏史，否认对疫苗和疫苗成分过敏，既往未发生过疫苗严重过敏反应，否认有未控制的癫痫、脑病及其他进行性神经系统疾病。

个人史：生于××市，与父母居住本地，婴儿。

家族史：父母体健。家族中无类似疾病发生，否认家族遗传史。

3. 医护过程

于2022-04-23下午5点23分来我门诊咨询，测体温36.2℃，呼吸正常，发育正常，营养良好，由家长抱着，神志清，精神状况欠佳，家长口述接种过脊髓灰质炎减毒活疫苗后2022-04-23下午2时许，发现孩子出现腹泻，呈水样便，一下午4次，还有轻微的干呕，胃口差，面色正常，皮肤及口唇略显干燥，偶有哭闹有点紧张，所以带孩子来咨询情况。

因孩子家长情绪紧张，首先要对婴儿家长进行心理疏导，告知婴儿家长接种过口服疫苗后的常见反应，无须紧张，口服减毒活疫苗会出现一过性腹泻，多数情况 2 ~ 3 d 自行消失，不需处理。我科工作人员建议家长继续观察，必要时适当休息，多喝水，注意保暖，防止脱水。有其他情况随时和我科工作人员保持联系。第二天下午进行电话随访，家长说腹泻次数减少，精神状态良好，食欲变好。建议家长继续观察孩子精神状况及孩子的大便次数，多喝水，不适随诊。

【护理措施】

1. 治疗护理

（1）一过性腹泻护理：备蒙脱石散或益生菌。如腹泻次数持续增多遵医嘱用药，建议多休息，多喝水，注意保暖，密切观察孩子整体情况，避免脱水，如服药 2 ~ 3 次后未改善腹泻症状及时就医。

（2）高热及用药护理：如出现发热，未伴其他症状，常采用的有物理降温，如冰冰贴、温水擦浴等，若腋表温度 > 38.5℃应遵医嘱给予药物降温，30 min 后复测体温。备布洛芬混悬液。

（3）高热护理。

（4）疼痛护理：一般不会出现疼痛。

如大便次数增加引起肛周疼痛应及时用药。

2. 观察护理

（1）观察婴儿神志和生命体征（体温、脉搏、呼吸等）变化。

（2）大便次数。

（3）前胸后背及婴儿四肢情况。

（4）肛周情况。

3. 生活护理

（1）饮食护理：给予婴儿母乳喂养，近几日内避免添加未接触过的辅食和不易消化的辅食，补充水分。

（2）皮肤护理：勤换贴身衣物，防止婴儿大便次数增多污染衣物，保持全身皮肤的清洁、干燥，增加孩子的舒适感。

4. 心理护理

嘱婴儿家属不必过度紧张，保持乐观的态度，勤观察、勤补水，不适随诊。

5. 健康教育

嘱婴儿家长避免让孩子着凉，保持周围皮肤的清洁，注意多休息。

【小结】

1. 告知内容

（1）疾病知识：脊髓灰质炎俗称小儿麻痹症，是由脊髓灰质炎病毒引起的一种急性传染病。脊髓灰质炎病毒是一种 RNA 病毒，人是脊灰病毒在自然界的唯一宿主，主要通过粪－口传播，易感人群为 5 岁以下儿童，1‰ ~ 1% 的感染者可出现麻痹症状，而 5% ~ 10% 的麻痹者会因呼吸肌麻痹而死亡。目前接种疫苗来预防脊髓灰质炎是我们能够有效控制此病传播的最好方法。

（2）疫苗知识：目前预防脊髓灰质炎有两种疫苗：脊髓灰质炎灭活注射疫苗（IPV）和减毒活疫苗口服滴剂（bOPV）。

（3）口服脊髓灰质炎减毒活疫苗（bOPV），即口服脊灰滴剂或者丸剂。

1）bOPV 是国家免疫规划疫苗，由政府提供免费接种。儿童出生满 3 月、4 月、4 岁时各滴服一剂次或各口服一粒。

2）由于 bOPV 为减毒活疫苗，对于有免疫功能低下或缺陷的儿童接种后有发生疫苗相关病例的可能，因此发烧、患急性传染病、免疫缺陷症、接受免疫抑制剂治疗者及孕妇忌服。

3）副反应及处理，滴服或口服丸剂后一般无副反应，个别人有发烧、恶心、呕吐、腹泻和皮疹。一般不需特殊处理，必要时可对症治疗。

4）口服此疫苗后半小时禁食禁水。

（4）禁忌证：下列情况严禁使用本疫苗。

1）已知对该疫苗的任何组分，包括如辅料及硫酸卡那霉素过敏者。

2）患急性疾病、严重慢性疾病、慢性疾病的急性发作期、发热者。

3）免疫缺陷、免疫功能低下或正在接受免疫抑制剂治疗者。

4）妊娠期妇女。

5）患未控制的癫痫和其他进行性神经系统疾病者。

（5）注意事项。

1）有以下情况者慎用：家族和个人有惊厥史者、患慢性疾病者、有癫痫史者、过敏体质者。

2）本品系活疫苗，应使用 37℃ 以下的温水送服，切勿用热水送服。

3）疫苗糖丸内包装开封后，切勿使消毒剂接触疫苗，并立即使用，如未能立即用完，应置于 2 ~ 8℃，并于当天内用完，剩余均应废弃。

4）应备有肾上腺素等药物，以备偶有发生严重过敏反应时急救用。受种者在接种后应在现场观察至少 30 min。

5）注射免疫球蛋白者应至少间隔 3 个月接种本疫苗，以免影响免疫效果。

6）避免反复冻融和严禁加热融化，以免影响免疫效果。

7）使用不同的减毒活疫苗进行预防接种时，应间隔至少 1 个月。

8）在知情告知情况下口服完脊髓灰质炎减毒活疫苗以后，经工作人员确认留观 30 min 后，自行离开接种门诊。

2. 讨论

服用脊灰减毒活疫苗后的反应有哪些？

近几十年来，我国每年服用脊灰减毒活疫苗者达 1 亿多人次。实践证明，服用糖丸疫苗是很安全的，服苗后仅有少数人出现体温升高、恶心、呕吐、皮疹等轻微症状。个别儿童可能发生腹泻，泻出物多为黄色稀便，次数不等，极少有每日超过 5 次者。腹泻的原因可能与肠道内细菌和疫苗间的活病毒干扰和不适应糖丸内奶粉、奶油等辅形剂有关。如果本身有慢性腹泻和消化不良的儿童，服用疫苗后发生腹泻的可能性更大。一般发热、出疹、腹泻等都可在 2～3 d 内自行消退，不需特殊处理。如果腹泻较严重，可用止泻药治疗，多不需要用抗生素。

什么是脊灰疫苗相关病例，它有哪些临床表现？如何治疗？

脊灰疫苗相关病例是由于疫苗病毒发生变异、个体免疫功能缺陷或低下等诸多因素造成的一种预防接种异常反应，发生率极低。临床上可分为服苗者疫苗相关病例和服苗接触者疫苗相关病例 2 种。

服苗者疫苗相关病例：

服用活疫苗（多见于首剂服苗）后 4～35 d 内发热，6～40 d 出现急性弛缓性麻痹，无明显感觉丧失，临床诊断符合脊灰。

麻痹后未再服用脊灰活疫苗，粪便标本只分离到脊灰疫苗株病毒者。

如有血清学检测脊灰 IgM 抗体阳性，或中和抗体或 IgG 抗体有 4 倍增高并与分离的疫苗病毒型别一致者，则诊断依据更为充分。

服苗接触者疫苗相关病例：

与服用脊灰活疫苗者在服苗后 35 d 内有密切接触史，接触后 6～60 d 出现急性弛缓性麻痹，符合脊灰的临床诊断。

麻痹后未再服脊灰活疫苗，粪便中只分离到脊灰疫苗株病毒者。

如有血清学特异性 IgM 抗体阳性或 IgG 抗体（或中和抗体）4 倍以上升高并与分离的疫苗株病毒型别相一致者，则诊断依据更为充分。

脊灰疫苗相关病例的治疗：

目前对于脊灰疫苗相关病例尚无有效的治疗方法，一般可使用维生素营养神经药物，麻痹静止后加强麻痹肢体功能锻炼。有后遗症者，建议手术矫治。

接种口服脊灰减毒活疫苗偶尔会引起一过性腹泻。最常见的反应是：①一过性轻度呕吐、腹泻；②在口服疫苗后 1～2 周内，可能会出现一过性发热、皮疹等。这两种情况均无须处理，多数自行缓解或消失。所以该反应属于常见的不良反应。

（赵 亚）

» 38 吸附无细胞百白破疫苗反应的护理

【案例介绍】

1. 一般资料

患者×××，女，3个月零17 d，于2022-05-11在××医院知情同意下接种无细胞百白破疫苗。

2. 病史

既往史：满月后做听力检测未通过，一周后复查听力正常，通过检测，接种时否认发热，否认严重慢性病慢性疾病的急性发作期、免疫缺陷、免疫功能低下或者正在接受免疫机制治疗，否认手术、外伤、输血史，否认食物、药物过敏史，否认对疫苗和疫苗成分过敏，既往未发生过疫苗严重过敏反应，否认有未控制的癫痫、脑病，及其他进行性神经系统疾病。

个人史：生于××市，与父母居住本地，婴儿，已接种本疫苗0剂次。

家族史：父母体健。家族中无类似疾病发生，否认家族遗传史。

3. 医护过程

于2022-05-12来我门诊测体温36℃，呼吸正常，发育正常，营养良好，无哭闹，无易激惹，由家长抱着，神志清楚，精神可，家长自述接种百白破第二天发现接种部位红肿，硬结，触及发热。暴露注射部位，红肿及硬结部位长约6 cm，宽约4 cm，伴局部发热。再次检查儿童四肢、前胸、后背未出现皮疹，皮肤正常。

首先对婴儿家长进行心理疏导，告知患者这属于疫苗接种后的正常反应，无须紧张，即刻用炉甘石原液进行贴敷，20 min后，热感减轻。

【护理措施】

1. 治疗护理

（1）用药护理：①需用炉甘石洗剂进行外敷。红肿硬结部位一天涂抹2~3次，涂抹2 d。或回家后将新鲜土豆冷藏30 min，取出后洗净切成薄片覆盖红肿部位，贴敷15~20 min取下，过两小时后重复，每日进行4~6次。土豆含有大量的淀粉，具有高渗的作用，且含有胆甾烷衍生物茄碱及龙葵碱，具有兴奋平滑肌和加速血液流通的作用，从而可使局部红肿热痛的症状消失，具有散淤、消肿、止痛、消炎、促进组织细胞修复的作用。②48 h后用少量毛巾热敷（热敷方法：将1勺食用盐放入锅中煮沸后，把干净毛巾放入沸水中煮3~5 min，待沸水凉到人体可以适应的温度再进行热敷。注：因婴幼儿皮肤娇嫩，进行热敷之前先在热敷部位涂抹适量食用油或按摩油对局部皮肤进行保护）。热敷时间15~20 min为宜，每日进行3~4次。③备用退烧药。

（2）高热护理：如出现发热，未伴其他症状，常采用的有物理降温，如冰冰贴、温水擦浴等，无须特殊处理，若腋表温度≥38.5℃，持续不退，遵医嘱给予药物降温，30 min后复测体温。全身反应较重，持续发热数日服药不退者，及时去医院就诊。

（3）疼痛护理：注射部位会出现轻微的碰触疼，尽量减少碰触。

2. 观察护理

接种部位局部皮肤出现红肿和硬块，炉甘石涂抹或毛巾热敷后大部分可自行吸收消退。

3. 生活护理

（1）饮食护理：给予婴儿母乳喂养，婴儿母亲尽量避免进食辛辣刺激食物。

（2）皮肤护理：勤换贴身衣物，保持周围皮肤的清洁，嘱患者及家属勿用手刺激，防止再次感染。避免摩擦，适当沐浴。

4. 心理护理

嘱患者不必紧张，保持乐观的态度。

5. 健康教育

嘱婴儿家长避免让孩子着凉，保持周围皮肤的清洁，注意多休息。正常饮食，要采取正确的方法去处理。

【小结】

一般说来，接种无细胞百白破疫苗很少引起发热等全身反应。最常见的反应是注射部位红肿、硬结、肿胀、疼痛、触痛，局部皮肤出现红肿和硬块，而后可自行吸收消退，夏天和胳膊剧烈活动会增加局部反应的概率。所以局部反应也可以认为是正常反应。

1. 告知内容

（1）疾病知识：百日咳和白喉都是由细菌引起的急性呼吸道传染病。前者为持续性阵发性痉咳，易合并支气管肺炎和脑炎，如不能及时治疗，可影响小儿智力发育。后者多为咽、喉、鼻部等处黏膜充血、肿胀，并有灰白色假膜形成，可有全身中毒症状，严重者常合并心肌炎和末梢神经麻痹。破伤风表现为全身骨骼肌持续性强直和阵发性痉挛，严重者可发生喉痉挛窒息、肺部感染衰竭而致死亡，病死率高达20%～40%。接种百白破疫苗，是可以同时预防白喉、破伤风、百日咳三种疾病的最有效方法。

（2）疫苗知识：百白破疫苗（DPT）是由百日咳疫苗、白喉、破伤风类毒素按照适当比例混合配置而成，适用于3月龄～6岁儿童。接种程序为儿童第3、4、5月龄各接种一剂（每剂次间隔大于4周），18月龄～2岁时接种第四剂次。儿童6周岁时加强接种一剂白喉破伤风二联疫苗。目前使用的百白破疫苗有一类疫苗也有二类疫苗。

一类疫苗：吸附无细胞百白破联合疫苗，由政府提供免费接种。

二类疫苗：b型流感嗜血杆菌－百白破联合疫苗和b型流感嗜血杆菌－百白破－脊髓灰质炎灭活联合疫苗，遵循知情、自愿、自费原则进行接种。

（3）注意事项：

1）接种首剂疫苗（或疫苗成分）发生严重过敏反应者、接种后 3 d 内发生抽搐伴有或不伴有发热者、接种后 7 d 内发生脑病但又无其他原因可以解释者、接种后 48 h 内无其他原因引起体温大于 40.5℃、出现虚脱和类似休克症状者禁止接种该疫苗。中度或严重的急性疾病的儿童应慎用无细胞百白破疫苗。

2）接种疫苗后一般无反应，有的接种部位有轻度红晕、痒感或有低热，一般不需特殊处理即自行消退，如有严重反应及时诊治。

3）接种时请带上儿童预防接种证和本告知书。

在知情告知的情况下经工作人员确认留观 30 min 后，自行离开接种门诊。

2. 讨论

为什么注射吸附百白破联合疫苗后，会在注射局部出现硬结？如何预防？

为了提高百白破联合疫苗的免疫效果，目前在百白破联合疫苗中加了一种叫氢氧化铝的吸附剂。氢氧化铝是一种大分子的物质，注射后在局部不易吸收，故常在少数受种者局部形成硬结。为了防止硬结的发生，在注射吸附百白破联合疫苗时要注意：一是用前要将疫苗充分摇匀，以免疫苗中的吸附剂集中注射到 1 个儿童身上；二是进行肌内注射；三是每针之间最好更换接种部位，减少局部反应的发生。

接种疫苗后的局部一般反应有哪些临床表现？如何处理？

接种疫苗后的局部一般反应和全身一般反应绝非孤立发生，全身反应总是伴随着局部反应发生，而局部反应实际上是全身反应的一种局部表现。因而一切反应都有相互联系的全身和局部的变化，不过往往从表面上不易觉察。

局部一般反应的临床表现如下。

（1）部分受种者在接种疫苗后数小时至 24 h 内在接种部位发生局部红肿浸润，并有轻度肿胀和疼痛。一般红晕平均直径在 0.5 ~ 2.5 cm 称弱反应，在 2.6 ~ 5.0 cm 称中反应，在 5.0 cm 以上称强反应。

（2）个别受种者除局部有红晕浸润外，可能有局部淋巴结肿大或淋巴管炎，虽然红晕平均直径不超过 5.0 cm 但伴有淋巴结炎或淋巴管炎也属强反应。此种反应一般在 24 ~ 48 h 消退，很少持续 3 ~ 4 d 者。如有些疫苗含有微量残余甲醛，则红晕面积偏大，出现较早，但大多数在 24 h 左右消退。

（3）使用含有吸附剂的疫苗，在急性炎症过后，渗出物中的纤维蛋白成分逐渐增加而进入修复期，由于吸附剂难以吸收，炎症持续的时间较长，能在 2 ~ 4 周内出现局部硬结反应。硬结反应是急性炎症发展后期的一种特殊表现形式，在注射百白破联合疫苗等含有吸附剂疫苗时常易发生，数月后才慢慢消失。其病理学特点是，渗出的细胞中淋巴细胞及巨噬细胞占优势，并向异物集中吞噬清除小块异物，而对难以清除的大块异物则在其周围出现"异物巨噬细胞"。如果异物存在较久，其周围则形成肉芽组织，并逐渐瘢痕化而成为 1 个坚硬的结缔组织性包囊（硬结）。

局部一般反应的处理方法是：①一般不需任何处理，经过适当休息，即可恢复正常。

②较重的局部炎症可用干净的毛巾热敷，每日数次，每次 10～15 min 可助消肿，减少疼痛。但是卡介苗的局部反应不能热敷。对特殊敏感的人可考虑给予小量镇痛退热药，一般每日 2～3 次，连续 1～2 d 即可。

什么是无菌性脓肿？接种疫苗后引起的无菌性脓肿有什么临床表现？接种含有磷酸铝或氢氧化铝等吸附剂的疫苗（如百白破联合疫苗等），如注射部位选择不正确，注射过浅，剂量过大，或使用疫苗前未加充分摇匀，注入的疫苗可在局部滞留数月，导致局部组织发炎而逐渐坏死、液化，最后形成无菌性脓肿。

临床表现：注射局部先有较大红晕，2～3 周后接种部位出现大小不等的硬结、肿胀、疼痛。炎症表现并不剧烈，可持续数周至数月。轻者可在原注射针眼处流出略带粉红色的稀薄脓液；较重者可形成溃疡，溃疡呈暗红色，周围皮肤呈紫红色。溃疡未破溃前，有波动感。轻者经数周至数月可自行吸收。严重者破溃排脓，创口和创面长期不能愈合，有时表面虽然愈合，但深部仍在溃烂，形成脓腔，甚至经久不愈。

如何治疗无菌性脓肿？

干热敷以促进局部脓肿吸收，每日 2～3 次，每次 15 min 左右。脓肿未破溃前可用注射器抽取脓液，并可注入适量抗生素。不宜切开排脓，以防细菌感染或久不愈合。脓肿如已破溃或发生潜行性脓肿且已形成空腔需切开排脓，必要时进行扩创，将坏死组织剔除。有继发感染时，先根据以往经验选用抗生素，然后对分泌物进行细菌培养，按照药敏培养实验结果，选用敏感的抗生素；换药时用 3% 硼酸溶液或 3% 过氧化氢溶液冲洗伤口，引流通畅。

为什么注射无细胞百白破 b 型流感嗜血杆菌联合疫苗后，会在注射局部出现硬结？如何预防？

为了提高无细胞百白破 b 型流感嗜血杆菌联合疫苗的免疫效果，目前在无细胞百白破 b 型流感嗜血杆菌联合疫苗中加入了一种叫氢氧化铝的吸附剂。氢氧化铝是一种大分子的物质，注射后在局部不易吸收，故常在少数受种者局部形成硬结。为了防止硬结的发生，在注射吸附百白破联合疫苗时要注意：一是用前要将疫苗充分摇匀，以免疫苗中的吸附剂集中注射到 1 个儿童身上；二是进行肌内注射；三是第 1 针应注射在左侧臀大肌部位，第 2 针注射在右侧臀大肌部位。

为什么有些受种者接种疫苗后会在注射局部出现硬结？

硬结反应是急性炎症发展后期的一种特殊表现形式，在注射百白破联合疫苗等含有吸附剂疫苗时常易发生，数月后才慢慢消失。其病理学特点是，渗出的细胞中淋巴细胞及巨噬细胞占优势，并向异物集中吞噬清除小块异物，而对难以清除的大块异物则在其周围出现"异物巨噬细胞"。如果异物存在较久，其周围则形成肉芽组织，并逐渐瘢痕化而成为 1 个坚硬的结缔组织性包囊（硬结）。

局部化脓性感染有什么临床表现？

局部化脓性感染常因接种时注射器材或疫苗污染，或接种后局部感染引起。根据感染部位和程度的不同，可表现为局部脓肿、淋巴管炎和淋巴结炎、蜂窝织炎。局部脓肿：①一般以浅部脓肿较为多见，在注射局部有红、肿、热、痛的表现。②脓肿浸润边缘不清楚，有明显压痛。脓肿局限后，轻压有波动感。③深部脓肿极为少见，可能发生在局部感染后因治疗不及时而延伸至深部，有局部疼痛和压痛，全身症状和患肢的运动障碍比较明显。④有时局部可触及清楚的肿块，在肿块的表面可能出现水肿。⑤患者有全身疲乏、食欲减退、头痛、体温升高，有时有寒战等症状。淋巴管炎和淋巴结炎：①一般在局部感染后，化脓性细菌沿淋巴管移行引起淋巴管炎。②淋巴管炎以注射侧肢体最为多见，病灶上部的皮肤出现红线条，轻触较硬而疼痛；同时伴有发冷、发热、头痛等症状。③局部淋巴结炎有时单独发生，有时同时出现多处淋巴管炎，常伴有同侧淋巴结肿大，以注射侧腋下淋巴结和颈淋巴结最为多见。局部红、肿、痛、热，有显著压痛，严重者常化脓而穿破皮肤，形成溃疡。蜂窝织炎：①常由局部化脓病灶（A 组和 b- 溶血性链球菌和金黄色葡萄球菌最常见）扩散而引起，多沿淋巴管和血管移行而播散；以充血、水肿而无细胞坏死和化脓为其特征；最常见的部位为皮肤和皮下组织，但亦可累及较深部位。②注射侧的上肢或颈部蜂窝组织炎症，局部红、肿、痛、热，常形似橘皮，但不像丹毒那样鲜明；边缘不甚明显，有时会发生组织坏死和溃烂。③可伴有全身疲乏、食欲不振、头痛和发热等症状。

（赵　亚）

» 39　麻腮风疫苗不良反应的护理

【案例介绍】

1. 一般资料

患者 ×××，女，8 个月零 17 d，于 2022-06-03 在 ×× 医院知情同意下接种麻腮风减毒活疫苗、乙脑减毒活疫苗，经工作人员确认留观 30 min 后，自行离开接种门诊。

2. 病史

既往史：接种时否认发热，否认严重慢性病慢性疾病的急性发作期、免疫缺陷、免疫功能低下或者正在接受免疫机制治疗，否认手术、外伤、输血史，否认食物、药物过敏史，否认对疫苗和疫苗成分过敏，既往未发生过疫苗严重过敏反应，否认有未控制的癫痫、脑病及其他进行性神经系统疾病。

个人史：生于 ×× 市，与父母居住本地，婴儿。

家族史：父母体健。家族中无类似疾病发生，否认家族遗传史。

3. 医护过程

于 2022-06-11 来我门诊测体温 38.2℃，呼吸正常，发育正常，营养良好，由家长抱着，神志清楚，精神可，家长口述接种麻腮风、乙脑疫苗 7 d 后出现体温升高、前胸后背出现皮疹，暴露注射部位，无红肿硬结，查看婴儿前胸及后背正常，四肢出现少量皮疹，婴儿用手抓，有痒感，首先对婴儿家长进行心理疏导，告知患者这属于疫苗接种后偶尔出现反应，皮疹大多预后良好，无须过度紧张，及时带婴儿到儿童保健进行就诊，遵医嘱口服氯雷他定，婴儿体重小于 30 kg，每次 5 mg，每日 1 次治疗。局部痒感用外用炉甘石洗剂涂擦。

【护理措施】

1. 治疗护理

（1）用药护理。

1）抗过敏用药：遵医嘱临时用氯雷他定，症状缓解。

2）外用药：炉甘石洗剂。

3）备用退热药：对乙酰氨基酚滴剂。

（2）高热护理：如出现发热，未伴其他症状，无须特殊处理，若腋表温度 > 38.5℃，常采用的有物理降温，如冰冰贴、温水擦浴等，若持续不退遵医嘱给予药物降温，30 min 后复测体温。

（3）疼痛护理：一般不会出现接种部位的疼痛。涂抹炉甘石减少婴儿抓挠引起皮肤破溃，减轻疼痛。

2. 观察护理

（1）观察婴儿神志和生命体征（体温、脉搏、呼吸等）变化。

（2）接种部位局部变化。

（3）用抗过敏药物后，前胸后背及婴儿四肢情况。

（4）全身皮肤情况。

3. 生活护理

（1）饮食护理：给予婴儿母乳喂养，近几日内避免添加未接触过的辅食和不易消化的辅食，适当补充水分。

（2）皮肤护理：勤换贴身衣物，保持全身皮肤的清洁、干燥，嘱患者家属适当增减衣物，避免过热引起痱子。

4. 心理护理

嘱婴儿家属不必过度紧张，保持乐观的态度，积极配合治疗，不适随诊。

5. 健康教育

嘱婴儿家长避免让孩子着凉，保持周围皮肤的清洁，注意多休息。清淡饮食，要采取正确的方法去处理。

【小结】

因婴儿 6 月龄以后，母体抗体逐渐消失，自身免疫系统还未发育完善，婴儿抵抗力相对减弱，在接种麻腮风、乙脑疫苗后会出现发热、胳膊局部红肿、一过性的皮疹等症状，出现上述症状后适当补水，清淡饮食，出现过敏性皮疹遵医嘱用抗过敏药物，身体出疹部位瘙痒外用炉甘石洗剂进行涂抹。

1. 告知内容

（1）疫苗 1 告知。

1）疾病知识：麻疹、风疹、流行性腮腺炎是由病毒引起的常见的急性呼吸道传染病，不仅常见于儿童，并可危及成人。麻疹是由麻疹病毒引起的急性全身性发疹性呼吸道传染病。主要症状有发热、咳嗽、畏光、流泪、眼结充血、皮肤出现红色斑丘疹，严重者可并发中耳炎、肺炎、脑炎、死亡等。其导致的死亡在世界范围内居儿童死因领先地位。流行性腮腺炎是腮腺炎病毒引起的一种以儿童、青少年为主要感染对象的急性呼吸道传染病，实际上是一种全身性疾病，其并发症包括胰腺炎、睾丸炎、卵巢炎、脑膜炎、脑炎，并可造成不育。风疹是由风疹病毒引起的急性呼吸道传染病，儿童常见。成人也可发病。临床症状轻微，以发热、皮疹及耳后、枕后淋巴结肿大为特征，可导致关节炎、睾丸炎、脑炎，妇女妊娠早期感染风疹病毒可致先天性风疹综合征（CRS），导致胎儿出现先天畸形（如失明、先天性心脏缺损）、后天性障碍（如肾炎、肝脏肿大），并可导致胎儿早产、流产、死亡等。麻疹、腮腺炎、风疹联合疫苗（MMR）可同时预防麻疹、流行性腮腺炎和风疹。

2）疫苗知识：麻腮风三联疫苗是国家免疫规划疫苗，由政府提供免费接种，适用于 8 月龄以上的儿童和成人。根据国家免疫程序，目前该疫苗代替麻疹疫苗第二剂次对 18 ~ 24 月龄儿童复种。

3）注意事项：①患有急性、慢性感染发热者；已知对疫苗中任何成分过敏者；妊娠期妇女禁止接种麻疹、风疹、腮腺炎联合疫苗。②疫苗接种后常见的一般反应有接种部位发红、疼痛和肿胀，少数人在接种疫苗后 5 ~ 7 d 出现低热、皮疹，腮腺轻度肿大，持续 2 ~ 3 d 可自行消退。症状较重者及时就医。③患急性严重发热性疾病的个体应推迟接种疫苗，育龄期妇女在接种疫苗后三个月内应避免妊娠。④接种时请带上儿童预防接种证和本告知书。

（2）疫苗 2 告知。

1）疾病知识：流行性乙型脑炎（简称乙脑），在国际上称日本脑炎，是由乙型脑炎病毒引起的以脑实质炎症为主要病变的中枢神经系统急性传染病。本病经蚊虫传播，主要分布在亚洲地区，多为夏秋季流行。临床以高热、抽搐、意识障碍及脑膜刺激征为特征，重症者伴有中枢性呼吸衰竭，病死率高达 20% ~ 50%，病愈者可留有后遗症。乙脑是人畜共患的自然疫源性疾病，人和动物感染乙脑病毒后均可成为传染源，其中猪是主要的传染源。蚊虫叮咬动物、人后造成乙脑的流行。人对乙脑普遍易感，但乙脑患者多为 10 岁以下儿童。接种乙脑疫苗能有效预防乙型脑炎。

2）疫苗知识：目前用于预防乙型脑炎的疫苗主要有两种：乙脑减毒活疫苗和乙脑灭活疫苗。

乙脑减毒活疫苗：①乙脑减毒活疫苗为国家免疫规划疫苗，由政府提供免费接种。儿童出生满 8 月龄时接种第 1 剂次作为基础免疫，2 周岁时加强注射第 2 剂次。②有过敏史或癫痫史、发热、急性疾病、严重慢性疾病、体质衰弱者；患有脑部及神经系统疾病和有惊厥史者；妊娠期妇女、有免疫缺陷或正在接受免疫抑制剂治疗者禁止接种该疫苗。③接种后少数儿童出现一过性发热反应，一般不超过 2 d 可自行缓解。

接种后请在休息室留观 30 min。

2. 讨论

过敏性皮疹大多预后良好，用抗过敏药多能治愈。尔敏、盐酸西替利嗪（仙特敏）等即可，盐酸苯海拉明（可他敏）轻症仅口服抗组胺药如扑次 25 ~ 50 mg，儿童每次 0.5 ~ 1 mg/kg，每日 2 ~ 3 次。马来酸氯苯那敏（扑尔敏），成人每次 4 mg，儿童每次 0.1 ~ 0.2 mg/kg，每次 2 ~ 3 次。盐酸异丙嗪，成人每次 12.5 ~ 25 mg，儿童每次 0.5 ~ 1 mg/kg，每日 1 ~ 3 次。也可用西替利嗪，成人每次 10 mg，儿童 2 ~ 6 岁每次 5 mg，6 ~ 12 岁每次 10 mg，每日 1 次或氯雷他定（开球特）成人每次 10 mg，儿童 < 30 kg，每次 5 mg，≥ 30 kg，每次 10 mg，每日 1 治疗，局部奇痒可外用炉甘石洗剂涂擦。

重症给予 1：1000 肾上腺素，剂量同过敏性休克，静脉输液急救，吸氧。也可使用肾上腺皮质激素，若静脉滴注氢化可的松，成人每日 100 ~ 200 mg，儿童每日按 4 ~ 8 mg/kg 溶于 10% 葡萄糖液 500 mL 中，儿童 < 250 mL，7 ~ 10 d 为 1 疗程，以后改为口服醋酸泼尼松（强的松），成人每次 5 ~ 10 mg，每次 3 ~ 4 次，儿童每天 1 ~ 2 mg/kg 分 2 ~ 3 次，同时使用大剂量维生素 C。

必要时用 10% 葡萄糖酸钙：成人 10 ~ 20 mL，加于 25% 葡萄糖液 20 mL 中缓慢静脉注射，儿童 5 ~ 10 mL，同前稀释，每日 1 次。出现以下情况应给予特殊处理：伴支气管痉挛应吸入或口服支气管扩张剂，喉水肿立即喷入或雾化吸入 1：1000 肾上腺素（将总量稀释至 1 ~ 2 mL），并可考虑皮质激素治疗，抽搐者尽快用适当药物镇静。病情稍有好转立即转院以便进一步处理，或至少留观 12 h，以防晚期过敏反应的出现。

（赵　亚）

» 40　预防接种新型冠状病毒疫苗局部反应的护理

【案例介绍】

1. 一般资料

患者 ×××，女，25 岁，于 2021-07-23 在 ×× 医院知情同意下接种重组新型冠状病毒疫苗（CHO 细胞）第一针，经工作人员确认留观 30 min 后，自行离开接种门诊。

2. 病史

既往史：否认发热，否认严重慢性病、高血压、心脏病、糖尿病、脑血管疾病史，否认手术、外伤、输血史，否认食物、药物过敏史，否认对疫苗和疫苗成分过敏，既往未发生过疫苗严重过敏反应，否认有未控制的癫痫、脑病及其他进行性神经系统疾病，否认妊娠期妇女。

个人史：生于原籍，久住本地，职员，否认吸烟史，否认饮酒史。

婚育史：未婚未育。

家族史：父母体健，1 哥，体健。家族中无类似疾病发生，否认家族遗传史。

3. 医护过程

于 2021-07-24 来我门诊测体温 36 ℃，血压 110/78 mmHg。发育正常，营养良好，自主体位，神志清楚，精神可，查体合作，自诉接种新冠疫苗后一天出现注射部位红肿疼痛，略有瘙痒感，新冠疫苗接种于左侧上臂三角肌，肌肉注射，暴露注射部位，红肿部位约长 4.0 cm，宽 4.5 cm，伴局部微热略疼痛，无皮疹，无破溃。首先进行心理疏导，告知患者这属于疫苗接种后的正常反应，无须紧张，即刻用炉甘石原液进行贴敷，20 min 后，痒感减轻。

【护理措施】

1. 治疗护理

（1）用药护理：炉甘石外用。

（2）高热护理：如出现发热，未伴其他症状，常采用的有物理降温，如冰袋、冰敷、冰枕等，若腋表温度 > 38.5 ℃应遵医嘱给予药物降温，30 min 后复测体温。

（3）疼痛护理。

48 h 内用炉甘石湿敷局部：①当时直接用炉甘石将无菌纱布浸湿，贴敷于红肿部位，湿敷时间 15 ~ 20 min 为宜；②回家后将新鲜土豆冷藏 30 min，取出后洗净切成薄片覆盖红肿部位，贴敷 15 ~ 20 min 取下，过两小时后重复，每日进行 4 ~ 5 次。

48 h 后用毛巾进行热敷：将毛巾放入锅中并加入适量约 1 勺食用盐，将毛巾煮沸消毒，捞出放置到皮肤可以接受的温度进行局部的热敷，为防止烫伤可在热敷部位涂抹食用油或者按摩油进行局部保护，热敷时间 15 ~ 20 min 为宜，每日进行 3 ~ 4 次。

2. 观察护理

湿敷 20 min 后，患者紧张情绪消失，局部瘙痒感减轻、疼痛减轻。

3. 生活护理

（1）饮食护理：给予患者清淡饮食，避免辛辣刺激的食物。

（2）皮肤护理：左侧上臂注射部位局部 48 h 内冷敷，如已完全恢复，无须进行后续处理，如减轻，48 h 后改为热敷，保持周围皮肤的清洁，嘱患者及家属勿用手刺激，防止再次感染。避免摩擦，适当沐浴。

4. 心理护理

嘱患者不必紧张，保持乐观的态度。

5. 健康教育

嘱患者避免着凉，注意多休息。正常饮食，不要剧烈活动，要采取正确的方法去处理。

【小结】

其接种后出现局部反应，是疫苗常见一般反应之一，所以出现局部反应后不用过于紧张，48 h 内及时进行冷敷，如未缓解 48 h 后进行热敷，促使局部反应减轻或者痊愈。

1. 告知内容

（1）疾病简介：新型冠状病毒肺炎（COVID-19），简称"新冠肺炎"，为新发急性呼吸道传染病，新型冠状病毒肺炎以发热、干咳、乏力等为主要表现，少数患者伴有鼻塞、流涕、腹泻等上呼吸道和消化道症状，多数患者预后良好，少数患者病情危重，老年人和有慢性基础疾病者预后较差。作为新发传染病，人群普遍易感，新冠肺炎已在全球范围内大流行，对全球公众健康构成严重威胁，严重威胁人民群众的生命健康，为适龄人群开展新型冠状病毒疫苗接种是控制疫情最有效的手段。

（2）作用与用途：接种本品后，可刺激机体产生抗新型冠状病毒的免疫力，用于预防新型冠状病毒感染所致的疾病。

（3）接种对象：18 岁及以上新型冠状病毒易感者。

（4）免疫程序和剂量。

1）用法：肌肉注射，注射前充分摇匀。上臂三角肌肌肉注射。

2）用量：每人每次接种 1 剂本品（0.5 mL，含 NCP-RBD 蛋白 25 μg），全程共接种 3 剂。

3）相邻 2 剂之间的接种间隔建议 24 周，第 2 剂尽量在接种第 1 剂次后 8 周内完成，第 3 剂尽量在接种第 1 剂次后 6 个月内完成。

（5）不良反应：未发现与本品相关的严重不良事件。

全身不良反应：常见发热、头痛、上呼吸道感染、咳嗽、腹泻、肌肉痛（非接种部位）；偶见鼻塞、口咽不适感、食管痛、关节痛、头晕、瘙痒症、呕吐、恶心、流涕、肢体疼痛、胸部不适、月经不调、腹胀、腹痛。

局部不良反应：常见疼痛、肿胀、红晕、瘙痒；常见硬结、皮疹。

（6）禁忌。

1）已知对该疫苗的任何成分包括辅料过敏者。

2）患急性疾病、严重慢性疾病、慢性疾病的急性发作期和发热者。

3）妊娠期妇女。

4）患未控制的癫痫和其他进行性神经系统疾病者。

（7）注意事项。

1）以下情况者慎用：家族和个人有惊厥史者、患慢性疾病者、有癫痫史者、过敏体质者。

2）使用时应充分摇匀，如出现摇不散的凝块、异物、疫苗瓶有裂纹或标签不清者，均不得使用。

3）疫苗打开后应立即使用。

4）应备有肾上腺素等药物，以备偶有发生严重过敏反应时急救用。接受注射者在注射后应在现场观察至少 30 min。

5）注射第 1 针后出现高热、惊厥等异常情况者，一般不再注射第 2 针。

2. 讨论

红肿是炎症的一种表现形式，也是预防接种时普遍存在的现象，它是机体对各种具有损伤刺激物的应答性反应。接种疫苗时，多采用注射方法，其本身就能刺激人体造成轻微的创伤而引起炎症；同时，疫苗本身是一种异物，且有一定的毒性，疫苗的酸碱度、渗透压，以及所含的防腐剂，均可引起不同程度的炎症反应。另外，接种活疫苗实质上是引发一次轻度的人工感染，除能引起与该微生物毒力相似的轻度感染过程外，也可伴有炎症反应。

接种不同的疫苗可有不同的炎症表现，如急性炎症、亚急性炎症和慢性炎症等。多数疫苗引起的局部反应都属于简单的浆液性炎症，减毒不当或灭活不全的疫苗可引起出血性炎症，操作不当或消毒不严可引起化脓性炎症，注射含有吸附剂的疫苗可发生硬结或无菌性化脓，接种卡介苗的脓疱则纯属生物学特异性炎症。

从免疫学角度看，炎症反应是由于抗原与抗体或致敏淋巴细胞相互作用，导致细胞释放各种炎症介质，或激活血浆或组织液中的炎症介质所致。接种疫苗引起的炎症固然可能会对受种者造成损害，但它也有利于血液中的特异性补体、抗体等产生，加强防御作用。

（赵 亚）

» 41　12 ～ 17 岁人群接种新型冠状病毒疫苗不适的护理

【案例介绍】

1. 一般资料

患者 ×××，女，14 岁，于 2021-08-19 15 点 55 分，由家长陪同在 ×× 医院临时接种点知情告知同意下接种新型冠状病毒肺炎（新冠肺炎，COVID-19）疫苗第一针，经工作人员确认留观 30 min 后，自行离开临时接种点。

2. 病史

既往史：否认发热，否认严重慢性病、高血压、心脏病、糖尿病、脑血管疾病史，否认手术、外伤、输血史，否认食物、药物过敏史，否认对疫苗和疫苗成分过敏，既往未发生过疫苗严重过敏反应，否认有未控制的癫痫、脑病及其他进行性神经系统疾病。

个人史：生于原籍，久住本地，学生，否认吸烟史，否认饮酒史。

婚育史：未成年。

家族史：父母体健，独生女。家族中无类似疾病发生，否认家族遗传史。

3. 医护过程

于 2021-08-21 上午 9 时，学校疫情责任人打电话上报有一学生出现不良反应，我科工作人员第一时间和学生家长取得联系，家长自诉当日接种完疫苗留观结束未出现异常，告知工作人员后离开临时接种点，晚上睡觉时出现呕吐、头晕症状，测体温 36℃。2021-08-20 患儿晨起后出现乏力、胃部不适，晚上睡觉时出现呼吸困难、憋气，首先对其监护人进行心理疏导，告知患者这属于疫苗接种后会出现的一些一般反映，不适随诊，家长于 2021-08-21 早上带孩子来我院肺病科就诊，接诊医师询问患者发育正常，营养良好，自主体位，神志清楚，精神可，查体合作，之前患鼻窦炎和胃炎，接种新冠疫苗时各种疾病处于稳定状态，近期无用药史，身体也无其他不适症状，经过医师问诊、检查，疑似哮喘症状，需进一步检查。

【护理措施】

1. 治疗护理

（1）高热护理：如出现发热，未伴其他症状，常采用的有物理降温，如冰袋、冰敷、冰枕等，若腋表温度 > 38.5℃应遵医嘱给予药物降温，30 min 后复测体温。

（2）疼痛护理。如注射部位出现红肿硬结 48 h 内用炉甘石湿敷局部：①当时直接用炉甘石将无菌纱布浸湿，贴敷于红肿部位，湿敷时间 15 ～ 20 min 为宜；②回家后将新鲜土豆冷藏 30 min，取出后洗净切成薄片覆盖红肿部位，贴敷 15 ～ 20 min 取下，过两小时后重复，每日进行 4 ～ 5 次。48 h 后用毛巾进行热敷：将毛巾放入锅中并加入适量约 1 勺食用盐，将毛巾煮沸消毒，捞出放置到皮肤可以接受的温度进行局部的热敷，为防止烫伤可在热敷部位涂抹食用油或者按摩油进行局部保护，热敷时间 15 ~ 20 min 为宜，每日进行 3 ~ 4 次。

2. 观察护理

就诊后患者情绪较稳定，紧张情绪逐渐减轻。

3. 生活护理

（1）饮食护理：给予患者清淡饮食，避免辛辣刺激的食物。

（2）皮肤护理：左侧上臂注射部位局部 48 h 内冷敷，如已完全恢复，无须进行后续处理，如减轻，48 h 后改为热敷，保持周围皮肤的清洁，嘱患者及家属勿用手刺激，防止再次感染。避免摩擦，适当沐浴。

4. 心理护理

嘱患者不必紧张，保持乐观的态度，积极配合医师进一步检查，对症用药。

5. 健康教育

嘱患者避免着凉，注意多休息。正常饮食，不要剧烈活动，不适随诊，采取正确的方法去处理。

【小结】

其接种后出现呕吐、头晕、呼吸困难、憋气等症状，是常见心因性反应和偶合症，所以出现以上症状不用过于紧张，放松心情，及时就医，对症用药即可。

1. 知情告知

（1）作用：接种本品可刺激机体产生抗新型冠状病毒的免疫力，用于预防新型冠状病毒引起的疾病。

（2）不良反应：接种疫苗后发生局部不良反应以接种部位疼痛为主，还包括局部瘙痒、肿胀、硬结和红晕等，全身不良反应以疲劳乏力为主，还包括发热、肌肉痛、头痛、咳嗽、腹泻、恶心、厌食和过敏等。

（3）接种禁忌：①对疫苗或疫苗成分过敏者；②患急性疾病者；③处于慢性疾病的急性发作期者；④正在发热者；⑤妊娠期妇女。

（4）注意事项：接种后留观 30 min，如接种后出现不适应及时告知工作人员，与其他疫苗一样，接种本疫苗可能无法对所有受种者产生 100% 的保护效果。

2. 讨论

什么是预防接种的偶合症?

预防接种的偶合症严格地说可分为偶合、诱发和加重原有疾病 3 种情况。

偶合是指受种者在接种时正处于某种疾病的潜伏期或者前驱期，接种后偶合发病，它与预防接种无因果关系，纯属巧合，即不论接种与否，这种疾病都必将发生。

诱发是指受种者有疫苗说明书规定的接种禁忌，在接种前受种者或者其监护人未如实提供受种者的健康状况和接种禁忌等情况，接种后受种者原有疾病急性复发或影响生理过程。

加重是指受种者原患有慢性疾病，在预防接种后立即引起加重或急性复发，经调查证实与预防接种有一定关系者。加重原有疾病实际上也是诱发的一种，不过临床症状和体征更加严重。

诱发和加重则与预防接种有直接或间接的关系，即不接种疫苗，可能就不会引起原有疾病的复发或加重。国务院下发的《疫苗流通和预防接种管理条例》规定，受种者有疫苗说明书规定的接种禁忌，在接种前受种者或者其监护人未如实提供受种者的健康状况和接种禁忌等情况，接种后受种者原有疾病急性复发或者病情加重，不属于预防接种异常反应。

在预防接种中会常碰到哪些偶合症？

在预防接种时各种各样的偶合症都可能碰到，但常见的有以下几种。

（1）偶合急性传染病：在大规模预防接种时，该地区正发生某种急性传染病流行，处于潜伏期或前驱期的患儿，有时有些症状与体征容易被忽略。

（2）偶合内科疾病：患儿有内科慢性疾病，但症状不明显，或有明显禁忌证，因体检草率未能发现，或因问诊不够而疏忽。患儿经预防接种后不久急性发作。

（3）偶合神经精神疾病：如癫痫和癔症。

什么是精神性或心因性反应？如何处理？

急性精神性反应是一种与精神因素或身体素质有关的急性休克性反应，在预防接种过程中偶尔可以见到。常见的有癔症和急性休克性精神反应2种。这类反应并非接种疫苗直接所致，而是精神或心理因素所致。可发生在单一个体身上，也可以发生在1个群体中；有些以单一形式出现，有些以混合形式出现。这类患者的最大特点是临床表现与主观症状和客观体征不符，而且意识并不丧失。

各种症状常在患者注意力转移或进入睡眠后明显减轻，预后一般良好。有自主神经紊乱、癫痫和颅内损伤史者，特别是有癔症史者，尤易发生。任何因素对精神上造成刺激均可引起。如医疗工作中的服药、输血、计划生育手术等，传染病、中毒、代谢病和内分泌障碍，以及精神创伤也可能诱发这类反应。

急性精神性反应的临床表现如下。

（1）急性休克性精神反应：可在注射疫苗后当时或不久即发生，轻者表现为面色苍白或潮红，心虚，气急，胸闷，呕吐；较重者出现脉搏细速，血压下降，神志迟钝，严重时可一时丧失知觉，瞳孔散大；个别人可发生上下肢或一侧强直性痉挛或松弛性麻痹，如处理不当或瘫痪过久，可能发生关节强直性痉挛或肌肉强直。

（2）癔症性发作：具有高度的情感性、不稳定性、易暗示性、丰富的幻想及自我中心性格特征和有精神创伤史的人，在接种疫苗后容易发生。因其大脑皮质遭受不能耐受的刺激，导致皮质和皮质下活动功能失调，使后者的功能居于优势，从而出现癔症性激情发作、功能性瘫痪和各种感觉障碍，以及各种捉摸不定的临床表现。

可表现为类似癫痫样发作，以至假死；亦可表现为运动障碍（如麻痹或瘫痪）、感觉障碍（如肢体麻木）、运动和感觉障碍与神经分布不相符；还可表现为言语障碍（如语不成句）、情感障碍（如哭笑无常）。少数患者表现为自主神经系统、内分泌或内脏功能综合性障碍（如面红耳赤、出汗厌食等）。无病理反射出现，患者意识不丧失，预后良好。以上情况大多数仅发生于个别人，也可偶尔出现群发性癔症发作，彼此互相影响，同时发作。

（赵　亚）

» 42　预防接种冷链管理停电应急预案和疫苗储存运输温度异常情况应急预案

冷链是国家免疫规划实施的重要保障之一。

1. 指导思想

贯彻实施《中华人民共和国传染病防治法》《疫苗流通和预防接种管理条例（2016年版）》《疫苗储存和运输管理规范（2017年版）》《预防接种工作规范（2016年版）》等法律法规和规范的要求，建立"预防为主、长效管理、应急处置"的机制，强化疫苗冷链管理，确保疫苗安全及质量，保障人民群众健康，维护社会和谐稳定。

2. 工作原则

（1）适用范围，本预案适用于发生的突发停电事件、冷链设备故障、冷藏车故障等。

（2）预防为主，预先考虑到可能发生的危及疫苗安全的一些情况，有针对性地提出措施，解决工作中遇到的实际问题。

（3）依法依规处置，及时上报，严格按照《疫苗流通和预防接种管理条例》《疫苗储存和运输管理规范》处理。

3. 组织管理

成立冷链管理应急处理小组。

（1）分管领导进行统一调度，综合办公室统一安排，联系冷链设备的维修，电线线路的日常维护。需要将疫苗送到外单位的冷库、冰箱存放时，由院办联系冷库、冰箱并安排车辆。

（2）免疫规划科具体负责，责任到人，负责冷链室的日常管理及停电时的监测，指导、检查预防接种门诊冷链的运转、监测和预案的响应。

4. 分级控制

（1）做好相应的物质、技术准备，适时开展应急演练。

1）冷藏箱及冰排的准备：做好相应的物资储备，冷库配置的低温冰箱内至少保证储存有 60 片冰排。

2）做好电线电路的日常维修，定期进行温度计的校检，定期做好冷藏箱的维护。

3）做好疫苗数量的控制，免疫规划科及生物制品科分别负责制订一、二类疫苗的预约购进计划，接种单位的冷链冰箱预留一个月左右的使用量。

4）供电正常情况下，当冰箱制冷故障时，应把故障冰箱内疫苗及时转移到其他正常冰箱保存。冷链室内必须开启室内空调制冷，避免在高温环境下的冷链室内转运疫苗。冷链专职管理人员及时在温度记录本里记录停电或故障的内容，并填写《疫苗储存和运输温度异常情况记录表》备档。

（2）预案分级：根据冷链贮存设备停电停机时间的长短，实行三级控制措施。

一级：停电或停机 24 h 内。按室温在 10 ~ 25℃、室温在 25℃以上两种情况来处理。

二级：停电或停机 24 h 以上。按室温在 10℃以下、室温在 10 ~ 25℃、室温在 25℃以上三种情况来处理。

三级：停电或停机 72 h 以上。按室温在 10℃以下、室温在 10 ~ 25℃、室温在 25℃以上三种情况来处理。

5. 预案的响应

（1）储存应急响应。

一级：停电或停机 24 h 内。室温在 10 ~ 25℃时，采用在冰箱内放一些冰排的方法解决。室温在 25℃以上时，在冰箱内存放大量冰排，保持冰箱内的温度在 2 ~ 8℃。如超过 8℃，第一时间和上级疾控部门进行协调，把疫苗通过冷藏车送到上级单位的冷库存放或使用冷藏车暂时贮存，保持温度在 2 ~ 8℃。

二级：停电或停机 24 h 以上。室温在 10℃以下时，严密监测冷库的温度，一旦内温度上升超过 8℃，在冰箱内放一些冰排；室温在 10 ~ 25℃，在冰箱内存放大量冰排；室温在 25℃以上时在冰箱内存放大量冰排并通过减少存放疫苗，使内温度在 2 ~ 8℃。如超过 8℃第一时间和上级疾控部门进行协调，把疫苗通过冷藏车送到外单位的冷库存放或使用冷藏车暂时贮存，保持温度在 2 ~ 8℃。

三级：停电或停机 72 h 以上。室温在 10℃以下时严密监测冷库内温度，一旦超温在冰箱内存放一些冰排；室温在 10 ~ 25℃，减少留存疫苗和减少开门次数，在冰箱内放置大量冰排，严密监测冰箱内温度，一旦超温，室温在 25℃以上的，第一时间和上级疾控部门进行协调，立即把疫苗转送至上级部门冷库贮存，保持温度在 2 ~ 8℃。

（2）运输应急管理。

1）运输疫苗时，由疫苗管理专职人员担任配送员，负责监测冷藏车的运行情况，和负责此预案的报告和实施。

2）接收疫苗时需两名疫苗管理专职人员使用冷藏箱进行接收疫苗，在运输车到达之前首先要检查冷藏箱的温度是否在 2 ~ 8℃，接收疫苗时查看运输车冷藏车厢内温度是否达到 2 ~ 8℃。

3）接收疫苗以后再次查看本接种门诊冰箱温度是否在 2 ~ 8℃。

6. 保障措施

（1）日常监测管理：做好每天上下午 2 次测温监测，间隔大于 6 h。及时发现和解决工作中存在的问题，及时报告。节假日做好值班监测工作。

（2）平时尽量多制备冰排，保证在 60 片以上，以备急用。尽量解决因停电引起的隐患。

（3）在停电或停机期间每 2 h 开启冰箱门进行温度监测，每开启门一次，就多加 2 ~ 5 片冰排。

（4）联系好上级疾控中心的冷库，如遇新、旧冷链室同时停电，可由上级部门沟通后，转送到其他的冷库存放。

（5）定期检测自动温度监测报警系统、电子温度存储记录仪等设备。

（赵　亚）

参考文献

［1］王雪玲. 现代护理新思维［M］. 天津：天津科学技术出版社，2018.

［2］范德花. 实用护理规范与操作［M］. 北京：中国纺织出版社，2019.

［3］崔西美. 新编常见病护理技术［M］. 上海：上海交通大学出版社，2018.

［4］任潇勤. 临床实用护理技术与常见病护理［M］. 昆明：云南科技出版社，2020.

［5］吴欣娟，张晓静. 实用临床护理操作手册［M］. 北京：中国协和医科大学出版社，
2018.

［6］王美芝. 临床重症护理诊疗实践［M］. 北京：科学技术文献出版社，2019.

［7］邵小平. 实用急危重症护理技术规范［M］. 上海：上海科学技术出版社，2019.

［8］白春香. 内科护理与外科护理［M］. 天津：天津科学技术出版社，2018.

［9］赵霞. 临床外科护理实践［M］. 武汉：湖北科学技术出版社，2018.

［10］高东菊，张晓兰，李玲玲. 实用临床外科护理［M］. 北京：科学技术文献出版社，
2018.

［11］张翠华，张婷，王静，等. 现代常见疾病护理精要［M］. 青岛：中国海洋大学出版
社，2021.

［12］赵龙桃，叶玲，张玉清. 现代临床骨科护理［M］. 哈尔滨：黑龙江科学技术出版
社，2018.

［13］沈燕. 现代临床护理精要［M］. 北京：科学技术文献出版社，2018.

［14］张金兰. 实用临床肿瘤护理［M］. 沈阳：沈阳出版社，2020.

［15］刘桂荣. 临床肿瘤护理思维与实践［M］. 武汉：湖北科学技术出版社，2018.

［16］刘英. 临床手术室护理实践指南［M］. 天津：天津科学技术出版社，2018.

［17］黄雪冰. 现代手术室护理技术与手术室管理［M］. 汕头：汕头大学出版社，2019.

［18］郭磊，李文卿. 传染病护理［M］. 武汉：华中科学技术大学出版社，2020.

［19］傅传喜. 疫苗与免疫［M］. 北京：人民卫生出版社，2020.

［20］周克文. 疫苗不良反应及相关疾病预防［M］. 昆明：云南科技出版社，2019.